Dr Fr. Losch

Les Plantes médicinales

Introduction de Mr le Prof. Perrot

PARIS
VIGOT FRÈRES
EDITEURS

Dr Fr. Losch

Les Plantes médicinales

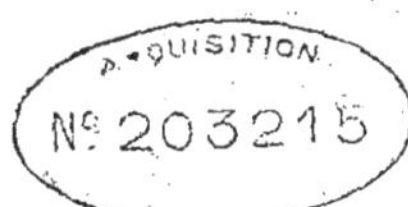

Atlas colorié des plantes médicinales; 202 pages, 86 planches en couleurs hors texte, 460 gravures

Introduction par M. le Professeur PERROT de l'Ecole supérieure de Pharmacie de Paris

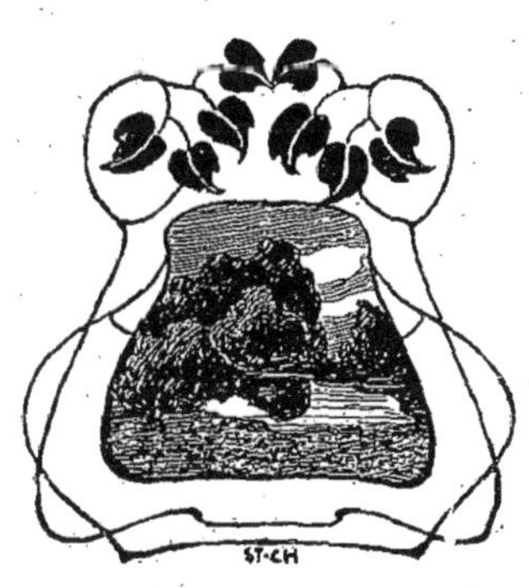

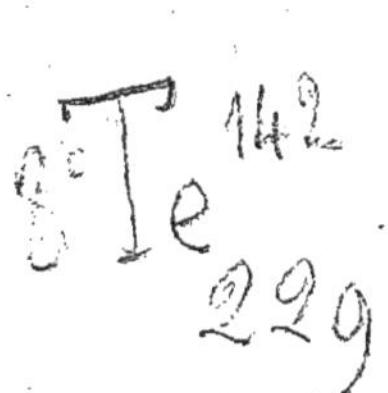

PARIS
Vigot Frères, Editeurs
Place de l'Ecole de Médecine, 23

PRÉFACE

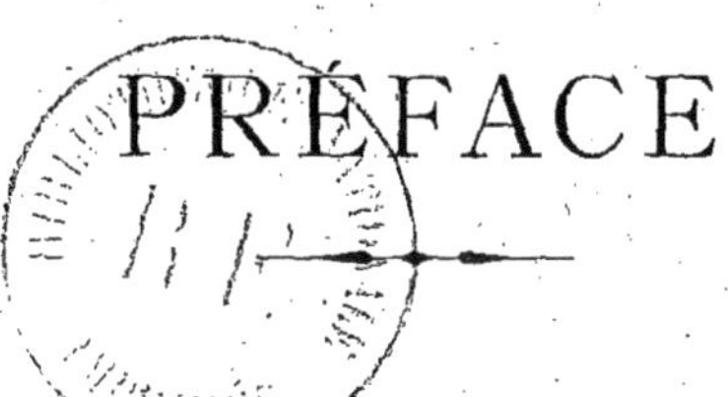

Si l'aliment est d'une nécessité absolue pour la vie des êtres organisés végétaux ou animaux, on peut dire sans exagération que le remède est une des caractéristiques de l'intelligence chez les animaux supérieurs et chez l'homme en particulier.

La recherche des moyens de guérison à ses maux n'est d'ailleurs pour ce dernier qu'une manifestation de l'une des principales lois générales de la nature qui, par la préservation de l'individu, doit assurer la conservation de l'espèce à travers les âges.

Dès les temps les plus reculés, l'homme s'adressa pour éviter ou soigner les maladies comme pour guérir les blessures, aux choses qui l'entouraient, et il puisa largement dans les trois règnes de la nature.

Minéraux, végétaux, animaux mêmes, fournirent dans tous les temps et dans tous les pays de nombreux produits, auxquels on accordait des propriétés parfois merveilleuses.

A travers les siècles, il est parvenu jusqu'à nous des milliers de recettes médicales, au milieu desquelles il s'est lentement fait une sélection qui devient de plus en plus sévère, au fur et à mesure que s'accroît la masse des connaissances humaines.

L'art de guérir fut toujours des plus difficiles et si quelques belles conquêtes récentes permettent aux générations actuelles de s'enorgueillir, il est juste de dire que les résultats acquis d'une façon indubitable sont encore bien faibles en comparaison du but à atteindre.

Jusqu'à une époque qui n'est pas encore bien éloignée, ce fut surtout aux plantes que l'on s'adressa, et la médication par les « simples », comme on disait, était à peu près seule connue.

Les propriétés alimentaires, médicinales ou toxiques des végétaux ont été déterminées par l'observation et souvent avec une précision vraiment stupéfiante, si l'on fait remarquer la pénurie des moyens d'investigation de l'homme à ces époques reculées.

Dans les régions tropicales, où la végétation subit à peine un temps d'arrêt, l'on s'adresse surtout aux plantes fraîches, dont on extrait le suc, ou bien que l'on consomme sous la forme de macération ou d'infusion dans l'eau; dans les régions tempérées, où la période hivernale dépouille le plus souvent les plantes de leur manteau de verdure et où la floraison se fait dans un court espace de temps, il fallut aviser à trouver le moyen de conserver les parties du végétal auxquelles on reconnaissait des vertus curatives.

De là, la cueillette et la dessication.

La connaissance des plantes médicinales appartint de tout temps à des individus spécialisés, à qui l'on reconnaissait des pouvoirs redoutés. Chez les peuplades sauvages ce sont encore les sorciers, les seuls détenteurs des secrets des remèdes ou poisons. Il en était de même jadis chez tous les peuples, même parmi ceux qui sont actuellement les plus civilisés, comme il est facile de s'en assurer en remontant dans l'histoire jusqu'à leur origine; plus tard ce furent les prêtres, représentants des divinités sur la terre, qui étudièrent l'art de guérir, puis à leur suite des individualités qui approfondirent la connaissance du corps humain, et la différenciation s'établit peu à peu entre herboristes, apothicaires, chirurgiens ou médecins.

En même temps, la méthode du guérisseur se compliquait, et l'on chercha par de savants mélanges de produits naturels à établir de nouveaux remèdes, dont quelques-uns furent de véritables panacées universelles.

On fit aussi subir aux végétaux des préparations souvent complexes, dans le but d'en augmenter l'activité et de rendre leur administration plus aisée.

Les progrès de la chimie si rapides en ces derniers siècles ont enfin transformé complètement la thérapeutique; c'est en effet grâce à cette science que l'on a pu isoler des végétaux des principes définis, d'une action toujours identique, comme la quinine, la morphine, etc. Non contente d'avoir extrait des animaux et des végétaux des produits remarquables, d'avoir transformé certains minéraux en substances médicamenteuses, la chimie a même créé de toutes pièces une quantité considérable de corps nouveaux, dont quelques-uns possèdent des propriétés médicinales incontestées, mais dont la plupart encombrent bien inutilement l'arsenal thérapeutique.

Telles sont, esquissées à grands traits, les étapes principales de l'évolution de l'art de soulager les maux, depuis l'époque ancienne.

On serait tenté de croire qu'il ne reste plus rien des méthodes simplistes du passé et que, grâce aux découvertes récentes, la médecine par l'usage des plantes est entièrement disparue; il suffit pour se convaincre du contraire d'interroger les gens de la campagne.

Le tisane ou infusion d'herbes cueillies dans le voisinage des habitations, reste le premier remède qui sera appliqué d'après le conseil d'une vieille paysanne, détentrice fidèle des traditions séculaires. Mais s'il est juste de dire que bien souvent ces «remèdes de bonne femme» sont bien anodins, il faut ajouter que parfois aussi ils peuvent être dangereux par suite du manque de connaissances réelles de ces empiriques.

Nos médecins, en revanche, se croient obligés par une sorte de dignité professionnelle bien mal comprise, de dédaigner ces remèdes si simples et ils se privent souvent, en faveur de produits d'action douteuse vantés par une réclame savante, de moyens excellents d'intervention thérapeutique.

«Parmi les causes, dit *Cazin*, auxquelles on peut avec raison attribuer l'oubli dans lequel sont tombées les plantes qui croissent sur notre continent, il en est que je dois particulièrement signaler: c'est la négligence que l'on apporte généralement dans l'étude de la botanique médicale. Si l'histoire naturelle et les diverses méthodes de classification des végétaux sont parvenues, par les travaux de nos savants, au plus haut degré de perfection, il n'en est pas ainsi de la science qui consiste à déterminer les propriétés thérapeutiques des plantes, qu'il nous importe le plus de connaître.»

Fontenelle dans son «Eloge de Tournefort» disait que «la botanique ne serait qu'une simple curiosité, si elle ne se rapportait à la médecine; et que, quand on veut qu'elle soit utile, c'est la botanique de son pays qu'il faut étudier.»

La science botanique est issue sans aucun doute de ce besoin de l'homme d'apprendre à connaître et à pénétrer les secrets des choses qui l'entourent, avec le désir instinctif d'en trouver une application aux multiples exigences de la vie sociale.

En ce qui nous concerne ici, citons encore *Cazin*, qui en 1847, fut le lauréat distingué de la *Société royale de médecine de Marseille*, laquelle avait présenté comme sujet de prix: *Etude des ressources que présente la Flore médicale indigène aux médecins des campagnes.*

«Cependant, dit-il dans la préface de son livre, chose à peine croyable, le plus grand nombre des médecins ne s'occupent de cette partie essentielle de l'art de guérir (Botanique médicale) que d'une manière très superficielle, ou y sont même d'une ignorance absolue. On devrait exiger, dans les examens, la présentation d'un herbier contenant les plantes usuelles indigènes recueillies dans les herborisations, et fait par l'élève lui-même. Chaque plante de cette collection serait accompagnée d'une notice exposant succinctement ses noms, sa classe, sa description, le lieu où on l'a récoltée, l'époque de sa floraison et ses vertus. La peine qu'on s'est donnée pour acquérir une science se grave dans la mémoire et inspire presque toujours le désir de la mettre à profit.

«C'est surtout au médecin de campagne qu'il appartient d'employer les plantes indigènes. C'est pour lui une ressource dont il peut d'autant plus tirer facilement parti que l'homme des champs lui-même témoigne de la prédilection pour les *simples*.»

Notre flore indigène est aujourd'hui, on peut le dire, entièrement connue et l'on pourrait croire que les études médicales et chimiques sont solidement établies en ce qui concerne la plus grande partie d'entre elles. Il n'en est malheureusement rien et bon nombre de notions, évidemment du plus haut intérêt, sont encore à acquérir sur une quantité importante de végétaux réputés dans la médecine populaire.

C'est l'ensemble de ces considérations qui nous a amené à présenter au public français cet ouvrage du Dr Losch si bien accueilli en Suisse, pays où l'étude de la botanique est toujours très en honneur.

La vulgarisation par le dessin ou l'image est évidemment la meilleure, et l'on trouvera dans ce volume 86 planches comprenant 460 dessins tous en couleur et reproduits avec un soin remarquable.

Ces planches coloriées seront un guide des plus sûrs pour apprendre à distinguer dans leur station naturelle les végétaux décrits; elles donneront aux jeunes gens le goût de la science botanique, dont l'aridité est toute superficielle, et ils auront bientôt la joie de désigner par leur nom ces fleurs des champs parfois si ravissantes, ce qui ne contribuera pas pour une faible part à développer chez eux l'esprit d'observation, l'une des qualités les plus utiles à l'homme.

Aux étudiants des nos Facultés de médecine et de pharmacie, cet ouvrage, un des plus nécessaires pour la préparation des examens spéciaux qu'ils auront à subir au cours de leurs études, et enfin pour les aspirants au diplôme d'Herboriste, sera sinon indispensable, du moins d'un très grand secours.

Ajoutons, qu'un semblable volume doit se trouver dans toutes les bibliothèques de vulgarisation scientifique, dans celles de nos lycées et collèges et même jusque dans nos écoles primaires.

De nos jours, et avec juste raison, l'habitant des villes cherche à fuir pendant les jours d'été l'atmosphère surchauffée des grandes cités où il est obligé de vivre en air confiné; il aspire à pleins poumons l'air vivifiant de la campagne, mais hélas! souvent ce séjour loin de ses occupations habituelles lui est pénible, l'ennui l'étreint; qu'il nous permette de lui donner un conseil: celui d'apprendre à connaître chaque année un certain nombre de plantes par leur nom; l'année suivante il reverra avec plaisir, au cours de ses promenades, les fleurs classées dans son esprit aux vacances précédentes, il les saluera comme de vieilles connaissances, puis peu à peu sa mémoire s'enrichira de nouveaux noms et ses promenades se feront ainsi chaque année plus agréables. En même temps, sans effort apparent, il pénétrera peu à peu dans l'aimable science botanique en satisfaisant ce désir inné d'apprendre chaque jour davantage qui est le propre de l'homme intelligent.

Em. PERROT

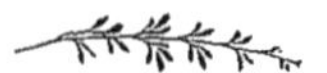

Introduction

I

Récolte des plantes médicinales — Conditions suivant lesquelles elle doit être effectuée

La détermination des conditions les meilleures pour la récolte des plantes médicinales est assez délicate, car on ne saurait énoncer à ce sujet aucune règle générale.

Le mode de croissance des végétaux est d'une variabilité extrême: les uns herbacés, sont annuels et dans ce cas on utilise généralement leurs bulbes et leurs fleurs; les autres encore herbacés, sont vivaces, c'est-à-dire peuvent se reproduire à l'aide d'organes souterrains, qui passent la période hivernale dans le sol. Pour ces derniers, on emploiera souvent la partie souterraine: *souche, rhizome, racine, tubercules, oignons, bulbes.*

Les arbustes ou les arbres fournissent à la médecine, surtout des écorces, des feuilles ou des fleurs; quant aux fruits et aux graines médicinales, ils peuvent aussi bien provenir d'une herbe que d'un arbrisseau ou même d'un arbre.

Ainsi donc, il importe d'envisager des facteurs très différents, si l'on veut se faire une idée exacte des conditions suivant lesquelles on devra effectuer la récolte des plantes médicinales. Il est évident que les conditions d'évolution du végétal sont de première importance, et que, par exemple, s'il s'agit d'un organe souterrain dont le rôle est d'emmagasiner les aliments de réserve nécessaires au développement de la future plante, on ne saurait le recueillir qu'à une seule époque, c'est-à-dire au moment où il se trouve précisément gorgé de ces substances nutritives.

Ce choix de l'organe préféré chez les végétaux influe donc considérablement sur l'époque où la cueillette devra avoir lieu, car dans nos régions tempérées, les diverses parties de la plante arrivent successivement à leur développement complet. Dans les régions tropicales au contraire, la plupart des végétaux ne perdent pas leurs feuilles et il n'est pas rare de les voir fleurir et fructifier à toute époque de l'année et la plus grande partie des observations que nous venons de faire perdent de leur valeur, bien que toutefois il existe aussi des saisons où la fructification est beaucoup plus abondante.

Cette époque de récolte des plantes ou parties de plante intéressait au plus haut point les anciens herboristes. *Mathias de Lobel* qui en 1651, fit réimprimer à Lyon le *Dispensaire* de Valerius Cordius, établit dans cet ouvrage le premier répertoire destiné à indiquer le temps propice à la récolte des plantes. *Schroeder* dans sa *Pharmacopée* donna de même un *calendrier*, rédigé avec beaucoup de soin et qui fut suivi pendant quelque temps par le Collège de Pharmacie de Paris à la fin du XVIIIe siècle. C'est ce tableau qui, avec quelques modifications, fut constamment reproduit depuis cette époque, et dont on s'est inspiré dans cet ouvrage même. Le lecteur y trouvera avec tous les renseignements utiles, groupés d'une manière très claire, l'époque de floraison de chacune des plantes citées.

Mais, dira-t-on, pourquoi donc ne s'est-on pas adressé pour chaque espèce végétale au même organe? Existe-t-il des observations générales desquelles on puisse déduire une indication sur la valeur thérapeutique de chacune des parties de la plante? Pas plus que pour le choix de la plante elle-même, il n'existe de règle. Toute la médecine végétale, comme d'ailleurs toutes les applications industrielles, sont basées exclusivement sur les observations séculaires transmises par la tradition. C'est au hasard, secondé par cette faculté d'observation et de déduction qui caractérise la race humaine, qu'il faut attribuer le plus grand rôle dans la découverte des qualités thérapeutiques des végétaux: c'est par des accidents imprévus qu'on apprit la toxicité des jeunes pousses printanières de pomme de terre, et c'est évidemment d'une manière identique que furent connues les propriétés des plantes utilisables par l'industrie humaine.

Cependant de nos jours, une méthode scientifique semble se substituer à l'empirisme de nos ancêtres. L'homme cherche à faire l'inventaire des richesses naturelles qui l'entourent; il a classé les animaux, les végétaux, les minéraux par ordre d'affinités et il en est résulté que les groupes ainsi créés, possèdent souvent un ensemble de propriétés qui permet de faire soupçonner chez leurs individus des qualités dont l'expérimentation a souvent permis de déterminer l'exactitude.

Quoi qu'il en soit, l'étude d'une espèce végétale soupçonnée active au point de vue thérapeutique se fait aujourd'hui suivant une méthode déterminée, rigoureusement scientifique.

Les méthodes d'investigation chimique et physiologique, en nous permettant de déterminer avec précision le mode d'action du produit sur l'organisme humain, nous amènent nécessairement à rechercher parmi les différents organes du végétal, quel est celui dont l'activité médicamenteuse est le plus développée et nous permettent par conséquent, sans aucun empirisme, de prendre une décision pour le choix de l'organe à préférer désormais.

Un exemple seulement montrera l'importance de ces considérations d'ordre chimique. Le *Colchique d'automne*, plante dangereuse qui comme on le sait, est utilisée principalement contre la goutte, fournit à la pharmacie ses bulbes, ses fleurs et ses semences.

Ces trois organes renferment de la *colchicine*, qui est l'alcaloïde thérapeutiquement actif, mais, il faut le noter, en des proportions très inégales; de plus le *bulbe* présente à ce point de vue des variations importantes avec l'époque de la récolte; quant aux fleurs, elles sont de conservation très difficile. Ces deux raisons majeures suffisent pour que dans la médication internationale, on tende désormais pour les besoins pharmaceutiques à s'adresser uniquement aux semences; il est en effet facile de les recueillir toujours au même degré de maturité; elles sont d'une conservation aisée et leur teneur en principe actif est sensiblement constante.

Il serait superflu de s'étendre plus longuement sur ce sujet, car des exemples semblables abondent en botanique médicale.

Ajoutons enfin que la récolte des plantes ou parties de plante destinées aux usages thérapeutiques doit toujours se faire par un temps sec et serein, après le lever du soleil et quand la rosée du matin est dissipée.

Cette remarque est du plus haut intérêt pour leur conservation et nous y reviendrons plus loin, quand nous aurons étudié les raisons déterminant l'époque normale de récolte de chacun des organes des plantes.

1° **Racines, souches radicantes, rhizomes.** — Les organes souterrains des végétaux, que l'on désigne vulgairement sous le nom de *racines*, peuvent avoir une origine différente. Chez une plante très jeune, par exemple dans une germination de *Marron d'Inde*, on voit d'abord s'enfoncer dans le sol un organe qui est la *racine primitive* ou racine principale, de laquelle naîtront plus tard une série de *racines secondaires*. Puis s'échappe du marron une autre organe, la tige, qui croît en sens opposé vers la lumière, et dont le développement fournira la partie aérienne de l'arbre. Ces deux organes, racine et tige, nous paraissent ainsi nettement définis, mais il n'en est rien. En effet au cours de sa croissance et par suite de l'attraction produite par les jeunes racines dans le sol, la tige s'enfonce à son tour d'une longueur parfois assez importante et de cette partie enfouie, s'échappent de nouvelles *racines* dites *adventives*, dont le développement concourt avec le système radiculaire primitif à fixer plus solidement l'arbre dans le sol.

Le même phénomène peut se produire pour les plantes herbacées, surtout chez celles qui vivent plusieurs années et qu'on appelle *vivaces*. Les racines, qu'elles proviennent de la racine primitive ou qu'elles soient issues de la tige, ont comme caractère commun général de n'avoir pas de moelle.

Souvent, la partie supérieure de la racine et la partie inférieure de la tige enfouie dans le sol, se renflent en un organe commun généralement court et qu'on appelle *souche:* parmi les plantes herbacées vivaces, la *Fougère mâle,* la *Belladone,* nous en fournissent des exemples excellents. Dans la souche, la région profonde présente la structure de la tige, et à sa partie supérieure émergeant souvent quelque peu du sol, la structure est celle d'une tige; en effet sur la cassure ou sur une tranche faite à l'aide d'un couteau ou d'un rasoir, on voit que la partie centrale de l'organe est occupée par une moelle.

Quant aux *rhizomes,* ce sont simplement des tiges souterraines, ayant pour mission de propager la plante dans le sol. Le *Muguet,* le *Chiendent,* le *Sceau de Salomon* et la plupart des plantes vivaces sont pourvus de nombreux rhizomes, dont chacune des ramifications donne naissance, à l'endroit des nœuds, à des tiges aériennes, florifères le plus souvent. Ces organes, très distincts pour les botanistes des racines vraies, puisqu'ils donnent naissance comme la tige à des racines adventives, sont généralement confondus sous la dénomination générale vulgaire de racines, c'est pourquoi nous avons cru nécessaire de donner ces quelques explications.

Un certain nombre de ces organes souterrains sont utilisés en médecine. Les racines des plantes annuelles, presque toujours d'un volume très réduit, par suite de la disparition totale du végétal dans un court espace de temps, ne renferment guère de principes recherchés comme médicaments; aussi sont-elles pour ainsi dire inutilisées.

Il n'en est pas de même pour les racines ou rhizomes des plantes herbacées vivaces, dont beaucoup sont médicinales et que l'on récolte avec la souche à laquelle ils sont encore attachées *(Asperge, Petit-Houx, Violette, etc.).* Chez les plantes bisannuelles, la récolte de ces organes doit se faire à la fin de la première année de végétation, en automne, car il serait trop tard au cours de la deuxième année, les substances actives emmagasinées dans les organes souterrains ayant été utilisées pour la croissance de la partie aérienne *(Ache, Angélique, Bardane).*

Quant aux plantes vivaces, herbacées ou peu ligneuses, on attend pour la récolte des organes souterrains, que ces derniers aient atteint leur complet développement chez la plante adulte. Généralement c'est de la deuxième à la sixième année, suivant les espèces, qu'il faut fixer les limites minima et maxima. Citons comme exemples les racines d'*Asperge,* de *Guimauve,* de *Gentiane,* d'*Acore,* d'*Aconit,* etc. Il est nécessaire de ne pas attendre un trop grand nombre d'années pour la récolte de ces racines ou souches radicantes, car elles deviendraient trop fibreuses, trop volumineuses et sujettes à des maladies qui en altèrent les propriétés.

Les arbustes et les arbres possèdent toujours des racines plus ou moins énormes, extrêmement ligneuses, dépourvues en général d'action thérapeutique. Il faut excepter cependant certaines écorces de racines particulièrement actives, telles que *l'écorce de racine de Grenadier*, *l'écorce de Garou*; on les prélève sur des individus parvenus à l'âge adulte et arrachés un peu avant la chute des feuilles.

2° **Souches tubéreuses, tubercules, bulbes, oignons**, etc. — Nous avons défini précédemment la souche comme la partie du végétal où se confondent les structures de la tige et de la racine; souvent il arrive que cette région se tuberculise et donne naissance à un organe de forme très différente avec les espèces. La souche tubéreuse en forme d'obus de la *Rhubarbe* est un exemple typique.

Quant aux *tubercules*, il peuvent avoir deux origines: les uns naissent sur le parcours de racines secondaires, dont il ne sont que des renflements gorgés des substances nutritives mise en réserve pour l'évolution future de la plante, tel est le cas de la *Filipendule*; les autres, qui sont de beaucoup les plus nombreux, se forment sur des tiges souterraines ou rhizomes, et ne sont par conséquent que des fragments de tiges tubérifiées et capable de reproduire le végétal. Ce sont des véritables organes de propagation souterrains, et c'est la *Pomme de terre* qui en est le type le plus répandu; citons encore le *Topinambour*, le *Gouet*, etc.

Mais les tubercules radicaux peuvent présenter une origine différente de celle que nous avons décrite, comme chez la *Filipendule*; en effet le plus souvent, ce sont des formations filles issues d'une autre formation identique antérieure et dont la durée de végétation n'est que d'une seule année.

Tels sont les *tubercules d'Orchis* qui fournissent le *Salep* et aussi ceux du *Colchique* et des *Aconits*. Chaque tubercule porte, pour ainsi dire, un bourgeon de tubercule qui, pendant le cours du développement des organes aériens annuels, grossit et passe dans le sol l'hiver suivant, pour donner naissance ensuite à une ou plusieures tiges foliaires ou florifères et en même temps à un tubercule-fille.

Les *bulbes* ou *oignons* ne sont autre chose que le renflement de la base de la tige, entouré de feuilles modifiées, réunies en tunique ou en écailles épaissies, charnues et gonflées de sucs, comme c'est le cas dans les *Narcisses*, les *Lis*, la *Scille*, etc.

Tous ces *organes tubérifiés souterrains*, ayant un rôle physiologique identique dans la vie du végétal, doivent être récoltés suivant les mêmes règles, c'est-à-dire au moment de leur évolution où ils renferment le maximum de substances de réserve.

Cette époque correspond à celle qui suit la maturité des semences, quand les organes aériens disparaissent et avant l'apparition des premières manifestations de la vie, qui donneront naissance aux organes de l'année suivante.

Dans la plupart des cas, c'est à l'automne que ces organes souterrains remplissent les conditions ci-dessus et sont par conséquent le plus actifs. Une exception doit être faite cependant en faveur du *Colchique,* chez qui l'appareil floral évidemment formé aux dépens du bulbe apparaît en octobre; il en résulte que ce tubercule doit être recueilli vers la fin de juillet et en août, quand les feuilles vertes sont étiolées; plus tard sa recherche serait impossible, car ces organes seraient entièrement disparus. En septembre, l'activité qui se manifestera par l'apparition du bourgeon floral, doit déjà se faire sentir sur la composition chimique du bulbe, et c'est ainsi qu'il faut s'expliquer les grandes différences d'activité thérapeutique constatées dans l'emploi de cet organe et qui le fait rejeter des pharmacopées actuelles.

3° **Tiges, bourgeons.** — En dehors de la *Douce-amère,* il n'existe guère de remèdes dans lesquels il n'entre que des tiges de nos plantes indigènes; toutefois un certain nombre d'*écorces* de tige sont couramment encore utilisées, telles sont: les écorces de *Saule,* de *Frêne,* de *Chêne.*

Leur époque de récolte est, comme toujours, fonction de la physiologie de l'organe qu'elle représentent.

C'est dans l'écorce en effet et aussi dans la moelle, que viennent s'accumuler les matériaux élaborés par les feuilles dans la période d'activité du végétal; on devra donc les séparer du tronc, à la période de repos, c'est-à-dire au commencement de l'hiver.

Quant aux tiges, dans lesquelles le bois est utilisé, on devra préférer toujours les branches ou les tiges encore assez jeunes pour ne pas être entièrement fibreuses et sèches.

Quelques bois exotiques sont recherchés pour les secrétions qu'ils renferment, tels: le *Sassafras,* les *Bois de campêche,* etc.; nous n'avons pas à nous en occuper ici.

Les *bourgeons,* qui ne sont autre chose que de futures branches avec leurs feuilles, recouvertes par des feuilles modifiées ou écailles, secrétent souvent des produits destinés à servir de protection hivernale et dont quelques-uns sont utilisés en pharmacie.

Les *bourgeons de pin,* communément appelés *bourgeons de sapin,* les *bourgeons de peuplier,* sont à peu près les seuls qu'on puisse citer. On doit les détacher de l'arbre au commencement du printemps avant que la poussée de croissance foliaire ne les ait fait éclater.

4° **Feuilles.** — Malgré son existence temporaire, la feuille est l'organe le plus important du végétal; c'est à l'intérieur de son tissu que s'accomplit le travail physico-chimique de l'assimilation dont la résultante est la production synthétique de toutes les substances utiles à la construction de la plante. C'est au milieu de ces substances élaborées grâce à l'action du pigment vert (chlorophylle) qui donne aux feuilles leur couleur, qu'il faut chercher les principes chimiques auxquels on doit l'action médicinale de la plupart d'entre elles.

On conçoit aisément dès lors, que la cueillette des feuilles devra se faire au moment de la pleine végétation, un peu avant l'épanouissement des fleurs.

Plus tôt, les principes actifs seraient formés en trop petite quantité, ou plus exactement existeraient en quantité moindre à cause de l'absorption nécessitée par la croissance intensive du printemps.

Mais il est nécessaire aussi de ne pas attendre trop, car souvent dès la floraison, la teneur en principes actifs diminue sensiblement et cela est particulièrement sensible chez les plantes odorantes, comme les Labiées. L'essence sécrétée par le végétal s'accumule dans des réservoirs extérieurs, qui sont des glandes portées sur un pédicule court, véritables poils sécréteurs qui éclatent souvent au moment de l'épanouissement des fleurs, faisant ainsi perdre aux feuilles une partie de leur parfum.

Parfois cette essence, de liquide qu'elle était, se concrète en une résine d'odeur très différente; en un mot, la composition chimique et par conséquent l'activité médicinale sont considérablement modifiées dans les feuilles trop âgées. Il en serait de même, si l'on recueillait, soit des feuilles de végétaux malades ou rabougris, ou bien ces mêmes organes attaqués par des parasites comme ceux qui sont la cause des diverses maladies cryptogamiques si fréquentes dans le règne végétal.

5° **Sommités fleuries.** — Parfois, au lieu de se contenter uniquement des feuilles, on détache la partie terminale des rameaux florifères, emportant ainsi avec la tige les feuilles et les ramifications de l'inflorescence: c'est ce qu'on désigne sous le nom de *sommité fleurie.*

Ce sont surtout les plantes herbacées qui sont ainsi traitées: citons la *Petite Centaurée,* l'*Armoise,* le *Millepertuis,* l'*Origan,* l'*Absinthe,* la *Verveine,* le *Mélilot,* etc.

Il sera nécessaire de ne pas attendre non plus le complet épanouissement des fleurs pour couper ces herbes; le maximum d'activité sera, comme pour les feuilles, au début de la floraison.

6° **Fleurs.** — On sait qu'aussitôt l'épanouissement, c'est-à-dire le moment de la fécondation florale, de grands changements surviennent dans les diverses pièces florales, et à ces changements correspondent de grandes variations dans leur composition intime; les pétales et les étamines se flétrissent et tombent, les pièces du calice tombent à leur tour, ou au contraire se développent parfois démesurément pour protéger le jeune ovaire qui s'accroît pour devenir le fruit. *(Alkékenge.)*

Il s'ensuit qu'on devra cueillir les fleurs un peu avant leur complet épanouissement; seules, les *Roses de Provins* sont détachées alors qu'elles sont encore en bouton.

7° **Fruits.** — Le choix du moment propice de la récolte des fruits est particulièrement délicate: c'est qu'en effet les changements dans la composition au cours de la maturité sont encore plus considérables que dans les autres organes. Il faudra les cueillir quand ils sont mûrs et les trier avec le plus grand soin.

Les fruits charnus, pulpeux et sucrés destinés à être utilisés de suite pour la préparation de sirops, de sucs ou de confitures, devront être parfaitement mûrs, mais si l'on veut les conserver après dessiccation comme les *figues*, les *raisins*, les *baies de genièvre*, etc., on devra les cueillir très peu de temps avant leur maturité complète.

Quand aux fruits secs, comme ceux des Ombellifères (*Anis, Fenouil, Carvi, Cumin*, etc.), il ne faudra pas attendre la dessiccation sur la plante, et comme pour les précédents le soin de la sélection dans la cueillette appartient au collecteur.

8° **Semences.** — La semence représente une plante extrêmement réduite mais complète, à l'état de vie ralentie, et pourvue de matériaux de réserve qui seront utilisés au moment de la germination. Ces organes restent ainsi vivants pendant un temps variable avec l'espèce et c'est pour cette raison que les semences âgées, dont le temps et la dessication ont anéanti les propriétés vitales, sont souvent d'une activité bien moindre que les semences fraîches.

On récoltera donc les semences à leur parfaite maturité, qui est indiquée le plus généralement par l'apparence du fruit.

II

Dessication et conservation des drogues simples végétales destinées aux usages médicaux

Si les plantes médicinales pouvaient être recueillies à l'état frais pendant toute l'année, il serait inutile de songer à les conserver, mais comme il n'en est pas ainsi, la dessication devient une nécessité.

C'est en effet au procédé de conservation par dessication que l'on s'adresse à peu près uniquement dans le cas qui nous occupe; les autres étant impraticables, si l'on n'a pas à sa disposition une installation industrielle importante.

On sait que toutes les matières organisées, d'origine animale ou végétale, qui ont cessé de vivre, sont sujettes après un certain temps, à subir des décompositions spéciales désignées sous les noms de *fermentation* ou *putréfaction.*

Les conditions indispensables pour qu'il puisse s'établir une fermentation sont actuellement bien connues, et il suffit de soustraire l'organe végétal récolté à toutes ou à l'une quelconque de ces influences pour prévenir, retarder ou empêcher totalement sa putréfaction.

On arrivera à ce résultat d'une façon certaine:

1° *si on enlève à la matière l'eau qu'elle contient et si on évite toute apparition ultérieure d'humidité;*

2° *si on la soumet à l'action du froid*, car une certaine chaleur est nécessaire à toute fermentation ou putréfaction;

3° *si on la soustrait à l'action de l'air*, car l'oxygène est absolument nécessaire à la vie des organismes inférieurs, bactéries ou champignons, agents de la putréfaction;

4° *si on les soumet à l'action des agents antiseptiques* qui détruisent ces mêmes organismes ou en arrêtent le développement.

Le procédé de conservation par le froid, s'applique surtout à certains fruits destinés à l'alimentation, et c'est ce procédé qui permettra aux marchés européens de s'approvisionner des fruits tropicaux frais, à l'époque de l'année où nos régions tempérées en sont privées. Il serait d'ailleurs possible de le combiner avec le suivant, en faisant dans les réservoirs ou vases contenant ces fruits, un vide tout ou moins partiel. Beaucoup de recherches sont actuellement faites dans cette voie; mais dans le cas qui nous occupe, à part quelques exceptions, on ne saurait utiliser ces moyens de conservation qui ne sont guère à la portée de tout le monde.

Les plantes médicinales, comme les plantes alimentaires ne sauraient non plus être additionnées de substances antiseptiques toutes nuisibles à l'économie humaine, aussi ce procédé, n'est-il employé que pour la conservation des herbiers ou d'échantillons destinés aux collections.

On se contente dans la pratique de l'herboristerie de dessécher les plantes ou parties de plantes, c'est-à-dire de leur enlever la plus grande partie de l'eau qu'elles contiennent. Cette opération est assez délicate, car la dessication doit être aussi prompte que possible et faite à l'abri d'une trop vive lumière; aussi les conditions générales suivant lesquelles s'effectue cette opération sont-elles variables avec la nature de l'organe végétal à conserver.

Elle peut s'opérer de plusieurs manières:

1° à l'air libre;

2° dans des séchoirs ou hangars disposés à cet effet;

3° dans des étuves;

4° au dessus des fours;

5° dans des *tourailles*, semblables à celles qui servent à la dessication du malt dans les brasseries, etc.

On a aussi indiqué divers moyens qui s'appliquent seulement aux collections et qui permettent de conserver avec leur forme et leurs couleurs, les fleurs les plus délicates. Le procédé le plus connu est celui de Berjot et Réveil, jadis indiqué déjà par Camerarius. Il consiste à enfouir les plantes dans du sable chaud (40 à 50°) additionné d'acide stéarique ou de blanc de baleine, de les retirer très délicatement au bout de quelques heures, et de les placer dans des bocaux bouchés à l'émeri dont le couvercle est garni de *chlorure de calcium anhydre*, qui évite toute action ultérieure possible de l'humidité.

Nous possédons au Musée de l'Ecole supérieure de Pharmacie de Paris des fleurs ainsi conservées depuis plus de trente années et qui sont encore d'un coloris merveilleux. Encore une fois ce procédé est impraticable pour les besoins journaliers ou industriels, mais il était bon de ne point le passer sous silence, car il pourrait être mis en pratique par quelque lecteur curieux.

Les collecteurs modestes de plantes médicinales et les herboristes se contentent généralement de dessécher leurs matériaux à l'air libre, à l'abri du soleil. C'est ainsi que nous voyons souvent suspendus à la devanture de quelques magasins d'herboristerie, des paquets d'herbes ou de sommités fleuries en voie de dessication. L'intérieur de la boutique en est de même rempli. Si cette méthode constitue une réclame de bon aloi, on ne saurait trop s'élever contre elle, car elle expose ainsi des matières devant servir de remèdes à toutes les poussières des grandes villes et il est facile de penser quelles infusions souillées devront être ingurgitées par le malade.

Dans les exploitations spéciales, comme à Houdan et à Milly, on construit des hangars ou sortes de maisons, à larges ouvertures, exposées au midi et construits de telle sorte, que la pluie ne puisse y pénétrer et qu'on nomme *séchoirs*. Les plantes mondées et triées avec soin y sont déposées sur des claies, ou suspendues en guirlandes qu'on appelle *couronnes*. Il faut avoir soin de ne pas les placer en masse trop épaisse, car on n'éviterait pas un commencement de fermentation intérieure des tissus, en même temps qu'apparaîtraient les moisissures.

A la campagne on peut faire des installations semblables dans les greniers des maisons, en prenant des précautions analogues.

Par les temps pluvieux ou humides, ou pour certains organes végétaux gorgés d'eau, on emploie l'*étuve*, pièce de dimensions variables chauffée généralement par des courants d'air sec, dont on élève la température graduellement de 20 à 40°. Ce mode de préparation est le meilleur par exemple, pour le *Jusquiame*, la *Joubarbe*, les *Squames de scille*, etc.

Le séchoir à air libre doit être préféré au contraire pour toutes les plantes aromatiques et particulièrement pour celles chez qui la sécrétion d'essence se fait à l'extérieur: *Labiées, Composées,* etc.

Comme les diverses parties de végétaux varient dans leur nature et leurs propriétés, que l'eau de végétation s'y trouve inégalement distribuée, il s'ensuit qu'il faut plus de temps pour dessécher tel organe que tel autre; d'où la nécessité par conséquent de dessécher séparément, les racines, les bulbes et bourgeons, les feuilles, les écorces, les fleurs, fruits ou graines, et de suivre pour opérer cette dessication un certain nombre de précautions que nous allons passer en revue.

ORGANES SOUTERRAINS

1° **Racines, souches et rhizomes.** — Le premier soin du collecteur est de se débarrasser de la terre et des matières étrangères qui souillent ces organes soit en les secouant d'abord énergiquement et finalement après dessication en les plaçant dans un sac où ils sont de nouveau très énergiquement secoués. On préfère presque toujours à ce procédé imparfait celui du lavage, on les égoutte ensuite et fait sécher à l'air; c'est alors qu'on enlève à l'aide d'un couteau toutes les parties qui ne sont pas complètement saines, que, dans les souches principalement, on détache les débris de feuilles et des tiges adhérents à la partie supérieure et qu'au besoin on coupe celles-ci en tranches, si elles sont trop volumineuses pour être ensuite séchées rapidement.

Ces organes ainsi mondés, lavés et séchés, sont soumis à une dessication définitive au séchoir et au besoin terminée à l'étuve.

2° **Bulbes, oignons, tubercules,** etc. — Les *bulbes de Colchique* ou d'*Orchis* (Salep), après avoir été nettoyés et lavés, sont desséchés à l'étuve, car à l'air, l'évaporation de l'eau de végétation serait beaucoup trop longue et pendant le temps nécessaire pour arriver à un résultat suffisant, on aurait grandes chances de voir les produits envahis par les moississures ou les organismes de la putréfaction. Les bulbes écailleux de la *Scille,* sont privés des écailles foliacées externes, séches, minces, ligneuses, peu ou pas actives; de même on enlève soigneusement la partie centrale trop mucilagineuse. Les écailles charnues de la partie moyenne sont coupées en tranches et séchées aussi à l'étuve.

ORGANES AÉRIENS

1° **Tiges** et **écorces.** — Les écorces de tige comme celle des racines, de même que les bois comme celui de la *Douce-amère* peuvent être soumis à une dessication lente, mais ils ne s'altèrent pas non plus à l'étuve; leur dessication ne présente aucune difficulté.

2° **Feuilles.** — Les feuilles, séparées des tiges qui les portent, sont disposées en couches peu épaisses sur des claies et placées dans le séchoir. Les feuilles des plantes aromatiques ou de texture mince, doivent être desséchées à basse température, de 15 à 20°. Celles qui sont succulentes ou épaisses, comme celles de *Bourrache*, de *Bouillon blanc* exigent une chaleur plus forte et pour quelques-unes nous avons déjà dit que l'emploi de l'étuve était préférable *(Jusquiame, Joubarbe)*.

3° **Sommités fleuries.** — Elles peuvent être traitées comme les feuilles, mais souvent on désire conserver aux inflorescences un aspect engageant, on en fait alors de petits bouquets qu'on enveloppe dans des cornets de papier et qu'on porte au séchoir. Ces petites bottes soustraites à l'action décolorante de la lumière sont alors enveloppées en gros paquets et conservées ainsi. Les sommités fleuries obtenues par ce procédé possèdent des fleurs qui n'ont pour ainsi dire aucunement perdu de leur coloration primitive; on peut préparer ainsi: la *petite Centaurée*, le *Mélilot*, l'*Origan* la *Menthe poivrée*, etc.

4° **Fleurs.** — Les fleurs sont les organes des plantes les plus délicats à sécher. Il faut leur conserver leur couleur et leur parfum, dans la mesure du possible. On y parvient en les séchant à basse température et presqu'à l'abri de la lumière, car sans ces deux précautions, elles noircissent et se décolorent.

Pour les besoins de l'herboristerie, on trie les fleurs avec soin et on sépare les parties utilisées des autres, aussi existe-t-il bon nombre de cas particuliers de préparation. C'est ainsi que pour le *Coquelicot*, les *Violettes*, les *Roses rouges*, le *Bouillon blanc*, etc.; on ne recueille que les pétales. D'autres fois comme pour l'*Arnica*, le *Tussilage*, la *Camomille*, c'est la fleur tout entière qu'on récolte ou même l'inflorescence (Composées).

Le *Safran* ne fournit que ses stigmates à la médecine, la *Rose de Provins*, seulement les boutons floraux.

Les *fleurs de Sureau* séparées de leur pédoncule, s'obtiennent en mettant en tas les inflorescences; quelques heures après, les fleurs se détachent d'elles-mêmes en secouant simplement ces dernières.

On devra, pour dessécher dans les meilleures conditions possibles toutes ces fleurs, les étaler en couche mince entre deux feuilles de papier puis porter le tout soit à l'étuve, soit dans un séchoir échauffé par le soleil, mais toujours à l'abri du rayonnement solaire direct.

5° **Fruits.** — Peu de fruits indigènes sont conservés à l'état sec pour les besoins de la pharmacie, si l'on excepte tous les fruits d'Ombellifères qui sont déjà à peu près secs quand on les récolte; ceux-ci avec beaucoup d'autres fruits secs, ne demandent qu'à être placés à l'abri de l'humidité après la récolte: *Pavot, Coloquinte, Glands,* etc. Les bais de *Sureau,* d'*Hièble,* de *Genièvre,* de *Myrtille,* les drupes de *Nerprun,* etc., qui sont un peu charnus; doivent subir une dessication rapide, soit dans un séchoir échauffé par le soleil, ou mieux encore à l'étuve.

6° **Semences.** — Les graines des végétaux étant presque toutes protégées par un tégument dur et sec, il suffit de les exposer quelques jours à l'air pour en assurer la conservation, en leur évitant tout contact ultérieur avec l'humidité.

En résumé la dessication des plantes médicinales doit toujours être opérée à l'abri de la trop grande lumière, dans un courant d'air renouvelé, avec l'aide d'une chaleur modérée et en tenant compte de la nature de l'organe employé; il convient maintenant d'assurer leur conservation.

Les causes d'altération sont en effet assez nombreuses, citons:

a) la *lumière*, qui décolore beaucoup de substances et particulièrement les feuilles et les fleurs;

b) l'*air*, qui par son oxygène, en présence d'un peu d'humidité dispose ces matières à la putréfaction;

c) l'*humidité*, qui est le principal facteur de la fermentation;

d) la *poussière*, car c'est elle qui apporte les germes ou organismes inférieurs, qui sont les agents de la putréfaction.

En évitant ces causes d'altération, on peut indéfiniment pour ainsi dire, conserver des plantes desséchées dans de bonnes conditions. On doit donc les enfermer dans des récipients bien secs, de quelque nature qu'ils soient, impénétrables à l'air et à la lumière et surtout de l'humidité et des poussières.

Les insectes sont aussi des ennemis dont il faut se bien défier, aussi souvent recouvre-t-on l'intérieur des boîtes ou tonneaux de papier collé avec de la colle dans laquelle on a incorporé de l'aloès ou de l'alun. Les fleurs en particulier se conservent admirablement, si toutes les précautions sont bien prises pour une dessication parfaite, dans des récipients (estagnons) en fer blanc. Pour certaines fleurs comme celles de *Bouillon blanc*, de la *Guimauve*, il est particulièrement difficile d'arriver à un bon résultat. Les boîtes en bois placées en lieu *très sec* constituent le meilleur récipient; on peut aussi les enfermer à leur sortie de l'étuve dans des bocaux bien bouchés, goudronnés, recouverts extérieurement de papier noir et qu'on débouche successivement au moment du besoin.

Quand on veut conserver des masses assez considérables d'une même plante, il est un procédé qui est recommandable bien que l'apparence extérieure du produit soit moins flatteuse; il consiste à soumettre la plante desséchée à une forte pression qui a pour avantage de réduire considérablement le volume en même temps qu'elle préserve la masse de toute altération. Il est difficile en effet que l'air et l'humidité puissent pénétrer dans l'intérieur des paquets ainsi obtenus, si l'on prend quelques précautions élémentaires. On enveloppe ensuite ces paquets dans des toiles, ou des papiers protecteurs.

Différents herboristes ont adopté ce procédé qui tend à se généraliser, car il permet de préparer à l'avance pour le commerce de détail des paquets comprimés d'un poids déterminé par l'usage. On supprime ainsi des manipulations au cours desquelles on ne saurait éviter l'action de l'air et des poussières. On l'emploie surtout pour les fleurs (*Mauve, Guimauve, Coquelicot, Pieds de chats, Camomille*, etc.).

Quelques drogues exotiques nous arrivent ainsi: tels sont la *Lobélie*, l'*Hamamelis*, le *Chanvre indien*, etc.

Le *Houblon* destiné aussi bien aux usages pharmaceutiques qu'à la fabrication de la bière est également conservé sous la forme d'énormes ballots comprimés, enveloppés de toiles.

III

Production et culture des plantes médicinales en France

Il est bien difficile d'avoir à ce sujet des documents précis, car dans les statistiques officielles, les plantes médicinales ne font l'objet d'aucune rubrique spéciale et il est nécessaire de puiser ses renseignements aux sources les plus diverses.

Parmi les végétaux qui fournissent quelque organe à la pharmacie ou à la médecine populaire: les uns croissent abondamment dans certaines régions de notre pays et y sont récoltés pour le commerce d'herboristerie, les autres font l'objet de cultures importantes et nettement localisées comme, le *Safran*, le *Pin des Landes*, ou les cultures particulières de Milly, de Houdan et de différentes autres localités de la région parisienne.

Les plantes à essence sont répandues dans le midi de la France, en Provence et au sud des Cévennes. La *Lavande* abonde surtout sur les flancs du Mont Ventoux où chaque année, le service de forêts fixe la date à laquelle doit être commencée la récolte. A cette date qui est généralement voisine du 14 juillet, on cueille les sommités fleuries seulement, qui sont mises à sécher puis foulées aux pieds par des animaux pour en détacher les fleurs. Çà et là dans toute la région sub-alpine, comme dans les Cévennes, on recueille la *Lavande* que l'on distille sur place dans un alambic qui se déplace de pays en pays à la façon des bouilleurs de cru dans les villages vignobles. On récolte aussi de petites quantités de *Romarin*, mais la plus grande partie de l'essence du commerce vient de certaines îles de la Dalmatie (Lissa, Lesina, Solta).

La *Sauge* est récoltée aussi principalement dans les îles de Dalmatie et sur la côte où elle se trouve en abondance extraordinaire, cependant comme pour le *Thym*, une certaine quantité se récolte en France dans la Provence, les Alpes-maritimes, le Gard, etc.

Les *Roses* fournissent leurs pétales avec lesquels on fabrique l'eau distillée destinée à la pharmacie; quant à l'essence, elle provient pour la presque totalité de la Bulgarie. Le principal centre de l'industrie des essences pour la parfumerie est à Grasse en France et à Miltitz, près Leipzig en Allemagne.

En Angleterre, aux environs de Mitcham, on cultive surtout la *Menthe*, dont l'essence est la plus estimée; une faible quantité est récoltée aussi dans les Alpes-maritimes; ajoutons à propos de cette plante que les Etats-Unis du Nord fournissent aussi une essence de menthe un peu différente, et que le Japon en cultive une quantité considérable. Pour les usages pharmaceutiques on retire de l'essence de menthe, un produit très utilisé le *menthol*, qui se trouve en proportion telle dans l'essence japonaise que c'est là sa source industrielle.

Sur la côte méditerranéenne française, on cultive aussi en abondance l'*Oranger*, dont on tire pour la pharmacie les feuilles, les fleurs et l'eau distillée faite avec ces dernières.

Beaucoup de plantes aromatiques sont cultivées pour la distillerie: citons en première ligne l'*Absinthe*, base de cette liqueur, funeste poison presque national, dont l'usage est avec raison interdit dans certains pays. Les cultivateurs d'absinthe sont pour ainsi dire localisés autour de Pontarlier dans le Doubs, centre de la production de la liqueur, où l'on compte près de 20 industriels distillateurs. Une partie de la production est expédiée aux distilleries de Paris, Lyon, Romans, Marseille, Ornans, Limoges, car la pharmacie ne consomme qu'une infime partie de la production. L'étendue du sol réservé à cette plante dans le département du Doubs atteindrait environ 80 hectares.

Peu d'autres espèces aromatiques méritent une mention spéciale si ce n'est l'*Angélique* dans la région de Niort et de Nantes, dont les jeunes pousses confites dans le sucre sont un article intéressant d'exportation.

Dans les montagnes de la Savoie et du Dauphiné, on récolte encore bon nombre d'espèces aromatiques, douées de véritables propriétés médicinales, mais qui sont encore utilisées, surtout et pour la plus grande partie, par l'industrie.

L'*Anis*, la *Coriandre*, le *Fenugrec* sont encore cultivés dans le Tarn aux environs d'Albi, et aussi dans les départements d'Indre-et-Loire et du Maine-et-Loire, mais la consommation s'approvisionne surtout en Europe septentrionale et centrale.

La *Réglisse* est aussi l'objet d'une culture intéressante dans l'arrondissement de Chinon et plus spécialement dans les trois communes de Bourgueil, Restigné et Benais, toutes trois du canton de Bourgueil. Vingt-cinq hectares sont réservés à cette plante dont la récolte de la racine se fait quatre ans après la plantation. La production était jadis beaucoup plus forte, mais le bas prix des Réglisses importées d'Espagne et surtout de Russie, ont obligé les cultivateurs à l'abandonner; le prix élevé des terrains d'une part et la cherté de la main d'œuvre ne permettent plus une rénumération suffisante. Il en est malheureusement de même pour une quantité d'autres produits naturels.

Le *Safran*, il y a une trentaine d'années comptait dans la production du sol français pour une somme annuelle approchant un million de francs. Sa culture, de 1200 hectares vers 1860, n'occupe plus guère que 400 hectares et le trafic est à peine de 100,000 francs. C'est dans le département du Loiret avec Pithiviers comme marché principal, que la culture de cette drogue est localisée et le produit obtenu dénommé *safran du Gatinais*, est la meilleure variété commerciale que l'on rencontre sur les marchés.

La *Chicorée* à cause de ses usages alimentaires, se cultive dans le nord de la France, centre de cette industrie, et principalement dans les départements du Nord, de la Somme, du Pas-de-Calais, des Ardennes et aussi en Seine-et-Marne, dans l'Aisne, la Drôme, les Bouches-du-Rhône et le Maine-et-Loire. La production annuelle de la France serait de 1,600,000 kg.

Parmi les drogues médicinales récoltées dans les régions, où elles croissent à l'état spontané, on peut citer: la *Digitale* dans les Vosges, où l'on ne doit recueillir que les feuilles des pieds qui sont dans la deuxième année de leur évolution; la *Gentiane*, dont les racines sont arrachées seulement sur les pieds âgés de plusieurs années et qui provient surtout du Jura et des Alpes du Dauphiné et de la Savoie; la *Scille* qui croît dans les sables du littoral méditerranéen, etc.

Les *pédoncules de Cerises* constituent un produit secondaire de l'industrie de la liqueur dite Guignolet et les cerisiers qui les produisent sont originaires pour la majeur partie du Maine et Loire, où une seule maison vend au commerce pharmaceutique plus de 1200 kg. de *queues de cerises* par année.

Le *Houblon*, dont la presque totalité est employée par la fabrication de la bière, est produit en abondance dans la Meurthe-et-Moselle où le marché le plus important est à Gerbéviller. On estime la production annuelle de cette région à plus de 6500 quintaux valant environ 1,500,000 fr. Dans chacun des départements de la Côte d'or et du Nord, on en récolte pour une somme dépassant deux millions de francs, et la production totale de la France est estimée à près de huit millions de francs.

La culture du *Lin*, quoique bien réduite de nos jours, est encore assez importante dans le bas Maine et la Bretagne.

Dans la région parisienne, en dehors des quelques hectares de plantes médicinales cultivés dans la banlieue sud, à Choisy-le-roi, à l'Hay, à Orly, etc., on doit signaler deux centres particulièrement importants.

L'un se trouve à Milly, petite commune du département de Seine-et-Oise, où 50 hectares sont exclusivement réservés à cette culture spéciale; les habitants de ce village sont depuis plus d'un siècle des herboristes et la flore sauvage environnante est largement exploitée: ils recueillent le *Millepertuis*, la *Ronce*, le *Mélilot*, le *Serpolet*, la *Jusquiame*, la *petite Centaurée*, le *Polypode*, etc.

Quant aux cultures: 8 à 10 hectares sont réservés à la *Menthe*, 6 à 8 hectares pour la *Mélisse*, 6 hectares environ pour le *Datura*. Viennent ensuite: la *Guimauve*, la *Belladone*, la *Bourrache*, quelques plantes aromatiques destinées à la distillerie comme le *Basilic*, la *Marjolaine*; la *Sauge*, la *Sarriette*, la *Menthe-coq*, etc.

Le deuxième centre de production est à Houdan, où il faut remonter seulement à 1890 pour trouver l'origine de cultures véritablement médicinales; on cultivait antérieurement surtout l'absinthe. Actuellement, les terres réservés à cette culture recouvrent une superficie de plus 80 hectares et elle occupe plus de cent ouvriers.

Des immenses séchoirs à air libre et à air chaud sont construits pour la préparation des plantes sèches, mais une grande partie de la récolte est expédiée à l'état frais dans les grosses maisons d'herboristerie et de droguerie.

Une installation à vapeur permet de conserver les plantes desséchées après une compression méthodique dans des appareils spéciaux.

Les principales cultures sont: l'*Absinthe* qui occupe 30 hectares; le *Persil* 15 hectares; la *Mélisse*, la *Menthe*, l'*Hysope*, la *Rue*, chacune 10 hectares; le reste comprend, la *Sauge*, l'*Angélique*, le *Fenouil*, le *Thym*, la *Bourrache*, le *Bouillon blanc*, le *Mélilot*, la *Camomille*, la *Mauve*, etc.

De plus on réunit à Houdan bon nombre de plantes récoltées dans toute la région à l'état sauvage: le *Muguet*, le *Genêt*, la *Morelle*, le *Fumeterre*, le *Chiendent*, etc.

Dans le nord de la France existent des cultures de *Camomille romaine*, de *Moutarde noire*, de *Guimauve*, de *Pavot*; dans l'Yonne et la Côte d'or, on récolte les *Bourgeons de Pins*, et dans l'est on trouve la *Mauve* et la *Moutarde noire*.

La *Rhubarbe,* dont les essais de production n'ont pas été heureux, fut cultivée en Bretagne, dans le département du Morbihan; le *Fenouil doux* provient des environs de Nîmes, etc.

Il est regrettable répéterons-nous, qu'on ne puisse trouver dans les statistiques officielles aucun renseignement précis sur l'importance de ces cultures; aussi est-il impossible d'étendre cette étude comme nous l'aurions désiré.

Ce travail serait cependant d'une utilité incontestable, car les cultivateurs pourraient y puiser des encouragements vers les essais de culture de quelques-uns des produits pour lesquels nous sommes entièrement tributaires de l'étranger.

IV

Variations dans l'activité des plantes médicinales

L'action médicamenteuse des plantes médicinales n'est pas toujours égale pour une même espèce et ce fait constaté depuis de longs siècles s'ajoutant aux découvertes nombreuses de la chimie, amena les médecins de notre époque à substituer l'emploi des principes définis extraits des végétaux à celui de la drogue elle-même.

Ces substances chimiques, dites *principes actifs*, comme l'*atropine*, l'*aconitine*, la *quinine*, la *morphine*, la *digitaline*, etc., sont de nature chimique fixe, et leur action sur l'organisme humain est toujours absolument identique. On conçoit aisément que leur découverte ait entrainé une véritable révolution dans l'art de guérir.

Dès lors on délaissa complètement les *simples* et cependant il est impossible de dire que les principes actifs définis dont nous parlons, puissent remplacer exactement la plante elle-même; aussi croyons-nous que bientôt on reviendra sinon à l'emploi direct des organes végétaux, tout au moins à des préparations judicieusement et scientifiquement préparées qui se rapprocheront de la composition du suc même de la plante fraîche. Toutefois dans l'état actuel de la chimie thérapeutique, on admet que l'activité médicamenteuse des plantes est en raison directe de la teneur de la plante en principe actif.

C'est en étudiant ces principes, alcaloïdes ou glucosides, que l'on est arrivé à se rendre un compte suffisamment approximatif, des variations d'activité des plantes.

Les influences qui peuvent faire varier la valeur thérapeutique des plantes médicinales sont les plus diverses; nous passerons en revue les principales d'entre elles, qui pour la plupart se rapportent aux conditions biologiques de croissance.

1° **Terrain.** — L'influence du terrain n'a rien qui doive surprendre, car chaque espèce végétale a généralement des préférences marquées pour croître en abondance dans des sols de composition chimique et de nature physique déterminées. Les plantes aromatiques des terrains secs sont toujours sensiblement plus riches en essence que les mêmes espèces récoltées dans des endroits humides, et de plus il se fait des variations importantes dans la constitution intime de l'essence. De même les plantes de montagne sont préférables à leurs congénères de la plaine.

Les Crucifères dont l'action sinapisante est due à la formation d'essences sulfurées (essence de Moutarde, de Raifort, de Cresson), de même que les Solanées (*Belladone, Datura, Jusquiame)*, qui renferment de l'atropine et beaucoup d'autres encore, sont d'autant plus riches qu'elles ont été récoltées au voisinage des habitations. La *Pariétaire* est une plante diurétique d'une action indubitable et plus énergique si la teneur du sol en nitrate est plus élevée; il en est à peu près de même pour la *Bourrache.*

Certaines Ombellifères sont dangereuses pour l'homme et les animaux, si elles croissent dans un sol marécageux; les mêmes espèces des terrains secs sont inactives.

La *Valériane*, qui pousse dans les terrains bas et humides, au bord des eaux, est moins active que celle qui a été récoltée dans les bois secs. On sait aussi que la préférence pour les terrains acides, siliceux ou bien pour les sols alcalins, calcaires est si marquée chez quelques espèces végétales, que celles-ci constituent une caractéristique de la flore de ces terrains. Ces plantes sont dites silicicoles ou calcicoles.

2° **Climat.** — Le climat est d'une importance telle pour les végétaux, qu'il existe une flore spéciale à chaque région. Aussi quand on transporte la plupart des plantes sous un climat différant sensiblement de celui de leur patrie, elles s'étiolent, dégénèrent, et leurs propriétés sont entièrement changées. Le *Frêne à manne* ne donne pas de manne dans l'Europe moyenne, celle-ci n'est sécrétée que chez les individus rencontrés dans la partie chaude de la région méditerranéenne. La *Pêche* est purgative en Perse, elle ne l'est pas en Europe.

Les Labiées à essence, comme la *Menthe*, le *Romarin*, la *Sauge*, donnent dans les pays plus froids une essence plus suave, mais en quantité moindre que celles qui croissent dans le midi de l'Europe.

3° **Saisons.** — Nous avons précédemment montré l'influence des saisons sur l'activité médicamenteuse des organes des végétaux utilisés en médecine; cette variation est fonction de la physiologie même de l'organe et on a vu quelle importance il fallait lui attribuer dans la récolte des drogues.

4° **Age de la plante.** — Nous n'avons pas non plus à revenir sous cette question suffisamment traitée dans le chapitre de la récolte. Les jeunes pousses d'*Aconit* par exemple sont mangées en Finlande, mais peut-être doit-on voir dans cette disparition de la toxicité, un effet du climat?

5° **Lumière.** — Toute plante verte privée de lumière, s'étiole et meurt. Cette nécessité de la lumière se manifeste par l'apparition de la couleur verte, due à la formation d'un pigment, la chlorophylle, grâce auquel peuvent s'élaborer tous les sucs organiques nécessaires à la construction des organes du végétal et à sa vie propre.

Chacun sait que si l'on fait végéter dans une cave de la *Chicorée* ou du *Pissenlit*, ceux-ci perdent la plus grande partie de leur saveur, et deviennent incolores.

6° **Culture.** — Les végétaux sauvages, croissant dans leur station naturelle, sont les seuls qui devraient toujours être employés en thérapeutique, malheureusement les difficultés de récolte, les besoins de la consommation obligent à des cultures variées et cela ne va pas sans modifier considérablement les propriétés physiques et les qualités médicinales de celles qui nous intéressent.

Chez les uns, l'activité augmente, chez les autres on constate un appauvrissement en principes actifs. Une étude scientifique spéciale est nécessaire pour chaque plante afin de bien connaître le sens de ces variations, et toutes les conditions biologiques de milieu (nature du sol, exposition, engrais, sélection de la semence, etc.) doivent être envisagées.

7° **Variations encore inexpliquées.** — Chacun des facteurs que nous venons de passer en revue pouvant exercer une influence sur les propriétés des végétaux et leur constitution intime, il ne paraîtra pas étonnant de dire que les variations observées pour certains d'entre eux sont encore sans explication satisfaisante.

La *Belladone* cultivée en certains endroits est moins active que l'espèce sauvage, mais le contraire peut aussi se trouver parfaitement exact: le facteur *culture* est ici d'ordre secondaire et probablement c'est dans la nature du terrain et dans son exposition qu'il faudra chercher à déterminer les raisons de cette contradiction évidemment apparente.

La *Digitale* des Vosges est très active, celle de Bretagne le serait moins de même que celle des environs immédiats de Paris!

L'opium obtenu en France de *Pavots* cultivés, renfermerait 18 % de morphine, quand celui d'Asie en contient au plus 12 à 14 %. Autant de questions intéressantes, que seules pourront résoudre des études minutieuses et des observations approfondies.

V

Modifications apportées à l'activité thérapeutique des plantes médicinales par la dessication

Dans ces dernières années on s'est préoccupé de savoir sous quel état devaient être utilisées les drogues végétales. Bien que ce problème relève surtout de la pharmacie proprement dite et de la chimie, nous croyons cependant devoir en dire quelques mots.

Il n'est pas douteux que nombre de ces drogues devraient toujours être employées à l'état frais, ou sous une forme pharmaceutique qui renfermerait la totalité de leurs principes utiles, sous la forme et au même état de combinaison que dans le suc du végétal vivant.

La dessication entraîne en effet des modifications profondes dans la constitution du suc végétal. Celui-ci ne saurait perdre impunément plus de la moitié de son eau de constitution sans que ses propriétés ne soient changées dans une notable proportion.

Les molécules complexes dans lesquelles entrent pour une part, les principes actifs cristallisés qu'on en extrait, n'ont pas toujours la même action thérapeutique que ces derniers; cela est indéniable pour bon nombre de drogues, aussi conseillerons-nous de toujours employer, quand cela sera possible la plante fraîche, et quand on devra s'adresser aux drogues desséchées, celles-ci devont être toujours récentes. Un herboriste conciencieux ne s'approvisionnera que de la quantité nécessaire pour attendre une prochaine récolte.

Conclusions

Pour terminer cette série de généralités concernant les plantes médicinales indigènes, nous ne retiendrons que les faits importants qu'il devient possible de résumer ainsi :

Les drogues végétales qu'on devra préférer, seront celles qui, judicieusement choisies au point de vue de la nature de l'organe (racine, feuille, fleur, semence, etc.) *auront été récoltées sur des plantes sauvages végétant dans leur station naturelle et sous leur climat habituel, d'âge adulte, absolument saines, c'est-à-dire ni jaunies, ni étiolées, ni attaquées par les parasites végétaux ou animaux. Quant on ne pourra les utiliser à l'état frais, leur dessication s'opèrera avec les plus grands soins, rapidement, en évitant l'action de la trop grande lumière et à basse température. Pour assurer leur conservation, on les placera dans des conditions telles qu'elles soient à l'abri de la lumière, de l'humidité et des poussières et on en renouvellera la provision chaque année sans faute.*

Em. PERROT
Professeur à l'École supérieure de Pharmacie de Paris
Docteur ès Sciences

Aperçu des planches coloriées hors-texte

Pl. I

Fig. 1 *a.* Agaric femelle. Polypore amadouvier. *Polyporus fomentarius Fries.*
» » *b.* Le même, en coupe.
» 2. Agaric purgatif. Agaric du mélèze. *Polyporus officinalis Fries.*
» 3. Vesse-de-loup. *Lycoperdon bovista L.*
» 4 *a.* Seigle ergoté. *Claviceps purpurea Tulasne.*
» » *b.* Ergot de seigle. *Sphacelia segetum.*

Pl. II

Fig. 1. Mousse d'Islande. *Cetraria islandica Acharius.*
» 2 *a.* Fougère mâle. *Aspidium filix mas Swartz.*
» 2 *b.* Portion de rhizome.
» 3. Polypode. *Polypodium vulgare L.*

Pl. III

Fig. 1. Prêle des champs. *Equisetum arvense L.*
» 2. Lycopode. *Lycopodium clavatum L.*

Pl. IV

Fig. 1. Mélèze. *Larix decidua Miller.*
» 2 *a.* Pin sylvestre (rameaux en floraison). *Pinus silvestris.*
» » *b.* Cône du pin sylvestre.
» 3 *a.* Epicéa (rameau en floraison). *Picea excelsa Link.*
» » *b.* Cône de l'épicéa.
» 4 *a.* Sapin blanc. *Abies alba Miller.*
» » *b.* Cône du sapin.

Pl. V

Fig. 1. Genévrier. *Juniperus communis L.*
» 2. Sabine. *Juniperus sabina L.*
» 3 *a.* If commun. *Taxus baccata L.*
» » *b.* Fruit (strobile), ouvert.
» 4. Thuya. *Thuja occidentalis L.*

Pl. VI

Fig. 1. Avoine. *Avena sativa L.*
» 2 *a.* Ivraie. *Lolium temulentum L.*
» » *b.* Partie supérieure.

Pl. VII

Fig. 1 *a.* Chiendent. *Triticum repens L.*
» » *b.* Epillets en floraison.
» 2 *a.* Froment. *Triticum vulgare Villars.*
» » *b.* Epi mûr.
» 3. Orge. *Hordeum vulgare.*

Pl. VIII

Fig. 1 *a.* Acore. *Acorus calamus L.*
» » *b.* Rhizome
» » *c.* Spadice.
» 2 *a.* Gouet. *Arum maculatum L.*
» » *b.* Disposition des baies.

Pl. IX

Fig. 1 *a.* Hellébore blanc (part. infér.). *Veratrum album L.*
» » *b.* Partie sup. en floraison.
» 2 *a.* Colchique en fleur. *Colchicum autumnale L.*
» » *b.* Disposition des feuilles et des fruits.
» 3 *a.* Oignon (partie infér.). *Allium cepa L.*
» » *b.* Oignon en floraison.

Pl. X

Fig. 1 *a.* Aloès (feuilles). *Aloë soccotrina Lam.*
» » *b.* Inflorescence.
» 2 *a.* Scille maritime en floraison. *Urginea maritima Baker.*
» » *b.* Feuilles radicales.
» 3. Oignon de mer. *Ornithogalum scilloïdes Jacquin.*

Pl. XI

Fig. 1 *a.* Asperge. *Asparagus officinalis L.*
» » *b.* Feuilles et baies.
» 2 *a.* Parisette. *Paris quadrifolius L.*
» » *b.* Baie de la parisette.

Pl. XII

Fig. 1 *a.* Agavé (feuilles) *Agave americana L.*
» » *b.* Agavé en fleur.
» 2. Safran. *Crocus sativus L.*
» 3 *a.* Flambe. *Iris germanica L.* (par. in.)
» » *b.* Flambe en floraison.

Pl. XIII

Fig. 1. Orchis militaire. *Orchis Rivini Gouan.*
» 2. Orchis bouffon. *Orchis morio L.*
» 3. Orchis tacheté. *Orchis maculata L.*

Pl. XIV

Fig. 1 *a.* Noyer (rameau et fruits) *Juglans regia L.*
» » *b.* Chaton mâle.
» » *c.* Fleur femelle.
» 2 *a.* Peuplier noir. *Populus nigra L.*
» » *b.* Rameau florifère (femelles).
» 3. Osier rouge. *Salix purpurea L.*

Pl. XV

Fig. 1 *a.* Chêne (rameau en floraison). *Quercus pedunculata Ehr.*
» » *b.* Chêne (rameau fructifère).
» 2. Chanvre (plante mâle). *Cannabis sativa L.*

Pl. XVI

Fig. 1. Houblon. *Humulus lupulus L.*
» 2. Figuier. *Ficus carica L.*
» 3. Ortie. *Urtica dioica L.*

Pl. XVII

Fig. 1. Gui. *Viscum album L.*
» 2. Cabaret. *Asarum europæum L.*
» 3. Aristoloche. *Aristolochia clematitis L.*

Pl. XVIII

Fig. 1 *a.* Rhubarbe (feuilles). *Rheum rhaponticum L.*
» » *b.* Rhubarbe en floraison.
» » *c.* Fleur détachée.
» 2. Bistorte. *Polygonum bistorta L.*

Pl. XIX

Fig. 1. Renouée. *Polygonum aviculare L.*
» 2 *a.* Saponaire. *Saponaria officinalis L.*
» » *b.* Saponaire en floraison.
» 3 *a.* Pivoine. *Pæonia officinalis L.*
» » *b.* Pivoine en pleine floraison.

Pl. XX

Fig. 1. Hellébore noir. *Helleborus niger L.*
» 2. Hellébore vert. *Helleborus viridis L.*
» 3. Actée. *Actæa spicata L.*

Pl. XXI

Fig. 1 *a.* Aconit en floraison. *Aconitum napellus L.*
» » *b.* Tubercules de l'aconit.
» 2 *a.* Pulsatille en floraison. *Pulsatilla vulgaris Mil.*
» » *b.* Feuille de pulsatille.
» » *c.* Fruit de pulsatille.
» 3. Pulsatille des champs. *Pulsatilla pratensis Mil.*

Pl. XXII

Fig. 1 *a.* Clématite dressée (rameau en floraison) *Clematis recta L.*
» » *b.* Rameau fructifère.
» 2. Renoncule scélérate. *Ranunculus sceleratus L.*

Pl. XXIII

Fig. 1 *a.* Epine-vinette en floraison. *Berberis vulgaris L.*
» » *b.* Epine-vinette à maturité.
» 2 *a.* Laurier en floraison. *Laurus nobilis L.*
» » *b.* Fleur détachée.
» » *c.* Rameau garni de fruits.
» » *d.* Coupe transversale d'une baie.
» 3 *a.* Chélidoine. *Chelidonium majus L.*
» » *b.* Racine de chélidoine.

Pl. XXIV

Fig. 1. Coquelicot. *Papaver rhoeas L.*
» 2. Pavot somnifère. *Papaver somniferum L.*
» 3. Fumeterre. *Fumaria officinalis L.*

Pl. XXV

Fig. 1 *a.* Raifort en floraison. *Cochlearia armoracia L.*
» » *b.* Feuille radicale de raifort.
» » *c.* Racine de raifort.
» 2 *a.* Cranson officinal. *Cochlearia officinalis L.*
» » *b.* Fleur, grossie.
» 3 *a.* Vélar. *Sisymbrium officinale Scopoli.*
» » *b.* Rameau fructifère.

Pl. XXVI

Fig. 1. Moutarde noire. *Brassica nigra Koch.*
» 2. Cresson de fontaine. *Nasturtium officinale R. Brown.*
» 3 *a.* Bourse-à-pasteur. *Capsella bursa pastoris Moench.*
» » *b.* Fruit détaché.
» 4. Rosselis. *Drosera rotundifolia L.*

Pl. XXVII

Fig. 1. Joubarbe. *Sempervivum tectorum L.*
» 2 *a.* Cassis en floraison. *Ribes nigrum L.*
» » *b.* Rameau fructifère.
» 3. Groseillier rouge. *Ribes rubrum L.*
» 4 *a.* Pommier (inflorescence) *Pirus malus L.*
» » *b.* Fruit.

Pl. XXVIII

Fig. 1 *a.* Cognassier (rameau fleuri) *Pirus cydonia L.*
» » *b.* Rameau fructifère.
» 2. Ronce commune. *Rubus fruticosus L.*
» 3 *a.* Framboisier (rameau en floraison) *Rubus idæus L.*
» » *b.* Rameau fructifère.
» 4. Fraisier. *Fragaria vesca L.*

Pl. XXIX

Fig. 1. Potentille rampante. *Potentilla reptans L.*
» 2 *a*. Tormentille. *Tormentilla erecta L.*
» » *b*. Coupe de la racine.
» 3. Ansérine. *Potentilla anserina L.*

Pl. XXX

Fig. 1 *a*. Benoîte. *Geum urbanum L.*
» » *b*. Capitule fructifère.
» 2 *a*. Filipendule. *Filipendula hexapetala Gilibert.*
» » *b*. Inflorescence.
» 3. Reine des prés. *Spirea ulmaria L.*

Pl. XXXI

Fig. 1 *a*. Alchémille. *Alchemilla vulgaris L.*
» » *b*. Inflorescence.
» 2 *a*. Aigremoine. *Agrimonia eupatoria L*
» » *b*. Racine.

Pl. XXXII

Fig. 1 *a*. Sanguisorbe. *Sanguisorba officinalis L.*
» » *b*. Inflorescence.
» 2. Eglantier. *Rosa canina L.*
» 3. Rose. *Rosa centifolia L.*

Pl. XXXIII

Fig. 1 *a*. Griottier noir (ram. fleuri). *Prunus cerasus L. var. Ehr.*
» » *b*. Rameau garni de fruits.
» 2 *a*. Prunier domestique (ram. fleuri). *Prunus domestica L.*
» » *b*. Rameau avec fruits.

Pl. XXXIV

Fig. 1 *a*. Prunellier en fleurs. *Prunus spinosa L.*
» » *b*. Rameau garni de fruits.
» 2 *a*. Amandier commun en floraison. *Amygdalus communis.*
» » *b*. Rameau fructifère.
» 3. Arrête-bœuf. *Ononis spinosa L.*

Pl. XXXV

Fig. 1. Mélilot. *Melilotus officinalis Desrousseaux.*
» 2. Fenugrec. *Trigonella fœnum græcum L.*
» 3. Vulnéraire. *Anthyllis vulneraria L.*

Pl. XXXVI

Fig. 1 *a*. Réglisse. *Glycyrrhiza glabra L.*
» » *b*. Inflorescence.
» » *c*. Racine.
» 2. Pain de coucou. *Oxalis acetosella L.*

Pl. XXXVII

Fig. 1. Lin purgatif. *Linum catharticum L.*
» 2 *a*. Lin cultivé. *Linum usitatissimum L.*
» » *b*. Racine.

Pl. XXXVIII

Fig. 1. Rue. *Ruta graveolens L.*
» 2. Oranger en floraison. *Citrus aurantium L.*
» » *a*. Fruit.
» » *b*. Coupe du fruit.
» 3 *a*. Citronnier. *Citrus limonium Risso.*
» » *b*. Coupe d'un fruit.

Pl. XXXIX

Fig. 1. Polygale amer. *Polygala amara L.*
» 2. Polygale commun. *Polygala vulgaris L.*
» 3 *a*. Ricin en floraison. *Ricinus communis L.*
» » *b*. Fruit.
» » *c*. Graine.

Pl. XL

Fig. 1 *a*. Marronnier en floraison. *Aesculus hippocastanum L.*
» » *b*. Fruit.
» 2 *a*. Nerprun en floraison. *Rhamnus cathartica L.*
» » *b*. Disposition des fruits.
» 3 *a*. Bourdaine. *Frangula alnus Mil.*
» » *b*. Rameau fructifère.

Pl. XLI

Fig. 1 *a*. Vigne. *Vitis vinifera L.*
» » *b*. Grappe de raisins.
» 2 *a*. Tilleul en floraison. *Tilia platyphyllos Scopoli.*
» » *b*. Rameau fructifère.
» 3 *a*. Tillet en floraison. *Tilia ulmifolia Scopoli.*
» » *b*. Fruit.

Pl. XLII

Fig. 1 *a*. Mauve commune. *Malva neglecta Wallroth.*
» » *b*. Fleur.
» 2. Mauve sauvage. *Malva silvestris L.*

Pl. XLIII

Fig. 1 *a*. Guimauve. *Althæa officinalis L.*
» » *b*. Etamines et pistils.
» » *c*. Ovaire.
» 2 *a*. Rose trémière. *Althæa rosea Cavanilles.*
» » *b*. Fruit.
» » *c*. Coupe longitudinale du fruit.
» » *d*. Loge du fruit.

Pl. XLIV

Fig. 1. Millepertuis. *Hypericum perforatum L.*
» 2. Violette odorante. *Viola odorata L.*
» 3 *a.* Violette tricolore. *Viola tricolor L.*
» » *b.* Capsules.

Pl. XLV

Fig. 1 *a.* Bois-gentil en floraison. *Daphne mezereum L.*
» » *b.* Rameau fructifère feuillé.
» » *c.* Coupe d'une fleur.
» 2. Salicaire en floraison. *Lythrum salicaria L.*

Pl. XLVI

Fig. 1 *a.* Sanicle (partie infér.). *Sanicula europea L.*
» » *b.* Inflorescence.
» 2 *a.* Ache des marais en floraison. *Apium graveolens L.*
» » *b.* Fleur.
» » *c.* Racine.

Pl. XLVII

Fig. 1 *a.* Persil (feuille radicale). *Petroselinum sativum Hoffm.*
» » *b.* Inflorescence.
» » *c.* Fruit.
» 2 *a.* Ciguë. *Conium maculatum L.*
» » *b.* Fleur.
» » *c.* Fruit.
» 3. Petite ciguë. (Ombelle) *Aethusa cynapium L.* Voir Pl. 52.

Pl. XLVIII

Fig. 1 *a.* Ciguë aquatique en floraison. *Cicuta virosa L.*
» » *b.* Feuille.
» » *c.* Racine.
» » *d.* Coupe longitudinale de la racine.
» » *e.* Ovaire.
» » *f.* Fruit.

Pl. XLIX

Fig. 1 *a.* Carvi (partie infér.). *Carum carvi L.*
» » *b.* Inflorescence.
» » *c.* Fleur.
» » *d.* Ombelle de fruits.
» » *e.* Fruit.
» » *f.* Fruit après déhiscence.
» 2 *a.* Anis (feuille). *Pimpinella anisum L.*
» » *b.* Inflorescence.
» » *c.* Fleur.
» » *d.* Pistil.

Pl. L

Fig. 1 *a.* Grande pimprenelle. *Pimpinella magna L.*
» » *b.* Fleur.
» » *c.* Fruit.
» 2 *a.* Petit boucage. *Pimpinella saxifraga L.*
» » *b.* Fleur.

Pl. LI

Fig. 1 *a.* Fenouil. *Fœniculum officinale Allioni.*
» » *b.* Racine.
» » *c.* Fleur.
» » *d.* Fruits.
» 2 *a.* Fenouil d'eau. *Oenanthe phellandrium Lamark.*
» » *b.* Coupe de la partie inférieure.
» » *c.* Fleur.
» » *d.* Pistil.

Pl. LII

Fig. 1 *a.* Ciguë des jardins. Petite ciguë. *Aethusa cynapium L.*
» » *b.* Feuille caulinaire inférieure.
» » *c.* Portion de la tige.
» » *d.* Fleur.
» » *e.* Fruit.
» 2 *a.* Baudremoine. *Meum athamanticum Jacquin* (partie infér.)
» » *b.* Fleurs et fruits.
» » *c.* Fleur.
» » *d.* Fruit.

Pl. LIII

Fig. 1 *a.* Angélique sauvage. *Angelica silvestris L.*
» » *b.* Fleur.
» » *c.* Déhiscence du fruit.
» 2 *a.* Archangélique. *Archangelica officinalis Hoffmann.*
» » *b.* Fleur.
» » *c.* Fruit partagé.

Pl. LIV

Fig. 1 *a.* Livèche. *Ligusticum levisticum L.*
» » *b.* Fleur.
» » *c.* Fruit partagé.
» » *d.* Racine.
« 2 *a.* Impératoire. *Imperatoria ostruthium L.*
» » *b.* Fleur.
» » *c.* Fruit partagé.

Pl. LV

Fig. 1 *a.* Peucédan off. en floraison. *Peucecedanum officinale L.*
» » *b.* Fleur.
» » *c.* Ombelle de fruits.
» » *d.* Fruits.

Fig. 2 *a*. Coriandre. *Corandrium sativum L.*
» » *b*. Fleur.
» » *c*. Fleur périphérique.
» » *d*. Maturité.
» » *e*. Fruit.

Pl. LVI

Fig. 1. Lédon des marais. *Ledum palustre L.*
» 2 *a*. Myrtille en floraison. *Vaccinium myrtillus L.*
» » *b*. Rameau fructifère.
» 3 *a*. Airelle rouge en floraison. *Vaccinium vitis Idæa L.*
» » *b*. Rameau fructifère.
» 4. Busserole. *Arctostaphylos officinalis Wimmer.*

Pl. LVII

Fig. 1. Primevère. *Primula officinalis Jacquin.*
» 2 *a*. Frêne fleuri, en floraison. *Fraxinus ornus L.*
» » *b*. Grappe de fruits.
» » *c*. Fruits détachés.

Pl. LVIII

Fig. 1 *a*. Petite centaurée. *Erythræa centaurium Persoon.*
» » *b*. Fleur.
» 2 *a*. Gentiane en floraison. *Gentiana lutea L.*
» » *b*. Racine.

Pl. LIX

Fig. 1. Ményanthe. *Menyanthes trifoliata L.*
» 2 *a*. Consoude en floraison. *Symphytum officinale L.*
» » *b*. Souche.
» » *c*. Consoude à fleurs blanches.

Pl. LX

Fig. 1 *a*. Bourrache. *Borrago officinalis L.*
» » *b*. Inflorescence.
» 2 *a*. Buglosse. *Anchusa officinalis L.*
» » *b*. Calice.
» » *c*. Corolle.

Pl. LXI

Fig. 1. Pulmonaire. *Pulmonaria officinalis L.*
» 2 *a*. Verveine. *Verbena officinalis L.*
» » *b*. Inflorescence, grandeur naturelle.
» » *c*. Corolle grossie.
» » *d*. Partie de la tige montrant les calices et les fruits qu'ils renferment.

Pl. LXII

Fig. 1 *a*. Marrube. *Marrubium vulgare L.*
» » *b*. Calice et fleur.
Fig. 2 *a*. Lierre terrestre. *Glechoma hederaceum L.*
» » *b*. Inflorescence.
» 3 *a*. Brunelle. *Brunella vulgaris L.*
» » *c*. Fleur détachée.

Pl. LXIII

Fig. 1 *a*. Lamier blanc. *Lamium album L.*
» » *b*. Calice et corolle.
» 2 *a*. Bétoine. *Betonica officinalis L.*
» » *b*. Calice et corolle.
» 3 *a*. Sauge. *Salvia officinalis L.*
» » *b*. Fleur détachée.

Pl. LXIV

Fig. 1. Romarin. Partie sup en floraison. *Rosmarinus officinalis L.*
» 2 *a*. Mélisse en floraison *Melissa officinalis L.*
» » *b*. Partie inférieure.
» » *c*. Calice et corolle.
» 3 *a*. Hysope. Partie sup. en floraison. *Hyssopus officinalis L.*
» » *b*. Calice et corolle.

Pl. LXV

Fig. 1 *a*. Marjolaine. *Origanum majorana L.*
» » *b*. Epillet de fleurs.
» » *c*. Corolle.
» 2 *a*. Marjolaine sauvage en floraison. *Origanum vulgare L.*
» » *b*. Inflorescence (demi-verticille).
» 3 *a*. Serpolet. *Thymus serpyllum L.*
» » *b*. Fleur femelle détachée.
» » *c*. Fleur mâle détachée.

Pl. LXVI

Fig. 1 *a*. Thym. *Thymus vulgaris L.*
» » *b*. Fleurs femelles.
» 2 *a*. Menthe aquatique. *Mentha aquatica L.*
» » *b*. Sommité fleurie.
» » *c*. Fleur hermaphrodite.
» 3 *a*. Menthe frisée. *Mentha crispa L.*
» » *b*. Fleur femelle.

Pl. LXVII

Fig. 1 *a*. Menthe poivrée en floraison. *Mentha piperita L.*
» » *b*. Fleur mâle.
» 2 *a*. Lavande. *Lavandula vera De Candolle.*
» » *b*. Fleur, grossie.
» 3 *a*. Jusquiame en floraison. *Hyoscyamus niger L.*
» » *b*. Racine.
» » *c*. Calice et fruits.
» » *d*. Calice et fruits, coupe.

Pl. LXVIII

Fig. 1 *a*. Tabac. Sommité fleurie. *Nicotiana tabacum L.*
» » *b*. Fruit.
» » *c*. Coupe transversale du fruit.
» » *d*. Graine.
» 2 *a*. Belladone. Sommité fleurie. *Atropa belladonna L.*
» » *b*. Baie.

Pl. LXIX

Fig. 1 *a*. Douce-amère en floraison. *Solanum dulcamara L.*
» » *b*. Fleur.
» » *c*. Coupe de la fleur.
» 2 *a*. Morelle noire en floraison. *Solanum nigrum L.*
» » *b*. Fleur en bouton et fleur épanouie.
» » *c*. Coupe transversale du fruit.
» » *d*. Graine.
» » *e*. Coupe longitudinale de la graine.

Pl. LXX

Fig. 1 *a*. Pomme de terre. *Solanum tuberosum L.*
» » *b*. Fleur.
» » *c*. Coupe de la fleur.
» » *d*. Coupe transversale du fruit.
» 2 *a*. Stramoine. *Datura stramonium L.*
» » *b*. Fruit.
» » *c*. Coupe transversale du fruit.
» » *d*. Graine grandeur naturelle et graine grossie.

Pl. LXXI

Fig. 1. Bouillon blanc. Sommité fleurie. *Verbascum thapsus L.*
» 2. Faux bouillon blanc. Sommité fleurie. *Verbascum thapsiforme Schr.*
» 3. Linaire commune en floraison. *Linaria vulgaris Miller.*

Pl. LXXII

Fig. 1 *a*. Gratiole. *Gratiola officinalis L.*
» » *b*. Maturité.
» 2 *a*. Véronique aquatique. *Veronica beccabunga L.*
» » *b*. Fleur grossie.
» 3 *a*. Véronique mâle. *Veronica officinalis L.*
» » *b*. Fleur grossie.

Pl. LXXIII

Fig. 1 *a*. Digitale pourprée en floraison. *Digitalis purpurea L.*
» » *b*. Feuilles inférieures.
» » *c*. Calice et pistil.
» » *d*. Coupe longitudinale d'un ovaire.
» » *e*. Coupe transversale d'un ovaire.
» » *f*. Fruit à maturité.
» » *g*. Graine.

Fig. 2 *a*. Euphraise. *Euphrasia officinalis L.*
» » *b*. Fleur détachée.

Pl. LXXIV

Fig. 1 *a*. Plantain lancéolé. *Plantago lanceolata L.*
» » *b*. Rameau florifère.
» 2 *a*. Aspérule odorante. *Asperula odorata L.*
» » *b*. Fleur détachée grossie.

Pl. LXXV

Fig. 1 *a*. Gaillet jaune. *Galium verum L.*
» » *b*. Corolle grossie.
» 2 *a*. Gaillet grateron. Sommité fleurie. *Galium aparine L.*
» » *b*. Corolle.
» » *c*. Gaillet grateron à maturité.
» » *d*. Partie inférieure et racine.

Pl. LXXVI

Fig. 1 *a*. Sureau en floraison. *Sambucus nigra L.*
» » *b*. Fleur.
» » *c*. Disposition des baies.
» » *d* Baie.
» 2 *a*. Petit sureau (hièble). *Sambucus ebulus L.*
» » *b*. Fleur détachée.
» » *c*. Disposition des baies.
» » *d*. Coupe transversale d'une baie.

Pl. LXXVII

Fig. 1 *a*. Valériane en floraison. *Valeriana officinalis L.*
» » *b*. Partie inférieure de la tige, souche et stolons.
» » *c*. Fleur détachée.
» » *d*. Coupe longitudinale de la fleur.
» » *e*. Fruit.
» » *f*. Fruit.
» » *g*. Coupe longitudinale du fruit.

Pl. LXXVIII

Fig. 1 *a*. Vigne blanche. *Bryonia alba L.*
» » *b*. Disposition des fruits.
» 2 *a*. Bryone dioïque. *Bryonia dioïca Jacquin.*
» » *b*. Racine.
» » *c*. Disposition des fruits sur la tige.

Pl. LXXIX

Fig. 1. Verge d'or en floraison. *Solidago virga aurea L.*
» 2 *a*. Pâquerette. *Bellis perennis L.*
» » *b*. Inflorescence.
» 3. Chardon-bénit. Sommité fleurie. *Cnicus benedictus L.*

Pl. LXXX

Fig. 1 *a.* Aunée. Sommité fleurie. *Inula helenium L.*
» » *b.* Coupe d'un capitule de fléurs.
» » *c.* Racine.
» 2 *a.* Millefeuille. *Achillea millefolium L.*
» » *b.* Inflorescence grossie.

Pl. LXXXI

Fig. 1 *a.* Petite camomille. Part. supér. *Matricaria chamomilla L.*
» » *b.* Partie inférieure.
» » *c.* Coupe d'un capitule.
» 2. Tanaisie. *Tanacetum vulgare L.*

Pl. LXXXII

Fig. 1 *a.* Absinthe. Sommité fleurie. *Artemisia absinthium L.*
» » *b.* Partie inférieure.
» 2 *a.* Tussilage. Pas d'âne. *Tussilago farfara L.*
» » *b.* Feuille.
» » *c.* Disposition des fruits.
» » *d.* Akène détaché.

Pl. LXXXIII

Fig. 1 *a.* Pétasite offic. *Petasites officinalis Mœnch.*
» » *b.* Coupe longitudinale de la souche.

Fig. 2 *a.* Arnica. *Arnica montana L.*
» » *b.* Pédoncule et involucre florifère.
» » *c.* Fleur détachée.

Pl. LXXXIV

Fig. 1 *a.* Grand souci. Sommité fleurie. *Calendula officinalis L.*
» » *b.* Disposition des fruits.
» 2 *a.* Bardane à grosses têtes en floraison. *Lappa major Gærtner.*
» » *b.* Racine.

Pl. LXXXV

Fig. 1 *a.* Chicorée sauvage. Sommité fleurie. *Cichorium intybus L.*
» » *b.* Partie inférieure.
» » *c.* Fleur en bouton.
» » *d.* Aspect du calice.
» 2 *a.* Pissenlit. *Taraxacum officinale Weber.*
» » *b.* Maturité.

Pl. LXXXVI

Fig. 1 *a.* Laitue vénéneuse. *Lactuca virosa L.*
» » *b.* Disposition des feuilles.
» » *c.* Coupe longitudinale d'un capitule.
» » *d.* Fleur détachée.
» » *e.* Akène.

Aperçu des illustrations figurant dans le texte

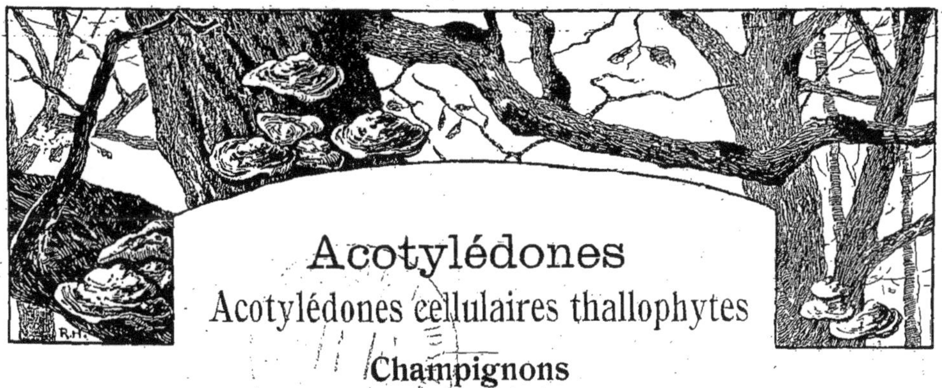

Acotylédones

Acotylédones cellulaires thallophytes

Champignons

Famille des

Polyporés

Pl. I. Fig. I. Amadou. Agaric femelle. Bolet à amadou. Polypore amadourier. Polyporus fomentarius. Boletus fomentarius L. Boletus ungulatus. Pyreium ungulatum.

Champignon d'abord en coussinet, très irrégulier, assez dur au toucher, qui s'attache aux troncs d'arbres. Son épiderme, à l'origine d'un jaune brun finement feutré, devient lisse, puis passe au gris fauve. Sa chair est d'un brun roux ferrugineux et sa partie inférieure, *l'hyménium*, est formée d'un ensemble de petits tubes très minces, terminés par des pores étroits, très stratifiés, d'abord d'un gris verdâtre, puis couleur rouille.

L'amadou vit plusieurs années, chaque année ajoutant une nouvelle couche de tubes aux anciens et un anneau circulaire marqué par un profond sillon. On le rencontre sur les chênes de l'Allemagne, de la Hongrie, de la Bohême, de la Suisse, etc. etc.; mais il préfère de beaucoup les troncs des vieux hêtres. La cueillette s'en fait en août et septembre — principalement en Bohême et en Hongrie — et il n'est pas rare d'en rencontrer des exemplaires atteignant 50 cm. de diamètre. Pour s'en servir, on enlève l'épiderme et la partie inférieure, les pores. Le reste, coupé en morceaux, est lavé et ramolli dans une lessive de cendres, puis séché et battu au maillet. C'est, de *tous* les polypores, celui qui donne le meilleur amadou et le plus fin.

Emploi. Off. *Fungus chirurgorum*, usité pour arrêter les hémorragies. Ne pas le confondre avec une qualité inférieure se trouvant également dans le commerce, et qui est fournie par le *Polyporus ignarius Fr.*, le faux amadou. Celui-ci, vendu couramment sous le nom d'amadou, contient toujours une proportion assez notable de salpêtre, de sorte qu'il est bon de ne l'appliquer sur une plaie qu'après l'avoir ramolli, lavé à l'eau, et séché à nouveau.

Pl. I. Fig. 2. Agaric purgatif. Agaric des pharmaciens. Agaric blanc. Agaric du mélèze. Polypore officinal. Polyporus officinalis. Boletus laricis. Bolet du mélèze.

C'est un champignon en coussin dont la forme est excessivement variable (sabot de cheval, cône, miche de pain, etc.) La surface est bosselée, presque glabre, cerclée de sillons profonds, et agrémentée de zônes jaunes, blanchâtres et brunâtres. Son épiderme est dur et devient cassant avec l'âge. L'hyménium est formé de tubes courts, très fins, terminés par des pores petits, empâtés, d'abord d'un blanc jaunâtre, puis brunâtre. Sa chair, molle et fibreuse dans le champignon frais, devient subéreuse par la dessication.

L'agaric purgatif, assez rare chez nous, est commun dans les Alpes, où il croît sur les mélèzes. Les spores provoquent l'éternûment. Il a une odeur particulière de farine moisie et une saveur d'abord douceâtre, mais bientôt très amère et nauséeuse.

Emploi. L'agaric du mélèze, off. *Agaricus albus*, se prend en infusion (7,5—10 gr.) ou en pilules (0,06 gr.). C'est un purgatif drastique en même temps qu'un emménagogue et un pectoral qui entre dans la composition de l'*élixir de longue vie* des pharmaciens (*Tinctura aloës composita:* aloès 30, agaric blanc 5, myrrhe 6, racine de gentiane 5, rhubarbe 5, safran 5, zédoaire 5, alcool dilué 1000 parties.) Les herboristes ne le recommandent qu'additionné de vin, de gingembre, de clous de girofle ou d'eau de lavande: il agit alors d'une manière efficace dans les affections catarrhales en résolvant les mucosités et les glaires.

Famille des

Lycoperdonés

Pl. I. Fig. 3. Vesse-loup géant. Vesse-de-loup. Lycoperdon bovista L. Bovista gigantea. Globaria bovista.

Globuleux, sessile, souvent de la grosseur d'une tête, résonnant sous la main comme un ballon. D'une glèbe blanche et ferme dans la jeunesse, avec un aspect écailleux, il passe bientôt au jaune, puis au brun, pour crever à son sommet. Les spores mûres forment à l'intérieur une masse finement poussiéreuse d'un brun olivâtre qui s'envole en fumée sous le pied du passant.

La vesse de loup croît sur les prairies, à la lisière des bois, dans les vignobles, isolée ou en cercles, et a presque toute l'Europe comme habitat. On la récolte en août et septembre. Son odeur est particulière, désagréable; sa saveur est fade, légèrement saline.

Emploi. La vesse-loup remplace souvent l'amadou dans les cas d'hémorragies. L'homéopathie s'en sert pour combattre les dartres humides, les suppurations d'oreilles, les ulcères, les éruptions, la teigne, les sueurs puantes. D'aucuns prétendent que les spores de vesse-loup sont nuisibles pour les yeux et les poumons. En enflammant le nuage de poussière qui sort des vesse-loups, on produit une fumée, employée, en Angleterre, pour engourdir les abeilles dont on veut prendre le miel.

Famille des

Hypocréacées

Pl. I. Fig. 4. Seigle ergoté. Ergot de seigle. Claviceps purpurea.

Ce champignon présente le phénomène des générations alternantes. Dans les fleurs attaquées par les spores au moment de la floraison du seigle, on voit apparaître, au sommet de l'ovaire, un mycélium filamenteux de consistance muqueuse, la sphacélie de *Leveillé.* Cette sphacélie donne naissance à des corps reproducteurs ovoïdes qui peuvent reproduire le cryptogame. Quand ces corps se sont détachés, emportés par la pluie ou par le vent, la sphacélie continue à végéter et produit un nouveau mycélium qui est l'ergot proprement dit, le *Sclérotium clavius De Candolle.* Cet ergot mesure 1-3 cm. de longueur et environ 3 mm. d'épaisseur; il est d'un noir violet à l'extérieur, grisaille à l'intérieur, plus ou moins arqué, creusé d'un sillon longitudinal, effilé à ses extrémités. Spongieux à l'état frais, il devient bientôt plus dur, puis cassant. L'ergot infeste tous les champs de seigle. Il se récolte en juillet, une semaine environ avant la moisson. Son odeur est nauséeuse et sa saveur douce-amère, désagréable et persistante.

Emploi. L'ergot de seigle, offic. *Secale cornutum,* est un poison violent qui ne devrait se trouver qu'entre les mains du médecin. Il a la propriété d'exciter la contraction des muscles. On s'en sert pour faciliter les accouchements (emménagogue) et pour arrêter les hémorragies. On le prescrit également contre certaines maladies sexuelles, contre les fleurs blanches, la fièvre pétéchiale, les affections de la vessie, la phtisie pulmonaire.

Le grain de seigle qui renferme de l'ergot est désigné sous le nom de *seigle ergoté.* Si on l'emploie à faire du pain, il détermine chez l'homme un empoisonnement qui commence par des étourdissements et se termine par la gangrène sèche des extrémités des membres et la mort. Autrefois, dans l'ancienne Sologne, il n'était pas sans exemple de voir une personne empoisonnée par l'ergot s'arracher la jambe en ôtant ses bottes, ou la main en enlevant ses gants. Au moyen-âge, l'*ergotisme,* connu alors sous le nom de *mal des ardents* a dépeuplé des contrées entières de l'Europe, surtout l'Allemagne. Comme antidotes viennent en première ligne les vomitifs, puis le café noir, le quinquina, l'opium, la *Tinctura aromatica.*

L'homéopathie en fait usage dans la pratique obstétricale, contre les accès de dysenterie, les maladies de la moëlle épinière, la gangrène sénile, le rachitisme et les hémorragies.

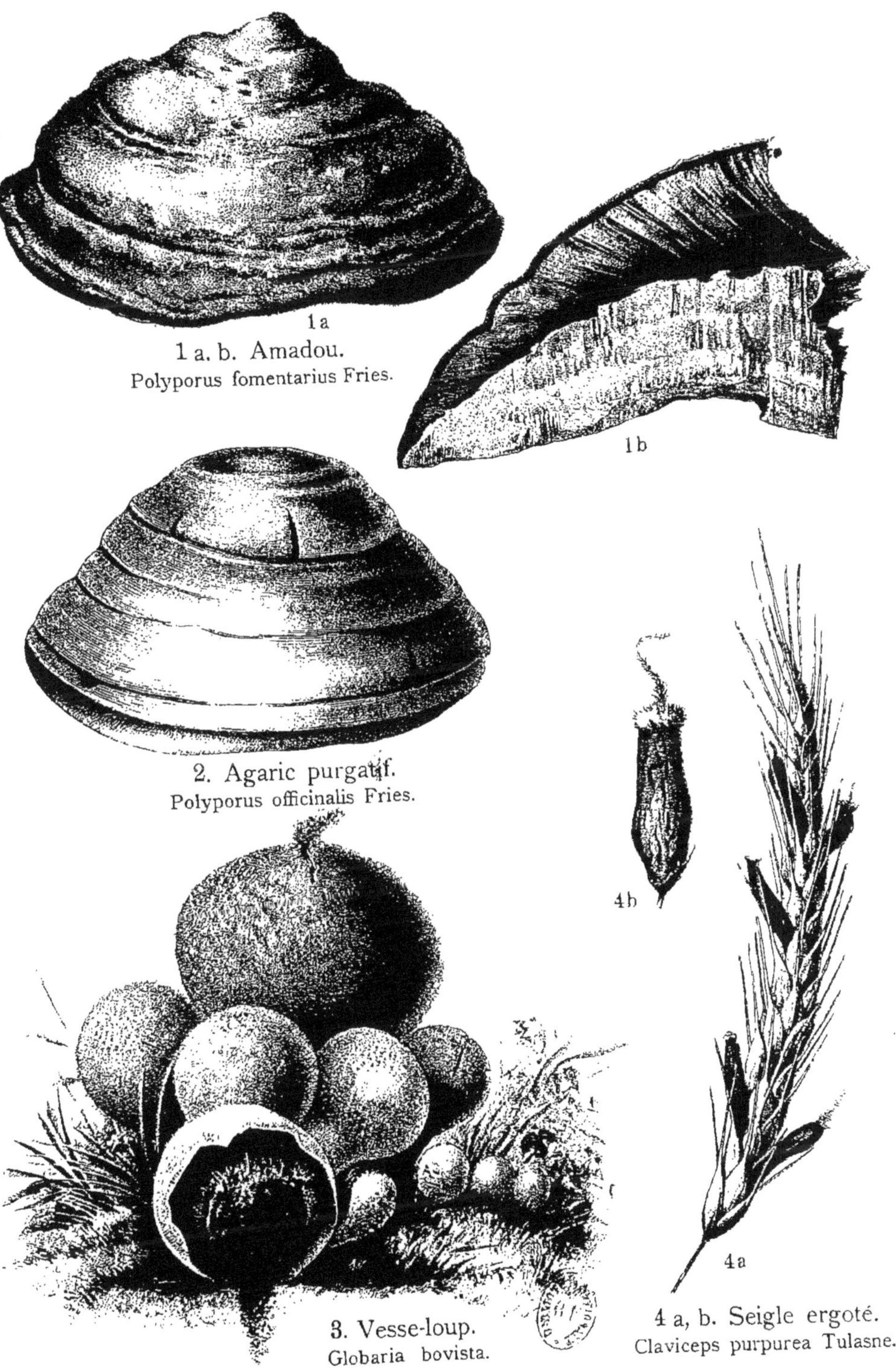

1 a, b. Amadou.
Polyporus fomentarius Fries.

2. Agaric purgatif.
Polyporus officinalis Fries.

3. Vesse-loup.
Globaria bovista.

4 a, b. Seigle ergoté.
Claviceps purpurea Tulasne.

Lichénoïdes. Lichénées. Lichens.

Famille des

Parméliacées

Pl. II. Fig. I. Lichen d'Islande. Mousse d'Islande. Cetraria islandica Acharius. Lichen islandicus Linné.

La mousse d'Islande est un lichen fruticuleux qui croît sur la terre et dont les touffes atteignent 5-10 cm. de hauteur. Ses lobes ramifiés, recourbés vers l'intérieur sur leurs bords, lui donnent un aspect foliacé. On n'en rencontre guère chez nous que la masse, *le thalle* (mycélium et stroma), les organes de fructification n'apparaissant que dans le Nord et dans les régions montagneuses élevées. Ces derniers, d'un brun brillant, sont situés dans des sortes de coupes peu profondes appelées *périthèces* qui occupent le sommet des lobes.

La plante tire son nom de l'Islande où on la recontre en quantités immenses, et où elle constitue un facteur important de l'alimentation. On la trouve toutefois dans les régions montagneuses de l'Europe septentrionale et centrale, où elle vit sur le sol des landes et des forêts de conifères.

On récolte le lichen en été, principalement en Thuringe, en Silésie et dans le Harz, en ayant soin de rejeter les touffes déjà brunies par l'âge. Il a une odeur faible et une saveur très amère et mucilagineuse.

Emploi. Off. *Lichen islandicus.* Soit sous forme de gelée *(Gelatina lichenis islandici)*, soit en décoction, soit encore mélangé avec du chocolat, en pâte ou en tablettes, le lichen constitue un excellent remède pectoral. La mousse fraîche est traitée de la manière suivante: on en bout 10 gr. dans un litre d'eau; puis on rejette l'eau qui a servi à l'ébullition, car elle renferme un principe amer, le *cétrarin.* On lave ensuite à l'eau froide et on fait bouillir pendant une demi-heure. La tisane ainsi obtenue est un tonique qui facilite les expectorations tout en calmant la toux. Contre un enrouement et un catarrhe opiniâtres, bouillir 20-30 gr. dans 1 1/2 litre d'eau, décanter et recuire pour réduire à 1 litre.

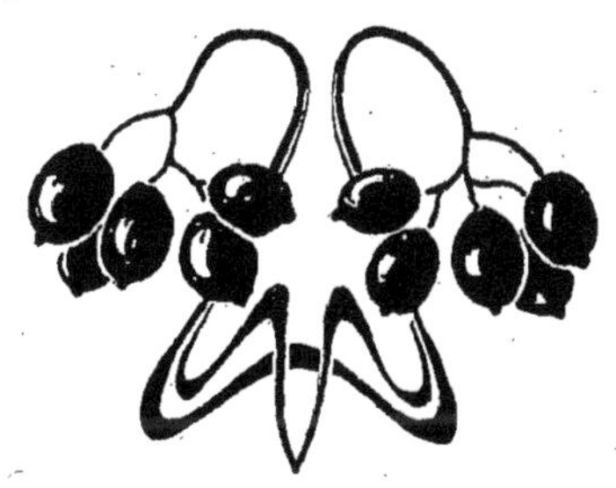

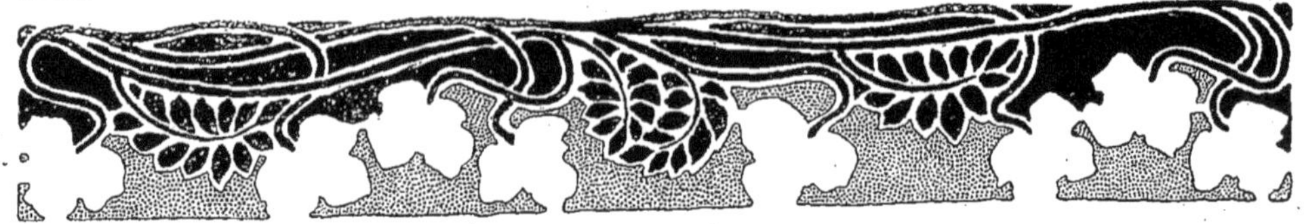

Acotylédones vasculaires

Fougères

Famille des

Polypodiacées

Pl. II. Fig. 2. Fougère mâle. Aspidium Filix. Polypodium filix mas L. Polystichum Filix mas.

La tige de la fougère est un rhizome vivace, traçant, gros comme le pouce, et couvert d'écailles scarieuses. Elle donne naissance à de nombreuses fibres qui font l'office de racines et à des ramifications feuillues qui ont reçu le nom de *frondes*. Ces dernières sont enroulées en crosse en préfoliation et leur rachis est garni d'écailles. Les graines, appelées *spores*, sont renfermées dans des espèces de petits sacs nommés *sporanges*. Ces sporanges sont réunis en groupes ou *sores*. Dans la fougère mâle, les sores sont recouverts d'une pellicule, l'*indusie* des botanistes, et ils sont situés sur deux rangs à la partie basiliaire des pinnules. De vieux pieds de fougère peuvent donner de superbes touffes en entonnoir de plus d'un mètre de hauteur.

Les spores arrivent à maturité de juin en août.

Bien qu'appartenant plutôt à la flore du Nord, la fougère mâle est très répandue dans les forêts d'Europe. Sa racine (rhizome) est recueillie dans les derniers jours d'automne, dépouillée de ses écailles et des racines secondaires, pour être conservée une année au plus dans un endroit sombre. Elle a une saveur douceâtre, quelque peu acerbe et légèrement âcre, et sa bonne qualité se reconnaît à sa cassure verdâtre.

Emploi. On la prescrit en poudre ou en extrait d'éther *(Extractum Filicis.)* Elle est très réputée comme vermifuge et jouit d'une renommée méritée comme remède efficace contre le ver solitaire. Prendre dans ce dernier cas, matin et soir pendant 2 jours, 5-8 gr. de poudre de racine et faire suivre d'un purgatif (huile de ricin) dans la matinée du 3me jour. Une simple décoction dans l'eau est sans effet. Paul Hariot dit à ce sujet: « Ce qui a été constaté, et qui est fort intéressant, c'est que son activité varie avec le pays où on la recueille et avec l'époque où la récolte a eu lieu. Ses propriétés sont très marquées dans les Vosges; elles le sont moins dans le Jura, les Alpes, les Cévennes, le Puy-de-Dôme, la Bretagne; elles sont à peu près nulles en Normandie. Il est indispensable de la recueillir en été quand les bourgeons sont dans leur entier développement.» (Paris 1900, Atlas colorié des plantes médicinales). Les femmes feront bien de s'en abstenir pendant leur grossese, car son emploi peut provoquer un accouchement prématuré. Les feuilles ont, dit-on, la propriété d'éloigner les insectes. Le suc du rhizome frais est excellent contre les brûlures. Contre de vieilles ulcérations, saupoudrer de rhizome pulvérisé, ou laver avec le liquide obtenu en faisant cuire des fragments de rhizome dans du vin blanc.

Pl. II. Fig. 3. Réglisse des bois. Polypodium vulgare. Polypode. Polypode du Chêne. Réglisse bâtarde.

Rhizome horizontal affleurant, traçant, de la grosseur d'une plume d'oie, garni d'écailles d'un brun jaune. Frondes pennatipartites, persistantes, à segments assez rapprochés, portant des groupes de sporanges assez gros disposés sur deux rangs parallèles à la nervure moyenne du segment. Les spores mûrissent de juin en août.

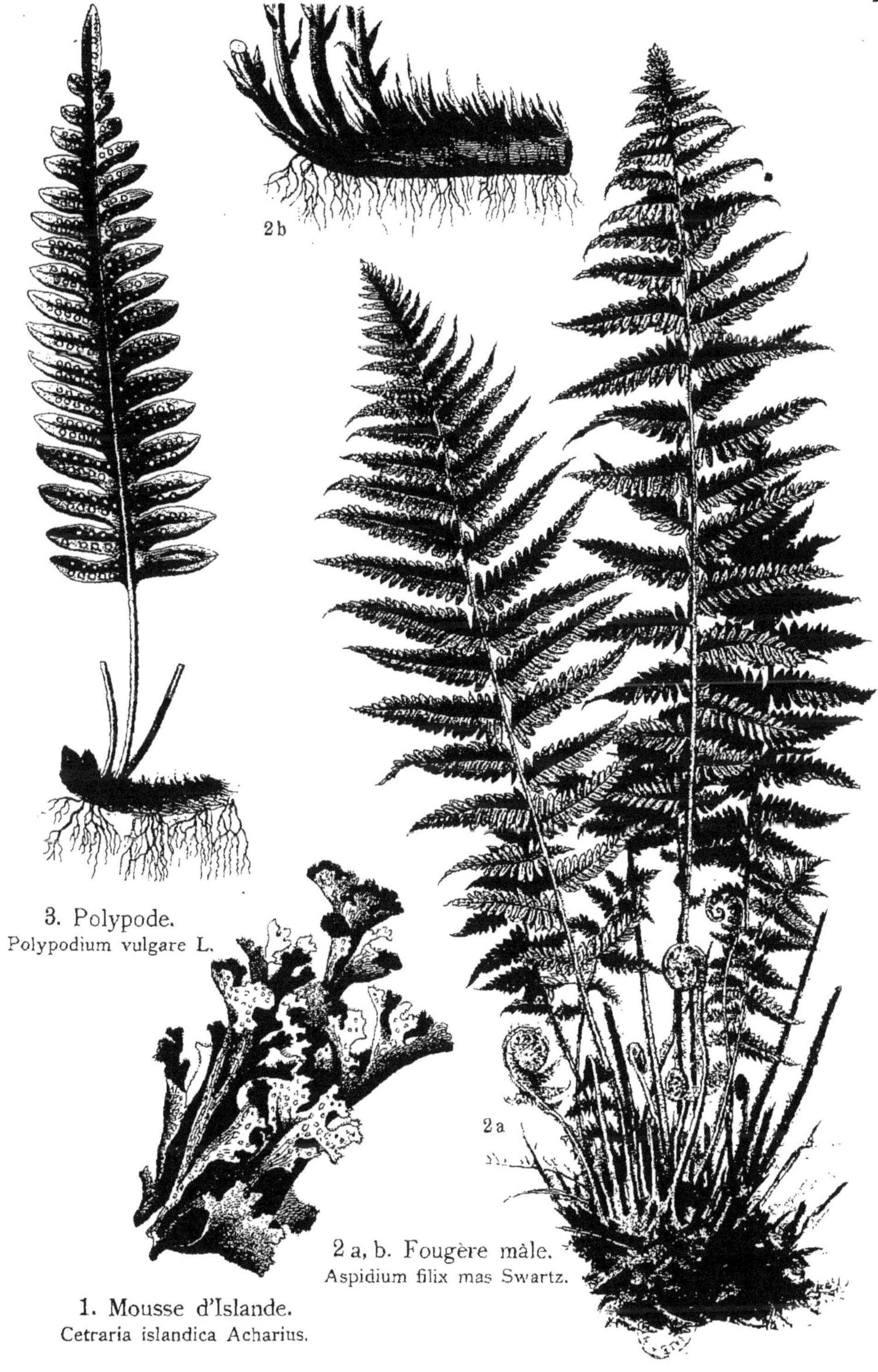

3. Polypode.
Polypodium vulgare L.

2 a, b. Fougère mâle.
Aspidium filix mas Swartz.

1. Mousse d'Islande.
Cetraria islandica Acharius.

Le polypode est une plante plutôt septentrionale qui ne se trouve que clairsemée chez nous dans les forêts calcaires, dans le creux des vieux arbres, dans les puits, sur les vieilles souches. Son rhizome est recueilli en septembre; il a une odeur rance et une saveur douce et sucrée qui devient bientôt amère, désagréable et nauséeuse.

Emploi. Le rhizome du polypode est l'antique *Radix Polypodii* ou *Filiculae dulcis* de l'ancienne pharmacopée. Une infusion de rhizome frais, ou une décoction de 20-30 gr. de rhizome sec dans un litre d'eau, constituent tous deux de légers purgatifs et des remèdes efficaces contre la toux et l'enrouement.

Les herboristes d'antan préconisaient le polypode dans le traitement de la goutte, de la mélancolie, de la fièvre quarte, des obstructions de la rate, de la jaunisse, et ils recommandaient fort d'en donner à manger aux porcs pour les préserver de la «maladie».

Equisétacées

Pl. III. Fig. I. Prêle des champs. Asprêle. Queue de rat. Equisetum arvense L.

C'est une plante vivace dont le rhizome, cylindrique et noir, s'allonge au loin dans le sol et émet de nombreuses tiges aériennes, les unes fertiles, les autres stériles. Les premières, précoces, apparaissent au printemps; elles sont d'un brun-rougeâtre et portent 3-5 gaînes très amples, lâches et atténuées à la base, blanchâtres inférieurement, brunes en dessus, profondément divisées au sommet en 8-12 dents; elles sont surmontées d'un épi fructifère oblong-cylindrique formé d'écailles peltées disposées en verticilles et portant chacune, à leur face inférieure, 4-7 sporanges disposées en cercle. Les tiges stériles apparaissent plus tard; elles sont vertes, plus grêles que les précédentes, rameuses-verticillées avec des gaînes 3-4 dentées plus petites que celles des tiges fertiles.

La prêle a toute l'Europe centrale pour habitat. Elle vit dans les terrains humides, sablonneux et marneux. Inodore, elle a une saveur astringente, légèrement amère et saline.

Emploi. La prêle est l'ancienne *Herba Equiseti arvensis* recommandée par les herboristes comme remède contre les affections des voies urinaires et les flux de sang.

Kneipp, et d'autres herboristes, en disent le plus grand bien. «Non seulement, disent-ils, elle épure la vaisselle, ce qui la fait rechercher des ménagères, mais elle enlève et guérit également les souillures du corps, à l'intérieur et à l'extérieur. La prêle des champs rend, à l'extérieur, des services extraordinaires dans les cas de plaies anciennes, d'ulcères fongueux, de lésions cancéreuses et même de carie des os. Elle a une action détersive, résolutive, caustique, sur les parties atteintes. On l'emploie ou bien sous forme de décoction pour les lotions, les emmaillotements et les compresses; ou bien sous forme de cataplasme, et tant qu'on l'enveloppe dans des linges mouillés et qu'on l'applique ainsi sur les parties souffrantes, ou bien enfin sous forme de bains de vapeur.

Les services internes de la prêle sont plus multiples encore. Une infusion théiforme, qui ne peut jamais faire de mal, purifie l'estomac: on en prend une tasse de temps en temps (mais pas tous les jours). Elle calme les douleurs de la gravelle et de la pierre, et remédie principalement aux embarras des voies urinaires. Sous ce rapport, elle est unique, inappréciable. Je ne fais qu'indiquer ici les bains de vapeur de prêle, qui sont un médicament spécifique pour ces infirmités si fréquentes et si douloureuses. Dans les saignements et les vomissements sanguins la prêle compte parmi les meilleures tisanes. Celui qui crache le sang devra en prendre sans délai. Dans les grands saignements du nez on aspire, par le nez, la décoction de prêle, à plusieurs reprises: elle a une action astringente et amène une prompte guérison.»

La tige des prêles renferme beaucoup de silice: aussi l'emploie-t-on à polir les bois.

Lycopodiacées

Famille des

Lycopodes

Pl. III. Fig. 2. Herbe aux massues. Lycopode en massue. Patte de loup. Soufre végétal. Lycopodium clavatum.

Le lycopode est une plante vivace dont la tige rampante émet des rameaux ascendants, stériles ou florifères, entièrement garnis de feuilles linéaires-lancéolées, raides, terminées par une soie blanchâtre et étroitement imbriquées en spirale. Les rameaux florifères sont plus allongés que les autres, garnis de feuilles plus espacées et ordinairement bifurquées au sommet en 2 pédicelles portant chacun un épi cylindrique.

Ce dernier est composé de bractées dans lesquelles se forment les sporanges. La masse des spores donne une sorte de poudre farineuse jaune pâle, très mobile, douce au toucher, sans odeur ni saveur, facilement inflammable, et qu'on obtient aisément en battant les épis mûrs. Comme le commerce ne livre que trop souvent de la poudre de lycopode qui ne tient du lycopode que le nom, il est bon, pour ne pas être dupé, de recueillir les épis soi-même à leur maturité (août et septembre).

Le lycopode a l'Europe entière comme habitat. Il vit parmi les bruyères humides, à l'ombre des conifères, dans les terrains graveleux. La poudre allemande est, dit-on, préférable aux poudres russes et polonaises.

Emploi. Off. *Lycopodium. Semen licopodii.* Poudre de lycopode. On l'emploie pour rouler les pilules et saupoudrer les excoriations qui surviennent à la peau des jeunes enfants ou des personnes depuis longtemps alitées. Ramollie dans l'eau, *Emulsio lycopodii,* ou encore en décoction de 1-3 gr., la poudre de lycopode est prescrite contre la pierre, la gravelle, les catarrhes de vessie, les crampes, rhumatismes, diarrhées. La plante elle-même, bouillie dans du vin, produit les mêmes effets. Mathiolus dit, en principe, qu'on fera bien d'employer la poudre de lycopode chaque fois qu'il s'agira de rafraîchir ou de sécher; on en saupoudrera donc les blessures légères ainsi que les régions endommagées par un embompoint excessif, le frottement ou une humidité irritante. *L'Homéopathie* s'en servirait pour combattre les éruptions herpétiques, la plique, la rougeur des paupières, les croûtes du nez, les écorchures, les oreilles coulantes, les écrouelles, les maladies sexuelles, la carie des os et les nœuds articulaires.

A cause de son extrême inflammabilité et de la vive lueur qu'elle projette en brûlant, on fait entrer la poudre de lycopode dans la composition d'un grand nombre de pièces d'artifice et on s'en sert, dans les théâtres, pour simuler les éclairs.

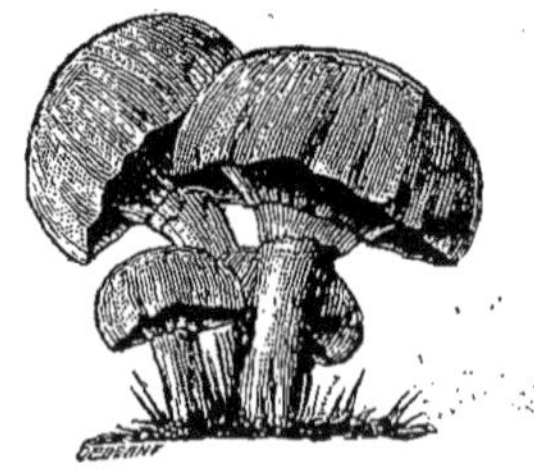

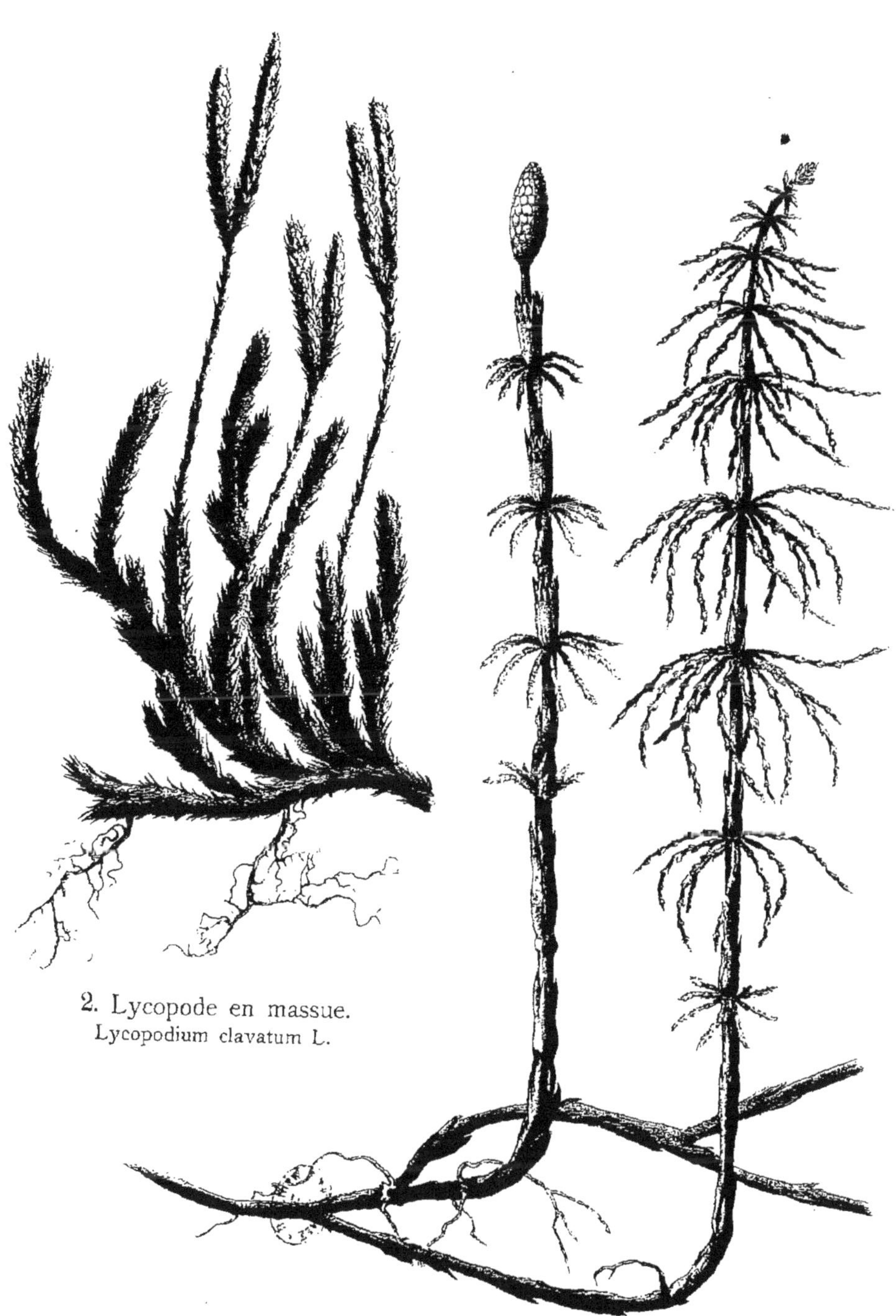

2. Lycopode en massue.
Lycopodium clavatum L.

1. Prêle des champs.
Equisetum arvense L.

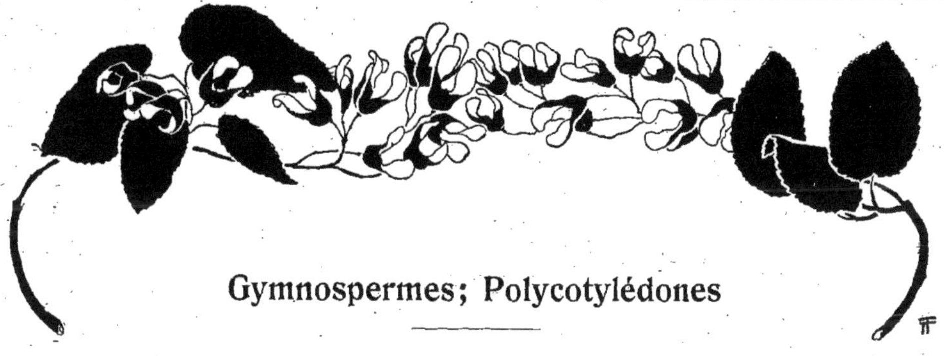

Gymnospermes; Polycotylédones

Famille des

Conifères

Pl. IV. Fig. 1. Mélèze. Pinus larix L. Larix europea. Larix decidua Miller.

Arbre à écorce cendrée, crevassée; à branches horizontales; à ramules grêles et pendantes; au tronc droit, pyramidal, pouvant atteindre de 20-40 m. de hauteur. Feuilles d'un vert gai, obtuses, molles, étroites, se renouvelant chaque année, d'abord disposées par fascicules latéraux, puis, plus tard, s'espaçant plus ou moins par l'allongement du rameau. Le mélèze est un végétal *monoïque*: il a, sur le même pied, des fleurs mâles et des fleurs femelles, toutes deux disposées en chatons. Les fleurs femelles sont rouges, odorantes, et produisent des cônes ovoïdes dressés-étalés, presque sessiles, à écailles d'un rouge pourpre dans leur jeunesse, concaves, très obtuses. La floraison a lieu en avril-mai.

Le mélèze se montre particulièrement à l'aise dans les Basses-Alpes qui s'étendent de la Suisse en Silésie. La sylviculture s'occupe de sa propagation dans les autres contrées. Son tronc, à la suite d'incisions ou de trous qu'on y pratique en été, surtout dans le Tyrol et le Piémont, fournit la résine désignée dans le commerce sous le nom de *térébenthine de Venise.* Ses feuilles se couvrent en été d'une matière sucrée appelée *manne de Briançon.* La résine a une saveur amère, balsamique, et une odeur également balsamique, rappelant un peu celle du citron.

Emploi. La térébenthine de Venise est offic. sous le nom de *Terebenthina veneta.* C'est un baume épais, de la couleur du miel, limpide ou seulement un peu trouble et qui ne devient pas grenu en se desséchant. Comme toutes les térébenthines, elle s'emploie à l'extérieur comme stimulante et révulsive, et à l'intérieur, à la dose de $^1/_2$ à 2 gr., comme anticatarrhale, diurétique, antihémorragique, antinévralgique et antirhumatismale.

Elle sert en outre: 1° à la préparation d'un *sirop* de térébenthine (*Sirupus Terebenthinæ:* térébenthine 1 partie, sirop simple 10 parties) que vous pouvez préparer vous même en plaçant les 11 parties dans un vase couvert, en faisant digérer pendant trois heures, en agitant souvent, en compensant la déperdition avec de l'eau et en filtrant après refroidissement; 2° à la préparation de l'*essence* ou huile de térébenthine (*Oleum Terebenthinæ* et *Oleum Terebenthinee rectificatum*). Cette dernière est usitée en médecine comme stimulant énergique et pour combattre les névralgies, la sciatique, le tétanos, les fièvres intermittentes et typhoïdes, les catarrhes de la vessie, les hémorragies, les empoisonnements par le phosphore, la leucorrhée, etc. On fera bien, toutefois, d'éviter les doses trop fortes qui provoquent facilement des effets tout contraires. Employée en frictions, l'essence de térébenthine agit d'une manière rubéfiante; mais ne frottons pas trop souvent, ni trop rudement, si nous tenons à ne pas provoquer des ampoules et des intumescences douloureuses.

La médication homéopathique prescrit la térébenthine dans les cas de fièvre scarlatine, d'hydropisie sous-cutanée, d'inflammation des reins, d'urines sanguinolentes (hématurie).

Les anciens herboristes utilisaient l'écorce. les feuilles et les jeunes rameaux du mélèze, La décoction d'écorce était préconisée comme diurétique et antidiarrhéique et la poudre d'écorce se semait sur les plaies, les écorchures et les tumeurs. Les feuilles étaient employées en compresses sur les plaies enflammées et, tenues chaudes dans la bouche avec du vinaigre, pour calmer les maux de dents. Les rameaux frais enfin, en Suisse surtout, étaient employés en bains fortifiants.

Pl. IV. Fig. 2. Pin sylvestre. Pin commun. Pin sauvage. Pinasse. Pin de Genève. Pin du Nord. Pin de Riga. Pin de Russie. Pin de mâture. Pinus silvestris L.

Il croît verticalement, dans sa jeunesse, en produisant une ramure régulière; plus tard, le tronc et les branches se courbent aisément de manière à former une couronne fort pittoresque. Le tronc et les branches sont recouverts d'une écorce grise ou rougeâtre qui se détache par petites plaques. Les feuilles sont longues, raides, d'un vert glauque, toujours par deux sur leurs assises. C'est un végétal *monoïque* dont les chatons sont très agréables à voir au printemps. Il porte des cônes ovoïdes-coniques, opaques, tout à fait recourbés vers la terre à la maturité et dont les écailles, ligneuses dès la seconde année, s'écartent alors fortement vers le sommet.

La floraison a lieu chaque année en mai, mais les graines n'arrivent à maturité que pendant le mois d'octobre de l'année suivante.

Le pin est un de nos arbres les plus repandus. Il s'étend de l'Ecosse et de l'Espagne au Kamtchatka, avec, toutefois, des lacunes assez vastes dans l'Europe centrale et occidentale.

Pl. IV. Fig. 3. Epicéa. Picéa. Pesse. Pinus abies L. Picea excelsa. Abies excelsa. Sapin rouge.

Arbre pyramidal, vertical, pouvant atteindre une hauteur de 50 mètres. Ecorce brune. Branches verticillées, étalées, à rameaux et ramules pendants. Feuilles rapprochées, vertes, beaucoup plus courtes que celles du pin, et terminées par une très petite pointe droite, aiguë et raide. Plante monoïque à chatons femelles terminaux, pourpres dans leur jeunesse. Cônes pendants, oblongs-cylindriques, à écailles plus petites vers le sommet, denticulées. Floraison en mai et juin; maturité en octobre. L'épicéa vit spécialement dans le Nord et les régions montagneuses de l'Europe. Comme le pin, il préfère les terrains sablonneux.

Pl. IV. Fig. 4. Sapin. Sapin blanc. Sapin argenté. Pinus picea. Abies alba. Abies pectinata. Abies excelsa.

D'un aspect plus imposant encore que l'épicéa, le sapin peut atteindre une hauteur de 65 mètres. Il est pyramidal, mais moins effilé à la cime que le précédent. Son écorce est blanchâtre; ses branches sont étalées et presque pendantes. Ses feuilles sont disposées en peignes de chaque côté de l'axe, planes, linéaires, d'un vert luisant en dessus, marquées en dessous de deux lignes glauques. Plante monoïque, avec cônes dressés, oblongs-cylindriques, allongés, et bractées dépassant les écailles obtuses, le sapin blanc fleurit en mai, mûrit en septembre-octobre. Il forme de vastes forêts dans les régions montagneuses de l'Europe, mais il ne dépasse guère le 55° de latitude nord. Terrains sablonneux.

Les bourgeons du pin, de l'épicéa et du sapin sont recueillis au printemps. *(Gemmæ* ou *Turiones pini).* Ils ont une odeur fortement résineuse et une saveur amère, résineuse, irritante.

Emploi. A l'instar d'autres conifères, le sapin, l'épicéa et le pin, exhudent, par des incisions, un suc liquide plus ou moins épais, visqueux, transparent, odorant et plus ou moins coloré. Ce suc est la *térébenthine,* dont nous avons vu l'emploi en parlant du mélèze. Les principaux de ces sucs sont: la térébenthine de *Chio,* fournie par le térébinthe; celle de *Venise,* qui provient du mélèze; la térébenthine *commune,* de *Bordeaux* ou de *France,* recueillie dans les Landes et en Sologne sur le pin maritime; la térébenthine de *Strasbourg* ou des *Vosges,* qui a une odeur de citron et qui est fournie par le faux-sapin.

Par la distillation, on sépare la térébenthine en *essence de térébenthine* et en *colophane.* La première se présente sous la forme d'un liquide incolore, limpide, très coulant, d'une odeur forte et désagréable, soluble dans l'alcool; elle dissout les résines, le caoutchouc, les corps gras; elle s'emploie en médecine (voir: mélèze), dans le dégraissage des étoffes, la fabrication des vernis, le délayage de la céruse. Hager prétend que l'essence alle

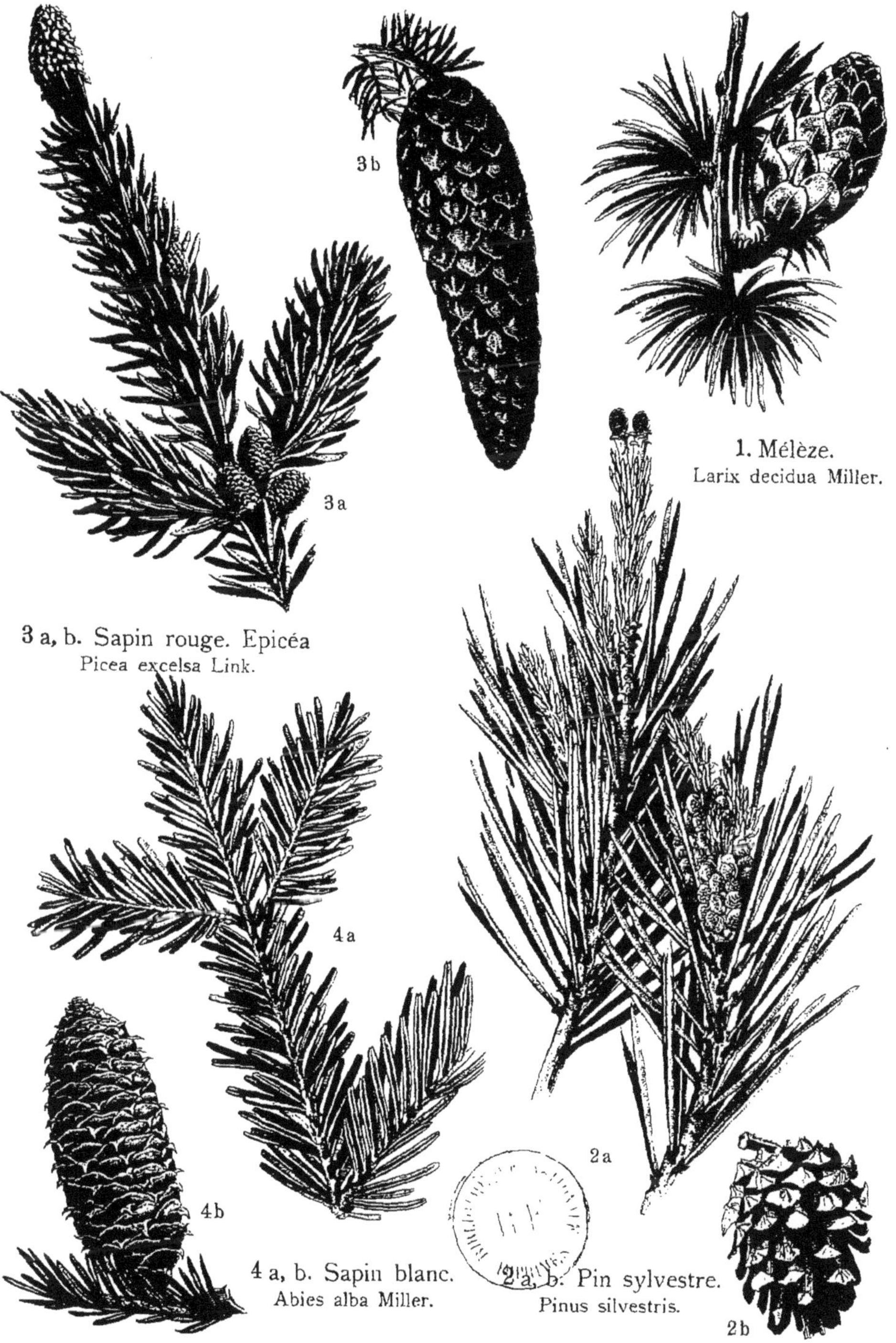

1. Mélèze.
Larix decidua Miller.

3 a, b. Sapin rouge. Epicéa
Picea excelsa Link.

4 a, b. Sapin blanc.
Abies alba Miller.

2 a, b. Pin sylvestre.
Pinus silvestris.

mande ou essence de Strasbourg est plus efficace que l'essence française et qu'on devrait toujours lui donner la préférence dans les cas d'empoisonnement par le phosphore; il ajoute même que l'essence non rectifiée, étant plus riche en oxygène, est plus énergique que l'autre.

Quant à la colophane, c'est une résine solide, jaune, transparente, soluble dans l'alcool, l'éther sulfurique, la benzine, le chloroforme, le sulfure de carbone, les huiles de pétrole, les essences et les huiles grasses. On s'en sert pour frotter les archets des violons et pour la préparation de certains onguents. On l'emploie aussi en poudre pour arrêter les hémorragies; dans ce cas on en recouvre de petits morceaux d'amadou qu'on applique fortement sur la blessure.

La distillation des cônes et des jeunes branches des pins, des sapins, du *Pinus montana Miller*, produit une huile fortement diurétique, stimulante, révulsive, antirhumatismale, très employée en médecine vétérinaire. Les bourgeons de sapin entrent dans la fabrication d'un vin et d'une bière antiscorbutiques et tout le monde connaît les bonbons pectoraux aux bourgeons de sapin répandus maintenant partout. Le suc de l'aubier des jeunes pousses est diurétique, vermifuge, et peut être employé à combattre les éruptions, la phtisie et le scorbut. La résine fraîche, transparente et liquide, s'applique avec avantage sur les blessures. Une infusion de bourgeons (20 gr. par litre d'eau) est dépurative, sudorifique et pectorale; elle combat également les catarrhes des bronches et les catarrhes de la vessie. Dans plusieurs contrées, on donne aux tuberculeux du lait de chèvres nourries avec de jeunes pousses et l'on prend, dans les cas d'inflammations, d'enflures, de rhumatisme ou de goutte, des bains entiers ou locaux de bourgeons ou d'aiguilles de sapin.

Pl. V. Fig. I. Genévrier. Juniperus communis L.

Très rameux dès la base, à rameaux diffus, souvent sous forme de buisson et ne prenant l'apparence d'arbre qu'à force de soins, le genévrier est un végétal *dioïque* (chaque individu ne porte que des fleurs d'un seul sexe) à feuilles étalées, linéaires, raides, piquantes, verticillées par 3. Ses chatons femelles deviennent charnus en mûrissant, prennent une teinte noire ou violette et se recouvrent d'une poussière résineuse; ils sont de la grosseur d'un pois, marqués de 3 sillons au sommet et improprement nommés *baies* de genièvre. Floraison: avril et mai; maturité des baies: automne.

Le genévrier croît dans les lieux montueux, arides et ensoleillés, dans les landes calcaires ou sablonneuses. Son bois est très odorant et sert, ainsi que les baies, à faire des fumigations désinfectantes. Les baies possèdent une odeur agréable et aromatique, une saveur chaude, amère, analogue à celle de la térébenthine.

Emploi. Les baies de genièvre sont utilisées en pharmacie sous le nom de *Fructus Juniperi*. Prises en petites quantités, elles excitent l'appétit en activant la digestion; à plus fortes doses, elles deviennent sudorifiques, diurétiques, expectorantes, et, comme telles, rendent des services dans les cas d'hydropisie, d'affections rénales, de calculs, de rhumatisme et de goutte. Des fumigations de baies détruisent les miasmes et les principes contagieux suspendus dans l'air. Kneipp prétend que les baies ont une action semblable dans l'intérieur de l'organisme humain. Elles parfument la bouche et l'estomac, dit-il, préservent de la contagion, à telle enseigne que les personnes qui sont au service de malades gravement atteints (fièvre scarlatine, variole, typhus, choléra, etc.), qui sont obligées de les soutenir, porter, servir, écouter, et qui, de cette manière, sont exposées nuit et jour au danger de la contagion, feront bien de manger sans cesse des baies de genièvre (6-10 par jour).

Il recommande en outre une petite cure de baies de genièvre dans l'état de faiblesse de l'estomac: le 1er jour, manger 4 baies, le second 5, le troisième 6, et ainsi de suite jusqu'à 15 baies; puis redescendre l'échelle jusqu'à 5 baies, en diminuant chaque jour d'une baie. Les baies, d'ailleurs, sont d'un effet bienfaisant sur le foie et les reins; elles débarrassent le corps des gaz putrides, des substances corrompues, des humeurs glaireuses. « Je ne comprendrais pas, dit Kneipp, une mère ou un père de famille qui mettraient tout le soin possible à confire au sel et aux baies de genièvre leur viande et leur choucroute, qui parfumeraient leurs demeures avec ces mêmes baies, et qui, d'autre part, laisseraient croupir leur corps dans la poussière et l'ordure.»

Les baies s'utilisent en outre en infusions théiformes, en robs, en salaisons qu'on tire toutes prêtes de certaines contrées, en huile et encore en esprit et en gin.

L'infusion théiforme se prépare avec 30 gr. de baies pilées par litre d'eau ou de vin blanc. 2-3 tasses par jour constituent un bon remède stomacal; 4-6 tasses par jour deviennent sudorifiques, diurétiques, expectorantes. Le rob de genièvre (*Succus Juniperi inspis-*

satus) est un liquide brun, de la consistance du miel, d'une saveur douce, épicée, non empyreumatique, qui se prépare dans les pharmacies au moyen des baies. L'huile volatile de genièvre (*Oleum Juniperi*) est un liquide incolore ou légèrement jaunâtre qui peut être pris intérieurement comme remède sudorifique, diurétique, calmant, à la dose de 3-6 gouttes par jour sur du sucre ou dans un liquide. On s'en sert pour combattre les affections hydropiques, hépatiques et rénales, la paralysie, les rhumatismes, la goutte. L'esprit de genièvre (*Spiritus Juniperi*) est un liquide limpide, incolore, d'une odeur et d'une saveur fortes, bien connu dans la Forêt-Noire. Hager le prépare en mélangeant 1,5 gr. d'huile de genièvre, 395 gr. d'esprit-de-vin dilué, 5 gr. d'eau et s'en sert pour l'usage externe. Quant au gin de genièvre, appelé aussi gin des Ecossais, il est obtenu par la fermentation des baies.

L'huile retirée du bois et qu'on trouve dans le commerce sous le nom d'*Oleum Ligni Juniperi* n'a pas la même odeur que l'huile volatile des baies et paraît être moins efficace. Kneipp recommande l'infusion théiforme des jeunes pousses au début de l'hydropisie et comme dépuratif du sang. La décoction de 30 gr. de bois dans un litre d'eau est un remède sudorifique, les bains de bois sont antirhumatismaux, antigoutteux et antidartreux. L'infusion de 150 gr. de cendres dans un litre de vin blanc, prise à la dose de 3-4 petits verres par jour, constitue un excellent diurétique dans les cas d'hydropisie. Des frictions faites avec des draps imprégnés de vapeurs de genièvre font diminuer les enflures tout en fortifiant les tissus.

Pl. V. Fig. 2. Sabine. Juniperus Sabina L. Juniperus fœtida Sp.

Arbrisseau touffu, toujours vert, rameux dès la base, à ramules effilés et pendants au sommet des rameaux, et dont la forme extérieure se rapproche davantage des cyprès et des thuyas que du genévrier. Feuilles très petites, étroitement imbriquées sur 4 rangs, les unes aiguës, d'autre plus allongées, brusquement terminées en pointe et plus ou moins étalées. La sabine est dioïque, avec, à maturité, des *strobiles* (fausses baies) d'un bleu violet occupant le sommet d'un petit ramule recourbé. Elle fleurit d'avril en mai.

La sabine, indigène de l'Europe méridionale, des Alpes, de la Sibérie, de l'Asie-mineure et du Caucase, se trouve chez nous çà et là dans les parcs, les jardins publics et les cimetières.

L'arbrisseau entier répand une odeur pénétrante, désagréable, rappelant la térébenthine. Il a une saveur résineuse, amère, âcre.

Emploi et dangers. Le rameau, à trois ou quatre rangées de petites feuilles, est connu en pharmacie sous le nom de *Herba Sabinæ* (dose max. pro die : 2 gr.) C'est un remède très énergique, emménagogue et drastique qui ne doit être employé que suivant les indications d'un médecin et dont l'huile est un poison. Des femmes de mauvaise vie, ou coupables, l'utilisant quelquefois au péril de leur vie dans un but facile à deviner, la sabine devrait disparaître des lieux publics.

La médication homéopathique considère la sabine comme un remède prophylactique des accouchements avant terme.

Pl. V. Fig. 3. If. Taxus baccata L. If commun.

L'if est un arbre dioïque à croissance lente, à tronc droit, souvent branchu dès la base, à rameaux très nombreux. Ses feuilles sont persistantes, presque distiques (sapin blanc), luisantes en dessus, d'un vert pâle en dessous. Le strobile femelle, solitaire, est une baie succulente à écaille cupuliforme d'un beau rouge à la maturité. L'if fleurit d'avril en mai et mûrit d'août en septembre.

L'if commun était autrefois très répandu dans les parties montagneuses de l'Europe, mais il est à présent beaucoup plus rare par suite de l'exploitation déraisonnable qui en a été faite au moyen-âge et aussi de sa croissance extrêmement lente. Il est fréquemment cultivé dans les jardins et les cimetières parce qu'il se prête à toutes les formes bizarres qu'on veut bien lui donner par la taille.

Ses feuilles, inodores, ont une saveur amère, désagréable, légèrement astringente. Elles peuvent donner la mort aux chevaux et autres animaux domestiques qui les broutent. Les feuilles et l'écorce passent pour de dangereux narcotiques, mais le fruit, qui a une saveur sucrée, peut être, dit-on, mangé sans danger, bien qu'il ait des propriétés laxatives assez marquées.

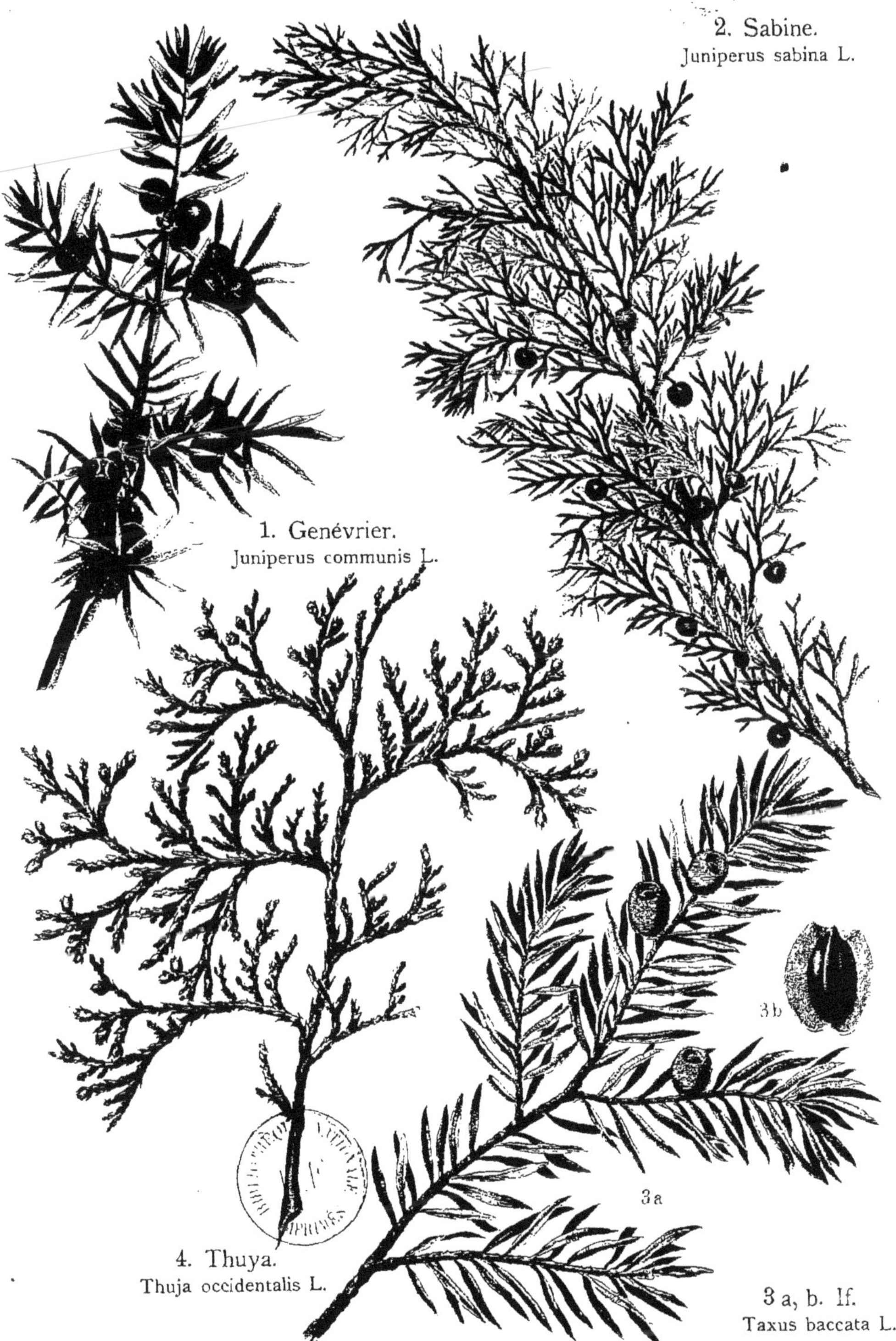
2. Sabine.
Juniperus sabina L.
1. Genévrier.
Juniperus communis L.
3 b
3 a
4. Thuya.
Thuja occidentalis L.
3 a, b. If.
Taxus baccata L.

Emploi et dangers. Bien que l'on recommande les baies de l'if pour leurs propriétés laxatives, anticatarrhales et dissolvantes (calculs), il est préférable de les éviter et de les remplacer par des succédanés reconnus inoffensifs. Jules César raconte dans ses Guerres des Gaules que Cativulcus, roi des Eburons (entre la Meuse et la Dyle), s'est suicidé avec du suc d'if. On rapporte en outre le fait que des feuilles d'if, données comme vermifuge à des enfants de 1, 3 et 5 ans, ont eu des effets mortels et que les petits malheureux ont succombé tous trois, sans violentes douleurs, sans mouvements spasmodiques ni enflure, après 3, 6 et 8 heures passées dans une sorte d'insensibilité générale.

Pl. V. Fig. 4. Thuya. Thuya occidental. Thuya du Canada. Thuja occidentalis L. Arbre de vie.

Originaire de l'Amérique du Nord où il porte le nom de *cèdre blanc*, le thuya du Canada est un arbre d'ornement toujours vert, résineux, de forme pyramidale, à feuilles écailleuses très ramifiées, qui est très répandu dans nos jardins paysagers et fort estimé pour la confection de palissades. Ses cousins germains sont le *Thuya articulé* d'Algérie dont on extrait la *sandaraque* et le *Thuya oriental* (Chine, Japon) dont les rameaux relevés s'approchent assez de la verticale.

Emploi et dangers. Le thuya est un arbre suspect. La médication homéopathique s'en sert contre les pustules malignes et surtout contre les ulcères de nature syphilitique; mais il est prudent de ne pas l'introduire dans la pharmacie domestique parce que ses effets toxiques ne sont plus à citer.

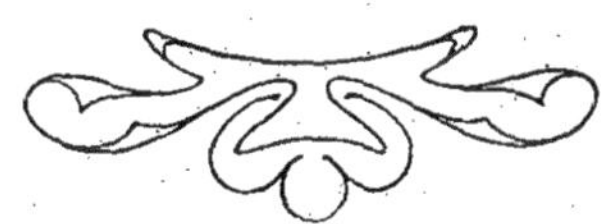

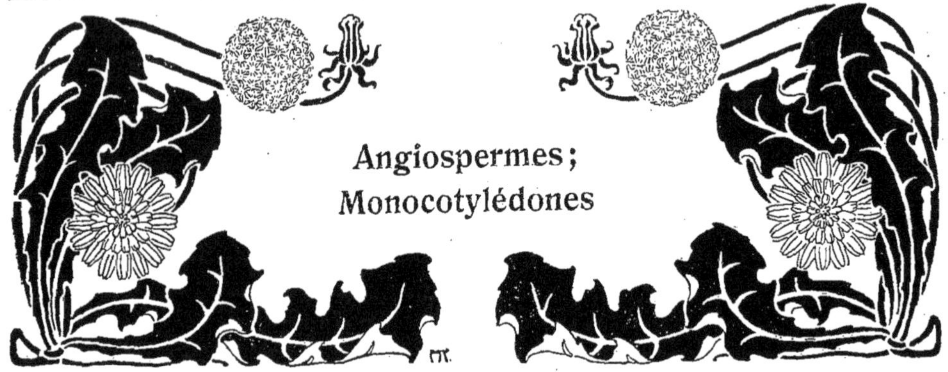

Famille des

Graminées

Pl. VI. Fig. I. Avoine cultivée. Avoine. Avena sativa L.

Il est superflu de faire une description d'une plante que tout le monde connaît, qui se trouve partout chez nous et qui, avec l'orge, est la céréale dont la culture s'avance le plus vers le nord. L'avoine donne plusieurs espèces dont les plus importantes sont l'avoine *commune*, à panicule pyramidale assez ample, à rameaux étalés dans tous les sens; l'avoine *nue* ou de *Tartarie*, triflore; l'avoine de *Hongrie* ou d'*Orient (Avena orientalis Sch.)*, à panicule étroite, formée d'épillets tous tournés du même côté. L'avoine fleurit en juillet et fructifie d'août en septembre. Son odeur est faible, nullement désagréable; sa saveur est douceâtre, farineuse.

Emploi. La décoction de grains d'avoine, nourrissante, facile à digérer, rafraîchissante lors d'échauffements internes, constitue un excellent réconfort pour les convalescents épuisés par une longue maladie. Sa préparation est simple: on lave 6-8 fois un litre d'avoine dans de l'eau fraîche; on la cuit ensuite dans 2 l. d'eau jusqu'à réduction à 1 litre; on décante, on ajoute 2 cuillerées de miel, puis on cuit encore quelques minutes. Kneipp recommande beaucoup les pédiluves à paille d'avoine, et, dans les affections des reins et de la vessie, dans les cas de gravelle, de calculs, de goutte, des bains entiers de paille d'avoine. Il ajoute même que l'infusion théiforme de paille d'avoine est bien préférable au thé de grains d'avoine.

Débarrassé de ses enveloppes ou *balles*, le grain d'avoine constitue le *gruau* qui sert à la préparation d'une bouillie bien connue des mères de famille. Les balles du grain servent à la confection de coussins et de paillasses qui forment une excellente couche pour les enfants; la farine d'avoine est utilisée en cataplasmes.

La graine de l'avoine contient des matières azotées et féculentes, des matières grasses et elle est surtout riche en sels minéraux. Elle renferme en outre une matière aromatique à odeur de vanille qui excite puissamment le système nerveux.

Pl. VI. Fig. 2. Ivraie. Ivraie enivrante. Herbe d'ivrogne. Lolium temulentum L.

Plante annuelle qui infeste quelquefois les moissons et qui croît aussi dans les terrains meubles et les terres en friche. Ses tiges, de 90 cm. de hauteur, sont garnies de feuilles planes et glabres; les épillets sont oblongs, assez épais; les fleurs sont elliptiques, écartées à la maturité, et la glume atteint la hauteur des épillets inférieurs, la dépasse quelquefois très longuement dans les épillets supérieurs. L'ivraie fleurit en juin et juillet, fructifie en août.

Les graines renferment un principe vénéneux, narcotique, dangereux pour l'homme et pour tous les animaux.

Emploi et dangers. L'agriculteur dont les champs sont infestés par cet hôte incommode et dangereux fera bien de suivre à la lettre les paroles de la parabole: «séparer l'ivraie d'avec le bon grain,» car le pain qui contient une certaine quantité de semences d'ivraie peut produire des effets déplorables dans l'organisme. Il provoque en effet, suivant la dose, des étourdissements, des maux de tête accompagnés de tous les

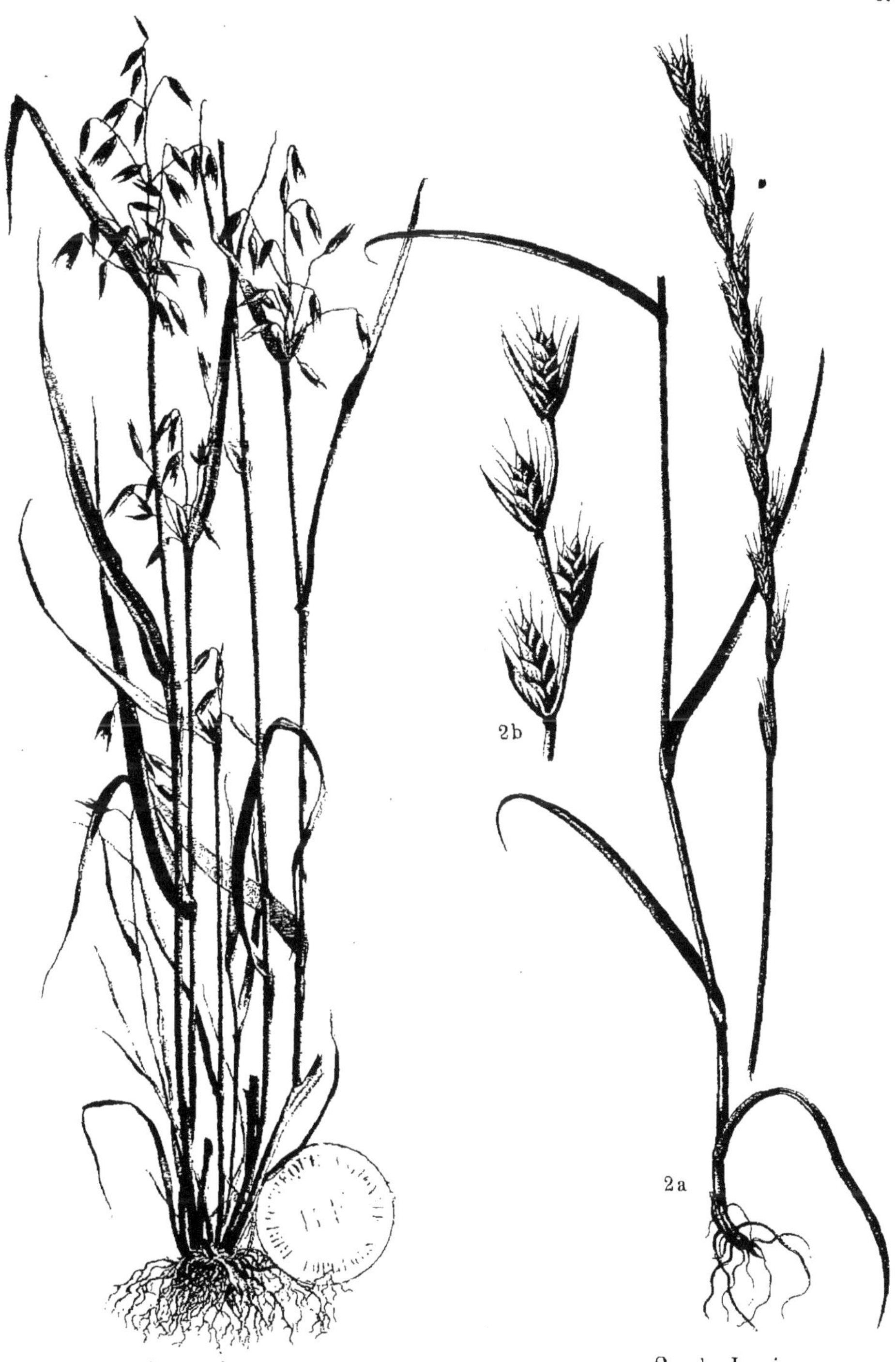

1. Avoine.
Avena sativa L.

2 a, b. Ivraie.
Lolium temulentum L.

symptômes de l'ivresse, des bourdonnements d'oreilles, des envies de vomir, des crampes, des tremblements, des spasmes et une fatigue générale de tous les membres. Son action peut même aller jusqu'à l'*ergotisme*, ce terrible mal des ardents (gangrène sèche des extrémités) qui, au moyen-âge surtout, a causé d'incalculables ravages dans certaines contrées. Antidote : du vinaigre.

En dépit de ces propriétés nocives réelles, les vieux herboristes en disent toutefois un peu de bien : un emplâtre fait de farine de graines d'ivraie, d'un peu de sel, de raifort et de vinaigre, guérirait les ulcérations et la gangrène des membres, à condition toutefois de piquer ceux-ci, çà et là, à coups de lancette. Cette même farine, additionnée de sel, de soufre et de vinaigre, combattrait la teigne, les dartres et les éruptions herpétiques.

Flouve. Flouve odorante. Anthoxanthum odoratum L.

Plante vivace à souche gazonnante, émettant une touffe de tiges dressées, lisses, de 30-50 cm. de hauteur. Feuilles planes, linéaires, plus ou moins rudes. Epillets en panicule plus ou moins lâche, d'un vert-jaunâtre.

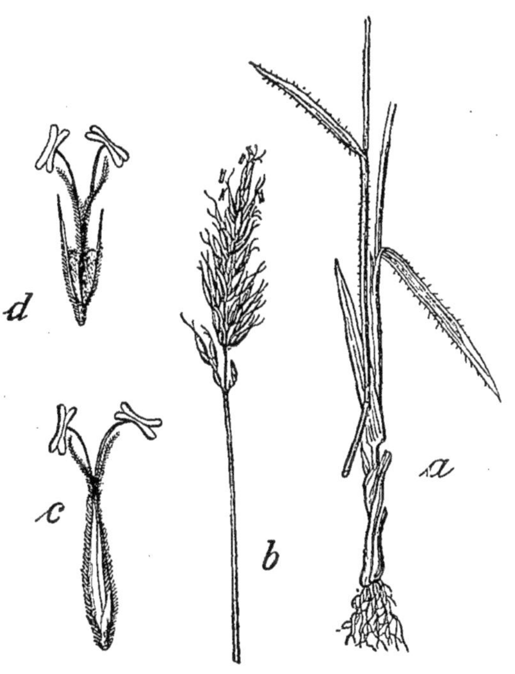

Flouve. Anthoxanthum odoratum L.
a et *b*. Plante entière avec panicules et épillets.
c. Epillet en floraison.
d. Le même, sans les glumes inférieures.

La flouve croît dans les prairies, sur les pâturages, dans les taillis et les clairières. Elle fleurit généralement en mai-juin, en juillet sur les côteaux montagneux, et se récolte au moment de la floraison. Sa saveur est vanillée, et elle répand une odeur aromatique rappelant celle de l'aspérule et probablement dûe à la présence de la *coumarine*.

Emploi. Par macération la flouve donne un *Maitrank* qui n'a rien à envier à celui d'Alsace ou d'Allemagne.

Pour la préparation : couper toute la plante, tige, feuilles, panicules, en fragments de 3-5 cm. qu'on recueillera dans un sac de toile ; plonger la toile et son contenu dans du vin sucré à l'avance et laisser macérer 1/4-1/2 heure : le Maitrank est prêt. Tandis que l'aspérule ne peut servir qu'une seule fois et qu'on risque toujours, par une macération trop prolongée, de communiquer un goût désagréable au vin, la flouve peut être utilisée plusieurs fois sans crainte d'altération aucune.

Veut-on faire du Maitrank avec la flouve séchée — qui se conserve d'ailleurs longtemps — on laissera macérer pendant une heure environ.

C'est à un instituteur de Niedernau, M. Allmendiger, que revient le mérite d'avoir fait de la flouve, si longtemps dédaignée, un concurrent honorable de l'aspérule odorante.

Ajoutons pour terminer que la flouve se recommande d'elle-même pour parfumer le linge dans les armoires.

Pl. VII. Fig. I. Chiendent. Triticum repens L.

Souche rampante, vivace, blanchâtre, très longue ; glumes lancéolées ; feuilles assez rudes ; épi allongé, distique ; épillets multiflores alternes appliqués par le côté sur les excavations du rachis... tel, à peu de chose près, nous apparaîtrait le cliché botanique du chiendent. Le chiendent fleurit en juin et juillet, fructifie en août. Il se propage avec une rapidité décevante qui a déjà fait le désespoir de maint agriculteur et la *pioche* et le *croc* ne l'extirpent que très imparfaitement des lieux dont il a pris une fois possession.

Il croît dans les champs, dans les

jardins, au bord des chemins et des haies, dans les lieux incultes, un peu partout. Son rhizome, qui se récolte au printemps et en automne, est inodore avec une saveur légèrement sucrée.

Emploi. Le chiendent est offic. sous le nom de *Rhizoma graminis* et servait autrefois à la préparation d'un extrait *(Extractum graminis)*. Il constitue un excellent fourrage, est utilisé pour la confection de brosses et se prend en infusion dépurative et émolliente ou encore en lavement bénin.

Pl. VII. Fig. 2. Froment. Froment cultivé. Blé. Triticum vulgare. Triticum sativum.

C'est une céréale bien connue qui a donné naissance au blé d'hiver, au blé d'été, au gros blé, au blé dur, au blé dur de Pologne. Le battage sépare la graine des balles ou glumes qui sont les enveloppes de la fleur.

Le blé paraît originaire de l'Asie mineure; il fleurit en juin-juillet, mûrit en août. Ses graines sont inodores avec une saveur farineuse.

Emploi. Nous ne nous arrêterons pas sur la valeur alimentaire du blé, pas plus que sur l'important commerce qui s'en fait. Chacun sait que le blé constitue presque un aliment complet et que les hommes, aussi loin que l'on remonte dans l'histoire de l'humanité, se sont nourris de pain. En écrasant les grains de blé par la mouture et en séparant du produit la partie colorée en jaune qui constitue ce que l'on appelle le *son*, on obtient une poudre d'un blanc jaunâtre, douce au toucher, sèche, pesante: la *farine*. La farine est douée d'une odeur et d'une saveur toutes spéciales et que ne présente aucune autre substance. Elle se réunit en pelote quand on la comprime avec la main. Elle forme, pétrie avec l'eau, une pâte très élastique que l'on peut étendre très facilement sur une surface plane. Elle contient de l'eau, de l'albumine, du sucre, de la gomme, de la dextrine, de la graisse, des sels minéraux, de l'acide sulfurique, de l'acide phosphorique, et surtout de l'*amidon* et une sorte de viande végétale, le *gluten*, qui est la partie vraiment nutritive du pain.

La farine de froment sert à la préparation du pain et du biscuit des marins, à la fabrication de l'amidon, à celle des pâtes alimentaires connues sous les noms de vermicelle, semoule, macaroni, nouille, lasagne, pâtes à potage, etc. On l'emploie aussi comme épaississant dans la teinture, mais elle se falsifie très fréquemment avec des farines de seigle, d'orge, d'avoine, de maïs, de vesces, de féverolles, etc., avec de la fécule de pommes de terre, et même, avec de la craie, du plâtre ou de l'argile.

L'amidon est employé comme empois par les blanchisseuses et dans les fabriques pour donner du lustre aux toiles de lin et de coton; les tisserands s'en servent pour faire les parements; les fabricants d'indienne y recourent pour épaissir les mordants et les couleurs. On en fait de la colle dite colle à pâte et on l'utilise pour encoller le papier à écrire. On connaît son emploi dans les confiseries et les parfumeries, dans la préparation d'une gomme artificielle nullement à dédaigner et dans la fabrication de l'eau-de-vie de grains. En médecine l'amidon de blé *(Amylum tritici)* s'utilise pour saupoudrer les dartres humides, en lavements antidiarrhéiques, en compresses adoucissantes, ainsi que dans la préparation du glycéré d'amidon *(Unguentum Glycerini)*.

Le son est la poudre roussâtre qui se sépare de la farine quand on blute le grain moulu. Il renferme les mêmes principes immédiats que la farine, avec, en plus, de la cellulose et de la *céréaline*. C'est cette dernière substance qui donne au pain contenant du son une couleur bise si caractéristique. Et cependant le pain bis est plus nourrissant que le pain blanc parce que le son renferme une notable quantité de phosphate de potasse, de magnésie et de chaux.

Le son additionné au pain donne à celui-ci la propriété de tenir le ventre libre, et chacun sait que l'on prescrit, pour arriver au même résultat, des lavements de son. Les bains de son adoucissent la peau et rendent des services appréciables dans les éruptions prurigineuses.

Les anciens thérapeutistes rapportent que Sextus Pompée, un général romain qui guerroyait en Espagne, s'est débarrassé de la goutte aux pieds en se tenant jusqu'au dessus du genou dans des grains de blé; que les cataplasmes de farine de blé, d'eau et de miel, empêchent l'inflammation des tumeurs; que la farine cuite dans du lait, ou dans de l'eau et du beurre, calme la toux et guérit l'enrouement; que la colle de farine, additionnée d'eau et prise par cuillerée, arrête les crachements de sang. Contre les coliques, douleurs du bas-ventre, tranchées, ils recommandent de chauffer du son dans une casserole, de l'asperger légèrement de vinaigre et de l'appliquer ensuite en cataplasme sur la région malade. Pour guérir rapidement plaies et bosses, ils préparent un onguent fait de son bouilli dans du vin blanc et de graisse de porc et pour calmer les douleurs provoquées par les hémorrhoïdes, ils font, sur la partie lésée, des fomentations de son et de fleurs de linaigrette.

Pl. VII. Fig. 3. Orge. Hordeum vulgare L.

Les orges ont leur inflorescence en forme d'épi. L'axe de rachis de cet épi porte sur deux côtés opposés des

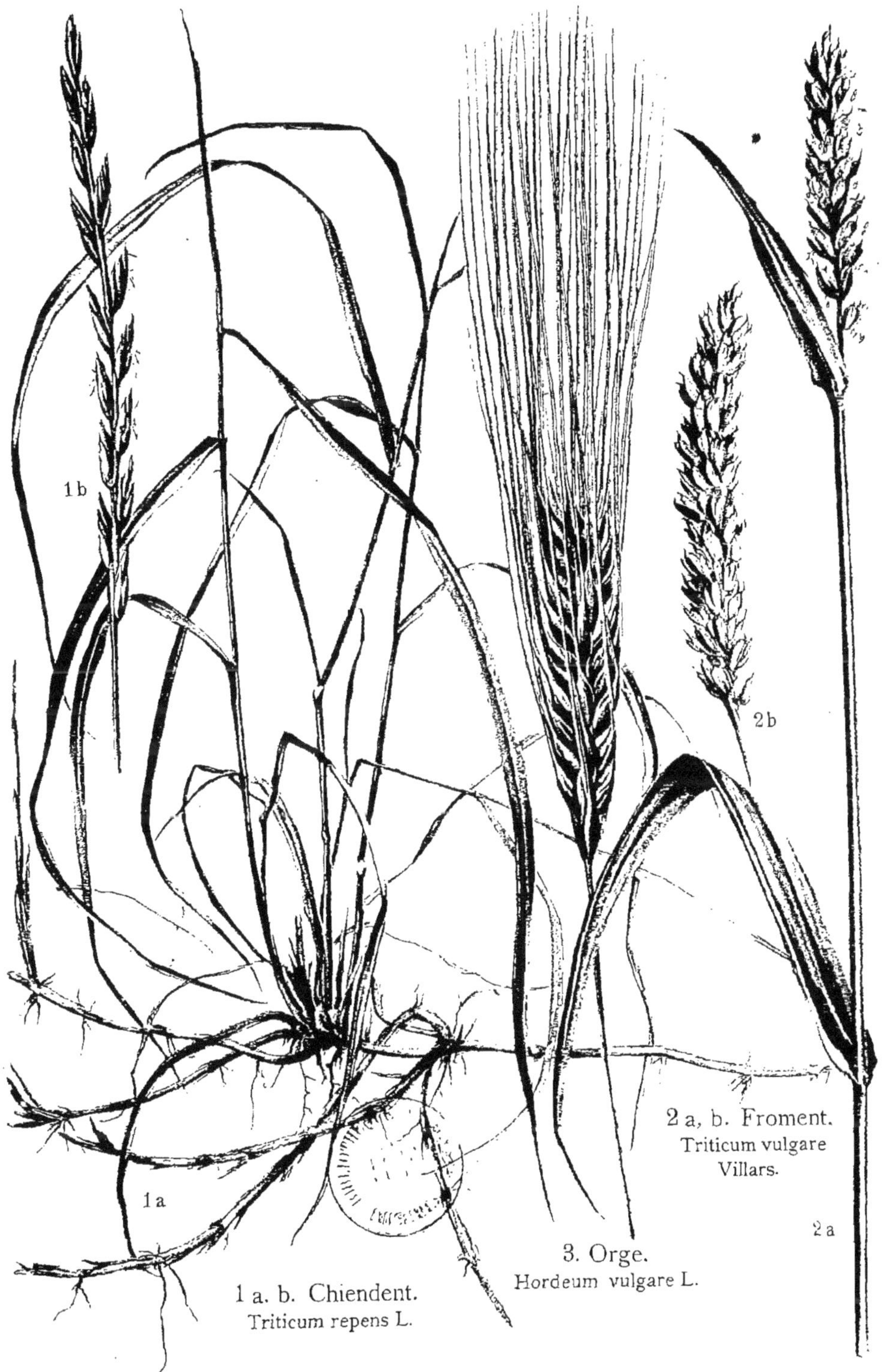
1 b
2 b
1 a
2 a
1 a. b. Chiendent.
Triticum repens L.
3. Orge.
Hordeum vulgare L.
2 a, b. Froment.
Triticum vulgare
Villars.

entaillures ou dents alternes sur lesquelles s'insèrent les épillets. Ceux-ci sont ordinairement groupés par trois sur chaque dent. Chacun de ces épillets ne contient qu'une seule fleur avec le rudiment d'une autre. La fleur de l'épillet du milieu est toujours hermaphrodite. Les fleurs des épillets latéraux sont parfois hermaphrodites, parfois mâles ou même neutres. A la base de chaque épillet sont deux glumes raides, herbacées, lancéolées-linéaires, et qui semblent être les bractées de la fleur. Celle-ci se compose de deux glumelles dont l'inférieure, concave, se prolonge en une longue arête, de deux glumellules, de trois étamines, d'un ovaire atténué à la base, velu dans le haut et surmonté de deux stigmates plumeux qui débordent sur les côtés.

Parmi les espèces d'orge, l'une est spontanée et les autres sont cultivées. L'espèce spontanée la plus commune est l'orge queue de souris *(Hordeum murinum)* qui croît sur les bords des chemins, dans les villages, parmi les décombres, au pied des murs, dans les terrains incultes et les pâturages. Elle se développe en touffes dont les tiges ont 1-5 dm. de hauteur. Ces tiges portent des feuilles glabres, assez larges et molles.

Parmi les espèces cultivées, il en est trois principales. Dans celles-ci l'épi porte toujours six rangées longitudinales d'épillets; mais un certain nombre de ces rangées proéminent plus que les autres, qui paraissent comme ensevelies entre les premières. Ces espèces cultivées sont : 1° L'orge à deux rangs *(Hordeum dysticum)*, appelée vulgairement paumelle, pamelle, paumoule, orge de printemps, qui existe à l'état spontané dans toute la région comprise entre la mer Caspienne et le Caucase au N., et la mer Rouge au S. et qui paraît être la plus ancienne orge cultivée. Cette orge doit son nom à ce qu'elle a seulement deux rangées d'épillets saillantes, les quatre autres étant comme renfoncées et serrées contre l'axe de l'épi. L'orge à deux rangs est généralement cultivée dans les diverses parties de la France, ainsi qu'en Angleterre et en Allemagne ; son grain sert surtout dans la fabrication de la bière. Les deux variétés principales de cette espèce sont l'orge à deux rangs nue et l'orge en éventail. 2° L'orge commune *(Hordeum vulgare)* ou orge carrée, à épi formé d'épillets tous hermaphrodites et dont quatre rangées sont proéminentes à la maturité. On la sème en automne ou au printemps. Elle exige un bon sol et produit beaucoup. Parmi ses variétés on distingue l'orge noire, à épis et à grains noirs ou bleuâtres et la tortille, à barbes tordues. 3° L'orge à six rangs *(Hordeum hexasticum)* ou escourgeon dont les six rangées d'épillets sont également saillantes. Comme elle se sème en automne, on la désigne souvent sous le nom d'orge d'hiver. La culture en produit deux variétés : l'orge céleste et l'orge trifurquée. L'orge céleste ou orge nue se distingue par la facilité avec laquelle ses graines se détachent des glumelles (gruaux). L'orge trifurquée a sa glumelle inférieure partagée en trois pointes à son sommet et dépourvue d'arête.

L'orge est cultivée dans une région de très grande étendue ; dans les pays du Nord, elle peut mûrir ses grains au delà du cercle polaire, sous le 67e degré de latitude. Elle peut servir à la nourriture de l'homme ; mais elle ne donne qu'un pain lourd et inférieur au pain de seigle. Néanmoins, elle est l'élément fondamental de la nourriture des peuples du Nord. Chez nous, on la cultive surtout pour la fabrication de la bière. Dans l'extrême sud de la France, en Espagne, en Algérie, elle remplace l'avoine dans la ration journalière des chevaux : on la mêle alors à la paille de blé. Le résidu de l'orge qui a servi à la préparation de la bière et qui porte le nom de *drèche* peut servir à nourrir les bestiaux ou peut être répandu sur le sol sous forme d'engrais. L'orge en grains et grossièrement concassée est employée pour l'engraissement des veaux, des porcs et de la volaille. On prépare, pour les usages de la pharmacie, ce que l'on appelle l'orge *mondé* et l'orge *perlé*: le premier est le grain d'orge dépouillé de son enveloppe superficielle, le second est le même grain débarrassé de toutes ses enveloppes.

Emploi. L'orge entre dans la composition de thés pectoraux, de la crême d'orge, du sucre d'orge. La tisane d'orge se prépare avec 20 gr. de grains pour un litre d'eau qu'on sucre avec 30 gr. de sirop de miel. La crême d'orge constitue un excellent aliment pour des malades affaiblis et enfiévrés par des affections du cou, de l'estomac et des intestins. Quant au sucre d'orge, c'est simplement du sucre que l'on a fait cuire avec une décoction d'orge et que l'on colore au moyen de quelques gouttes de teinture de safran.

Kneipp recommande l'onguent fait de farine d'orge et de lait pour calmer l'irritation des tumeurs. Le malt et la bière chaude sont tous deux émollients, digestifs, toniques, diurétiques, pectoraux, et les bains de malt sont à conseiller contre les maladies de la peau.

Les anciens thérapeutistes nous disent qu'un cataplasme de farine d'orge et de figues cuites dans du miel guérit les enflures et les tumeurs; que la farine d'orge, bouillie dans du vinaigre et appliquée chaude, combat les maladies de la peau et calme les douleurs rhumatismales, et que les grains d'orge calcinés donnent une cendre dont on pourra saupoudrer les ulcères.

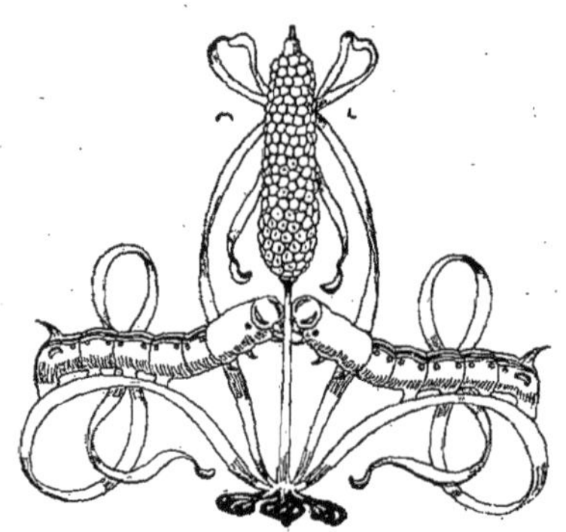

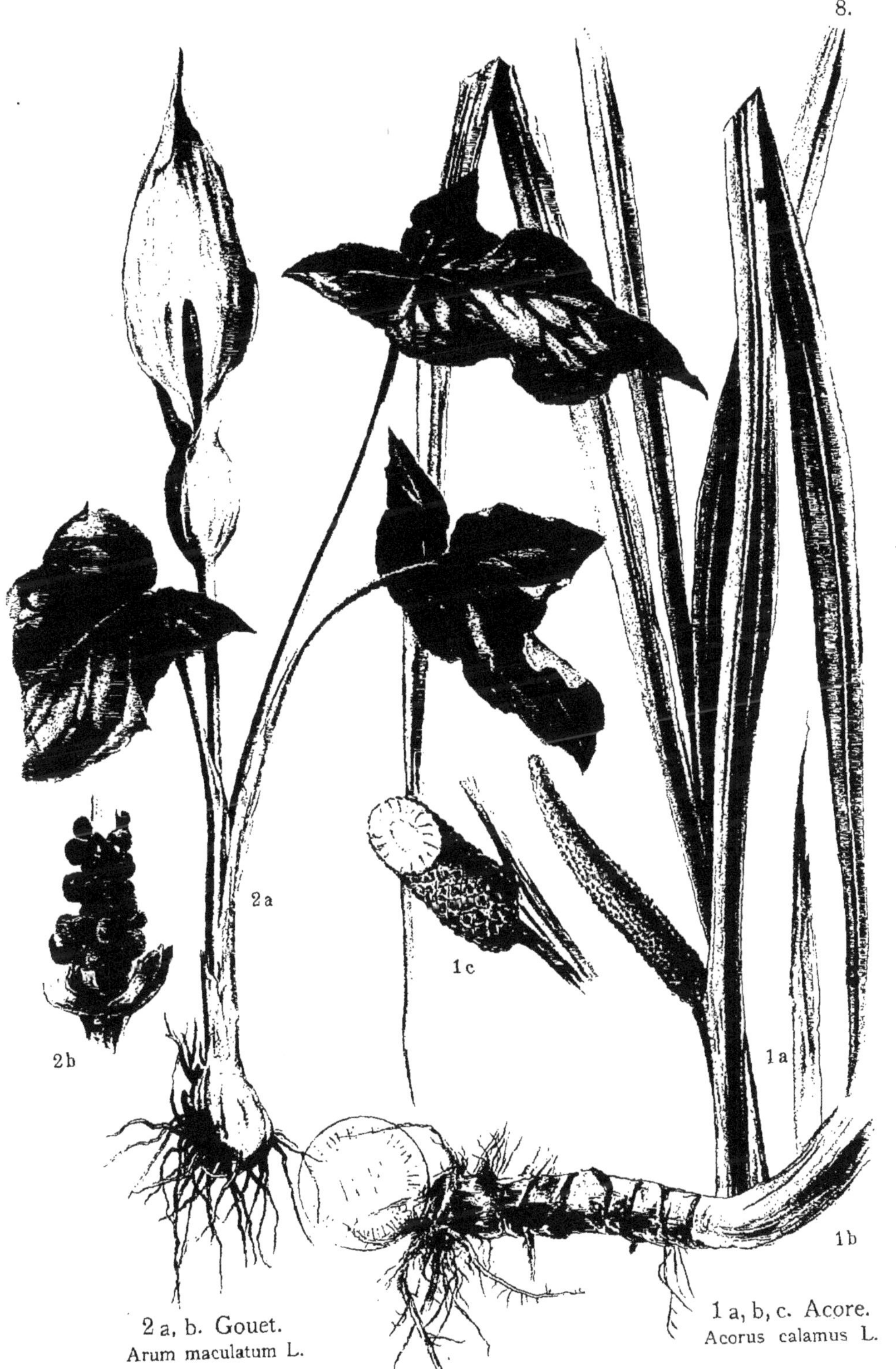

2 a, b. Gouet.
Arum maculatum L.

1 a, b, c. Acore.
Acorus calamus L.

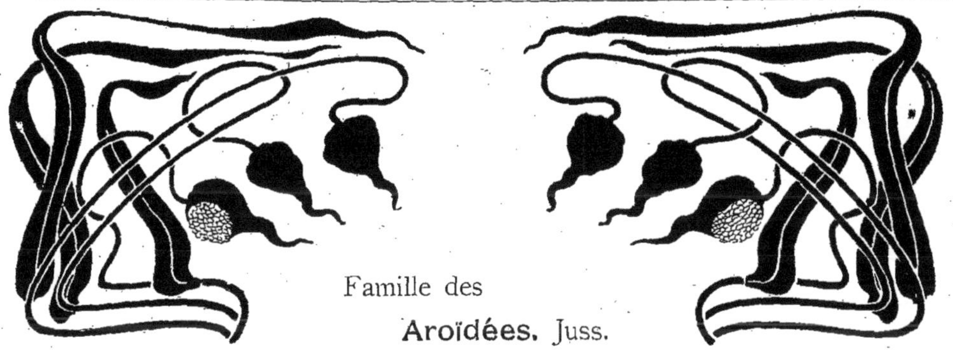

Famille des Aroïdées. Juss.

Pl. VIII. Fig. 1. Acore. Acore vrai. Acore odorant. Roseau odorant. Roseau aromatique. Acorus calamus L.

Rhizome vivace, cylindrique, de l'épaisseur du pouce, charnu, noueux, rampant, muni de cicatrices annulaires. Feuilles de près d'un mètre de hauteur, ensiformes, marquées de chaque côté d'une nervure plus saillante. Hampe comprimée à 2 tranchants, prolongée par une longue feuille (spathe) au-dessus de l'insertion du spadice qui paraît latéral. Spadice légèrement arqué, d'environ 8 cm., conique. Baies rouges à maturité. Fleurs sessiles d'un vert jaunâtre.

Originaire de l'Asie-Mineure, l'acore s'est acclimaté chez nous au bord des eaux et des étangs: Thielle, Montmirail, Côtes du Doubs, Argovie, Nidau, Bâle, Porrentruy, Bonfol, Pontarlier, Nyon, etc. (Godet). Son rhizome se récolte vers la fin de l'automne, ou au printemps avant l'apparition des feuilles; il doit être soigneusement dépouillé des racines secondaires ainsi que des restes de feuilles. Il possède une odeur forte, aromatique, spéciale, et une saveur poivrée et amère.

Emploi. Off. *Rhizoma calami*. L'acore est un tonique et un stimulant énergique qui doit ses propriétés à l'huile essentielle qu'il renferme, et qui se prend soit édulcoré avec du sucre, soit sous forme d'extrait (*Extractum Calami*), soit encore sous forme d'huile (*Oleum Calami*) à la dose de 1-3 gouttes sur du sucre. La teinture d'acore (*Tintura Calami*) employée en pharmacie est formée de 20 parties d'acore vrai sur 8 parties d'alcool dilué.

Sous toutes ses formes, l'acore stimule la digestion, dissipe les flatulences et les dérangements d'estomac. Il entre dans la préparation de plusieurs vins aromatiques. Des bains, additionnés de 20-30 gr. d'huile d'acore dissoute dans 1/2 litre d'esprit-de-vin, sont toniques, antirhumatismaux et emménagogues. Le suc du rhizome exprimé dans du blanc d'œuf constitue un collyre excellent. Une infusion de racine agit dans les maladies de poitrine. Contre la dysenterie, on fait bouillir 60 gr. d'acore avec 4 gr. de coriandre et 2 gr. de poivre noir dans 600 gr. d'eau; on laisse réduire à 330 gr. environ et on absorbe trois doses du mélange par jour, chaque dose de 4-30 gr., suivant l'âge et les forces. On prétend que les feuilles d'acore éloignent les insectes.

Pl. VIII. Fig. 2. Pied-de-Veau. Quille de coq. Gouet. Gouet commun. Arum maculatum L. Arum vulgare.

Plante vivace, bizarre, à souche tubéreuse, charnue, blanchâtre. Feuilles longuement pétiolées, en forme de fer de lance, luisantes en dessus et souvent tachetées de noir. Spathe d'un vert pâle, quelquefois purpurine sur les bords et au sommet, ouverte en forme de cornet dans sa partie supérieure, plus longue que le spadice. Spadice à partie supérieure renflée en massue violacée, portant à sa partie moyenne les étamines, à sa partie inférieure les ovaires. Baies d'un rouge vif, en épi allongé compact, qui, au même degré que le spadice et la disposition inusitée des fleurs, ont excité de tout temps la curiosité. Le gouet croît dans les bois ombragés, dans les haies et les buissons où il fleurit en mai et fructifie en juillet. C'est une plante suspecte dont les baies brûlent la langue, dont les feuilles et la souche sont vésicantes, et dont la saveur est fortement âcre et brûlante. Sa racine se récolte en automne ou au printemps, avant la floraison.

Emploi. Le vin chaud dans lequel on a fait bouillir un tubercule desséché de pied-de-veau débarrasse l'estomac et la poitrine des mucosités et des glaires. La racine pulvérisée entre dans la composition de certains savons et sa décoction dans l'eau est utilisée contre les impuretés de la peau. Les herboristes anciens préconisent les feuilles vertes, ainsi que la poudre des feuilles ou des racines, contre les ulcères chroniques, les fistules, les plaies purulentes et surtout contre la variole.

En faisant bouillir la souche dans l'eau, on la débarrasse de ses propriétés irritantes et l'on peut alors en extraire une très bonne fécule comestible.

Famille des

Liliacées

Pl. IX. Fig. I. Hellébore blanc. Ellébore blanc. Verâtre blanc. Varaire. Veratrum album L. Veratrum Lobelianum.

Rhizome vivace, charnu, épais, noirâtre en dehors, blanchâtre à l'intérieur, muni de racines secondaires jaunâtres. Tige dressée pouvant atteindre un mètre de hauteur, tubuleuse, renflée à la base. Feuilles engainantes, alternes, pubescentes en dessous; les inférieures larges, elliptiques; les supérieures ovales, lancéolées. Fleurs verdâtres en grappes denses, disposées en une panicule pyramidale et terminale. Capsule à 3 carpelles. Graines ailées. L'hellébore blanc est une plante dangereuse des régions montagneuses (Alpes et Basses-Alpes) qui fleurit en juillet-août et qu'on serait aisément tenté de prendre pour la gentiane jaune. Son rhizome se creuse au commencement de la floraison ou alors en automne. On le dépouille sur place des restes de la tige et des parties inférieures mortes. Il possède une saveur âcre, amère, persistante, et provoque, lorsqu'on le pulvérise, des éternûments violents et même dangereux. Sa coupe transversale montre, au dedans d'un cercle brûnatre, un tissu riche en amidon, blanchâtre, parcouru par des faisceaux vasculaires irrégulièrement recourbés.

Emploi. L'hellébore blanc est offic. sous les noms de *Rhizoma Veratri* ou de *Radix Hellebori albi.* Sa poudre entre dans la composition de certains tabacs à priser (Schneeberger) et est surtout employée pour combattre les ulcérations et préparer des onguents contre la gale et les poux. La médication homéopathique utilise l'hellébore blanc dans les cas de choléra, de fièvre intermittente, de coqueluche et de faiblesse sénile.

Pl. IX. Fig. 2. Colchique d'automne. Tue-chien. Safran bâtard. Safran des prés. Colchique. Veilleuse. Veillote. Colchicum autumnale L.

Les grandes fleurs violettes, sans feuilles, qui émaillent nos prairies en automne, de même que les larges feuilles lancéolées qu'on trouve sans fleurs au printemps et en été, ont de tout temps frappé les esprits. Le bulbe du colchique est profondément enfoncé dans le sol et garni d'une tunique noirâtre; son odeur est désagréable et sa saveur, d'abord douceâtre, devient bientôt amère et âcre. Les fleurs sont grandes, montrant un tube cinq à six fois plus long que le limbe et des divisions oblongues-lancéolées dont les intérieures sont un peu plus courtes que les autres. Les semences mûres sont brunes et sphériques.

Le colchique fleurit en août-octobre dans toutes les prairies humides dont il déprécie la valeur. Ses graines sont recueillies dans la seconde moitié de juin; elles sont inodores, mais possèdent une saveur âcre, très amère, prenant à la gorge.

Emploi. La semence de colchique est offic. sous le nom de *Semen Colchici* (dose max. journ.: 1 gr.) Elle entre dans la préparation

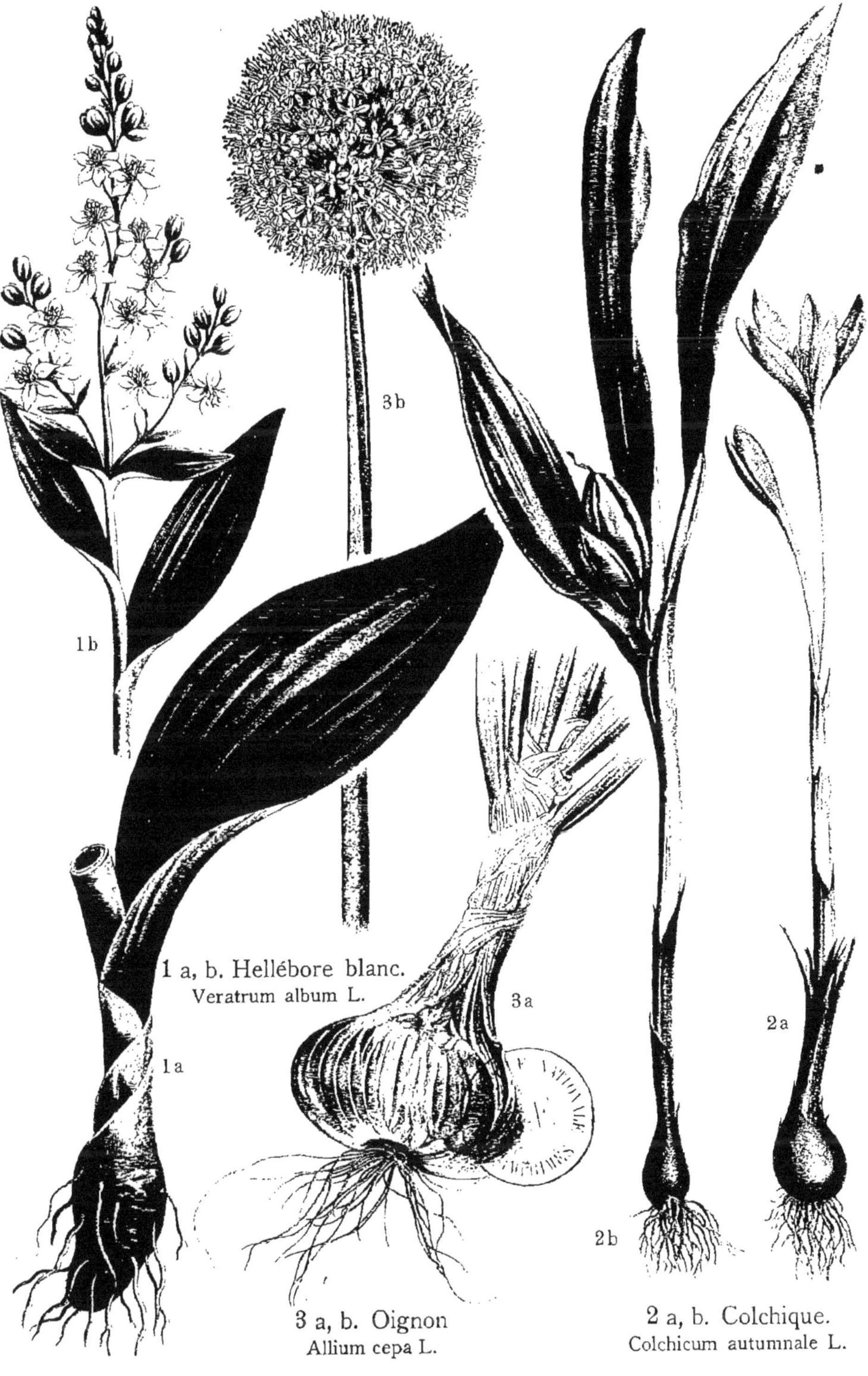

1 a, b. Hellébore blanc.
Veratrum album L.

3 a, b. Oignon
Allium cepa L.

2 a, b. Colchique.
Colchicum autumnale L.

de l'extrait fluide de colchique (*Extractum Colchici fluidum*, dose max. journ.: 0,1 gr.); de la teinture de colchique (*Tintura Colchici*, dose max. journ.: 3 gr.) et du vin de colchique (*Vinum Colchici*, dose max. journ.: 3 gr.)

Toutes les parties de cette plante, mais surtout le bulbe et les graines, contiennent un violent poison, la *colchicine*, dont l'effet est de provoquer les selles sanguinolentes, l'inflammation des parois de l'estomac et des crampes aiguës. Les enfants s'empoisonnent parfois en mâchant les pétales du colchique ou en mangeant ses graines. Dans les cas d'empoisonnement on fera prendre de suite un vomitif énergique qu'on fera suivre d'une boisson vinaigrée en attendant l'arrivée du médecin. C'est à la colchicine que le colchique d'automne doit ses propriétés antigoutteuses, antirhumatismales et antihydropiques, mais il est prudent, de peur d'accidents, de ne s'en servir que d'après les indications d'un homme de l'art. La médication homéopathique utilise le colchique contre la goutte, les rhumatismes et l'hydropisie sous-cutanée.

Ajoutons pour terminer que le colchique tire son nom de la Colchide, patrie de l'empoisonneuse Médée qui, suivant la mythologie, employait cette plante dans ses sortilèges.

Pl. IX. Fig. 3. Oignon. Allium cepa L.

Plante du genre ail, commune dans tous les jardins, connue dans toutes les cuisines. La partie souterraine de l'oignon, seule comestible, est un bulbe ayant la forme d'une toupie dont la pointe serait en l'air. Cet organe a pour base un disque ou plateau peu épais qui, à lui seul, constitue toute la tige de la plante. De la face inférieure de ce plateau proviennent des racines qui s'enfoncent dans la terre. La face supérieure porte, pressées les unes contre les autres, d'épaisses écailles charnues qui ne sont pas autre chose que les parties inférieures de feuilles dont le limbe a avorté. Ces écailles s'enveloppent complètement les unes les autres comme autant de tuniques. Les plus superficielles sont minces, les autres beaucoup plus épaisses. Au milieu de ces écailles s'élève l'axe, la hampe, qui porte les fleurs, et que l'on nomme vulgairement tige. Celle-ci est creuse et renflée au dessous de sa partie moyenne. Elle est garnie, vers sa base, de feuilles fistuleuses et renflées. Au sommet de la tige, les fleurs sont disposées en une ombelle volumineuse et sphérique et contenues, avant leur épanouissement, dans une spathe formée de deux bractées et prolongée en une longue pointe. Dès que la spathe s'est ouverte, on voit apparaître les fleurs, qui sont d'un blanc verdâtre.

L'oignon fleurit en juillet-août et se récolte en automne. Il paraît être originaire de l'Inde et avoir été cultivé dès la plus haute antiquité en Syrie, en Egypte, en Chine et au Japon. A l'heure qu'il est, on le rencontre encore à l'état sauvage, notamment dans le Béloutschistan et l'Afghanistan.

Le bulbe de l'oignon possède des propriétés stimulantes fort actives. Il est doué d'une âcreté très prononcée et d'une odeur piquante qui excite le larmoiement quand on le coupe ou qu'on écrase ses tuniques. Cette odeur est due à une huile volatile contenant de l'azote et du soufre. On trouve, en outre, dans les écailles, de la gomme, du sucre incristallisable, une matière azotée analogue au gluten des céréales, des acides phosphoriques et acétiques libres, du phosphate et du citrate de chaux. Le sucre est beaucoup plus abondant dans les oignons des pays méridionaux que dans ceux qui ont végété dans le nord. C'est ainsi que les oignons d'Egypte, dits aussi oignons d'Afrique, à bulbe très volumineux, renferment du sucre en quantité considérable et sont beaucoup plus doux et plus agréables que les nôtres.

Sous l'influence du sol et du climat, la culture de l'oignon a donné une foule de variétés qu'on peut rapporter à deux races principales: l'*oignon blanc*, plus doux, de meilleure qualité, et l'*oignon rouge*, dont les variétés les plus estimées sont l'oignon rouge pâle ou de *Niort*, l'oignon rouge foncé, l'oignon poire, l'oignon rouge plat hâtif.

Emploi. L'oignon est un stimulant. L'oignon cru est diurétique et vermifuge. En faisant macérer deux oignons crus dans un litre de vin blanc, on a un liquide diurétique que l'on administre contre les rétentions d'urine, les hydropisies, les affections scorbutiques et les scrofules. L'oignon cru ne peut être digéré par tous les estomacs, mais l'oignon cuit est d'une digestion plus facile. Il est réputé adoucissant, émollient, pectoral. L'oignon cuit sous la cendre et mangé avec de l'huile ou du beurre est un remède populaire contre l'enrouement. A l'extérieur, l'oignon cuit s'applique en cataplasme comme maturatif sur les boutons, les phlegmons, les clous, les panaris. Un oignon coupé par morceaux et macéré dans le vin rouge est un bon vermifuge.

Le jus de l'oignon devient rose à l'air. Quand on le fait fermenter avec de l'eau et de la levure de bière, il fournit à la distillation une liqueur alcoolique qui peut être ensuite convertie en vinaigre. Dans l'oignon cuit, l'huile volatile s'est dissipée, et les matières qui restent ne sont plus excitantes.

L'homéopathie préconise l'oignon contre les refroidissements, les rhumes, la toux, les maux de ventre, les flatuosités, les maux d'yeux.

Il est superflu d'indiquer ici tous les usages culinaires de l'oignon. Nous dirons seulement que l'on en fait une purée excellente qui se sert avec les côtelettes à la Soubise et que les petits oignons se confisent comme les cornichons. Les anciens thérapeutistes prétendent que l'oignon allongé est plus efficace que l'oignon arrondi, que le rouge vaut mieux que le blanc et que l'oignon cru est préférable à l'oignon cuit. « Qui mange oignon, disent-ils, prend apéritif excellent, léger purgatif et bon sommeil.» Ils recommandent l'odeur des oignons crus pour arrêter les saignements de nez, et les oignons bien cuits pour combattre les rétentions d'urine. Contre les vers, ils font boire, à jeûn, de l'eau dans laquelle ils ont fait macérer pendant une nuit des tranches d'oignons crus.

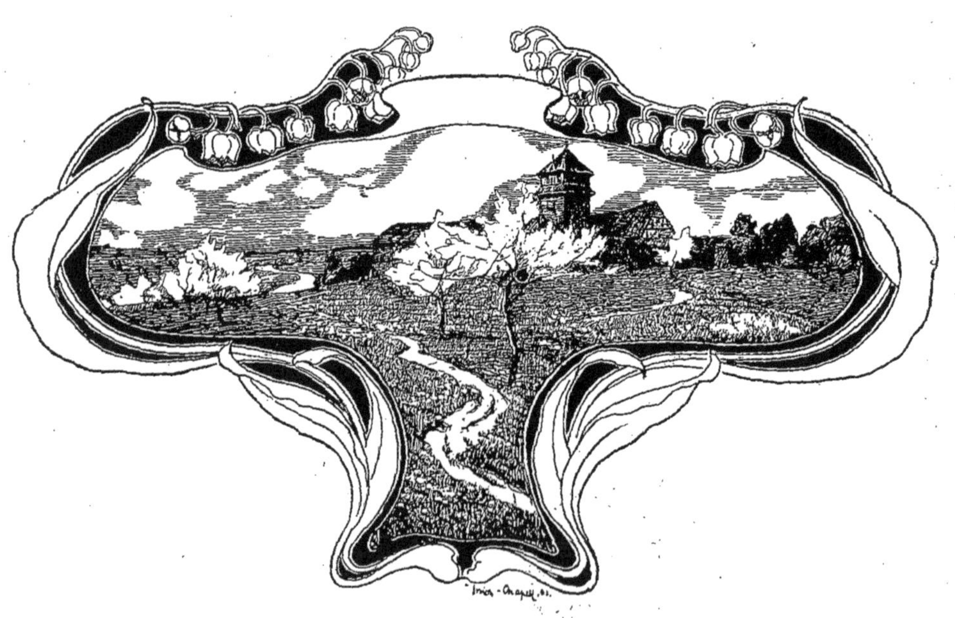

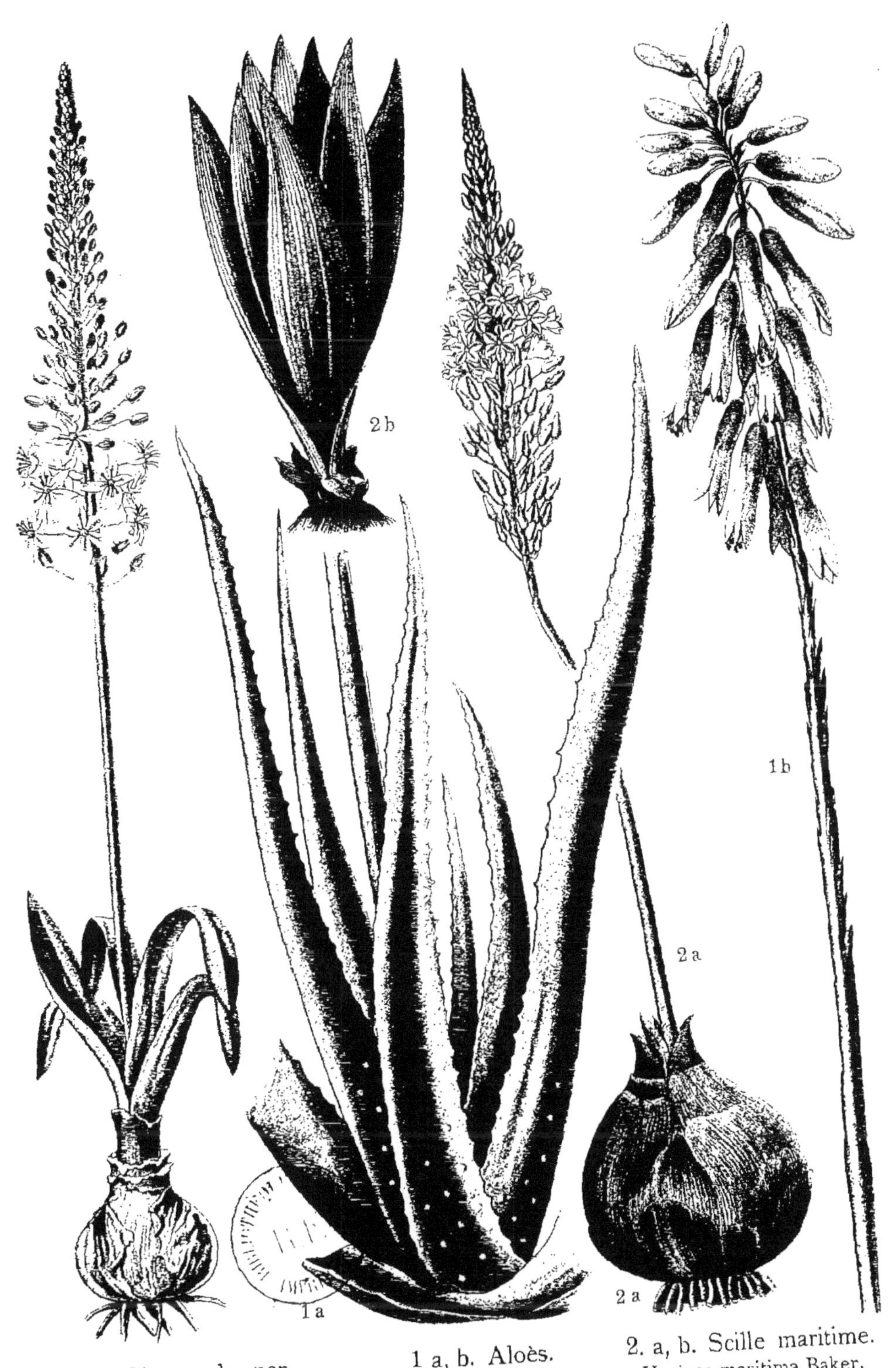

3. Oignon de mer.
Ornithogalum scilloides Jacquin.

1 a, b. Aloès.
Aloë soccotrina Lam.

2. a, b. Scille maritime.
Urginea maritima Baker.

Ail. Allium sativum L.

L'ail est une espèce d'oignon du climat méditerranéen dont le bulbe blanchâtre se subdivise en gousses ou caïeux. Ses feuilles, d'environ 1,5 cm. de largeur, sont planes, canaliculées, et sa hampe, cylindrique et non ventrue, se recourbe au moment de la floraison. Les fleurs sont d'un blanc sale; elles ont six étamines, un ovaire creusé au centre, et elles sont entourées, au début, d'une spathe membraneuse longuement effilée. L'ail est cultivé depuis la plus haute antiquité: les Juifs l'ont amèrement regretté, avec l'échalotte et l'oignon, lors de leur séjour dans le désert. Il a une odeur particulière, désagréable, et une saveur très forte qui ne semble pas être du goût de tout le monde puisque Victor Hahn prétend que tous les peuples de l'Univers peuvent être partagés en deux groupes: les adorateurs de l'ail et .... les autres.

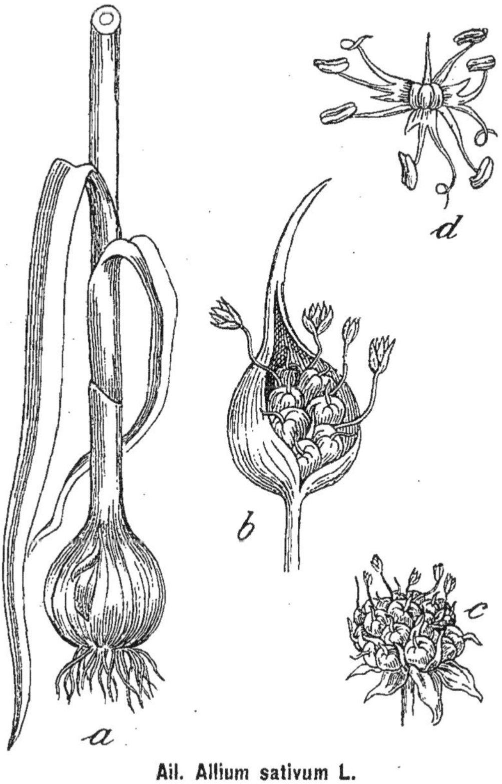

Ail. Allium sativum L.

a. Partie infér. de la tige. *b.* Partie supér. en floraison. *c.* Inflorescence. *d.* Etamines et pistil.

Emploi. L'ail est une plante condimentaire dont les méridionaux, surtout, raffolent. Il entre comme assaisonnement dans une sorte de saucisson fumé, dur et mince, le *Knackwurst* du Würtemberg, est regardé un peu partout comme vermifuge et faisait autrefois partie du *vinaigre* dit *des quatre voleurs*.

Les anciens thérapeutistes en disent beaucoup de bien: Galien en fait la Thériaque des paysans. L'ail réchauffe, disent-ils, dégage les selles et les vents, chasse les vers, guérit les morsures des chiens et des serpents. Si on le mange cuit, il éclaircit la voix, calme les toux opiniâtres, porte au sommeil et rend service dans certaines affections des intestins. On se préservera d'une maladie contagieuse en prenant une décoction chaude d'ail dans du vinaigre double et, pour se défaire des calculs, on prendra de l'ail cuit dans de l'esprit-de-vin. L'ail, toutefois, n'est pas à conseiller aux natures d'un tempérament ardent, pas plus d'ailleurs qu'aux personnes travaillées de goutte ou de podagre. Ils donnent, contre les maux d'oreilles provoqués par le froid, le conseil de cuire de l'ail dans de l'huile d'olive, d'en exprimer le jus chaud dans le canal auditif et de fermer d'un tampon de ouate.

Pl. X. Fig. I.

Aloès. Aloë soccotrina Lam.

L'aloès est une Liliacée à feuilles grasses, charnues, sinuées-dentées, dont la hampe porte une grappe de fleurs pendantes, jaunes, cylindrico-campanulées. Il fleurit en juin dans les pays méridionaux et passe, chez nous, la mauvaise saison dans les serres.

L'aloès des pharmaciens est le suc extrait des feuilles de la plante et desséché au soleil. C'est une masse brillante, de couleur brun foncé, à reflets verdâtres, à cassure largement conchoïdale. Sa saveur est très amère et son odeur fait songer au safran ou à la myrrhe.

Emploi. L'aloès est offic. sous le nom d'*Aloë*. Il sert à la préparation d'un extrait d'aloès *(Extractum aloës)*; de la teinture d'aloès *(Tinctura Aloës:* aloès 2, alcool 10*)* et de la teinture d'aloès composée ou élixir de longue vie *(Tinctura Aloës composita:* aloès 30, agaric blanc 5, myrrhe 5, racine de gentiane 5, rhubarbe 5, safran 5, zédoaire 5, alcool dilué 1000). Il entre dans la composition des pilules d'aloès *(Pilulæ aloëticæ)*, des pilules d'aloès et de fer *(Pilulæ aloëticæ ferratæ)*, des pilules de rhubarbe composées *(Pilulæ Rhei compositae)*, du baume de Fioravanti *(Spiritus balsamicus)*.

L'aloès est tonique, stomachique, légèrement purgatif en petite quantité, laxatif à haute dose. A la dose de 0,1 gr., il est salutaire aux personnes astreintes à un travail intellectuel, mais il est bon de n'en pas abuser. Il débarrasse de la constipation et des hémorroïdes, provoque les menstrues, empêche les flux de sang, et sa teinture est vulnéraire. On l'utilise en lavements, en collyres, en emplâtres; contre la jaunisse, on recommande de prendre trois fois par jour 0,1-0,2 gr. d'aloès dans de l'eau de fenouil ou d'anis.

L'aloès pris en morceaux peut percer les intestins.

Kneipp en dit beaucoup de bien: « Une ou deux pointes de couteau de poudre d'aloès bouillies avec une petite cuillerée de miel, fournissent une mixtion qui nettoie radicalement l'estomac, sans le moindre inconvénient. Avez-vous des yeux malades, sanguinolents, chassieux, dont découlent du pus ou autres superfluités, l'aloès vous fournira une excellente eau ophtalmique. Mettez pour cela une forte pointe de couteau d'aloès dans un flacon, versez y de l'eau chaude, agitez, et voilà votre remède prêt. Lavez alors 3 ou 4 fois par jour avec cette eau l'intérieur et l'extérieur de vos yeux, et ne vous laissez pas arrêter par les démangeaisons ou par une petite douleur brûlante, qui peuvent surgir au début. Cette même eau est égalemnet un admirable détersif pour les anciens ulcères, les chairs putrides, les cicatrices profondes avec forte suppuration. Plongez, à cet effet, un morceau de linge dans l'eau d'aloès et appliquez sur la partie malade. Si un ulcère, ou plutôt le fluide âcre qui en découle, empêche à un endroit du corps la peau de se reformer, répandez dessus de la poudre d'aloès et en quantité assez grande pour que toute la partie souffrante en soit recouverte. Pansez, avec des linges secs, une fois par jour. La poudre, en absorbant les substances morbides, formera une croûte, sous laquelle la nouvelle peau ne tardera pas à se montrer.»

Pl. X. Fig. 2. Scille maritime. Grande scille. Oignon marin. Scilla maritima L. Urginea maritima Bak.

Cette plante croît sur le littoral des mers qui baignent le midi de la France, l'Afrique méridionale, la Syrie, la Sicile et l'Espagne. Son bulbe énorme, en forme de poire, donne naissance à une hampe haute de 6-9 dm. se terminant par une grappe de fleurs blanchâtres, rosées ou rouges. On n'utilise que son bulbe dont les tuniques, desséchées, sont désignées dans les pharmacies sous le nom de *squames de scille*. Les écailles moyennes, de préférence celles de la variété à bulbe rouge (récolte en automne), sont coupées en lanières de quelques mm. d'épaisseur et séchées; elles ont la transparence de la corne et une saveur amère et désagréable. Le suc frais brûle la peau et provoque l'éternûment et les larmes. Les feuilles ne poussent qu'au moment où la tige se flétrit. Fleurit en août et septembre.

Emploi. Les scilles des pharmaciens *(Bulbus scillæ)* ne sont autre chose que les squames de scille dont nous avons parlé plus haut. Ces squames donnent une poudre contenant de nombreux raphides d'oxalate de potasse et servent à la préparation d'une teinture, d'un vinaigre et d'un oxymel.

La scille est un diurétique à recommander dans les affections hydropiques, ainsi qu'un expectorant d'un effet sûr. Il est bon, toutefois, de ne pas la prendre à haute dose, car elle est un poison dangereux: dose max. 1 gr. pour les adultes, $^1/_5$-$^1/_4$ de gr. pour les enfants.

La *teinture de scille* se prend à la dose max. simple de 2 $^1/_2$ gr. et se prépare au moyen de 2 parties de scille et 10 parties d'alcool dilué. Le *vinaigre de scille (Acetum scillæ)*, un liquide limpide, jaune, d'une saveur amère et acide (scille 1, alcool 1, vinaigre pur 9, macérer pendant 8 jours et exprimer) est pris à l'intérieur avec du sucre ou du miel (oxymel) pour provoquer les effets ci-dessus et, extérieurement, dilué dans la proportion de 1: 10, sous forme de cataplasmes, de lavements ou de gargarismes. Quant à l'*Extractum scillæ* des pharmacies, c'est un extrait brun-rouge, d'une saveur âcre, légèrement amère, qu'on doit conserver avec prudence et dont la dose max. quotidienne est 1 gr.

Pl. X. Fig. 3. Oignon de mer. Ornithogalum scilloïdes Jacq.

C'est le faux-oignon marin des campagnards, une espèce d'ornithogale à gros bulbe vert émergeant du sol, à longues feuilles plates et ensiformes dont la hampe devient très longue et porte une grappe pyramidale garnie de fleurettes d'un blanc verdâtre à odeur désagréable.

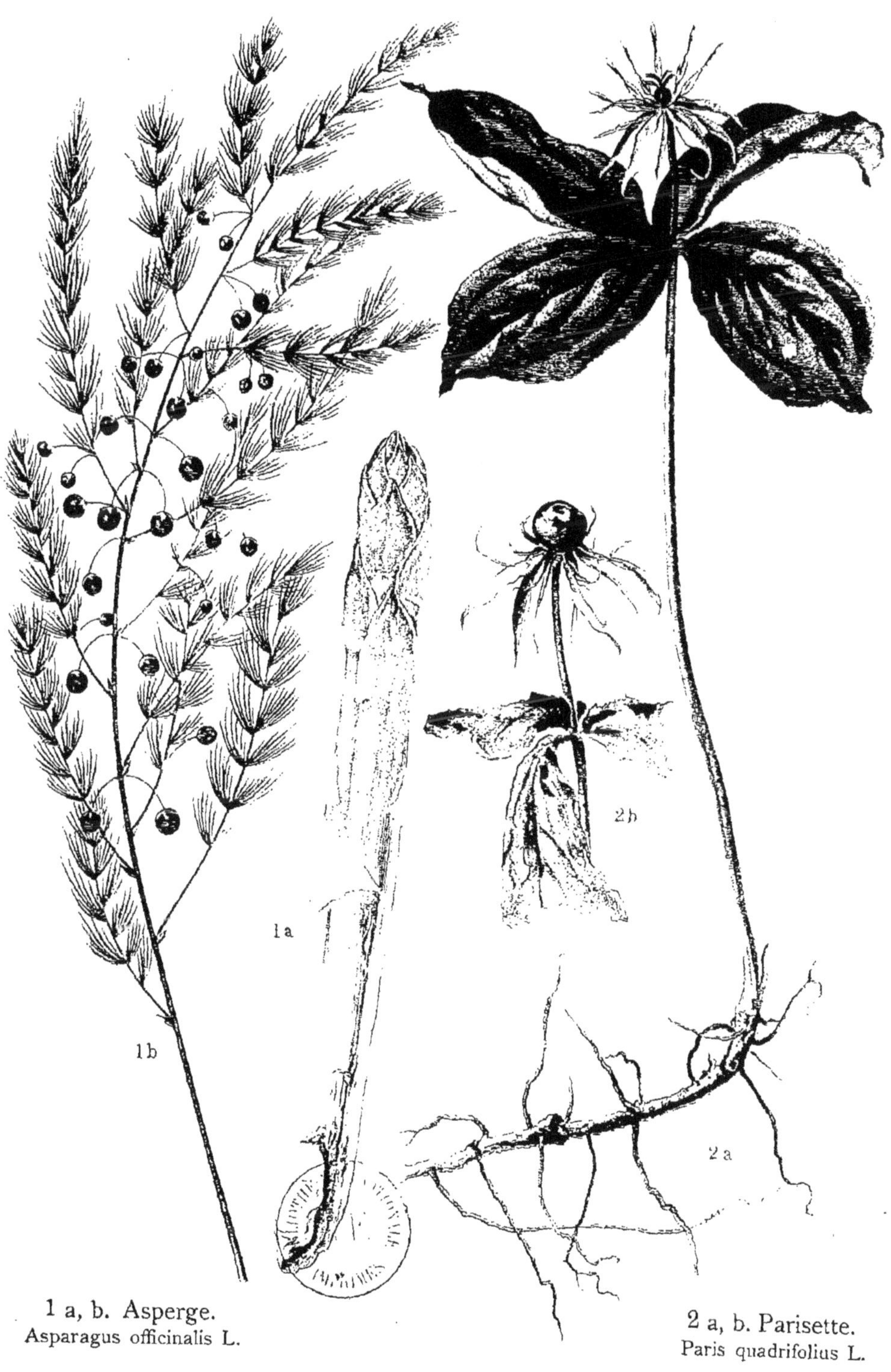

1 a, b. Asperge.
Asparagus officinalis L.

2 a, b. Parisette.
Paris quadrifolius L.

L'oignon de mer est originaire du cap de Bonne-Espérance.

Emploi. Les feuilles et les pelures sont très estimées pour les plaies, les brûlures et les excoriations de toutes sortes.

Pl. XI. Fig. I. Asperge. Asparagus officinalis L.

Rhizome horizontal, vivace, court, à longues fibres radicales épaisses, donnant au printemps des pousses cylindriques chargées d'écailles, charnues, et terminées par un bourgeon verdâtre. Les fleurs, d'un blanc-verdâtre, sont portées par deux sur un pédicelle articulé et penché. Elles donnent une baie sphérique d'un rouge vif. L'asperge fleurit en juin-juillet et fructifie en août. On en coupe les jeunes pousses au printemps (avril et mai). Cette plante croît dans les lieux sablonneux de nos contrées, çà et là à l'état sauvage, et fait l'objet d'une culture très perfectionnée. Les asperges du Valais, en Suisse, sont particulièrement renommées. Les asperges préparées ont une odeur et une saveur particulières, agréables, légèrement douceâtres.

Emploi. L'asperge constitue un aliment léger et très sain. C'est un dépuratif du sang qui communique à l'urine une odeur tout à fait spéciale et qu'on peut recommander comme diurétique à toutes les personnes atteintes d'affections de la vessie ou des reins. Les racines se comptaient autrefois parmi les cinq racines apéritives majeures, *Radices quinque aperientes majores.*

Si nous en croyons les anciens herboristes, une décoction de racine dans du vin dégorge le foie, chasse la jaunisse, dépure les reins et la vessie, calme les douleurs de la goutte sciatique, et, tenue chaude dans la bouche, apaise les rages de dents. Nous ne parlerons pas de l'huile d'asperge vantée par nos pères contre les piqûres des guêpes et des abeilles, et nous contenterons de dire qu'on prépare avec le suc de la plante le sirop de *pointes d'asperges,* diurétique employé contre l'hydropisie.

Sceau de Salomon. Herbe aux panaris. Convallaria polygonatum L. Polygonatum vulgare Desf. Polygonatum officinale All.

Rhizome rampant, blanc, de l'épaisseur du doigt, çà et là rétréci. Tige droite, anguleuse, striée. Feuilles ovoïdes-allongées, alternes, formant deux rangs sur la tige. Fleurs tombantes, toutes du même côté, de belle apparence, blanches avec bords d'un vert clair, tubulées-campanulées. Baies d'un bleu noir.

Le sceau de Salomon fleurit en mai-juin. Il croît dans les buissons, sur les collines calcaires et dans les pierriers. Il est parfaitement inodore et son rhizome, assez riche en mucilage, est douceâtre.

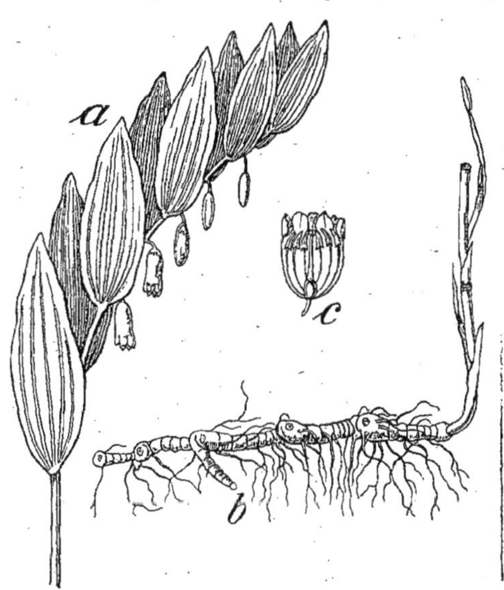

Sceau de Salomon. Polygonatum officinale.
a. Partie supérieure d'une plante en floraison.
b. Rhizome et partie inférieure de la tige.
c. Coupe longitudinale de la fleur.

Emploi. Le rhizome contient une proportion notable d'amidon; il n'est nullement dangereux, mais on fera bien de se méfier des baies, car elles provoquent les vomissements.

Dioscoride nous apprend que les coquettes d'antan se frottaient le visage avec le rhizome pour se défaire des impuretés de la peau, et qu'elles en préparaient une sorte d'eau de toilette pour s'éclaircir le teint. A en croire d'autres thérapeutistes, la poudre de rhizome résorberait rapidement le sang des contusions et des hémorragies sous-cutanées, tandis qu'un emplâtre de rhizome frais, de graisse de porc et de safran, serait un excellent maturatif des abcès, des panaris et des furoncles.

Il en résulterait donc que le sceau de Salomon jouirait de propriétés émollientes, légèrement caustiques et maturatives. Il faut remarquer, toutefois, que les anciens herboristes ne font aucune différence entre le *Polygonatum vulgare* qui nous occupe et le Grand sceau de Salomon, *Polygonatum multiflorum Allioni.*

Muguet. Lis de la vallée. Amourette. Lis des vallées. Convallaria majalis L.

Le muguet se passerait de description. C'est la jolie petite plante, très commune dans les bois et les taillis, que tout le monde salue avec plaisir et que tout le monde aime pour son charme pénétrant, son suave parfum, sa grâce, la blancheur immaculée de ses clochettes en grappes. Le muguet possède un rhizome mince, longuement traçant, donnant naissance à deux feuilles radicales ovales, pointues au sommet et d'un beau vert. La hampe, demicylindrique, porte une grappe unilatérale de fleurs blanches en grelot, penchées et dentelées, et, plus tard, des baies sphériques d'un rouge écarlate.

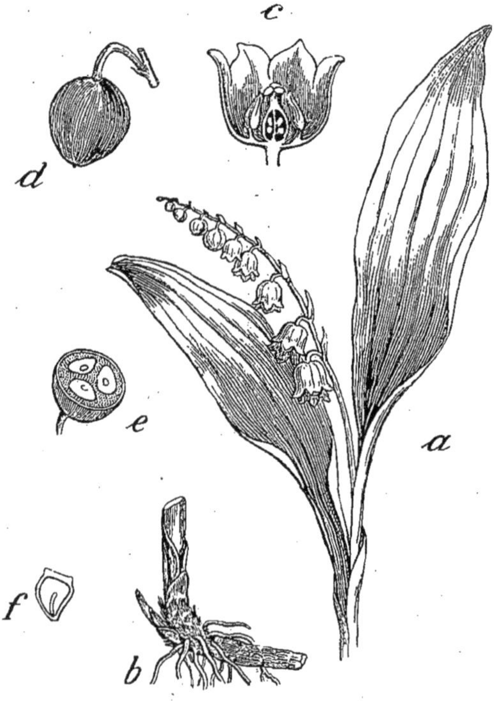

Le muguet fleurit d'avril en juin ; les fleurs ont une odeur particulièrement suave et pénétrante, et une saveur amère, âcre et désagréable.

Muguet. Convallaria majalis L.

a. Plante en floraison. *b.* Rhizome. *c.* Coupe longitudinale d'une fleur. *d.* Fruit. *e.* Coupe transversale d'un fruit. *f.* Semence (coupe).

Emploi et dangers. Sous son aspect à la fois poétique et gracieux, le muguet cache un poison dont les effets ont assez d'analogie avec ceux de la digitale. On fera donc bien de recommander aux enfants de n'en point tenir dans la bouche, de n'en point mâcher les fleurs, et de ne jamais boire l'eau dans laquelle ces dernières auront séjourné. Son *extrait* ralentit et régularise les battements du cœur et exerce une forte action diurétique : il est administré contre les palpitations, le rétrécissement mitral et toutes les affections du cœur suivies d'hydropisie (dose max. par jour 0,2 gr.). Les anciens herboristes prétendent que le suc des fleurs est un excellent remède ophtalmique, et nous en voyons qui remplissent un verre de fleurs de muguet, le ferment (?), le placent dans une fourmilière pendant quelques jours, et emploient ensuite le liquide qui s'est amassé dans le verre pour calmer les douleurs de la goutte.

Pl. XI. Fig. 2. Parisette. Raisin de Renard. Herbe à Paris. Parisette à quatre feuilles. True-Love des Anglais. Paris quadrifolius L.

Rhizome horizontal, vivace, cylindrique, traçant. Tige verticale d'environ 30 cm., feuillée seulement au sommet où elle est garnie de 4 feuilles ovales et sessiles disposées en croix. Un peu au-dessus de ces feuilles, la tige se termine par une fleur unique assez grande, verdâtre, joliment étoilée, qui produira, en juillet-août, une baie d'un bleu noir.

La parisette croît partout dans nos contrées, mais surtout dans les bois humides où elle fleurit en mai-juin.

Emploi et dangers. Les feuilles broyées peuvent être appliquées sur les yeux et les plaies enflammés. A petite dose, la parisette passe pour avoir des propriétés antispasmodiques, mais il est prudent de se méfier des baies qui contiennent un principe narcotique capable de provoquer le malaise, des vomissements et des crampes d'estomac.

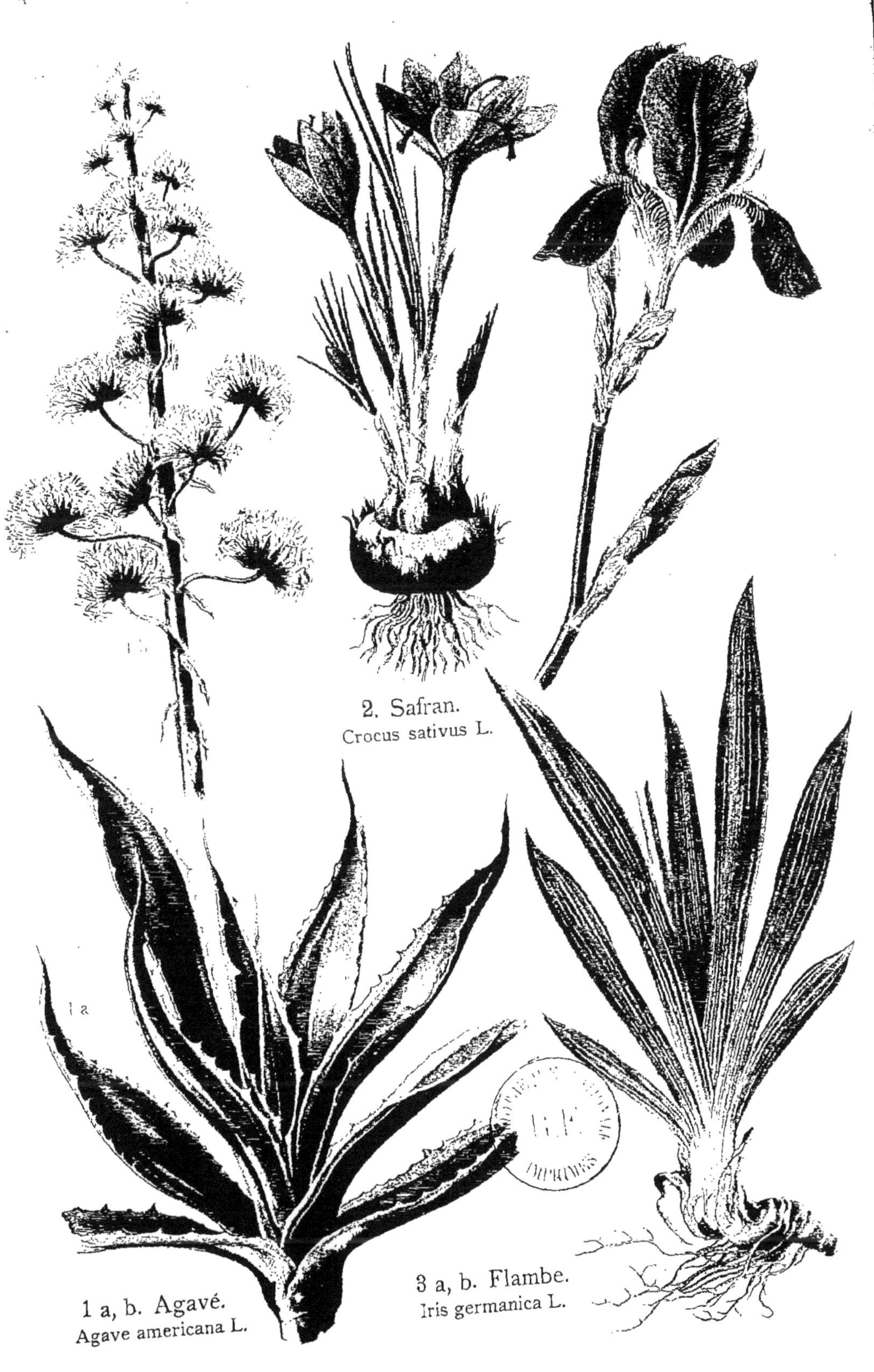

2. Safran.
Crocus sativus L.

1 a, b. Agavé.
Agave americana L.

3 a, b. Flambe.
Iris germanica L.

Famille des

Dioscorées

Taminier. Tamier. Sceau de la Vierge. Couleuvrée-noire. Sceau de Notre-Dame. Raisin du diable. Tamus communis L.

Plante terrestre, vivace, à souche épaisse, charnue, noire extérieurement, blanche à l'intérieur. Tige sarmenteuse, volubile, à feuilles longuement pétiolées, ovales-acuminées, cordiformes, luisantes. Baies rouges.

Indigène des pays méridionaux et d'Angleterre, le taminier croît chez nous dans les bois et les haies, s'enroulant où il peut; il fleurit en mai-juin.

La racine a une saveur amère et âcre, qui provoque les vomissements.

Emploi. La racine est purgative à la dose de 2-4 gr. On l'applique sur les foulures et les contusions, ce qui a sans doute valu au taminier le nom vulgaire et très suggestif «d'herbe aux femmes battues».

Les anciens herboristes lui prêtent des propriétés à peu près semblables à celles de la bryone (navet du diable); et Dioscoride, le fameux médecin de Cilisie, rapporte que les jeunes pousses, bouillies et apprêtées en salade, constituent un mets très apprécié dans certaines contrées à cause de ses effets emménagogues, diurétiques, dépuratifs, toniques et antiépileptiques.

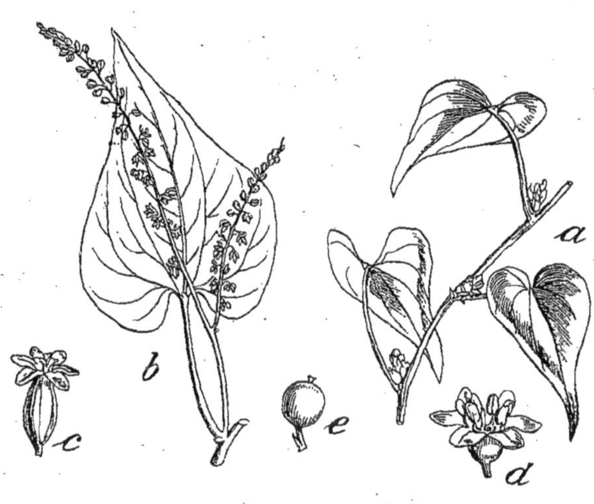

Taminier. Tamus communis L.
a. Tige montrant l'inflorescence d'une plante femelle.
b. Tige montrant l'inflorescence d'une plante mâle.
c. Fleur femelle. d. Fleur mâle. e. Fruit.

Famille des

Amaryllidées

Pl. XII. Fig. 1. Agavé. Agave americana L.

Plante rappelant l'aloès et garnie à sa base d'une touffe en rosette de grandes feuilles charnues, épaisses, pointues, sinuées. Hampe très haute, dressée, rameuse, portant des fleurs vertes fasciculées.

Originaire du Mexique, l'agave s'est acclimaté dans l'Europe méridionale où il se cultive en pots et en cuves. Chez nous, il ne fleurit guère que dans les serres et à un âge assez avancé, et sa floraison est un signe de prompt dépérissement et de mort. Son suc, frais, a une saveur douceâtre, et est employé dans la fabrication de la boisson nationale du Mexique, le fameux vin de *pulque*.

Emploi. Le curé Kneipp le loue beaucoup. La décoction d'une feuille serait un dépuratif de l'estomac et des intestins, en même temps qu'un bon remède ophtalmique. Une pointe de couteau de feuilles séchées et pulvérisées, prise deux fois à la journée, passe pour combattre la jaunisse. La feuille écrasée est un bon vulnéraire, et le suc épaissi des feuilles est considéré comme un remède contre la consomption.

Famille des

Iridées

Pl. XII. Fig. 2. Safran. Crocus sativus L.

Le safran diffère du colchique avec lequel on pourrait aisément le confondre, en ce sens que ses feuilles naissent avant les fleurs. C'est une plante acaule, à souche bulbeuse et à bulbes tuniqués. Ses feuilles, linéaires et disparaissant à la floraison, sortent, avec la hampe, d'écailles engainantes, scarieuses et tronquées obliquement. Ses grandes fleurs en entonnoir, d'un violet pourpre, sont striées de lignes rouges, et portent 3 stigmates très longs, recourbés, atteignant le limbe du périgone.

Le safran est originaire d'Orient. De nos jours encore, c'est la Perse, l'Asie mineure et le Cachemire qui en fournissent le plus. En Europe, on le cultive en France, en Autriche, en Italie, en Angleterre, en Allemagne, en Espagne, mais on semble donner la préférence aux safrans français et autrichiens.

Les stigmates et les styles sont récoltés au moment de la floraison. Ils ont une odeur forte, narcotique, aromatique, et une saveur amère et chaude due à l'huile essentielle qu'ils renferment. Desséchés, ils se présentent sous la forme de longs filaments d'un brun-rouge, d'odeur pénétrante et de saveur épicée.

Emploi. Off. *Safran, Stigmata croci.* Le safran est un calmant qui, quand il s'agit d'enfants, peut être considéré comme un succédané de l'opium. C'est un emménagogue populaire d'un usage courant, qui agit déjà à la dose de $^1/_2$ gr., et qu'il faut se garder de prendre à plus forte dose si l'on tient à éviter des suites désagréables et surtout dangereuses. L'infusion de 8-10 filaments par tasse à thé constitue un remède stimulant en même temps que narcotique qu'on pourra employer dans les cas d'asthme, de coqueluche ou d'hystérie. Le safran s'utilise à l'extérieur contre les inflammations de toute sorte, contre les hémorroïdes et les maladies des yeux, et il entre dans la composition: de l'*élixir de longue vie* (aloès 30, agaric blanc 5, myrrhe 5, racine de gentiane 5, rhubarbe 5, safran 5, zédoaire 5, alcool dilué 1000); du *Laudanum liquidum* (opium 10, safran 3, cannelle de Chine 1, girofle 1, alcool 45, eau 50, liquide d'un jaune-rouge foncé, d'une saveur amère et dont une goutte colore un litre d'eau nettement en jaune); de la *teinture* de safran (*Tinctura Croci*), sans compter qu'il n'est pas rare de le rencontrer sous forme de condiment.

La médication homéopathique emploie le safran dans l'obstétrique et pour combattre les hémorragies et les accès hystériques.

Les divers traités des simples nous disent que le safran, mélangé aux aliments, active la digestion et fortifie les organes à condition d'en faire un usage modéré; qu'il dégage le foie, débarrasse de la jaunisse, jouit de propriétés antiseptiques marquées; et ils le donnent, dans du lait, aux enfants qui crient continuellement et ne veulent pas boire. Ils en préparent un collyre et un remède contre les maux d'oreilles; ils en font, avec un œuf complet, un topique à appliquer sur les enflures et les abcès, et ils préconisent les frictions de lait safrané, d'essence de roses et d'un peu d'opium, contre les morsures si douloureuses de la podagre.

On sait généralement que le safran a un pouvoir colorant considérable. Ce que l'on sait moins, peut-être, c'est que ses émanations, respirées en trop grande quantité, provoquent des maux de tête et un état apoplectique qui peut amener la mort.

Iris de Florence. Iris florentina L.

L'iris croît spontanément dans le Nord de l'Afrique et le sud de l'Europe. On le cultive dans les environs de Florence et de Vérone, ainsi que dans certaines régions de la France, à cause du parfum de son rhizome. Il se reconnaît aux grandes et belles fleurs blanches, légèrement bleutées, qui garnissent, au nombre de 1-3, une hampe plus longue que les feuilles. Ses feuilles sont plates, presque dans un seul plan, lancéolées, pointues.

L'**Iris pallida Lamark** se distingue par ses fleurs d'un violet pâle et aussi par sa floraison plus tardive.

Pl. XII. Fig. 3. Flambe. Iris germanica L.

Rhizome traçant, horizontal, charnu, dont l'extrémité antérieure s'allonge chaque année par suite de l'apparition de deux bourgeons latéraux, tandis que l'extrémité postérieure se détruit. Fleurs grandes, sessiles, dont les sépales, d'un violet indigo, sont frangés d'une crête longitudinale de poils blancs ou jaunes, et dont les pétales, plus petits et d'un bleu pâle, sont brusquement contractés en un étroit onglet. Anthères de la longueur du filet. Stigmates oblongs, élargis au sommet.

Les deux premières espèces fleurissent en juin, la troisième de fin avril en juin. Toutes trois sont cultivées. La flambe ou *flamme* se perpétue souvent sans culture sur les vieux murs, sur les toits de chaume et les rochers. Les rhizomes italiens sont récoltés dans leur 2me ou 3me année de croissance et livrés au commerce; les rhizomes allemands, en automne. Tous possèdent une odeur agréable de vio-

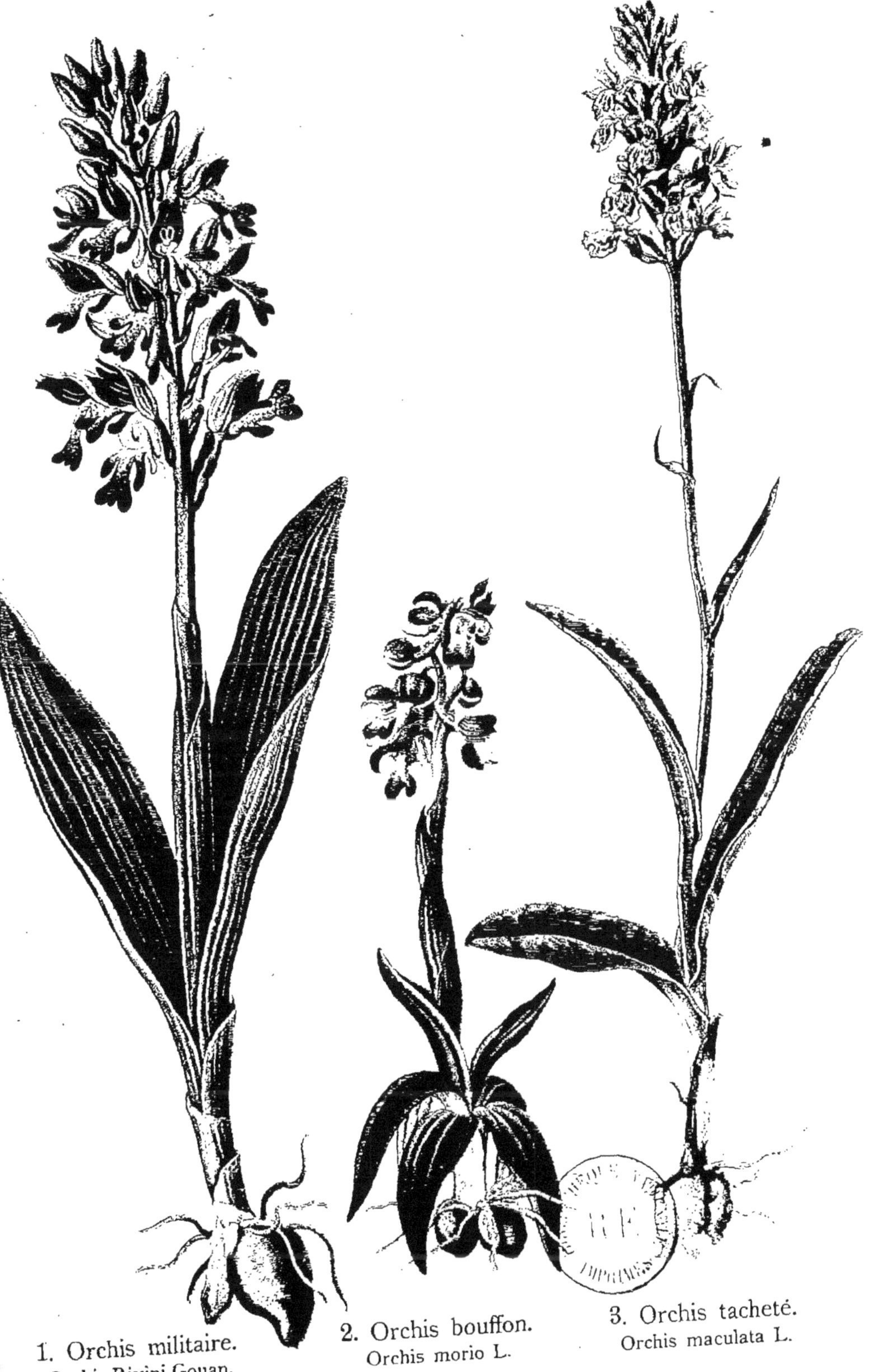

1. Orchis militaire.
Orchis Rivini Gouan.

2. Orchis bouffon.
Orchis morio L.

3. Orchis tacheté.
Orchis maculata L.

lette et une saveur légèrement âcre qui s'atténue par la dessication. C'est le rhizome de Livourne qui exhale le parfum le plus délicat.

Emploi. Off. *Rhizoma Iridis.* Ce sont des morceaux d'une épaisseur de 3-4 cm., de 8 cm. de long, grossièrement annelés, portant à la surface inférieure des cicatrices brunâtres laissées par les racines, et dont la coupe transversale montre une écorce très mince d'un jaune rouge entourant un tissu blanc. On les taille en bâtonnets cylindriques pour les donner à mâchonner aux enfants dont la dentition commence (*Radices Iridis mundatæ*), et on en fabrique des sortes de globules de la grosseur d'un pois qu'on destine à entretenir la suppuration des cautères (pois à cautère, pois d'iris de Paris). La poudre de rhizome, prise plusieurs fois par jour à la dose de $^1/_2$ gr. dans du miel, rend de bons services dans les affections catarrhales; on l'utilise également comme dentifrice, et les ménagères connaissent fort bien l'usage qu'on en fait dans la buanderie et les armoires à linge.

Feuilletons quelques livres de simples: «20 gr. de poudre absorbés dans du vin doux évacuent la bile et les mucosités par les selles. Y ajoute-t-on 3 gr. de rhubarbe, on aura un remède fameux contre l'hydropisie. Une bonne lampée d'une décoction de tranches de rhizome dans du bon vin blanc, prise plusieurs jours de suite, chaude et le matin à jeûn, provoque l'écoulement des menstrues, dégorge la vessie, dissout les calculs, combat les crampes et les frissons fiévreux, fait aller les selles, tue les vers, guérit la jaunisse et procure bon sommeil. Il n'est pas rare de voir des mères de famille ajouter de la poudre de rhizome aux bouillies de leurs petits dans l'espoir de calmer les maux de ventre. Un cataplasme chaud est topique pour les inflammations des glandes. La poudre est un détersif pour les plaies et les ulcères purulents, surtout si elle est additionnée de miel. Des compresses de vinaigre, de rhizome pulvérisé et d'essence de roses, sont souveraines contre les névralgies. La poudre et le suc provoquent l'éternûment, guérissent les hémorroïdes et détruisent les teignes.»

On sait que c'est au mélange de sépales écrasés et de la chaux que l'on doit la couleur connue sous le nom de *vert des peintres.*

Famille des Orchidées

Les plantes de cette famille se groupent en deux sections: les Enorchidées et les Cypripédiées. La première section se subdivise elle-même en trois tribus, les Ophrydées, les Néottiées, les Malaxidées. Chaque tribu ayant ses genres à part, et chaque genre ses espèces propres, il est, croyons-nous, préférable que nous n'entrions pas dans des détails qui n'intéresseraient en somme que les professionnels de la botanique scientifique, et que nous nous contentions d'une monographie sommaire des plantes de cette famille et d'un court aperçu de leurs propriétés médicinales et thérapeutiques.

Pl. XIII. Fig. I. Orchis militaire. Orchis singe. Orchis militaris L. Orchis simia. Orchis Rivini Gouan. Orchis tephrosanthos Vill.

Bulbe ovoïde présentant simultanément deux tubercules, dont l'un, déjà flétri et condamné à disparaître, a donné naissance à la tige feuillée et au tubercule frais. Tige de 30-40 cm. de hauteur, enveloppée de feuilles oblongues. Fleurs en casque d'un blanc cendré, disposées en gros épis assez lâches, et dont le lobe moyen, bifide, est rosé et ponctué de pourpre ou de petites houppes purpurines. Eperon un peu courbé, dirigé en bas, obtus, plus court que l'ovaire. Lieux herbeux; pelouses ombragées.

Pl. XIII. Fig. 2. Orchis bouffon. Orchis morio L.

Plus petit que le précédent, avec des fleurs d'un rose lilas et un casque veiné de vert. Labelle large, à 3 lobes obtus légèrement crénelés, dont le lobe moyen présente une tache blanche à sa base et des lignes violettes sur son milieu ; éperon obtus, cylindrique, presque aussi long que l'ovaire. Prairies sèches.

Orchis mâle. Orchis mascula L.

Les fleurs ont leurs sépales latéraux étalés et sont d'une couleur purpurine. Les feuilles sont quelquefois tachées de brun. Il croît dans les buissons, dans les bois et sur les pâturages montueux.

Genre Platanthère. Platenthera.

Périgone à divisions extérieures latérales plus ou moins étalées, la supérieure connivente en casque avec les 2 inférieures. Labelle dirigé en bas, linéaire-allongé, entier, et prolongé en un éperon très long. Bois, lieux herbeux, taillis. Fleurit en mai-juin.

Les espèces précédentes font partie du groupe d'Orchidées à bulbes *globuleux*, en opposition aux espèces suivantes qui rentrent dans le groupe des Orchidées à bulbes *palmés*. Disons encore que toutes les espèces de cette famille si originale attirent l'attention de chacun par la riche coloration et la forme particulièrement bizarre de leurs fleurs. Celles-ci figurent en effet les objets les plus disparates ; un casque, une mouche, un sabot, une abeille, un petit singe, une araignée, un bourdon, etc., etc.

Pl. XIII. Fig. 3. Orchis taché. Orchis tacheté. Orchis maculata L.

Bulbe palmé. Tige non fistuleuse d'environ 75 cm. de hauteur, donnant naissance à environ 10 feuilles généralement maculées de brun-noirâtre. Fleurs en épis courts et compacts, d'un rose pâle ou lilas ou blanches, veinées ou tachées de pourpre et de violet. Eperon cylindrique-conique, plus court que l'ovaire, dirigé en bas. Bois, pâturages montagneux et alpins.

Orchis à larges feuilles. Orchis latifolia L. Orchis majalis Reich et Orchis à fleurs carnées, Orchis incarnata L.

Ce sont deux espèces très voisines dont les feuilles sont généralement maculées de taches brunâtres. Leurs tiges sont creuses et leurs fleurs sont purpurines, vineuses dans la première espèce, plutôt carnées et moins violacées dans la seconde. Prés humides.

Orchis Gymnadenia.

Plante de 60 cm. environ de hauteur, dont les épis sont allongés, mais plus petits et plus étroits ; fleurs odorantes à éperon filiforme très long.

Les tubercules (salep) de ces quatre espèces sont récoltés immédiatement après la floraison, plongés dans l'eau bouillante et desséchés ensuite. Ils sont arrondis ou ovoïdes allongés, de consistance cornée, épais de 1-2 cm. et d'une longueur atteignant jusqu'à 4 cm ; leur surface est rude, jaunâtre ou gris-brunâtre.

La poudre de salep, bouillie dans 50 p. d'eau, doit donner après refroidissement une gelée mucilagineuse, consistante, sans saveur, peu colorée et passant au bleu par la solution d'iode.

Emploi. Off. *Tubera Salep*, ainsi que *Mucilago Salep*, mucilage de salep (salep 1, sucre de lait 1, eau bouillante en quantité suffisante pour obtenir 100). Les tubercules, plutôt féculents, gorgés d'amidon et de *bassorine*, servent à la préparation du fameux salep des Orientaux, considéré à tort comme très nourrissant, et administré en Europe, sous forme de potage, de bouillie ou de gelée, aux phtisiques et aux convalescents.

Les anciens herboristes les utilisaient en cataplasmes sur les parties travaillées de goutte ou de podagre.

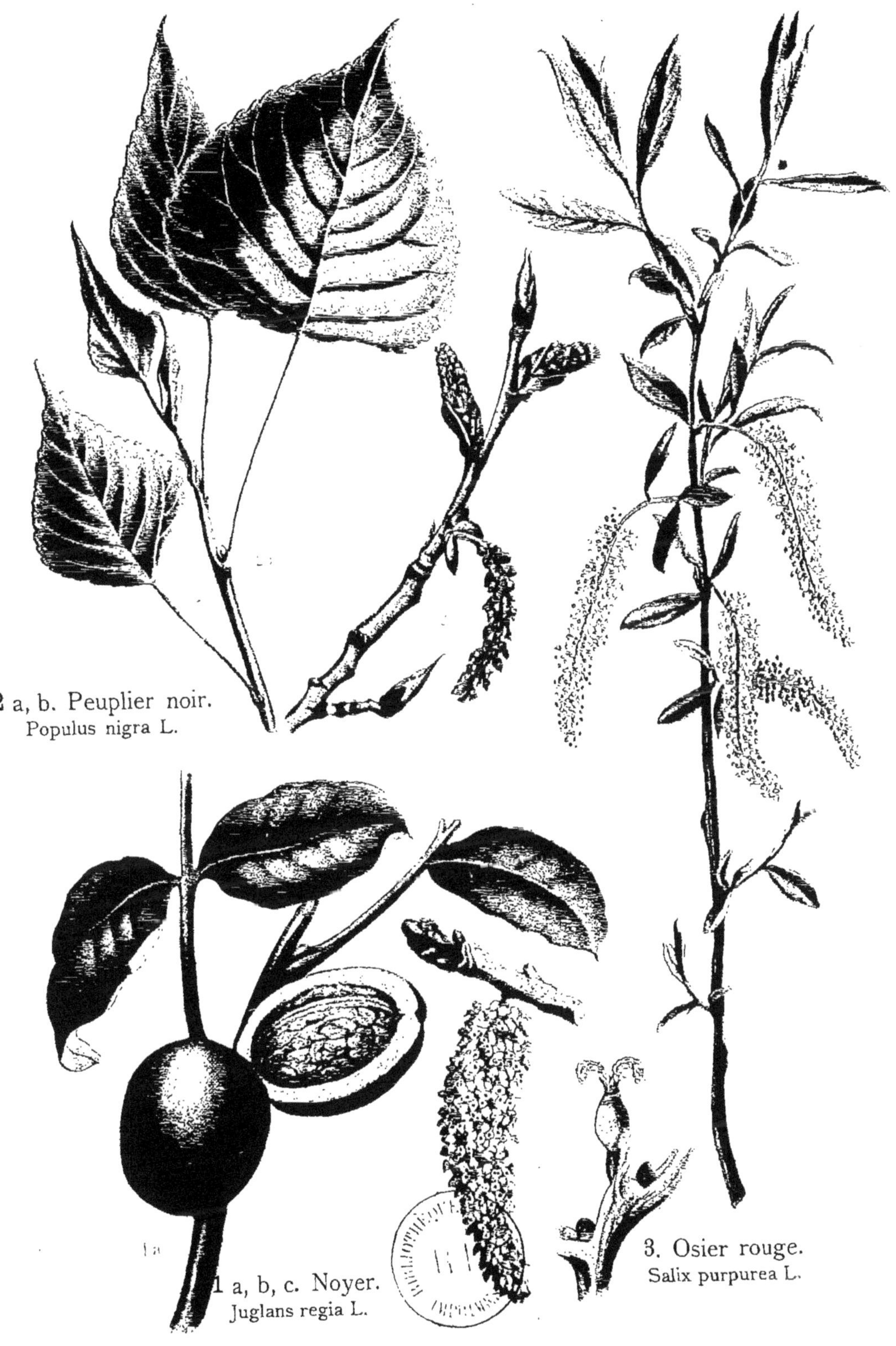

2 a, b. Peuplier noir.
Populus nigra L.

1 a, b, c. Noyer.
Juglans regia L.

3. Osier rouge.
Salix purpurea L.

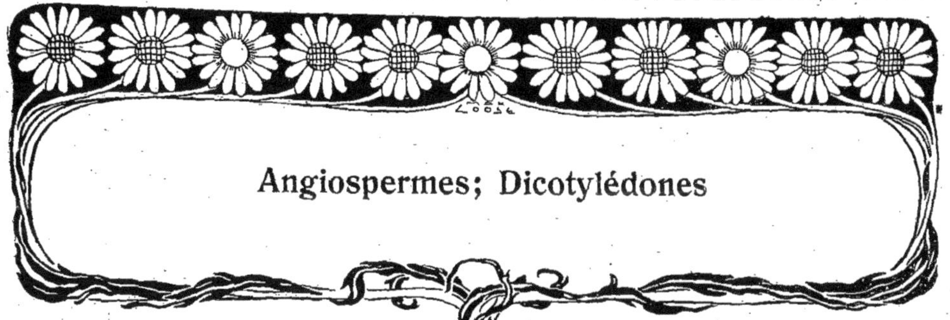

Angiospermes; Dicotylédones

Famille des

Juglandées

Pl. XIV. Fig. I. Noyer. Noyer commun. Noyer royal. Nouguié (Marseille). Nougué (Gascogne). Juglans regia L.

Le noyer est un bel arbre qui atteint de grandes dimensions et dont le tronc se partage en grosses branches étalées formant un magnifique dôme de feuilles d'un vert sombre. Ses fleurs, monoïques, paraissent avant les feuilles, les mâles en chatons pendants, les femelles solitaires ou réunies par 2-4 à l'extrémité des ramules. Ses feuilles sont glabres, à 7-9 folioles ovales-aiguës et obscurément sinuées-dentées. Son fruit est une *drupe* dont la partie charnue a reçu le nom de *brou*. A la maturité, le noyau, qui est la *noix*, s'ouvre en deux valves pour laisser échapper une amande qui a un peu l'apparence d'un cerveau. Le noyer fleurit en mai et arrive à maturité en septembre.

Le noyer est originaire de la Perse et ce sont sans doute les Romains qui l'ont importé en Europe. On le cultive çà et là, bien qu'il supporte fort mal le froid, et il n'est pas rare de le rencontrer isolé, par petits groupes, ou même en allées.

Les feuilles sont cueillies en juin et rapidement séchées au soleil; les fruits verts (brou), en juillet. Le brou et les feuilles, triturés frais, répandent une odeur balsamique prononcée et ont une saveur amère, astringente et âpre, qui s'atténue toutefois fortement par la dessication.

Emploi. Off. *Folia Juglandis*: c'est la foliole, ovale, entière, nue, dont on a retranché le pétiole. Une infusion théiforme de 10 gr. de feuilles par litre d'eau est employée avec avantage à l'intérieur dans le traitement des affections scrofuleuses. Le brou de noix et la liqueur de brou de noix sont toniques et stomachiques. Pour préparer cette dernière: faire macérer pendant 8 jours dans de l'eau-de-vie des noix vertes coupées en quartiers et relevées d'un peu de cannelle en poudre et de quelques clous de girofle; sucrer; exposer au soleil pendant 4 semaines et filtrer. (On comptera environ 30 noix par litre d'eau-de-vie, $^1/_2$ gr. de cannelle, $^1/_2$ gr. de clous de girofle, et 350 gr. de sucre dissous dans 125 gr. d'eau.) L'eau de brou de noix, dans laquelle on a jeté des cendres, détruit les pucerons sans nuire aux plantes.

Le curé Kneipp recommande les bains complets à la dose de 30 gr. de feuilles par litre d'eau aux enfants scrofuleux.

Cette même décoction, étant donnée son astringence, peut s'utiliser avec avantage en lotions (cuir chevelu), en injections, fomentations et bains de pieds.

Les anciens ont l'air de se méfier des noix fraîches qu'ils semblent digérer avec peine. Ils disent toutefois dans leurs écrits: « suc de brou et hydromel, bon pour cou et luette,» et plus loin: « beaucoup de noix avalées, ver solitaire chassé.»

Famille des

Salicinées

Pl. XIV. Fig. 2. Peuplier noir. Peuplier franc. Peuplier suisse. Liard. Populus nigra L.

Le peuplier suisse est un grand et bel arbre à écorce crevassée et noire, dont les branches étalées sont garnies de feuilles longuement pétiolées, triangulaires-acuminées, dentées, toujours glabres et ordinairement glutineuses. Dioïque, de même que toutes les Salicinées, le peuplier noir ne porte, sur le même pied, que des fleurs d'un seul sexe. Les fleurs mâles forment des chatons rouges, les fleurs femelles des chatons verts.

Le peuplier noir est originaire des pays méditerranéens et des rives du Danube. Il affectionne les terrains humides, le bord des eaux, et se plante en avenue ou en quinconce.

Emploi. Les différentes espèces de peupliers — peuplier blanc ou peuplier de Hollande, peuplier blanchâtre ou grisard, peuplier tremble, peuplier noir, peuplier pyramidal ou peuplier d'Italie, peuplier à chapelets ou peuplier de Virginie, peuplier baumier ou peuplier de Sibérie — sont surtout utilisées comme bois de chauffage; ils sont le type des bois blancs. Ils servent aussi beaucoup à chauffer le four et on les convertit en un charbon léger très bon pour faire de la poudre à canon et dont une variété constitue le charbon médicinal ou charbon de Belloc. Ce dernier donne par ingestion de bons résultats dans les affections de l'estomac.

Les bourgeons frais du peuplier noir constituent un médicament balsamique, diurétique et sudorifique. Ils entrent dans la confection de l'onguent de peuplier, *Unguentum Populi*, employé comme calmant dans les cas d'hémorroïdes, de brûlures ou de plaies douleureuses. Cet onguent se prépare en mélangeant 20 parties de bourgeons de peuplier récemment séchés, 5 parties de feuilles de belladone, 5 parties de feuilles de jusquiame; en arrosant le tout avec 5 parties d'alcool; en ajoutant 100 parties d'axonge; en digérant au bain-marie pendant 12 heures, et en passant avec expression à travers une étoffe de laine.

Pl. XIV. Fig. 3. Saule pourpre. Osier rouge. Salix purpurea L. Verdiau. Osier franc.

L'osier rouge n'est qu'une des nombreuses variétés du genre *saule*. C'est un arbuste qui croît au bord des eaux et des chemins humides, qui fleurit en mars-avril en donnant des chatons mâles paraissant avant les feuilles et des chatons femelles poussant en même temps que ces dernières. Il a des branches effilées et flexibles d'un rouge pourpre très vif, de longues feuilles étroites et finement dentées, et il est très recherché dans la vannerie fine et par les tonneliers.

A côté de l'osier rouge, les botanistes distinguent encore: l'osier vert ou l'osier de rivière ou osier des îles *(Salix viminalis)*; l'osier jaune ou osier des vignes *(Salix vitellina)*, très estimé dans la vannerie fine, dans la tonnellerie et dans le jardinage; l'osier noir ou osier bleu ou osier brun ou saule à une étamine *(Salix monandra)*; l'osier blanc *(Salix alba)* employé par les sculpteurs et recommandé comme succédané du quinquina; l'osier à trois étamines *(Salix triandra)*, de qualité inférieure; le saule laurier ou saule odorant ou saule à cinq étamines *(Salix pentandra)*, remarquable par ses grandes feuilles luisantes, dentées, d'un vert clair, bordées de glandes résineuses et odorantes et de même forme que celles du laurier; l'osier fragile *(Salix fragilis)*, fréquemment exploîté en têtard le long des rivières. Ce dernier comprend deux variétés, l'une à écorce verte, l'autre à écorce rouge. Ses brins cassants ont une certaine disposition à devenir branchus et sont utilisés pour la vannerie commune. Ses feuilles sont denticulées lancéolées, glabres et luisantes en dessus. Ses chatons, mâles et femelles, paraissent tous deux avec les feuilles, les chatons femelles très longs, pendants, lâchement imbriqués.

Emploi. Ce que les pharmaciens entendent par *Cortex Salicis* n'est rien d'autre que l'écorce de saule recueillie au printemps sur le *Salix alba L.*, le *Salix fragilis L.* et d'au-

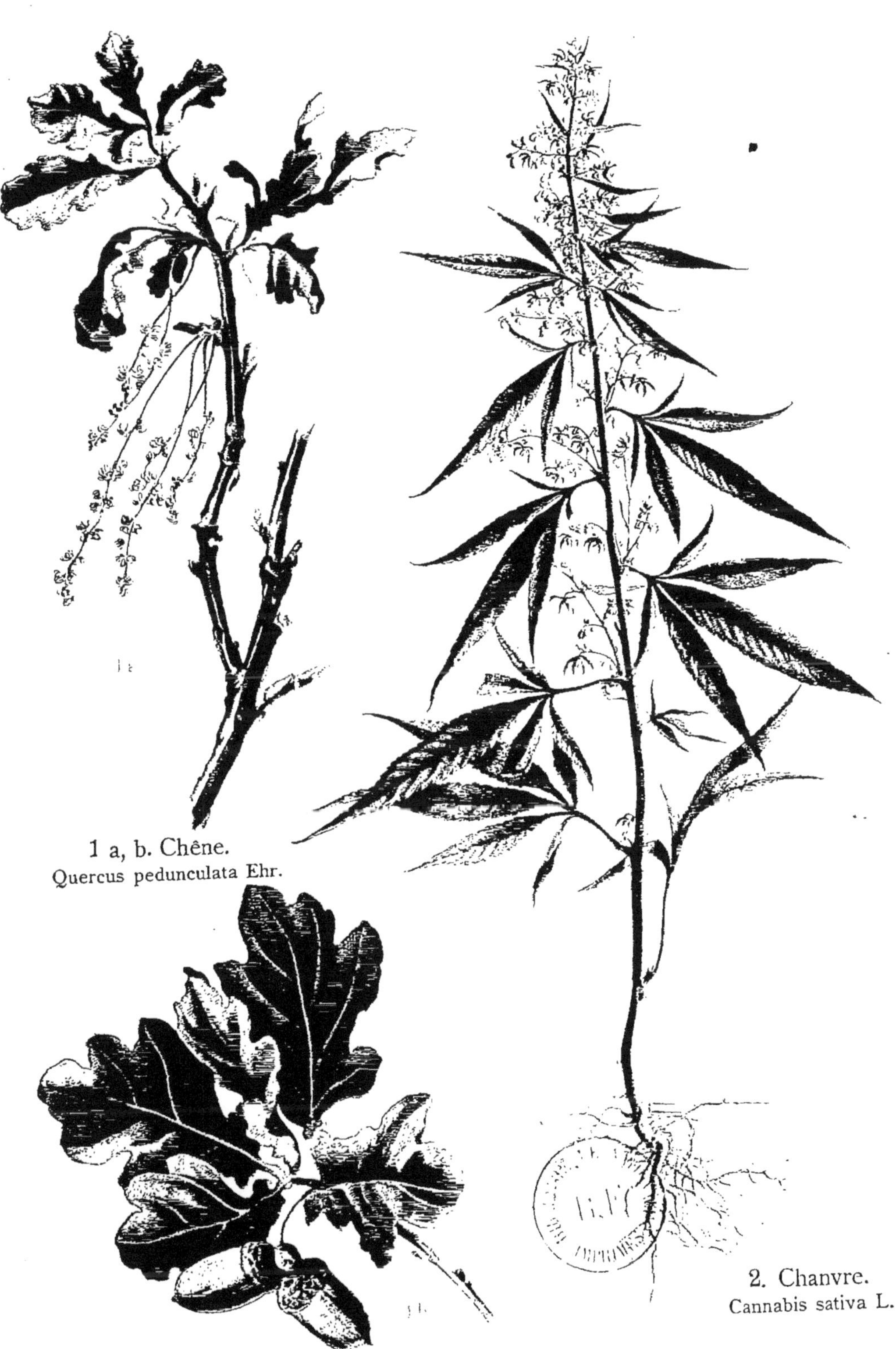

1 a, b. Chêne.
Quercus pedunculata Ehr.

2. Chanvre.
Cannabis sativa L.

tres saules indigènes. Ce sont des morceaux cintrés, flexibles, de 1-2 mm. d'épaisseur, à surface presque lisse, le plus souvent un peu luisante, inodores, avec une saveur amère et âpre.

L'écorce de saule s'emploie à l'intérieur, en décoction simple ou en poudre, contre les fièvres intermittentes, la dysentherie, les embarras d'estomac et d'intestin, les affections pulmonaires et les crachements de sang. A l'extérieur, elle peut être utilisée en bains fortifiants, en gargarismes, en lotions du cuir chevelu (pellicules) et aussi pour arrêter le sang des plaies fraîches. Il est à remarquer que le saule pourpre est plutôt riche en *salicine*, remède préconisé contre les fièvres intermittentes légères, et que le saule fragile renferme davantage de tanin.

Famille des Cupulifères L. (Amentacées)

Pl. XV. Fig. I. Chêne. Chêne à fruits pédonculés. Chêne Rouvre. Quercus pedunculata Ehrh. Chêne commun. Chêne à grappes.

Le chêne est un arbre vigoureux qui forme de vastes forêts dans une grande partie de la France, et dont le tronc rugueux, les branches tortueuses et noueuses dénotent une force de résistance peu commune. Ses feuilles, très brièvement pétiolées, sont profondément lobées et vont en sè rétrécissant vers le bas. Il est monoïque, fleurit en mai, mûrit en octobre, époque à laquelle il porte des fruits *(glands)* longuement pédonculés contenus dans une sorte de petite coupe appelée *cupule.*

On récolte l'écorce des jeunes troncs et des rameaux en mai ou au commencement de juin et les glands en octobre. L'écorce contient environ 10 % de tanin et est franchement astringente.

Emploi. Le *Cortex Quercus* des pharmaciens se présente le plus souvent sous la forme de tubes de 1-3 cm. de diamètre: ce n'est rien d'autre que l'écorce des jeunes rameaux et des pousses radicales.

La décoction de 30 gr. de *Cortex* dans un litre d'eau se recommande à l'intérieur contre les crachements de sang, les catarrhes, les flux de sang, les maux de tête, la diarrhée et les affections de la vessie; à l'extérieur, on peut l'employer avec avantage en gargarismes pour les gencives et la muqueuse de la bouche, en lotions contre les ulcères de mauvaise nature, en bains contre la transpiration trop abondante des pieds, en compresses contre le goître et l'esquinancie, en bain de siège contre les descentes de rectum, et elle remplace, jusqu'à un certain point, le tanin dans la leucorrhée et la blennorragie.

Le *tan* est l'écorce de chêne moulue. Il sert à transformer les peaux en cuirs. Il s'emploie quelquefois en médecine comme astringent pour arrêter les saignements de nez, et les débardeurs en saupoudrent leurs souliers pour éviter le ramollissement des pieds qu'ils appellent *grenouille.* Le principe actif du tan est le *tannin*, une substance légère, brillante, incolore ou légèrement jaunâtre, acerbe, astringente, que l'on peut extraire de l'écorce du chêne, du marronnier, de l'orme, du saule, du chataignier, ainsi que des feuilles de divers arbres, tels que le sumac, des noix de galle, etc. Le tannin, outre son emploi dans le tannage des peaux, en teinturerie, dans la fabrication de l'encre et le tannisage des vins blancs et des vins de Champagne, sert aussi en médecine. Appliqué sur les blessures ou sur les plaies, il coagule le sang, le pus, etc. Il est d'autre part le contrepoison de l'émétique et de la plupart dés alcaloïdes, car il forme, avec ces derniers et avec l'antimoine de l'émétique *(Tartarus stibiatus)*, des précipités insolubles dans les liquides de l'estomac.

Les glands torréfiés et moulus donnent une sorte de café agissant avec efficacité dans le cas de rachitisme ou de scrophule; et la poudre de gland et de cupule n'est pas sans efficacité contre la dysenterie et les affections de la vessie. La poudre d'écorce (tan), les feuilles triturées, sont antiseptiques par suite de leur teneur en tanin et hâtent ainsi la cicatrisation des plaies.

Les herboristes disent dans leurs ouvrages que les feuilles de chêne bouillies dans du vin font cesser les dévoiements intestinaux et les crachements de sang et que pour apaiser les ardeurs du gosier il suffit souvent de tenir une feuille de chêne dans la bouche et d'avaler la salive ainsi provoquée.

Les glands de nos chênes indigènes sont trop amers pour servir à l'alimentation de l'homme; mais les climats méridionaux fournissent certaines espèce de glands *doux* que l'on sert crus ou torréfiés sur les meilleures tables. C'est avec le gland doux que les Arabes font leur fameux *racahout* et qu'on prépare le *café de gland* dont l'usage est encore répandu dans certaines contrées.

Famille des Ulmacées

Pl. XV. Fig. 2. Chanvre. Chênevis. Cannabis sativa L.

Le chanvre est une plante annuelle, dioïque, dont la tige atteint parfois la hauteur d'un homme. Les feuilles sont palmatiséquées, à 5-7 segments lancéolés et fortement dentés. Ses fleurs mâles forment des grappes axillaires et terminales; tandis que les fleurs femelles sont en glomérules d'un petit nombre de fleurs. La graine ou chènevis est surtout utilisée pour la fabrication d'une huile employée dans la peinture et dans la préparation de savons mous, noirs et verts. Le chanvre fleurît en juin-août, mûrit fin septembre. Il passe pour originaire de l'Asie, et se trouve à l'état cultivé dans les régions inférieures. A l'état frais, il a des propriétés narcotiques très énergiques: c'est avec les feuilles du chanvre indien (Bhang) que les Orientaux préparent le *Hachisch*, drogue narcotique, enivrante, qui rend insensible et produit des hallucinations.

Emploi. Le chènevis était autrefois officicinal et connu sous le nom de *Semen Cannabis*. Ecrasé dans de l'eau, il forme un liquide laiteux dont on pourra prendre $^1/_4$ de litre par jour contre les affections des voies urinaires. Un cataplasme pulpeux (bouillie) de chènevis calme les douleurs rhumatismales et érysipèlateuses. Le suc du chanvre a des propriétés analogues à celles de l'opium. Une alcoolature de fleurs de chanvre peut être utilisée, en compresses, contre les inflammations en général, celles des yeux en particulier. La médication homéopathique prescrit le chènevis contre le rembrunissement des callosités, les saignements de nez, les rétentions d'urine et les inflammations des voies urinaires, pulmonaires et cardiaques.

Les herboristes nous disent que le chènevis bouilli dans du lait calme la toux sèche et que les fomentations de chanvre sont excellentes contre la podagre; ils appliquent la racine pilée sur les brûlures, introduisent le suc chaud de chanvre frais dans le canal auditif pour adoucir les maux d'oreilles et se servent des vapeurs de chanvre pour calmer les ardeurs d'urine.

Le chanvre est surtout cultivé en vue de la filasse que fournissent les fibres de son écorce. Dès la plus haute antiquité, la filasse a été employée à la confection de toutes sortes de cordes et cordages, mais ce n'est guère qu'au XVIe siècle qu'on a réussi à en obtenir une toile de belle qualité, et l'histoire a cité, comme une rareté, les deux chemises de toile de chanvre que possédait Catherine de Médicis.

Pl. XVI. Fig. I. Houblon. Humulus lupulus L.

Le houblon est une plante dioïque dont la longue racine vivace donne naissance à des tiges annuelles de plusieurs mètres de hauteur. Ces tiges sont grimpantes, sarmenteuses, volubiles de droite à gauche, un peu anguleuses et couvertes de poils courts, crochus et robustes, qui leur donnent une certaine rugosité. Elles portent des feuilles opposées, pétiolées, rudes en dessus, munies en dessous de glandes résineuses, en forme de cœur à la base, à 3-5 lobes ovales et dentés. Les fleurs mâles, petites et verdâtres comme les fleurs femelles, sont groupées en grappes rameuses, opposées, axillaires, tandis que les épis fructifères femelles, plus gros que les autres, lâches, légers, se présentent sous forme de cônes (strobiles) d'abord d'un vert pâle, puis jaunes.

Le houblon fleurit en juillet-août et arrive à maturité au commencement de septembre. Il croît spontanément dans les lieux ombragés, au bord des eaux, des haies et des buissons de l'Europe septentrionale et occidentale, et il est l'objet d'une culture importante en Angleterre, en France, en Allemagne et en Belgique.

Ses cônes ont une odeur aromatique très prononcée et une saveur balsamique, résineuse, amère, due à la présence du lupulin ou *lupuline* qui les recouvre de ses petites glandes jaunâtres.

Emploi. Le *Lupulinum* des pharmacies n'est autre chose que les glandes microscopiques du strobile du houblon. Ces glandes constituent une farine brunâtre, dorée, adhérant aux doigts, d'une odeur particulière et aromatique. Elles jouissent de propriétés stimulantes, toniques, antiscorbutiques, et, dit-on, antiaphrodisiaques. On les prescrit à la dose de $^1/_2$ gr. à 1 gr. contre la strangurie, les crampes abdominales, les insomnies, les agitations nerveuses, les migraines et les digestions laborieuses. La bière aromatisée au houblon, agit fortement sur les reins, et l'alcoolature de strobiles fraîchement coupés, est recommandée à la dose de quelques gouttes prises trois fois par jour, contre la jaunisse et les douleurs causées par la goutte.

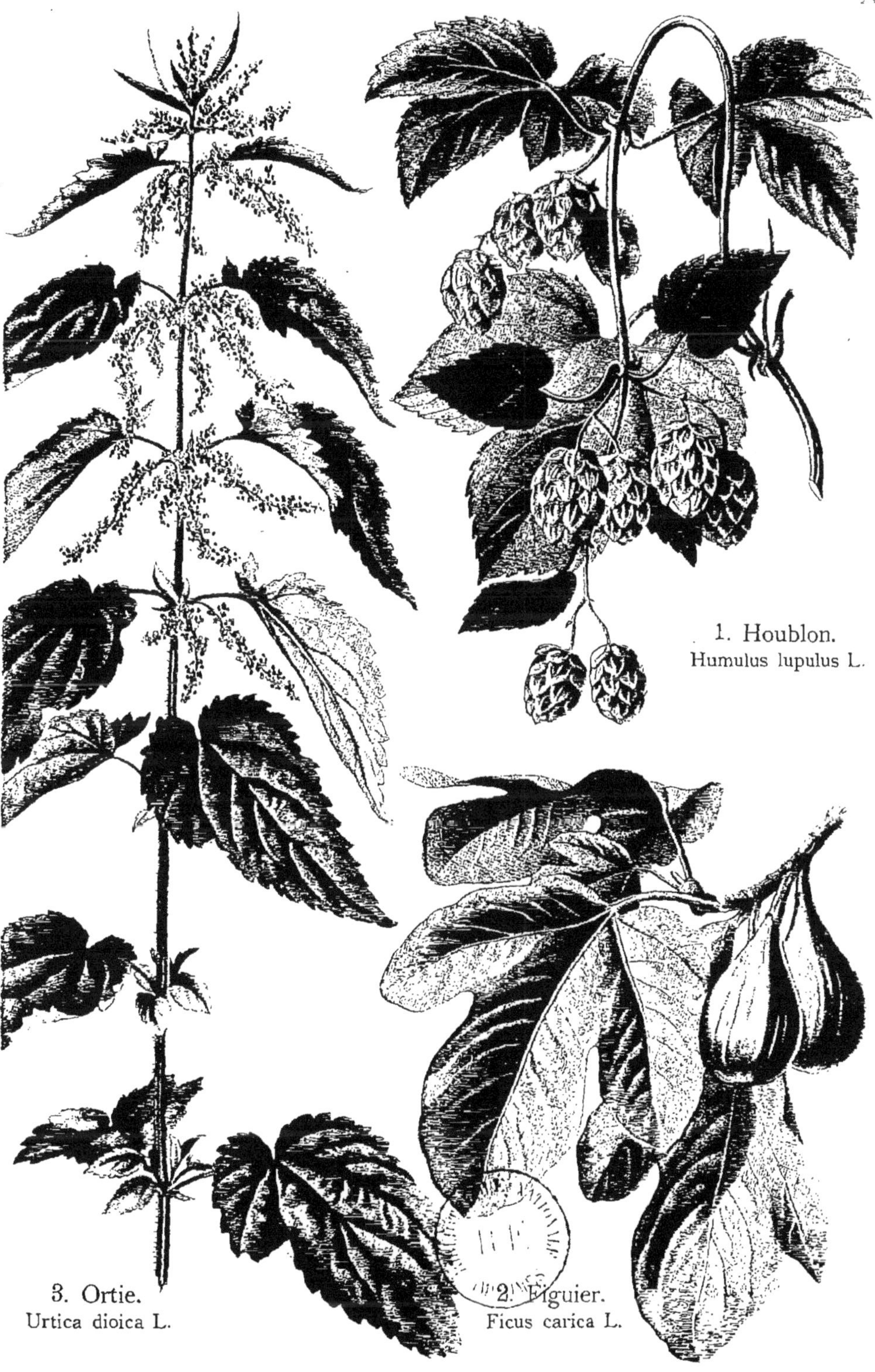

1. Houblon.
Humulus lupulus L.

2. Figuier.
Ficus carica L.

3. Ortie.
Urtica dioica L.

Les herboristes disent dans leurs écrits: «Les gourmets mangent les jeunes pousses de houblon en une salade qu'ils considèrent comme précieuse dans les engorgements du foie. Le suc du houblon est un purgatif drastique, mais le houblon bouilli dans l'eau perd de ses qualités laxatives et devient un excellent dépuratif du foie, du sang et des reins. Des bains de vapeurs de fleurs de houblon rendent service dans les cas de rétrécissements de matrice, de rétentions d'urine et de calculs de la vessie.»

Pl. XVI. Fig. 2. Figuier. Figuier commun. Ficus carica L.

Originaire de la vaste région méditerranéenne qui s'étend de la Syrie aux îles Canaries, le figuier est un arbre monoïque qu'on cultive de temps immémorial dans le midi de l'Europe; même sans couverture, il supporte assez bien l'hiver de notre climat dans les lieux chauds et abrités, mais il ne mûrit pas toujours ses fruits. Ses rameaux sont tortueux, diffus, recouverts d'une écorce laiteuse grisâtre ou verdâtre, et son bois est tendre et poreux. Ses feuilles sont très amples, d'un vert brillant, à 3-5 lobes obtus, sinués ou irrégulièrement lobés, et ses réceptacles fructifères sont assez gros, en forme de poire et à pulpe sucrée.

Dans le midi, les figuiers fournissent chaque année deux récoltes: celle de juin-juillet fournit les *figues-fleurs* destinées à être mangées fraîches; celle d'août-septembre, les *secondes figues*, destinées au séchage.

Les figues ont une odeur légèrement balsamique et une saveur douce et agréable.

Emploi. La figue joue depuis longtemps un certain rôle en thérapeutique puisque nous la voyons, avec les raisins secs, les jujubes et les dattes, faire partie des *quatre fruits pectoraux* de l'ancienne pharmacopée, et que l'Ancien Testament la préconise déjà comme cataplasme à appliquer sur les tumeurs et les abcès: elle possède en effet des propriétés émollientes et pectorales qui ne sont pas à dédaigner, et, utilisée en gargarisme, elle peut rendre des services appréciables dans les cas d'angine ou de fluxions douloureuses de la bouche.

Si nous en croyons les livres des simples, les figues fraîches ne paressent nullement dans l'estomac; elles ont donc un caractère plutôt légèrement laxatif, mais elles n'en constituent pas moins un aliment assez nutritif, agréable, se digérant facilement, et surtout un excellent dépuratif de la vessie. On fera bien toutefois de n'en point servir aux personnes souffrant de tumeurs irritantes du foie ou de la rate, et de les réserver, agrémentées de poivre ou de gingembre, pour les hydropiques et les asthmatiques.

Les mêmes herboristes ajoutent plus loin: «un cataplasme de figues broyées dans de la colle fraîche, de l'ammoniaque et du vinaigre, est excellent pour les abcès, les plaies, les contusions et les enflûres. Le lait du figuier, vermifuge et purgatif drastique à l'intérieur, jouit de propriétés caustiques énergiques qui le font employer contre les cors et les verrues.»

«Bouillies avec de l'hysope, les figues conviennent aux rhumes de poitrine tenaces. Contre les tranchées, on prendra une décoction de figues et de rue en lavement. Les personnes qui respirent avec peine, dont les voies respiratoires sont embarrassées de glaires, qui souffrent d'anhélation, feront bien de prendre, à jeûn, 1-2 figues macérées pendant 10 heures dans de l'esprit-de-vin. Une ou deux figues saupoudrées de poivre et prises à jeûn agissent sur les reins en évacuant les calculs par l'urine. La décoction simple de figues, absorbée chaude, provoque l'éruption des pustules de la vaccination.»

Chacun sait que les meilleures figues du commerce nous arrivent de Smyrne.

Famille des

Urticées

Pl. XVI. Fig. 3. Ortie. Ortie dioïque. Ortie commune. Grande-Ortie. Urtica dioïca L.

Il est presque superflu de dire que tout le monde, sans le vouloir, a fait depuis longtemps plus ou moins connaissance avec l'ortie et surtout avec ses poils urticants. Camerer dit déja en 1600, et non sans quelque malice: «l'ortie se reconnaît aisément, même la nuit..., au simple toucher». C'est une plante vivace, dioïque, dont la souche horizontale et longuement traçante, donne naissance à des tiges raides, dressées, peu rameuses, portant des feuilles ovales, cordiformes à la base et découpées en larges dents aiguës. La tige et les feuilles sont hérissées de poils raides et piquants qui se brisent par le contact et laissent échapper un liquide caustique très irritant, dans lequel on peut constater la présence d'une certaine quantité d'acide formique libre. Les fleurs, petites, sont groupées près du sommet en grappes grêles et rameuses, les grappes mâles dressées, les grappes femelles pendantes.

L'ortie a une odeur particulière nullement désagréable. Elle fleurit en juillet-août et se trouve dans toutes les régions froides et tempérées du globe. Elle croît dans les villages, au pied des murs, sur les décombres, dans les lieux cultivés ou incultes, au milieu des pierres, le long des chemins, et elle semble suivre l'homme dans tous les lieux où il va s'établir.

Emploi. Les orties séchées, ou les graines d'ortie, prises sous forme de tisane, 30-60 gr. par litre d'eau, constituent un dépuratif à recommander contre la dysenterie, l'hydropisie, les maladies de poitrine, les crachements de sang, la jaunisse, l'urticaire chronique et les hémorroïdes.

Kneipp en fait un grand éloge : « la tisane d'ortie, dit-il, résoud les engorgements de la poitrine et du poumon et débarrasse l'estomac des matériaux qui y ont séjourné trop longtemps, en les évacuant principalement par l'urine. Avez-vous du sang corrompu ? Faites cuire et mangez souvent, en été, des orties préparées à la façon des épinards : les boulettes d'ortie constituent un aliment non seulement nutritif, mais salutaire. Si vous avez des rhumatismes rebelles à tout remède, ayez recours aux fustigations : frottez ou frappez chaque jour, pendant quelques minutes, toutes les parties souffrantes. »

Et il ajoute que les racines d'ortie sont plus efficaces encore que les feuilles, (soit qu'on s'en serve en été quand elles sont vertes, soit en hiver quand elles sont desséchées) et qu'une décoction de racine est à même de guérir un commencement d'hydropisie et, en général, de délivrer l'organisme des sucs morbides. D'autres herboristes s'expriment à peu près dans le même sens, ce qui fait croire que l'ortie, à l'abord si peu attrayant, a réellement quelque chose de meilleur que ses piquants.

Disons pour terminer que la racine bouillie, alliée à l'alun et au sel marin, peut servir à colorer les étoffes en jaune : que la médication homéopathique vante les effets de l'*ortie grièche* ou ortie brûlante ou petite ortie (*Urtica urens L.*) contre la fièvre urticaire, les éruptions cutanées, l'hydropisie, les brûlures, et que cette même ortie passe pour augmenter la quantité de lait des accouchées.

Famille des Loranthacées

Pl. XVII. Fig. I. Gui. Gui à fruits blancs. Verquet. Gui de Chêne. Viscum album L.

Le gui est un arbrisseau dioïque qui vit en parasite sur l'écorce de certains arbres, surtout sur les poiriers et les pommiers, mais plus rarement sur les pins, les sapins et les tilleuls. Ses racines s'enfoncent dans l'écorce qui les emprisonne de toute part, et il se présente sous la forme d'un buisson arrondi formé de nombreux rameaux cylindriques d'un vert jaune qui se subdivisent par bifurcation. Ses feuilles sont opposées, épaisses et charnues, d'un vert jaunâtre, sessiles, coriaces, oblongues, et parcourues par cinq nervures longitudinales bien marquées. Les plantes femelles portent des fleurs jaunâtres peu apparentes qui donnent naissance à des baies blanches de la grosseur d'un pois, globuleuses et gluantes.

Le gui fleurit de février en avril ; ses baies arrivent à maturité en automne et restent attachées à la plante jusqu'au printemps. Sa dissémination s'effectue le plus ordinairement par l'entremise des oiseaux, des grives, surtout, qui se nourrissent de ses baies, et déposent sur les arbres, avec leur fiente, les graines non encore digérées. On récolte les jeunes rameaux en hiver.

Emploi. Le gui avait autrefois des propriétés aussi précieuses que multiples : les anciens Gaulois se le figuraient possédant des qualités merveilleuses capables de guérir toutes les maladies et de neutraliser les effets des plus terribles poisons, et ses feuilles étaient renommées contre l'épilepsie. Après avoir tout guéri, le gui est presque abandonné et on ne l'utilise plus guère aujourd'hui que pour la préparation de la *glu* et comme fourrage.

Kneipp prétend toutefois que le gui est une plante curative dont les effets thérapeutiques s'étendent en première ligne sur le sang et qu'il exerce une influence salutaire dans les troubles de la circulation. A l'en croire, le thé, préparé à la dose de 30 gr. par litre d'eau, serait un remède très énergique et très efficace contre les hémorragies.

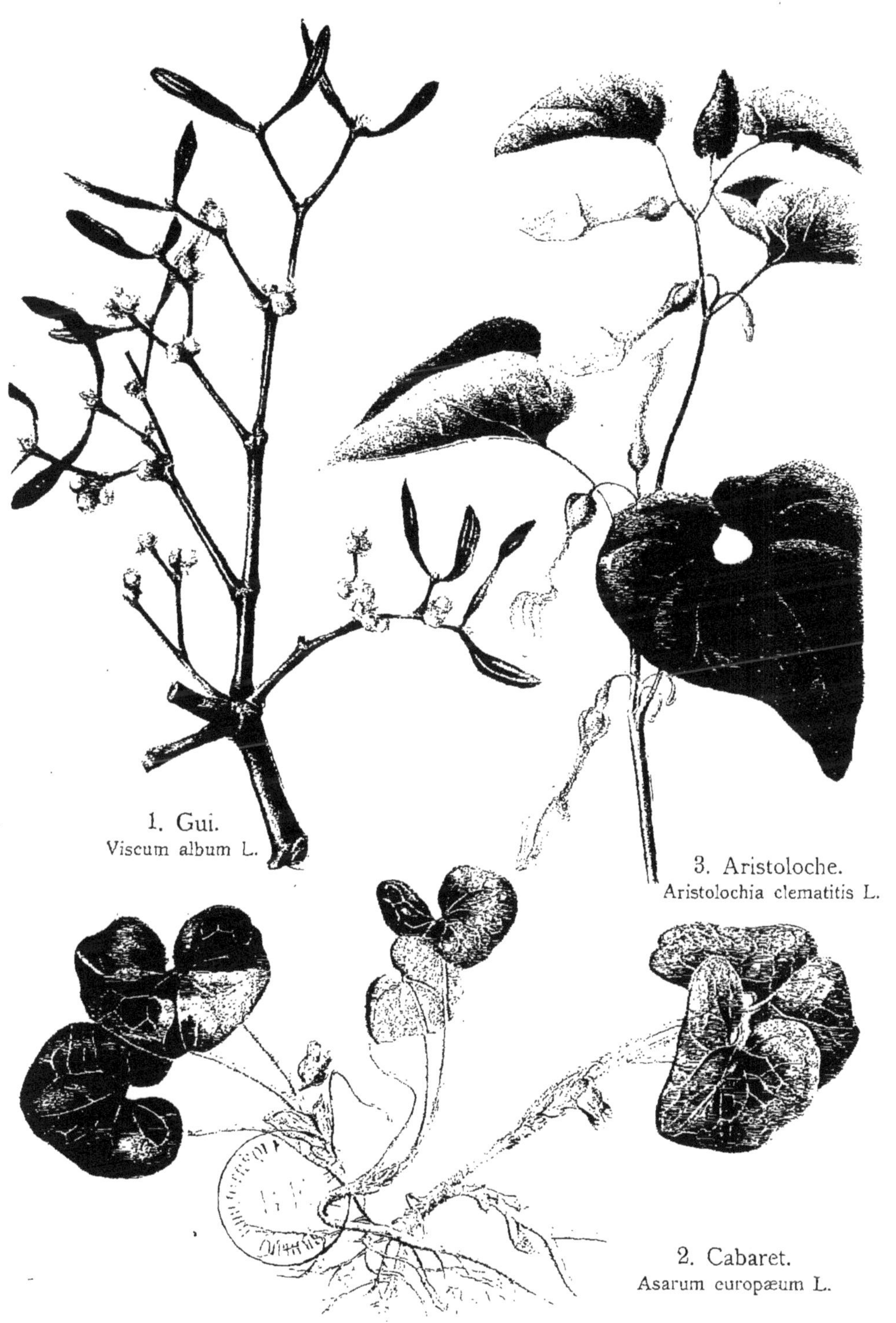

1. Gui.
Viscum album L.

3. Aristoloche.
Aristolochia clematitis L.

2. Cabaret.
Asarum europæum L.

Famille des

Aristolochiées

Pl. XVII. Fig. 2. Asaret. Asaret d'Europe. Cabaret. Oreille d'homme. Asarum europæum L.

Le cabaret est une plante vivace à rhizome traçant, à tiges courtes et couchées portant deux feuilles opposées à longs pétioles poilus, coriaces, réniformes, vertes et luisantes en dessus. Il croît dans les forêts montagneuses, dans les lieux ombragés, humides et moussus. Ses fleurs, d'un brun verdâtre à l'extérieur, d'un pourpre noirâtre intérieurement, ont assez l'apparence d'une petite noisette.

Le cabaret se trouve disséminé dans tout le Jura où il fleurit de mars en mai. Son odeur est forte, très pénétrante, et fait involontairement songer au poivre ou au camphre; sa saveur est âcre et poivrée.

Emploi et dangers. Le cabaret est une plante vénéneuse qui ne doit être prise qu'avec prudence et dont la racine formait autrefois un vomitif d'un usage courant. 2-4 gr. de racine et de feuilles pulvérisées, pris dans un verre de vin, désopilent le foie et la rate, dégagent la matrice, combattent l'hydropisie, la jaunisse et les fièvres intermittentes. Les personnes faibles, toutefois, de même que les femmes enceintes, feront bien de s'en abstenir totalement.

On peut lire dans Lutze (homéopathie) que l'*Asarum* est prescrit contre les maux de tête, les yeux chassieux, les nausées, les vomissements, les points de côté et surtout contre la cholérine et les selles sanguinolentes.

Les herboristes s'étendent assez longuement sur les vertus curatives du cabaret. Les uns nous disent que le populaire ne peut se préparer un meilleur fébrifuge qu'une décoction miellée de feuilles de cabaret dans du vin, surtout s'il a eu soin de relever la dite décoction par des fleurs de muscadier, de l'écorce de cannelle ou d'autres épices. D'autres le prennent macéré dans du vin contre la jaunisse, la goutte sciatique, les rhumes et l'asthme. Ceux-ci en vantent le suc pour éclaircir la vue et guérir la nubécule, cette maladie de l'œil dans laquelle on voit comme à travers un nuage. Ceux là le laissent macérer pendant tout l'été dans de l'huile d'olives pour l'employer ensuite en frictions fébrifuges sur l'épine dorsale.

Le cabaret est un sternutatoire violent.

Pl. XVII. Fig. 3. Aristoloche. Aristoloche clématite. Ratelaire. Aristolochia clematitis L.

L'aristoloche est une plante vivace à long rhizome traçant, à tige simple, dressée, anguleuse. Ses feuilles sont glabres, veinées, réticulées-cordiformes. Ses fleurs jaunâtres, pendantes ou dressées, ont une forme particulière de verre à Champagne obliquement tronqué, et sont disposées en fascicules axillaires de 3-8 fleurs.

L'aristoloche est originaire de l'Italie et du sud de la France. Elle croît chez nous dans les lieux incultes, dans les vignes, les haies et les jardins, où elle fleurit de mai en juin.

Son rhizome a une odeur forte, narcotique et désagréable, et une saveur âcre et amère.

Emploi. L'aristoloche est emménagogue à la dose de 10 gr. par litre d'eau, mais on fera bien de n'en pas abuser car elle renferme un principe vénéneux. On utilise sa teinture en compresses sur les tumeurs, et sa décoction dans l'eau pour détruire les punaises.

Les anciens herboristes disent à son sujet: la décoction d'aristoloche dans du vin s'emploie en lotions pour guérir les plaies fraîches et anciennes, les affections variqueuses, ainsi que toutes sortes de lésions. La poudre de rhizome, répandue sur les plaies, jouit de propriétés analogues. Contre les douleurs de la podagre, on se trouvera bien d'un cataplasme d'aristoloche, de plantain et de miel. Veut-on un emplâtre pour les plaies et les lésions purulentes: torréfier et pulvériser les feuilles ou le rhizome; jeter la poudre, avec de la térébenthine et de l'huile de lin, dans une casserole chauffant à petit feu, et réduire jusqu'à une pommade mi-solide, mi-liquide, qu'on appliquera sur les parties lésées.

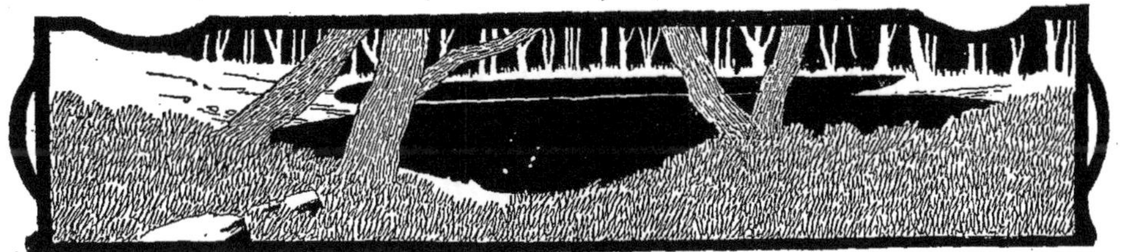

Famille des

Polygonées

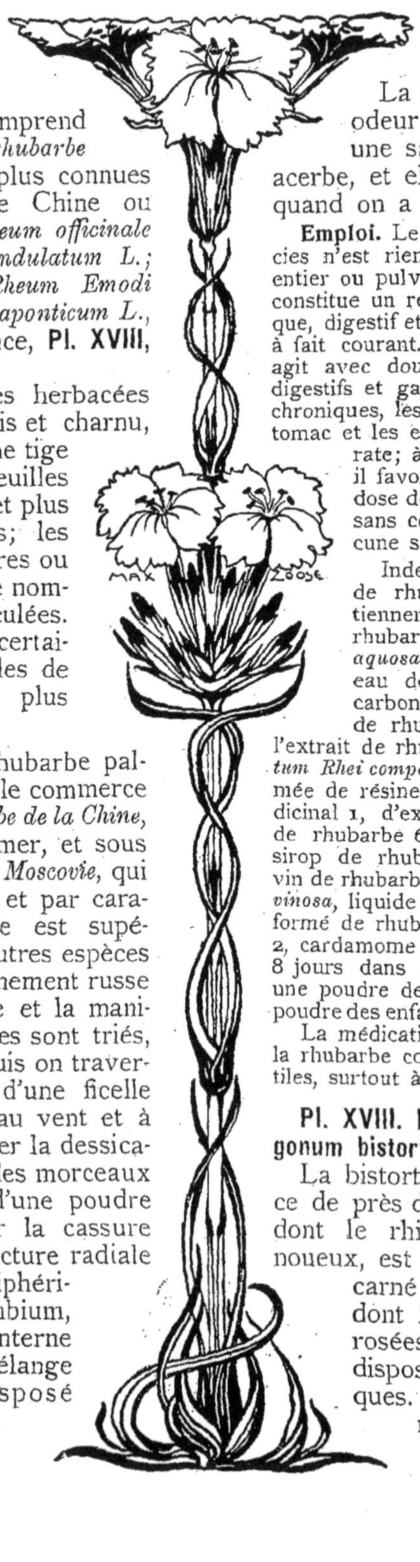

Cette famille comprend entre autres le genre *rhubarbe* dont les espèces les plus connues sont: la rhubarbe de Chine ou rhubarbe palmée, *Rheum officinale Baillon;* le *Rheum undulatum L.; Rheum compactum; Rheum Emodi Wallroth;* le *Rheum rhaponticum L.*, ou rhubarbe de France, **Pl. XVIII, Fig. I.**

Ce sont des plantes herbacées dont le rhizome, épais et charnu, donne naissance à une tige droite cannelée; les feuilles sont grandes, larges et plus ou moins découpées; les fleurs, petites, jaunâtres ou verdâtres, forment de nombreuses grappes paniculées. Les graines ont une certaine analogie avec celles de l'oseille, mais sont plus grosses.

Le rhizome de la rhubarbe palmée est connu dans le commerce sous le nom de *rhubarbe de la Chine,* qui nous vient par mer, et sous celui de *rhubarbe de Moscovie,* qui nous vient par terre et par caravanes. Cette dernière est supérieure à toutes les autres espèces parce que le gouvernement russe en surveille le triage et la manipulation. Les rhizomes sont triés, mondés et grattés; puis on traverse chaque fragment d'une ficelle pour les suspendre au vent et à l'ombre afin d'en hâter la dessication. Ce sont alors des morceaux compacts, couverts d'une poudre jaune, présentant, sur la cassure transversale, une structure radiale dans les couches périphériques voisines du cambium, tandis que la partie interne est formée d'un mélange irrégulièrement disposé d'un tissu fondamental blanc et de rayons médullaires d'une belle couleur rouge.

La rhubarbe possède une odeur particulière; elle a une saveur amère, un peu acerbe, et elle crie sous la dent quand on a la mâche.

Emploi. Le *Radix Rhei* des pharmacies n'est rien d'autre que le rhizome entier ou pulvérisé de la rhubarbe. Il constitue un remède tonique, stomachique, digestif et purgatif, d'un usage tout à fait courant. Pris à petites doses, il agit avec douceur contre les troubles digestifs et gastralgiques, les diarrhées chroniques, les vers, les catarrhes d'estomac et les embarras du foie et de la rate; à la dose de 0,2-0,5 gr., il favorise la digestion, et à la dose de 1-2 gr. il purge le corps sans coliques ni irritations d'aucune sorte.

Indépendamment du rhizome de rhubarbe, les pharmaciens tiennent encore la teinture de rhubarbe aqueuse (*Tinctura Rhei aquosa*: rhubarbe 10, eau 75, eau de cannelle 20, alcool 5, carbonate de soude 5); l'extrait de rhubarbe (*Extractum Rhei*); l'extrait de rhubarbe composé (*Extractum Rhei compositum:* poudre brune formée de résine de jalap 1, de savon médicinal 1, d'extrait d'aloès 2, d'extrait de rhubarbe 6 et d'alcool dilué 4); un sirop de rhubarbe (*Sirupus Rhei*); un vin de rhubarbe composé (*Tinctura Rhei vinosa,* liquide limpide d'un jaune-brun formé de rhubarbe 10, écorce d'orange 2, cardamome 1, le tout macéré pendant 8 jours dans 100 de vin de Marsala); une poudre de rhubarbe composée ou poudre des enfants (*Pulvis pro infantibus*).

La médication homéopathique utilise la rhubarbe contre les diarrhées infantiles, surtout à l'époque de la dentition.

Pl. XVIII. Fig. 2. Bistorte. Polygonum bistorta L.

La bistorte est une plante vivace de près d'un mètre de hauteur, dont le rhizome, contourné et noueux, est brun à l'extérieur et carné intérieurement, et dont les fleurs, légèrement rosées et odorantes, sont disposées en épis cylindriques. Ses feuilles supérieures sont linéaires-lan-

2. Bistorte.
Polygonum bistorta L.

1 a, b, c. Rhubarbe.
Rheum rhaponticum L.

céolées, et ses feuilles inférieures sont allongées, ovales-oblongues, ondulées et embrassantes.

La bistorte croît dans les bois, sur les prairies et dans les taillis montueux où elle fleurit de mai en août. Sa racine, en forme de S, est d'une saveur âpre et très astringente.

Emploi. Bien que l'art vétérinaire utilise encore la poudre de rhizome contre les diarrhées des chevaux, et que la médication populaire la considère comme vulnéraire et l'emploie de nos jours en une décoction de 20 gr. par litre d'eau contre les flux de sang et la dysenterie, le rhizome de bistorte a depuis longtemps disparu des officines des pharmaciens.

Nos pères l'avaient en assez grande vénération et lui prêtaient des propriétés qui ne seraient pas à dédaigner de nos jours. Ils le prenaient à la dose de 4 gr. dans du vin blanc chaud pour évacuer tous les principes nocifs par la sueur, le pilaient avec du sucre rosat pour arrêter les crachements de sang et les flux du bas ventre, et le recommandaient fort aux femmes dont les menstrues étaient trop abondantes et de par trop longue durée. Allié au suc de coings, il formait un excellent cataplasme à appliquer sur les contusions, sur les blessures fraîches ou anciennes, sur les hémorragies sous-cutanées provoquées par les coups ou les chutes. Son alcoolature servait en lotions contre les affections cancéreuses et les tumeurs malignes. Et si nous feuilletons plus loin, nous trouvons que 2 gr. de poudre, pris plusieurs jours de suite dans un œuf à la coque, défendent à l'enfant de naître avant terme, tandis que 4 gr. de la même poudre, absorbés dans de l'eau après une purgation, constituent un remède efficace contre la gonorrhée et ses suites.

Pl. XIX. Fig. I. Renouée. Trainasse. Herbe à cochon. Herbe à cent nœuds. Polygonum aviculare L.

La renouée présente des tiges très nombreuses traînant sur le sol et feuillues jusqu'aux extrémités, des feuilles simples, ovales, petites, sessiles, et de petites fleurs blanches ou rouges. Elle croît sur les chemins, dans les basses-cours, dans les champs, sur les décombres, en un mot un peu partout.

Elle possède une odeur faible et une saveur franchement astringente.

Emploi. Les anciens herboristes en font grand cas. Ils la recommandent en décoction dans du vinaigre rouge, ou simplement en poudre, contre la diarrhée, les aigreurs d'estomac, les crachements de sang, les menstrues par trop abondantes et quantité de lésions internes. Ils l'utilisent comme vermifuge, pour adoucir les ardeurs d'urine, résoudre les calculs de la vessie et du foie, combattre l'érysipèle, arrêter les saignements de nez et les suppurations d'oreilles. C'était pour eux un collutoire et un vulnéraire, et l'un de leurs bons remèdes antidysentériques consistait à faire bouillir deux poignées de renouée dans environ $^3/_4$ de litre de vinaigre, et à faire ensuite des compresses chaudes sur l'estomac, le ventre et les reins.

De tout cela, il ne reste pas grand chose, et la renouée, malgré le curé Kneipp qui a essayé de la tirer de l'oubli, est, depuis longtemps, rayée des tables du Codex.

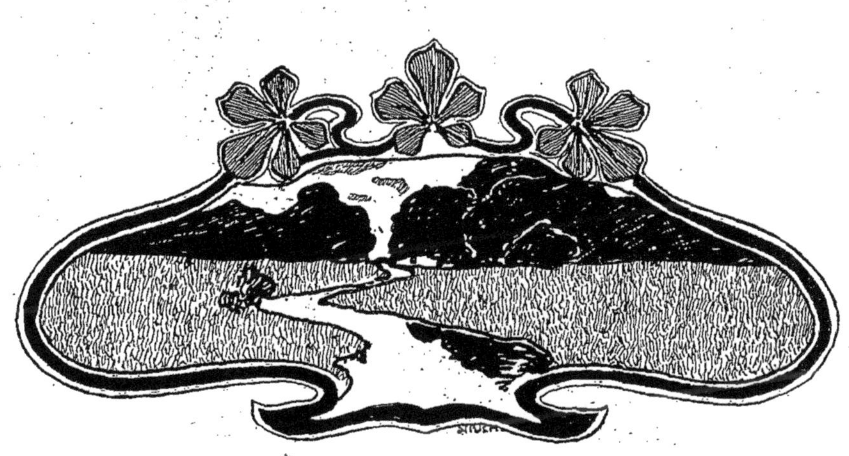

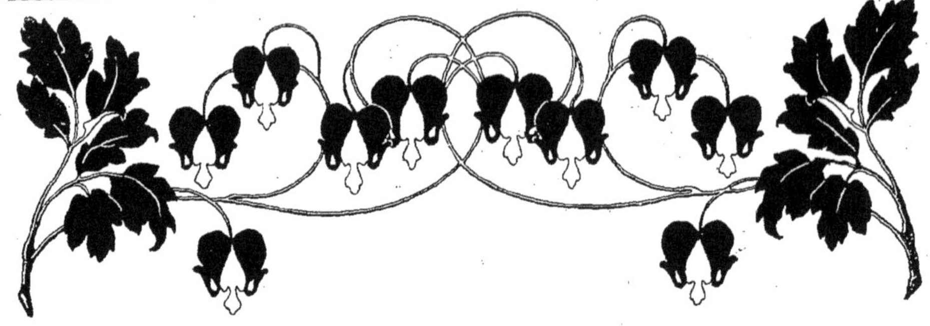

Famille des

Caryophyllées

Pl. XIX. Fig. 2. Saponaire. Herbe à foulon. Savonnière. Saponaria officinalis.

La saponaire est une belle plante vivace à rhizome blanchâtre et rampant, à tiges dressées, à feuilles opposées, ovales-oblongues, rétrécies à la base, à fleurs assez grandes, roses ou carnées, odorantes, disposées en fascicules corymbiformes. Elle croît le long des haies, au bord des chemins et des eaux, à la lisière des champs et fleurit de juin en août.

On récolte les rhizomes de vieux plants en automne ou au commencement du printemps, et on les débarrasse de leur partie ligneuse et des fibres qui s'y rattachent. Le rhizome a une saveur d'abord douceâtre et mucilagineuse, puis amère, âpre, piquante, qui prend à la gorge.

En décoction, il donne une sorte d'écume analogue à celle du savon, ce qui explique la présence de la saponaire dans nombre de jardins de la campagne.

Emploi. Les pharmaciens d'aujourd'hui ne connaissent plus le *Radix Saponariæ* d'autrefois, et cependant la saponaire est restée l'objet d'une certaine faveur dans la classe populaire. Les gens de la campagne l'utilisent encore couramment en décoction de 60 gr. par litre d'eau comme dépuratif dans les engorgements des viscères et il n'est pas rare de lui entendre attribuer des propriétés anti-rhumatismales, vermifuges, et même une certaine action dans le traitement de la goutte et de la syphilis.

Autrefois, dit Paul Hariot dans son charmant Atlas, la saponaire passait pour aider « à ceuz qui ont le foye mal disposé, à la toux et à ceux qui ne peuvent respirer, s'ilz ne tiennent la teste droicte, prinse avec miel à la mesure d'une cuillère. Elle faist bon ventre. Elle même prinse avec du Panay et de la racine de Cappres rompt les pierres et les iecte par l'urine... elle provoque à éternuer, et broyée avec miel et distillée dans le nez, elle purge par la bouche».

Famille des

Renonculacées

Pl. XIX. Fig. 3. Pivoine. Pivoine officinale. Pivoine femelle. Rose chaste. Pæonia officinalis L.

Plante vivace dont le rhizome épais possède une odeur désagréable et une saveur en même temps âcre et nauséeuse. Feuilles deux fois ternées, glauques blanchâtres, à folioles 2-3 partites. Fleurs grandes, blanches, roses, purpurines et souvent panachées. Carpelles arqués, divergents, fauves, cotonneux, contenant des graines d'abord rouges, puis noires.

La pivoine fleurit de fin avril au commencement juin; elle est originaire des régions montagneuses d'Europe, du Tyrol et de la Carniole, et se trouve comme plante d'ornement, et presque toujours double, dans la plupart des jardins potagers ou paysagers. Le rhizome se récolte en automne.

Emploi. La pivoine est une plante suspecte au même titre que toutes les autres renonculacées, et il est bon de recommander aux enfants de ne pas en manger les graines. Elle a joué un rôle fameux dans l'antique sorcellerie, et ses graines, autrefois vantées contre l'épilepsie, servent encore à faire des colliers qui tantôt préservent les enfants des convulsions, tantôt favorisent la dentition.

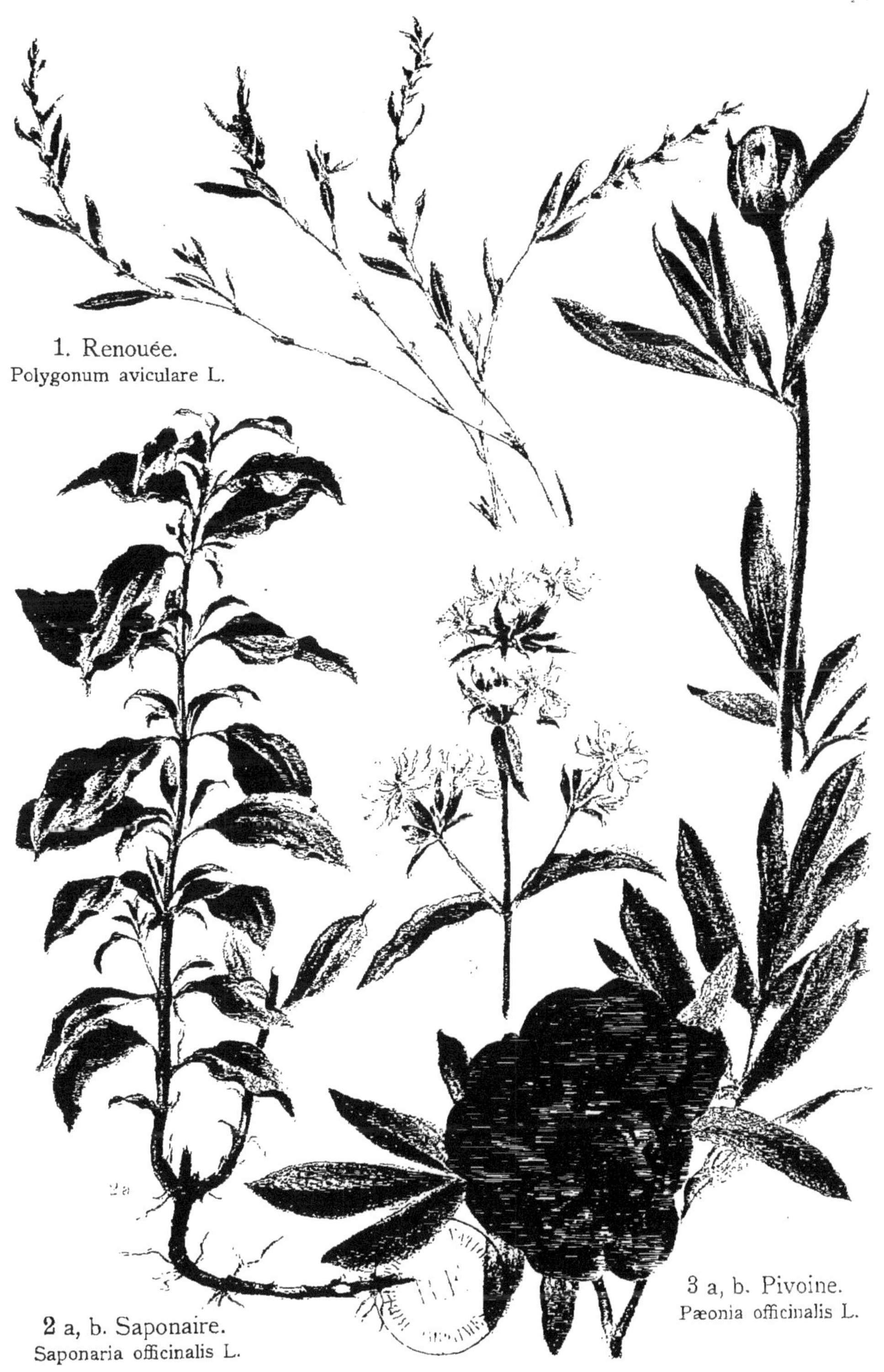

1. Renouée.
Polygonum aviculare L.

2 a, b. Saponaire.
Saponaria officinalis L.

3 a, b. Pivoine.
Pæonia officinalis L.

Aujourd'hui, bien que l'on accorde encore à sa décoction (30 gr. par litre d'eau) des vertus émétiques, antispasmodiques et légèrement narcotiques, la pivoine ne figure plus dans les tables des pharmacopées.

Pl. XX. Fig. I. Hellébore noir. Rose de Noël. Helleborus niger L.

Plante vivace à rhizome noirâtre. Feuilles radicales, coriaces, à partition palmée. Fleurs grandes, à sépales bien ouverts et d'un blanc plus ou moins teinté de rosé, portées sur des tiges dépourvues de feuilles et munies supérieurement de 2-3 bractées ovales.

Originaire de Styrie, de Bohême, de Silésie, l'hellébore noir croît chez nous à l'état cultivé et fleurit en plein hiver.

Pl. XX. Fig. 2. Hellébore vert. Herbe à sétons. Helleborus viridis.

Diffère de l'espèce précédente par ses tiges annuelles, nues inférieurement, dressées, bifides supérieurement, ainsi que par ses feuilles à segments plus larges, inégalement dentées, à veines saillantes en dessous. Ses fleurs sont penchées, à sépales étalés et verdâtres.

Indigène des contrées montagneuses de l'Europe centrale et méridionale, l'hellébore vert, d'après Godet, se trouve aux environs de Bâle, d'Aarau, de Soleure, de Bellelay, et dans le canton de Vaud. Il fleurit en mars-avril.

Les racines de l'hellébore noir sont recueillies de décembre en février; celles de l'hellébore vert en février seulement. Toutes deux ont une saveur désagréable passant du douceâtre à l'amer prononcé, et une odeur repoussante de rancidité et fortement sternutatoire.

Emploi et dangers. Le rhizome peut être utilisé comme vésicatoire et sa décoction pour détruire les poux et autre vermine. L'art vétérinaire l'emploie en sétons et la médication moderne en fait usage pour combattre les hydropisies sous-cutanées, la goutte, les rhumatismes et le ver solitaire. Il est prudent, toutefois, d'en laisser l'emploi aux hommes de l'art, car le *Rhizoma Hellebori* renferme un principe très nocif qui provoque aisément les vomissements, les inflammations d'intestins et la mort.

L'homéopathie préconise l'hellébore contre l'hydropisie sous-cutanée et le muguet (aphtes).

Les anciens herboristes disent que le rhizome, pulvérisé et mêlé à du vinaigre, jouit de propriétés sarcotiques et détersives, mais ils ont soin d'ajouter qu'il ne faut s'en servir qu'avec une grande modération et beaucoup de prudence.

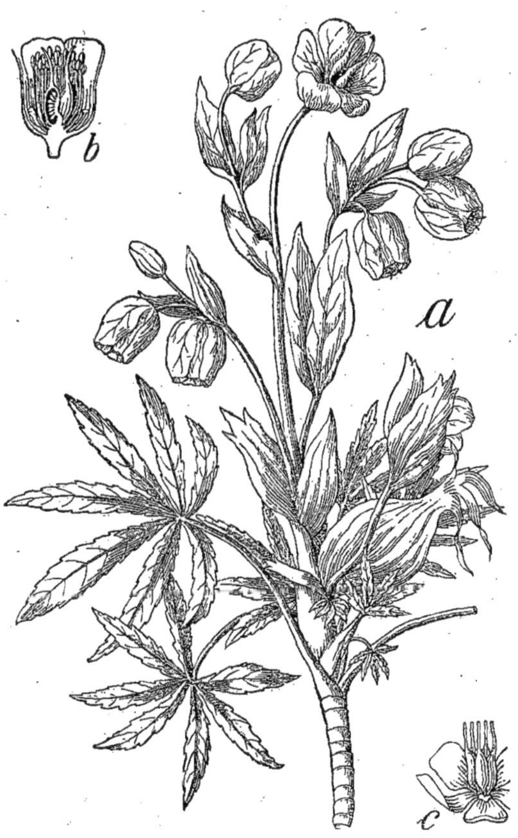

Hellébore fétide. Helleborus fœtidus L.
a. Plante en floraison. *b.* Coupe de la fleur. *c.* Ovaires.

Hellébore fétide. Pied-de-Griffon. Rose de serpent. Helleborus fœtidus L.

Plante glabre, vivace, à tige persistant pendant l'hiver, robuste, dressée, présentant inférieurement les cicatrices des feuilles détruites, feuillées supérieurement, multiflores. Feuilles coriaces d'un vert foncé, à partition palmée, à segments lancéolés, dentés en scie. Fleurs penchées, à sépales verdâtres ordinairement bordés de pourpre.

L'hellébore fétide fleurit de mars en mai, de préférence dans les terrains calcaires et sur les pentes rocailleuses et sèches. Son odeur est forte, désagréable; sa saveur est âcre.

Emploi et dangers. L'hellébore fétide est une plante très vénéneuse qu'il est dangereux de laisser pénétrer dans l'organisme. Les campagnards s'en servent çà et là, en décoction dans de l'eau, pour détruire les poux et autres insectes, mais les anciens herboristes se rendaient déjà parfaitement compte de sa nocivité puisqu'ils la préconisaient pour la destruction des loups et des renards.

Nigelle cultivée. Improprement **Cheveux de Vénus. Nigella sativa. Cumin noir. Poivrette commune.**

La nigelle est une plante de 30-40 cm. de hauteur, originaire de Candie et d'Egypte, qui ne se trouve chez nous qu'à l'état cultivé. Elle porte des feuilles velues, pennées, dont les lanières sont linéaires et pointues, et des fleurs terminales d'un blanc bleuâtre émergeant d'un calice vert. Ses graines, quelquefois jaunes et généralement noires, ont une odeur agréable et une saveur épicée. La nigelle fleurit en juin-juillet.

Emploi. Les graines sont carminatives et s'emploient, en guise d'épices, surtout dans le pain, les sauces, les viandes et les saucisses.

Les anciens herboristes en préparaient une décoction vineuse et une décoction vinaigrée (10 gr. par litre). La première jouissait de propriétés emménagogues, carminatives, diurétiques, et passait en outre pour faciliter les fonctions respiratoires et augmenter la sécrétion mammaire. Quant à la seconde, elle était utilisée en frictions sur le nombril pour évacuer les vers intestinaux.

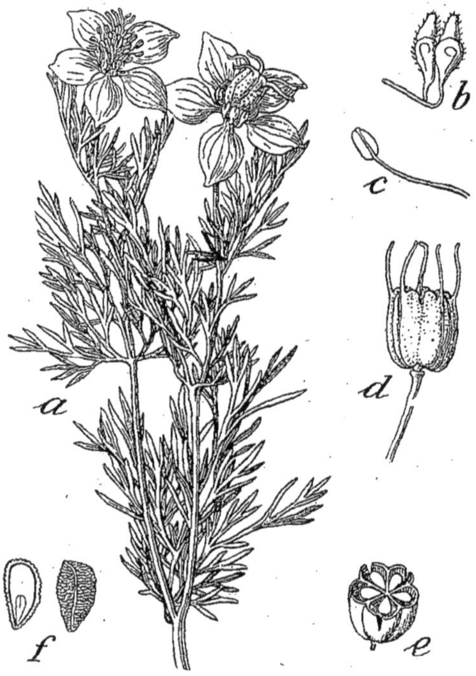

Nigelle cultivée L. Nigella sativa L.
a. Rameau en fleurs. *b.* Nectaire grossi. *c.* Étamine. *d.* Fruit. *e.* Coupe du fruit. *f.* Graine entière et en coupe longitudinale.

Pl. XX. Fig. 3. Actée. Herbe de Sain-Christophe. Herbe aux poux. Actæa spicata L.

L'actée est une plante à rhizome vivace, oblique, épais, noueux et noirâtre, à tige dressée, simple, nue dans le bas, et portant, dans le haut, 2-3 feuilles très-amples, triangulaires dans leur contour, à segments dentés. Ses petites fleurs blanches sont disposées en grappes et elles donnent naissance à des fruits ovales-arrondis d'un violet noirâtre.

L'actée croît dans les hautes futaies, dans les lieux frais et ombragés, dans les gorges des montagnes; elle fleurit en mai-juin.

Sa racine est inodore et possède une saveur d'abord amère, puis douceâtre, âcre, brûlant la langue.

Emploi et danger. Les fruits passent pour vénéneux et les enfants feront bien de s'en méfier. La racine est vésicante; elle s'utilise en sétons dans l'art vétérinaire et jouit, en somme, des mêmes propriétés que celle de l'hellébore noir.

Pl. XXI. Fig. I. Aconit. Capuchon de moine. Aconit Napel. Napel. Casque de Jupiter. Char de Vénus. Tue-loup. Coqueluchon. Aconitum napellus L.

Racine à 2-3 tubercules en forme

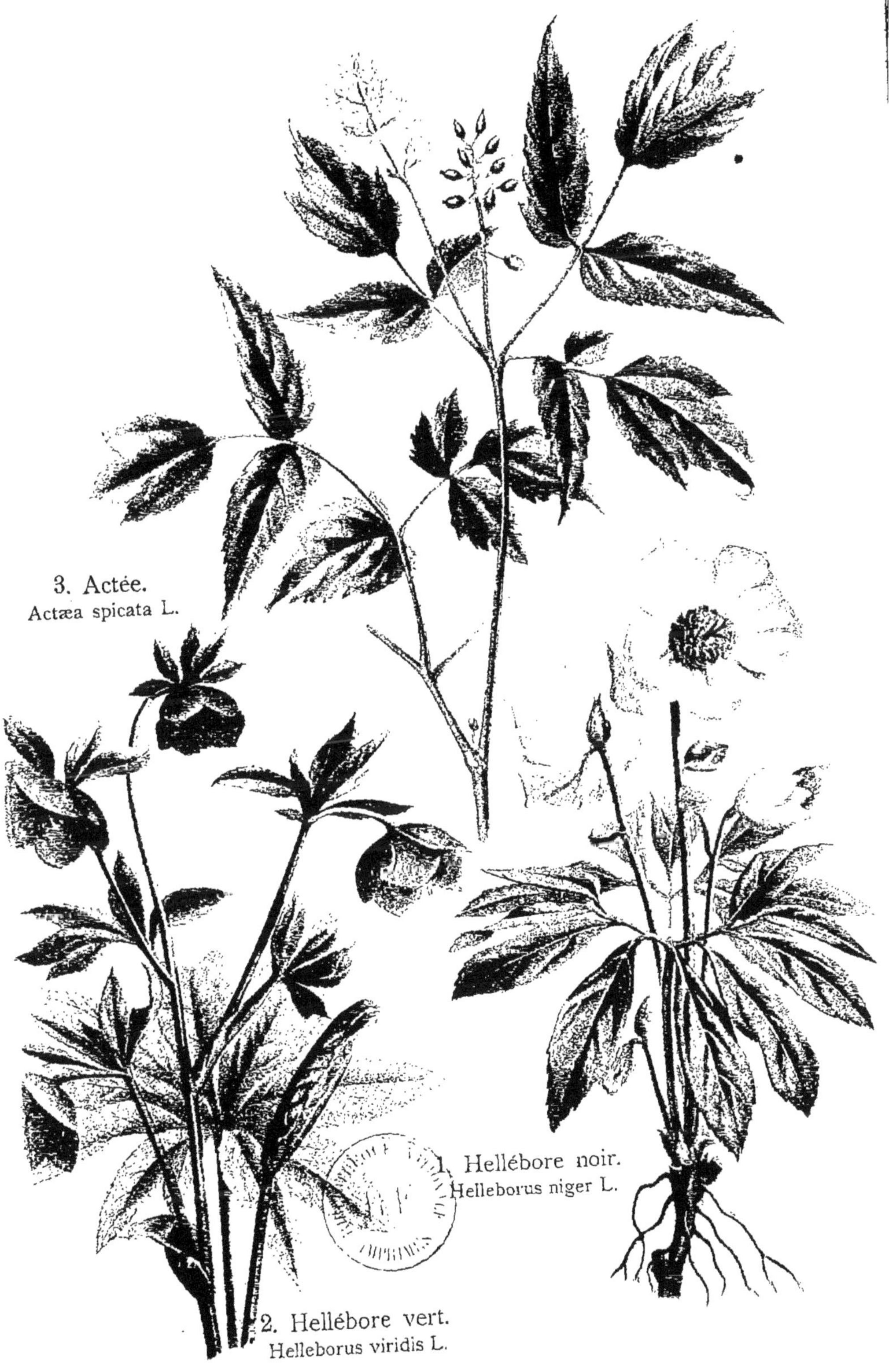
3. Actée.
Actæa spicata L.
1. Hellébore noir.
Helleborus niger L.
2. Hellébore vert.
Helleborus viridis L.

de navet. Tige dressée, ordinairement glabre, plus ou moins rameuse, pyramidale supérieurement, et atteignant quelquefois plus d'un mètre de hauteur. Feuilles palmatiséquées, à 5-7 segments divisés en lanières et en lobes allongés, luisantes en dessus, d'un vert pâle en dessous. Fleur d'un beau bleu foncé, en grappes terminales et pyramidales. Casque semi-circulaire supérieurement, prolongé en bec antérieurement. Très répandu, surtout dans les régions montagneuses, et cultivé dans tous les jardins potagers, l'aconit fleurit de juillet en septembre, époque pendant laquelle on en fait la récolte.

Les tubercules ont une saveur brûlante, âcre, astringente. La plante répand une odeur désagréable quand on l'écrase entre les doigts, et possède une saveur d'abord légèrement douceâtre, puis de plus en plus âcre.

Emplois et dangers. Off. *Ruber Aconiti* ou *Radix Aconiti*. C'est le tubercule, séché rapidement et avec soin, provenant de la plante non cultivée et fleurie. Le tubercule principal, souvent creux et surmonté d'un court tronçon de la tige, est généralement distinct du tubercule latéral qui est ferme et porte un bourgeon rabougri.

Toutes les parties de la plante, même le miel de ses fleurs, sont très toxiques, et l'administration de l'aconit à l'intérieur devra toujours être réservée au médecin seul, car une ingestion malheureuse d'aconit provoque les vomissements, une sensation désagréable de froid, des étourdissements, la somnolence et souvent la mort. On ne se rend que trop bien compte des propriétés extrêmement vénéneuses de cette plante, quand on sait que son principe actif, l'*aconitine*, agit spécialement sur la moëlle épinière, qu'il amène la mort par paralysie du cœur, et qu'il a déjà produit des empoisonnements à la dose d'un milligramme par jour.

Malgré cette nocivité incontestable, la médecine moderne ne recule nullement devant l'emploi de l'aconit. Elle le prescrit comme calmant, antirhumatismal, fébrifuge et antigoutteux, et nous voyons les pharmaciens d'aujourd'hui en préparer des teintures et alcoolatures diverses: la *Tinctura Aconiti herbæ recentis* ou alcoolature d'aconit, un liquide d'abord brun-verdâtre, devenant rouge-brunâtre avec le temps (dose max. simple 1 gr.); la *Tinctura Aconiti tuberis* ou teinture d'aconit, un liquide limpide, jaune, d'une saveur légèrement amère, puis brûlante, âpre, pruduisant sur la langue une sensation d'engourdissement, et qui n'est délivré que sur indication formelle du médecin (dose max. simpl. 0,25 gr.); l'*Extractum Aconiti duplex* ou extrait d'aconit sec (dose max. simpl. 0,005 gr.), et l'*Extractum Aconiti fluidum* ou extrait fluide d'aconit, un liquide limpide, brun foncé, dont la moindre quantité produit sur la langue une sensation spéciale de brûlure (dose max. simpl. 0,01 gr.)

L'aconit agit sur l'œil en dilatant la pupille.

La médication homéopathique le considère comme l'un des meilleurs fébrifuges, et elle l'emploie contre les battements de cœur, la neurasthénie, les chaleurs fiévreuses, les inflammations du cerveau et des poumons, le typhus, les angines, le croup, la rougeole, la goutte, les rhumatismes et les accès asthmatiques.

Pour combattre un empoisonnement par l'aconit, on administrera sans tarder un vomitif énergique, puis de l'alcool à haute dose (grogs), et on pratiquera de suite la respiration artificielle.

Pl. XXI. Fig. 2. Pulsatille. Coquelourde. Herbe au vent. Fleur de Pâques. Passe fleur. Coquerelle. Anemone pulsatilla. Pulsatilla vulgaris Mil.

Souche épaisse, donnant naissance à une tige uniflore couverte de poils soyeux. Fleur d'un bleu violet ou lilas, grande, dressée ou un peu penchée, à six pétales soyeux extérieurement. Carpelles velus-soyeux et prolongés en barbe plumeuse.

La pulsatille croît dans les terrains calcaires, sur les coteaux secs des régions inférieures, et elle fleurit en avril.

Pl. XXI. Fig. 3. Pulsatilla pratensis Miller. Anemone pratensis L.

Elle se distingue de la précédente par sa tige plus élevée et ses fleurs plus petites, penchées, d'un violet foncé à l'intérieur. Elle fleurit en mai dans les terrains sablonneux, sur les collines de pins et de bouleaux, et dans presque toutes les prairies de l'Europe centrale et septentrionale.

Elle possède une saveur amère, âcre, qui se perd par la dessication.

Emplois et dangers. Autrefois off. sous le nom de *Herba pulsatillæ*. Les deux pulsatilles irritent la peau et sont vénéneuses. On les employait autrefois, en extrait frais ou en alcoolature, dans le traitement de l'orchite, des tumeurs, des dartres et de la carie des os. La médication homéopathique en fait encore un usage fréquent et l'utilise pour combattre la rougeole, l'inflammation des yeux, la chlorose, les ulcères fistuleux, le coryza, les rhumes de poitrine, la dysenterie, le diabète, les inflammations d'intestin, l'érysipèle, les rhumatismes et les empoisonnements occasionnés par le mercure.

Pl. XXII. Fig. 1. Clematis recta L. Clématite dressée.

Tige annuelle croissant verticalement et atteignant parfois 1 $^1/_2$ m. de hauteur. Feuilles opposées, pennées, poilues en dessous.

Fleurs blanches disposées en une ombelle terminale. Carpelles terminés en queue plumeuse.

Elle fleurit en juin-juillet et se rencontre dans les terrains secs, ensoleillés et pierreux de certaines régions de l'Europe centrale.

Toutes les parties de la plante ont une saveur âcre, caustique, et une odeur forte et piquante.

Emploi. Les feuilles étaient autrefois offic. sous le nom de *Herba Clematidis;* on s'en servait comme révulsif à l'extérieur et pour saupoudrer les tumeurs et les ulcères. L'Homéopathie actuelle préconise *Clematis recta* pour combattre les empoisonnements par le mercure, les nœuds et rhumatismes articulaires, les dartres, les éruptions de maligne nature, les inflammations scrofuleuses et certaines affections des organes génitaux.

Les anciens herboristes semblent avoir eu connaissance des propriétés de la clématite car ils disent quelque part dans leurs écrits: «d'aucuns louent fort l'huile de clématite contre les rhumatismes, les rétentions d'urine, les néphrites et les calculs de la vessie, qu'on s'en serve à l'extérieur ou en lavement. On obtient cette huile en laissant macérer au soleil dans de l'huile rosat les feuilles hachées menues». Gmelin rapporte, en 1772, que Störk, après avoir découvert à la clématite des propriétés curatives de haute valeur, a consigné les dites propriétés dans un opuscule qui a eu les honneurs de la traduction. Maître Störck utilisait la clématite sous toutes ses formes, en applications chaudes, en poudre, en décoction ou en infusion, en extrait ou en bains locaux, et il raconte lui-même qu'il n'a jamais eu qu'à se louer de sa merveilleuse efficacité dans les cas d'hypocondrie, de maladies vénériennes, de céphalalgie tenace, d'ulcères, de croûtes, de gale et de cancers.

Ranunculus bulbosus L. Renoncule bulbeuse ou Rave de St-Antoine.

Tige de 30-40 cm., dressée, multiflore, plus ou moins velue et renflée en bulbe à sa base. Feuilles pétiolées, ternées, à segments trilobés. Pédoncules sillonnés, calice réfléchi; fleurs d'un jaune d'or. Elle est très commune dans les prés, les champs et sur les pentes ensoleillées, où elle fleurit en mai-juin.

Pl. XXII. Fig. 2. Ranunculus sceleratus L. Renoncule scélérate.

Plante annuelle, souvent rameuse dès la base. Feuilles radicales palmatipartites, à 3-5 divisions lobées et incisées. Pédoncules sillonnés et velus. Fleurs petites, d'une teinte plus pâle que dans les autres espèces. Carpelles petits, très nombreux, à bec court, obtus et un peu oblique. Elle croît dans toute l'Europe sur les bords desséchés des mares, dans la vase, les lieux humides, les eaux stagnantes et peu profondes, et elle fleurit de juin en août.

Ces deux renoncules ont une saveur âcre, caustique.

Emploi. Toutes deux sont vésicantes et vénéneuses. La médication homéopathique s'en sert contre les affections goutteuses ou rhumatismales, les tumeurs malignes, les ulcères, les ampoules provenant de brûlures, les maladies des yeux accompagnées d'incontraction de la pupille.

Ranunculus ficaria L. Ficaire. Herbe aux hémorroïdes. Petite Eclaire. Ficaria verna Hudson. Ficaria ranunculoïdes Mœnch. Herbe aux fics.

Plante glabre, inodore, rameuse, à tiges courtes, couchées ou ascendantes. Fibres radicales la plupart renflées en petits tubercules ovales ou oblongs ressemblant à des grains de blé. Feuilles d'un vert luisant, cordiformes ou réniformes, à crénelures peu profondes. Fleurs dont la jolie étoile jaune d'or annonce l'apparition du printemps.

Cette plante fleurit en mars-avril; elle croît aux bords des ruisseaux, des fossés et des haies, dans les lieux herbeux, humides et ombragés.

Les tubercules de la racine ont une saveur âcre.

Emploi. Les feuilles se mangent au printemps en guise de salade ou de légume et les fleurs en boutons peuvent être mises en conserve à l'instar des câpres.

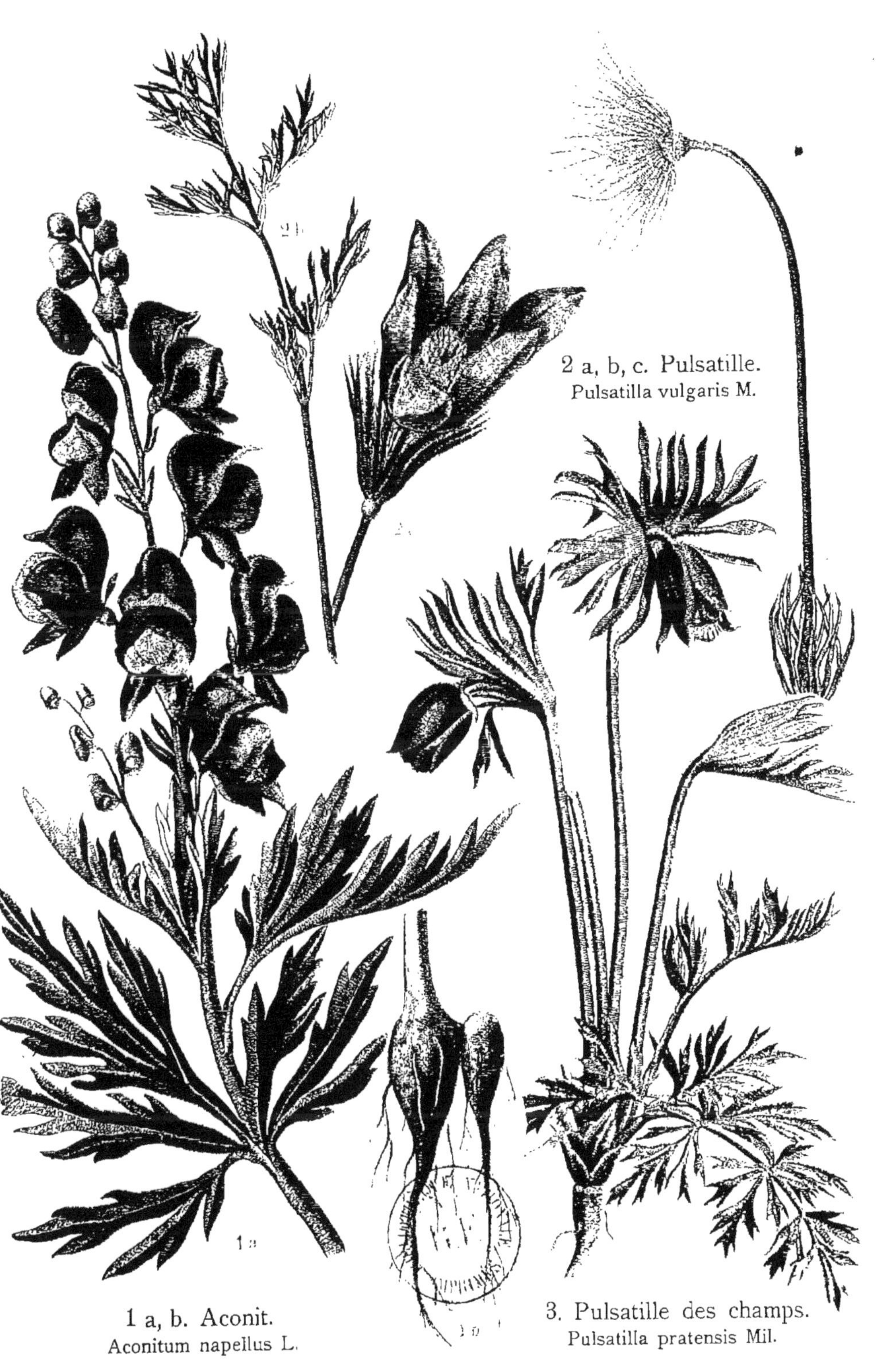

2 a, b, c. Pulsatille.
Pulsatilla vulgaris M.

1 a, b. Aconit.
Aconitum napellus L.

3. Pulsatille des champs.
Pulsatilla pratensis Mil.

Les anciens préconisent la ficaire pour combattre les hémorroïdes et surtout les fics, ces sortes de tumeurs charnues, pédiculées, irrégulièrement arrondies et molles qui se forment aux paupières, au menton et le plus ordinairement autour de l'anus et aux organes génitaux.

C'est sans doute aux tubercules de la racine et aux bourgeons charnus qui se détachent de l'aisselle des feuilles que l'on doit la légende des pluies de blé encore accréditée aujourd'hui dans certaines contrées.

Famille des

Berbéridées

Pl. XXIII. Fig. I. Epine-vinette. Vinettier. Berberis vulgaris L.

L'épine-vinette se présente sous la forme d'un buisson touffu et épineux. Son écorce est cendrée et son bois d'un beau jaune. Ses feuilles sont obovales, ciliés-dentées, et ses fleurs, jaunes et odorantes, sont disposées en grappes pendantes. Elle porte des baies ovales-oblongues d'un rouge vif.

Le vinettier offre un exemple curieux de l'irritabilité des étamines. Celles-ci, éloignées du pistil lors de l'épanouissement, viennent s'appliquer chacune sur le stigmate au moment de la déhiscence de l'anthère et s'en éloignent de nouveau après l'émission du pollen. Il suffit d'ailleurs de toucher les étamines avec une épingle ou tout autre corps acéré pour que le même phénomène se produise.

L'épine-vinette affectionne les collines sèches, les bois calcaires, les haies et les buissons. Elle fleurit en mai-juin et mûrit en septembre. Ses baies ont une saveur aigrelette agréable qu'elles doivent sans doute aux acides malique et tartrique qu'elles renferment en proportion notable.

Emploi. L'extrait d'écorce a été préconisé comme fébrifuge sous le nom de *quinoïde* et les feuilles passent pour avoir des propriétés antiscorbutiques et antidiarrhéiques. Quant aux baies, elles servent à la préparation d'un *sirop* aigrelet pouvant remplacer le suc de citron (limonade) et bien connu des confiseurs et des pâtissiers. Pour l'obtenir, on commence par broyer les baies et on les abandonne ensuite pendant quelques jours dans un endroit frais; on exprime, on décante, on filtre, et on ajoute à 10 parties du suc filtré 16 parties de sucre blanc; on cuit et on filtre à nouveau: l'épine-vinette fournit ainsi à bon compte le moyen de se procurer une boisson éminemment agréable et rafraîchissante.

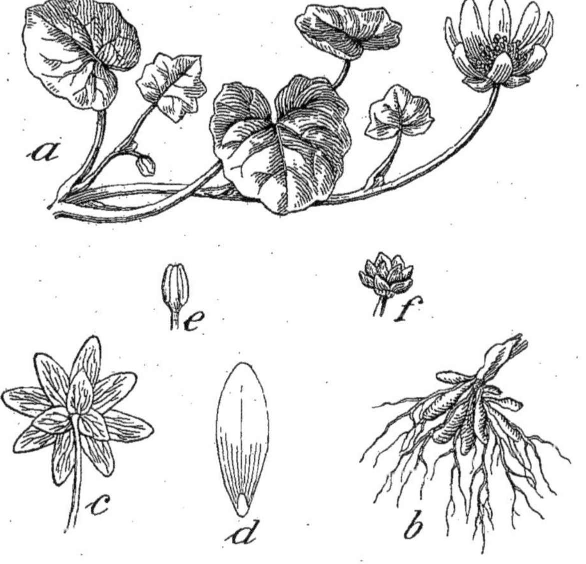

Ficaire. Ranunculus ficaria.

a. Tige munie de feuilles et de fleurs. *b.* Fibres radicales. *c.* Fleur vue de dessous. *d* Pétale. *e.* Étamine. *f.* Pistil.

Les anciens herboristes disent déjà que les baies servent à la préparation d'une sorte de vin auquel ils accordent nombre de propriétés thérapeutiques. A les en croire, ce vin serait non seulement un spécifique souverain contre la soif, les aigreurs du sang et les fortes fièvres, mais il agirait encore d'une manière efficace contre la dysenterie, les vomissements, la jaunisse et les vers, et serait en outre un détersif, un apéritif, un collutoire et un régulateur précieux des menstrues. Ils ne le recommandent pas, il est vrai, aux estomacs délicats, pas plus qu'aux asthmatiques ou aux personnes sujettes aux flatuosités, mais ils nous paraissent tenir fort à leur vin puisqu'ils ajoutent «qu'il fait bien dans les sauces.»

Les baies donnent d'excellentes confitures. On les confit également en sucre pour l'usage de la table. Lorsqu'elles sont encore vertes, elles peuvent remplacer les câpres.

La couleur jaune de l'écorce est due à la présence de la *berbérine* qui sert à teindre la laine, le coton, le fil, les cuirs de Russie et à colorer les ouvrages de menuiserie. L'épine-vinette, on le voit, a son emploi tout indiqué.

Les cultivateurs, toutefois, feront bien d'en détruire les touffes, car leur présence n'engendre que trop souvent la rouille des céréales.

Famille des

Laurinées

Pl. XXIII Fig. 2. Laurus nobilis L. Laurier. Laurier sauce. Laurier d'Apollon. Laurier vrai. Laurier noble.

C'est un bel arbre toujours vert, indigène du Sud de l'Europe, dont les feuilles, d'un vert sombre brillant, ont une odeur aromatique agréable. Il peut atteindre 8-10 m. de hauteur et il a sa place marquée dans tous les jardins d'agrément. Dioïque, il porte des fleurs blanches et des baies noires, ovales, assez volumineuses, telles de petites cerises, qui renferment une amande charnue gorgée d'huile.

Il fleurit en avril-mai et ses fruits arrivent à maturité en automne. C'est à la cuisine qu'il cherche son refuge suprême, et c'est là, dans les casseroles et dans les sauces qu'il termine son existence après avoir servi à la confection des couronnes triomphatrices.

Emploi. Les baies sont offic. sous le nom de *Fructus Lauri*; elles ont des propriétés carminatives, peuvent servir à combattre la fièvre intermittente, et, à la dose de 0,5 à 1,5 gr., les coliques. Une décoction de leur poudre agit contre la gale. L'huile de laurier (*Oleum Lauri*), obtenue par l'expression des baies, est un mélange de graisse et d'huile volatile, vert, onctueux, grenu, cristallin, qui nous vient de la Grèce et de l'Italie. Elle constitue une sorte de pommade stimulante, détersive, tonique, qu'on emploie contre la gale, les tumeurs, les douleurs rhumatismales, les foulures et les entorses, et aussi, en frictions sur l'abdomen, contre les crampes d'estomac et la colique. Cette huile est également employée en médecine vétérinaire. La tisane de feuilles de laurier, à la dose de 4-8 gr. par litre d'eau, est sudorifique, pectorale et carminative; elle n'est toutefois que peu employée, car sa saveur n'est pas du goût de tout le monde, et surtout pas de celui des anciens herboristes qui l'accusent d'embarrasser et d'engorger sans profit l'estomac. Leur préférence, à eux, s'attache aux baies «qui digèrent les humeurs crues, divisent et résolvent les sucs épaissis et visqueux, réveillent l'appétit, chassent le dégoût, lèvent les obstructions du foie et de la rate».

Il est vrai que nous les voyons utiliser la décoction vineuse de 8-10 gr. d'écorce de racine pulvérisée pour distiller les calculs de la vessie et les embarras du foie, qu'ils prennent des bains et des fomentations de feuilles pour calmer les douleurs de la vessie et de la matrice, faciliter l'écoulement des menstrues et de l'urine, et qu'ils appliquent les feuilles fraîchement écrasées sur les piqûres d'abeilles et de guêpes.

Souffrez-vous d'une rétention d'urine, ils vous recommanderont de triturer dans un mortier 30 gr. de baies de laurier, 15 gr. de baies de genièvre et 3 ails; d'y ajouter une poignée de son d'orge, 1 litre de vin blanc; puis de réduire par la cuisson jusqu'à une masse pâteuse qu'on s'appliquera sur les reins.

Une superstition curieuse s'attachait autrefois au laurier: celle de n'être jamais frappé par la foudre. C'est ce qui explique pourquoi l'empereur Tibère, si justement flétri par Tacite pour ses cruautés, portait toujours une couronne de laurier quand il tonnait.

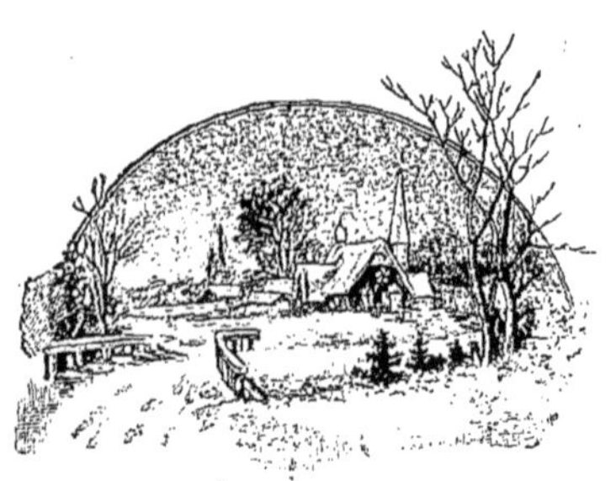

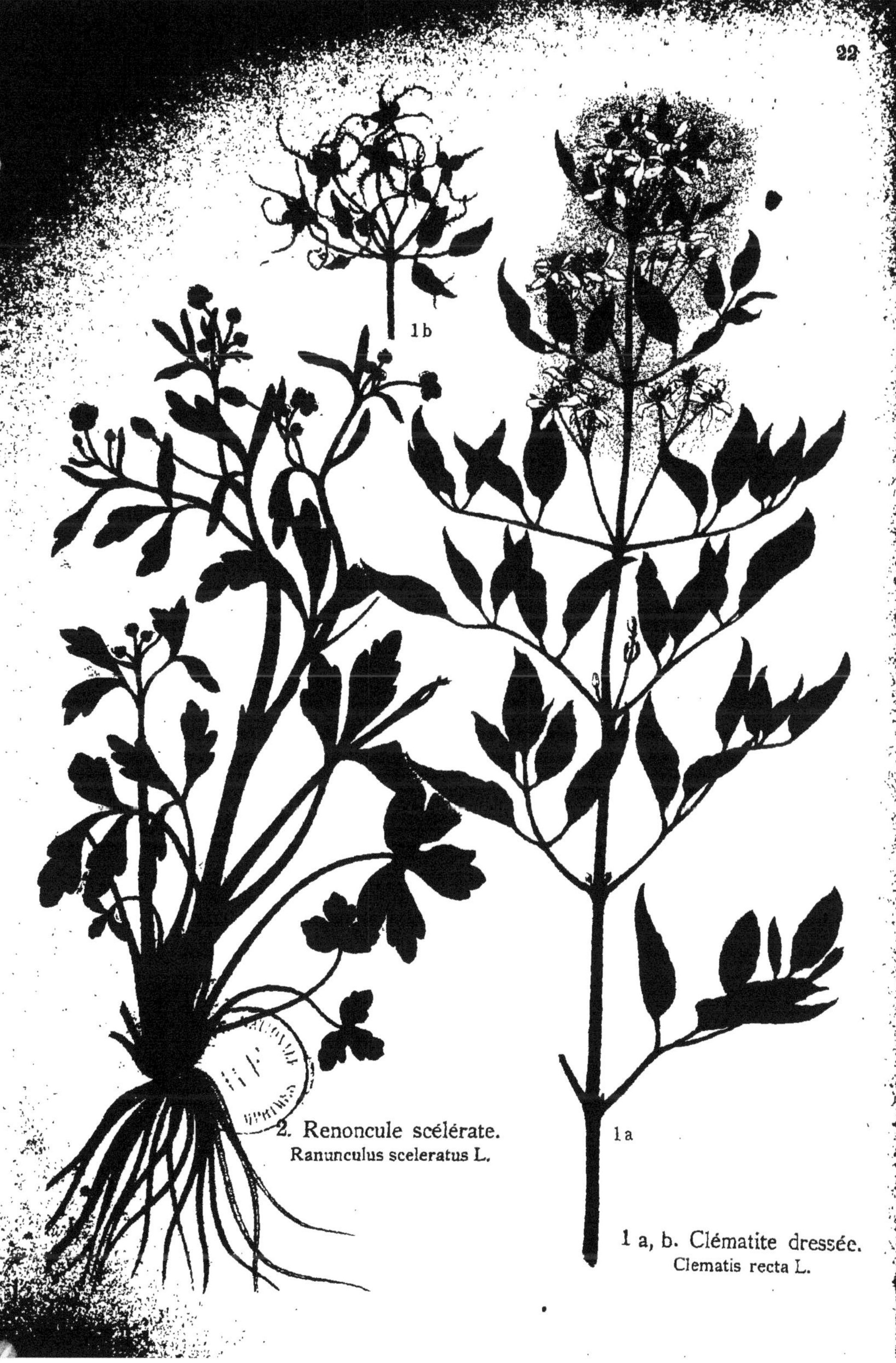

2. Renoncule scélérate.
Ranunculus sceleratus L.

1 a, b. Clématite dressée.
Clematis recta L.

les, dans lesquelles ils se trouvaient alliés au pas d'âne, à la mauve, au pied de chat, à la guimauve, au bouillon blanc et à la violette. On en prépare encore aujourd'hui une sorte de sirop jouissant de propriétés pectorales, adoucissantes et sudorifiques, de sorte qu'il ne faut pas trop s'étonner de voir le coquelicot faire partie des *espèces béchiques*, dites aussi *quatre fleurs* de l'ancienne pharmacopée: pied de chat, pas d'âne, mauve et coquelicot.

Les capsules de la coquelourde renferment un suc laiteux ayant des propriétés analogues à celles de l'opium. Elles ne contiennent toutefois pas de morphine, ce qui explique leur activité très modérée.

Ecoutons maintenant les anciens herboristes. La décoction de 5-6 capsules de coquelicot garnies de leurs semences est somnifère et les semences elles-mêmes, macérées dans de l'eau sucrée, sont un remède appréciable dans les cas de constipation. L'alcoolature de coquelicot remédie aux ardeurs de la gorge, rafraîchit le foie et calme les douleurs; elle pousse au sommeil, constitue un excellent collutoire dans les cas d'angine et elle peut être administrée sans crainte aucune et même dans les fièvres les plus intenses. Un bon remède contre les points de côté consiste à prendre de la poudre de coquelicot torréfié dans une infusion de racine de violette. Qui tient à se défaire de la teigne, de croûtes, ou d'autres impuretés de la peau, n'a qu'à se faire une pommade au moyen de suc de coquelicot, de soufre et de salpêtre.

Pl. XXIV. Fig. 2. Papaver somniferum L. Pavot. Pavot somnifère. Oeillette.

Originaire de l'Orient, cultivé chez nous comme plante d'ornement et comme plante oléagineuse, le pavot est la plante classique par exellence aussitôt qu'il s'agit de propriétés narcotiques et calmantes. Sa tige est haute de 3 dm. à 1 m.; elle est glabre et glauque, et glauques et glabres sont ses feuilles aux profondes découpures. La corolle est formée de larges pétales blancs, roses, violets ou panachés qui présentent une tache foncée à la base. La capsule est glabre, presque globuleuse, avec des cloisons incomplètes.

Il existe deux variétés principales du pavot somnifère: la variété à graines blanches et la variété à graines noirâtres. La première n'est cultivée aux environs de Paris qu'en qualité de plante ornementale. Dans les pays chauds, c'est de ses capsules que l'on extrait l'opium, en pratiquant sur la surface de celles-ci des incisions horizontales. Une sous-variété de ce pavot à graines blanches est cultivée aux environs de Paris pour ses capsules dont on fait des décoctions narcotiques et calmantes. La seconde variété, à graines noires, est cultivée en plein champ pour ses graines, dont on retire une huile spéciale appelée *huile d'œillette*. Cette dernière est un liquide incolore à saveur douce et agréable qui remplace souvent l'huile d'olives, et qui, à côté de sa valeur comestible, est encore utilisé en peinture à cause de ses propriétés siccatives.

Le pavot fleurit de juin en septembre. Ses *têtes* se récoltent avant la maturité, généralement en juillet, époque à laquelle elles possèdent une saveur désagréablement amère et forte, et une odeur narcotique très prononcée qui s'évanouit toutefois par la dessication.

Emplois et dangers. La capsule de pavot est désignée en pharmacie sous le nom de: *Fructus papaveris immalurus* ou de *Capita papaveris*. Elle jouit de propriétés adoucissantes et calmantes qui la font utiliser en gargarismes, en lotions, en cataplasmes, en infusions et en lavements. Pour l'emploi, on la brise, et après avoir enlevé les graines qu'elle renferme, on la fait bouillir dans de l'eau. Ses propriétés sont réelles, mais nous nous hâtons d'ajouter qu'il ne faut pas en abuser, surtout quand il s'agit de petits enfants. La déplorable manie que l'on a dans certaines régions d'endormir les enfants au moyen d'une infusion de pavots est répréhensible au premier chef, condamnable et même criminelle: l'enfant habitué à l'infusion de pavot s'abêtit tous les jours davantage et il ne sera jamais qu'une triste épave au milieu de ses contemporains, un être inutile et un remords vivant pour ceux qui lui auront présenté le fatal breuvage.

Indépendamment des *Semen papaveris*, c'est-à-dire des graines de pavot (préférablement de la variété blanche, saveur douce, non âcre), et du *syrupus papaveris* qu'on aura soin de ne prendre que d'après les indications du médecin, les pharmaciens tiennent encore une substance aussi précieuse que dangereuse, l'opium.

L'opium est le suc laiteux extrait des capsules du pavot somnifère. Pour obtenir ce

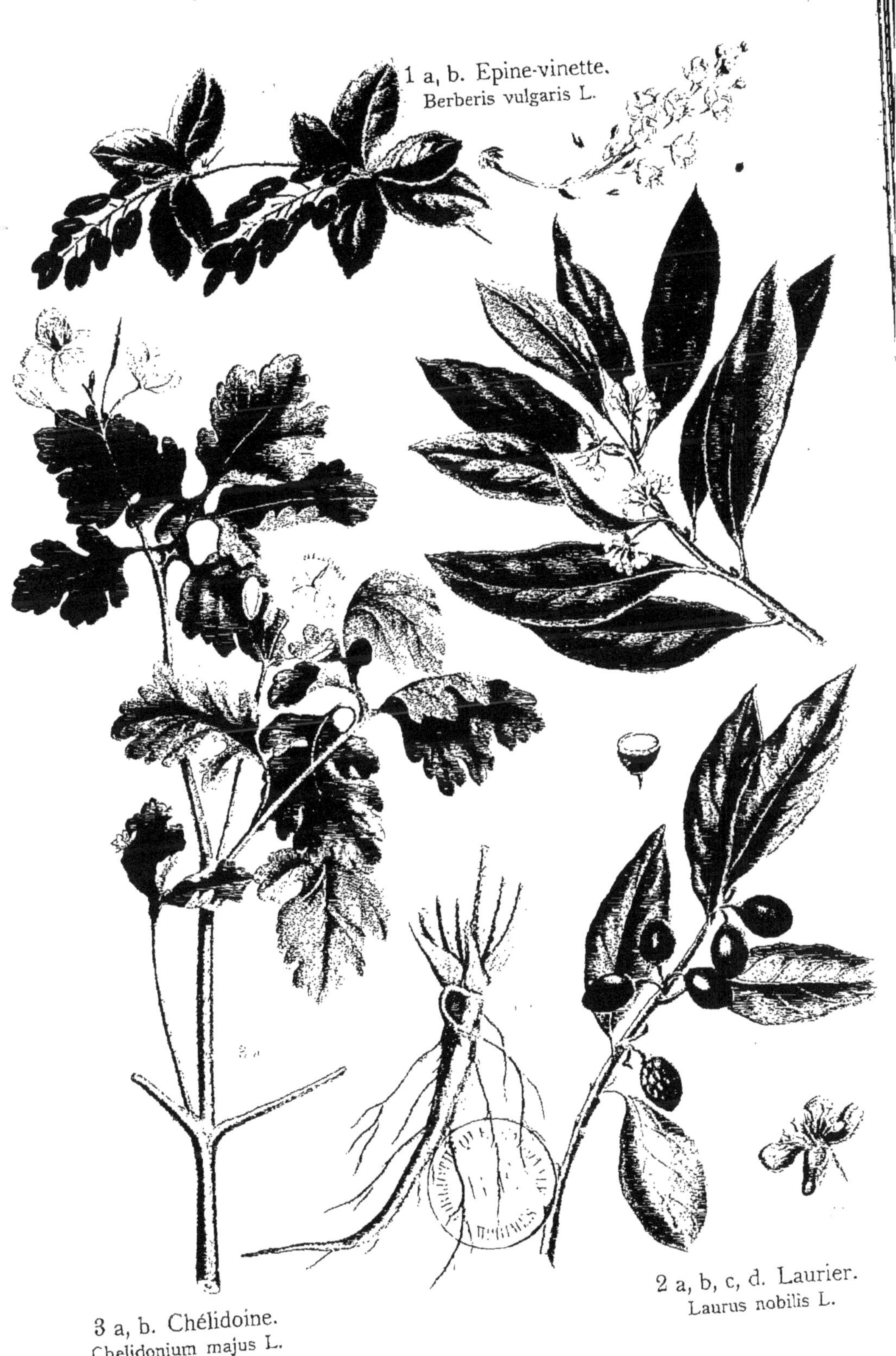

1 a, b. Epine-vinette.
Berberis vulgaris L.

2 a, b, c, d. Laurier.
Laurus nobilis L.

3 a, b. Chélidoine.
Chelidonium majus L.

suc, dès que les pétales des fleurs sont tombés, on pratique sur les capsules encore vertes des incisions circulaires horizontales ou obliques. Il sort bientôt de ces coupures un liquide blanc, comme laiteux, qui ne tarde pas à se figer à l'air en gouttelettes d'abord jaunes, puis brunâtres. On agglutine ensemble ces gouttelettes pour en faire de petits pains ronds ou aplatis qui constituent l'opium du commerce. Il existe plusieurs variétés d'opium dont les principales sont l'opium d'Egypte ou d'Alexandrie, le moins bon de tous; l'opium de Constantinople ou de Turquie, préférable au précédent; l'opium de Smyrne, le meilleur de tous; l'opium de Perse, que l'on nous expédie en pains ou en bâtons; l'opium des Indes orientales, qui est exclusivement consommé aux Indes, en Chine et en Malaisie; et l'opium français, que l'on retire du pavot rouge et qui est d'assez bonne qualité.

Tel qu'il nous est livré par le commerce, l'opium est solide, d'un brun rougeâtre à l'extérieur, d'un brun noirâtre à l'intérieur, à cassure brillante, d'une odeur vireuse nauséabonde et d'une saveur amère. Il se ramollit quand on le pétrit entre les doigts et il brûle en donnant une fumée épaisse. Administré à la dose de 0,01-0,02 gr., il apaise la douleur, calme le système nerveux et procure le sommeil. On l'emploie comme calmant contre toutes les inflammations, celles du cerveau exceptées, contre les diarrhées, la dysenterie, etc. Comme sédatif, on l'administre dans les maladies du système nerveux; comme procurant le sommeil, on le donne dans les fièvres graves. Il est en outre légèrement sudorifique. Ingéré à haute dose, l'opium produit de la somnolence, des vomissements, une grande dépression de la circulation, l'abolition de la sensibilité, la stupeur, le relâchement des muscles, le coma, la mort. Une dose de 1 gr. est ordinairement mortelle. Les peuples de l'Orient mangent et fument l'opium. Ceux qui s'adonnent à cette triste passion deviennent maigres, ont un teint jaune, la démarche chancelante, un aspect hébété, paraissent vieux avant l'âge, et meurent enfin dans d'horribles souffrances.

L'opium, malgré tout, est probablement l'un des corps les plus employés en médecine. Ses principales préparations pharmaceutiques sont: l'emplâtre d'opium ou *Emplastrum cephalicum;* l'extrait d'opium (*Extractum Opii:* dose max. simpl. 0,1 gr.); les pastilles de Tronchin (*Pastilli Kermetis cum Opio*); les pastilles de Vignier (*Pastilli Ipecacuanhæ cum Opio*); la poudre de Dover (*Pulvis Ipecacuanhæ opiatus:* ipécacuanha 1, opium 1, sucre de lait 8, dose max. simpl: 1 gr., dose max. pro die: 4 gr.) le sirop d'opium (*Sirupus Opii*); l'élixir parégorique (*Tinctura Opii benzoïca,* liquide jaune-brunâtre d'une odeur d'anis et de camphre, d'une saveur épicée et douceâtre, administré à la dose de 30 gouttes prises deux fois par jour contre les affections hystériques, les convulsions et les attaques spasmodiques); la teinture d'opium safrané, *Tinctura Opii crocata* ou encore *Laudanum liquidum* (Sydenhami), liquide jaune-rouge foncé, d'une odeur prononcée de safran, d'une saveur amère, dont une goutte colore un litre d'eau nettement en jaune, et qui s'utilise sous forme de compresses, de lotions, de frictions, de pommades, de lavements, etc.; la teinture d'opium simple, *Tinctura Opii simplex* ou *Tinctura thebaïca,* liquide d'un brun-rougeâtre de l'odeur de l'opium, d'une saveur amère, qui s'emploie à la dose max. simpl. de 1,5 gr.

Les fameuses *gouttes de voyage* (Reisetropfen) ne sont autre chose qu'un mélange par parties égales d'opium et de noix vomique; elles s'administrent à la dose de 20-30 gouttes par jour contre les coliques, les tranchées, la dysenterie, le mal de mer, les syncopes et les crampes de toutes sortes.

C'est en outre de l'opium que l'on extrait la morphine, un narcotique puissant fort utile à la médecine et à la chirurgie, mais en même temps un poison redoutable dont les victimes se comptent par milliers (morphinomanie).

L'homéopathie prescrit l'opium contre la somnolence, les tremblements nerveux, la stupeur, les mouvements spasmodiques, l'épilepsie, le tétanos, les coliques et la toux accompagnée de crachements de sang.

En cas d'empoisonnement par l'opium, il faut d'abord faire vomir le malade, puis lui administrer de fortes infusions de café noir.

Famille des

Fumariacées

Pl. XXIV. Fig. 3. Fumaria officinalis L. Fumeterre. Fiel de terre. Soupe en vin. Fumeterre officinal. Herbe des nonnes.

Plante annuelle à tiges rameuses et diffuses, à feuilles très découpées, à fleurs petites, nombreuses, ordinairement purpurines et disposées en grappes plus ou moins lâches. Ses tiges grêles se soutiennent à peine et ont souvent besoin d'un appui. La fumeterre fleurit d'avril en septembre et prospère principalement dans les champs, sur les décombres, dans les lieux cultivés et les terres fraîchement labourées. Quand on la froisse entre les doigts, elle a une odeur nauséabonde rappelant celle du pavot; sa saveur est saline, amère, quelque peu âcre. On la récolte en mai au moment de la floraison en ayant soin d'abandonner les plus grosses tiges.

Emploi. La fumeterre est un dépuratif populaire du premier printemps d'un usage courant dans nos campagnes. Elle est amère, stomachique, antidartreuse, antiscrofuleuse. Une infusion de 20 gr. par litre, prise à la dose de 3 tasses par jour, fortifie l'estomac et les intestins, facilite les selles et combat la jaunisse. On peut même s'en servir à l'extérieur contre le scorbut, les dartres, les croûtes de lait des enfants, la gale, et d'autres affections de la peau. On en préparait autrefois un extrait, *Extractum Fumariæ*, inconnu de nos jours.

Nos pères en faisaient déjà usage, car ils la préconisent pour purger la bile et les humeurs, dégorger le foie et la rate, combattre la jaunisse, la mélancolie, les croûtes et autres impuretés de la peau. « Pauli raconte qu'il a guéri en très peu de jours une demoiselle de condition, âgée de 7 ans, fort délicate, attaquée de la gale, et Camérarius affirme avoir ramené un mélancolique à une appréciation plus gaie de la vie.» (Paul Hariot, Paris 1900.) La fumeterre jouait même un rôle dans les affections des yeux: son eau distillée, additionnée de gomme, avait la propriété d'empêcher les cils de tomber, et son suc passait pour éclaircir la vue.

Famille des

Crucifères

Pl. XXV. Fig. I. Cochlearia armoracia L. Cranson de Bretagne. Grand raifort. Moutarde de capucin. Moutarde des Allemands.

Plante vivace, à souche volumineuse, cylindrique, charnue, d'un blanc jaunâtre en dehors et blanche en dedans. Tige droite, rameuse, à rameaux nombreux, effilés, dressés. Feuilles radicales, cordiformes ou ovales-oblongues, crénelées, les caulinaires inférieures oblongues, les supérieures lancéolées et sessiles. Fleurs blanches réunies en grappes. Silicules presque globuleuses, longuement pédicellées.

Originaire des parties orientales de l'Europe, le raifort est cultivé dans quelques contrées: en Alsace, en Suisse, en Angleterre, et surtout en Allemagne. Il fleurit de juin en juillet et se récolte (sa racine) à partir de septembre.

La racine de raifort possède une saveur âcre et piquante, et dégage, quand on la râpe fraîche, une odeur forte qui provoque le larmoiement.

Emploi. La racine doit être employée fraîche ou âgée de moins de deux ans. Elle se sert avec le bœuf en guise de moutarde, avec les viandes froides et avec la charcuterie; on l'a recommandée contre la goutte et l'hydropisie, et aussi pour remplacer la moutarde dans la préparation des sinapismes; elle entre dans la composition de l'alcoolat de cochléaria composé et dans la préparation d'un sirop, d'un vin et d'une bière antiscorbutiques. C'est assez dire que le raifort constitue un antiscorbutique par excellence, un tonique, un excitant, un stomachique et un diurétique, et que son usage à l'intérieur ne peut avoir que de bons effets sur l'organisme.

On peut préparer un *bon vin* antiscorbutique, qu'on prendra à la dose d'un verre à Bordeaux, matin et soir, $^1/_2$ h. avant les repas, en faisant macérer huit jours: 60 gr. de raifort frais, 30 gr. de cresson de fontaine et 30 gr. de cochléaria dans 2 litres de bon vin blanc.

La *bière* antiscorbutique s'obtient en faisant macérer deux jours 60 gr. de raifort fraîchement râpé, 45 gr. de cochléaria et 30 gr. de bourgeons de pin dans un litre de bonne bière; elle se prend comme le vin.

Le *sirop* de raifort est formé de 60 gr. de raifort frais, 45 gr. de cochléaria et 30 gr. de cresson, auxquels on ajoute du ményanthe, des zestes d'oranges amères, de la cannelle de Ceylan et du sucre. L'excipient est le vin blanc qui servira à la macération des plantes.

Le raifort sert en outre à préparer un dentifrice qui s'emploie à la façon de l'*Eau de Botot*. Il suffit pour l'obtenir de laisser macérer pendant 15 jours, 30 gr. de raifort, 30 gr. de graines de fenouil et 15 gr. de menthe poivrée dans 1 litre d'eau-de-vie.

Nos ancêtres ne vont pas si loin: ils se contentent de laisser macérer pendant une nuit 7-10 rondelles de raifort dans du vin blanc dont ils prennent une bonne lampée le matin à jeûn pour, disent-ils, chasser la pierre et l'urine, et faire revenir les menstrues.

Pl. XXV. Fig. 2. Cochlearia officinalis L. Cranson officinal. Herbe aux cuillers.

Plante bisannuelle, succulente, charnue et lisse. Tiges faibles, anguleuses, rameuses. Feuilles radicales longuement pétiolées, ovales, et comme creusées en cuillers.

Le cranson se rencontre sur le littoral de l'Océan et de la Manche, au pied des rochers humides, au bord

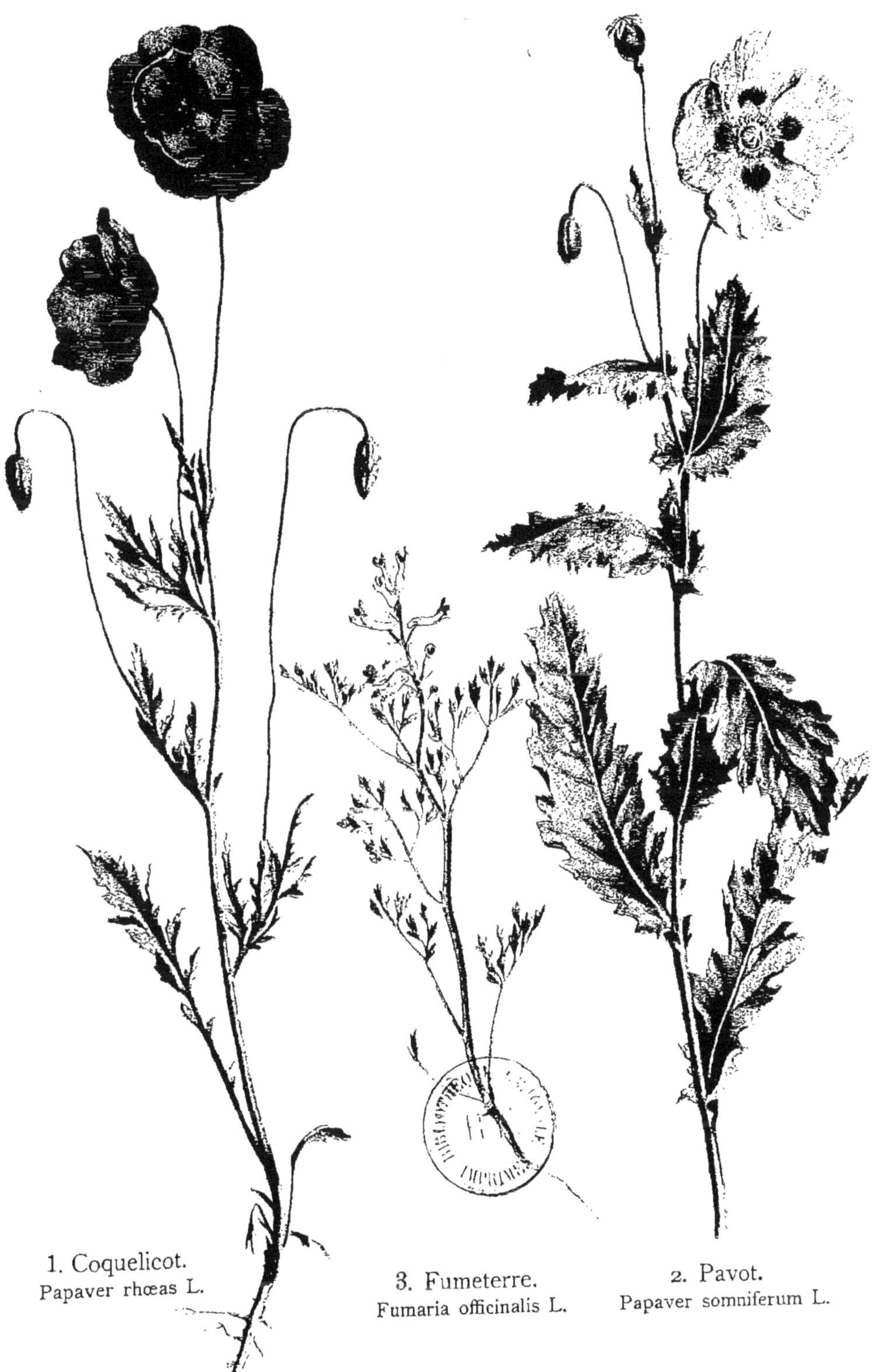

1. Coquelicot.
Papaver rhœas L.

3. Fumeterre.
Fumaria officinalis L.

2. Pavot.
Papaver somniferum L.

des eaux salées, et souvent, à l'état cultivé, dans les jardins potagers.

Il fleurit d'avril en juin et se récolte avant la floraison. Sa saveur est piquante, salée, et il dégage, quand on le froisse entre les doigts, une odeur forte rappelant les grains de moutarde.

Emploi. Le cranson est off. sous le nom d'*Herba Cochleariæ*. C'est un antiscorbutique puissant dont on fait l'esprit de cochléaria, *Spiritus Cochleariæ*, et qui entre dans la préparation du sirop de raifort composé, *Sirupus Cochleariæ compositus* ou *Sirupus antiscorbuticus*.

L'esprit de cochléaria est un liquide incolore d'une odeur spéciale, forte, et d'une saveur brûlante. On l'obtient en contusant 200 parties de plante fleurie et fraîche, en faisant macérer pendant 24 heures dans un mélange de 75 parties d'alcool et 75 parties d'eau et en distillant jusqu'à réduction à 100 parties. On peut l'utiliser à l'état pur en tampons sur les dents cariées; étendu d'eau, il constitue un excellent dentifrice qui raffermit les gencives et un antiscorbutique appréciable.

Voulez-vous préparer vous-même le sirop de raifort composé des pharmaciens, prenez: cochléaria 100, cresson 100, raifort 100, ményanthe 20, écorce d'orange 25, cannelle de Ceylan 10; incisez, contusez les ingrédients, faites macérer pendant cinq jours dans un mélange de 400 de vin blanc et 40 d'alcool, distillez au bain marie pour obtenir 100 parties; exprimez le contenu de l'alambic, abandonnez à un repos de six heures, décantez, concentrez pour obtenir 350 parties; faites alors un sirop avec 550 de sucre et ajoutez après refroidissement les 100 parties distillées. Ces petites opérations terminées, votre sirop sera prêt.

Pl. XXV. Fig. 3. Vélar. Herbe aux chantres. Tortelle. Erysimum officinale L. Sisymbrium officinale Scopoli.

Le vélar pousse sur les vieux murs, dans les décombres, au bord des chemins, à l'ombre des haies où sa tige hérissée de poils, ses rameaux très étalés, ses feuilles rares et curieusement découpées, sont d'un aspect tout particulier. Ses fleurs sont petites, jaunes, et elles donnent naissance à des fruits grêles, allongés, serrés contre les tiges.

Il fleurit de juin en septembre et sa saveur rappelle celle du cresson.

Emploi. Le vélar, autrefois offic. sous le nom de *Herba Erysimi*, doit son nom d'herbe aux chantres aux propriétés émollientes qu'on lui attribuait généreusement jadis et qui en faisaient alors un spécifique quasi souverain contre la toux, l'enrouement et les bronchites légères.

Nos pères accordaient à ses graines des propriétés diurétiques et emménagogues. Ils les recommandaient en outre à la dose de 4 gr. dans une infusion d'absinthe pour évacuer la jaunisse par les urines; les préconisaient en vin contre les poisons en général et surtout dans les cas d'empoisonnements provoqués par les champignons; et le fait de prendre à jeûn, pendant trois jours consécutifs, un œuf légèrement cuit dans lequel on avait fait tomber 6 gr. de graines de vélar en poudre, constituait pour eux un remède infaillible contre la gonorrhée.

Aujourd'hui, le vélar n'est plus guère considéré que comme un antiscorbutique bénin à employer à défaut de tout autre.

Pl. XXVI. Fig. 1. Sinapis nigra L. Moutarde noire. Orne. Brassica nigra Koch. Sénevé noir. Chou noir.

La moutarde noire, cultivée en Hollande et dans certaines parties de la France et de l'Allemagne, croît au bord des eaux, dans les lieux humides et riches en humus de l'Europe entière. C'est une plante annuelle, rameuse, dont la hauteur peut atteindre celle d'un homme. Ses feuilles sont ovales, inégalement dentées, les inférieures lyrées, les supérieures sessiles, ordinairement entières, lancéolées. Fleurs jaunes à sépales étalés. Siliques serrées contre la tige.

La moutarde noire fleurit de juin en août. Les graines, recueillies en août, ont une odeur forte, piquante, et une saveur d'abord douce et oléagineuse, puis âcre et brûlante.

Emploi. La graine de moutarde, désignée en pharmacie sous le nom de *Semen sinapis nigræ*, est sphérique, de couleur brune ou brun-grisâtre, et atteint 1 mm. environ de diamètre. Moulue, elle est employée en médecine sous le nom de *farine de moutarde* pour préparer des sinapismes. Ces derniers s'obtiennent en délayant dans de l'eau tiède, de la farine de moutarde à laquelle on a ajouté un peu de farine ordinaire, et en étendant ensuite la bouillie ainsi obtenue sur un linge.

Les sinapismes sont généralement appliqués sur la plante des pieds (quelquefois cependant sur d'autres parties du corps). Ce sont des révulsifs énergiques qui se recommandent contre les névralgies, les congestions, les points de côté, les fièvres éruptives. La moutarde est un antiscorbutique au même titre que le raifort et un stimulant de l'estomac.

Les bains de pieds, à la dose 50-100 gr. de farine, agissent contre les congestions, certaines fièvres éruptives et le froid aux pieds.

15 gr. de farine et 200 gr. d'eau miellée donnent un excellent gargarisme dans les angines bénignes.

L'*Oleum sinapis* est une huile volatile obtenue en distillant, avec de l'eau, de la graine de moutarde noire. Elle est fluide, jaunâtre, et possède une odeur très forte, irritant les muqueuses. On ne l'emploie à l'état pur qu'en tentatives de rappel à la vie. Diluée dans la proportion de 1 : 30-100, elle provoque aisément une irritation de la peau pouvant servir de dérivatif dans certaines maladies.

L'esprit de moutarde, *Spiritus Sinapis*, mélange de 2 parties d'huile volatile de moutarde et de 98 parties d'alcool, est un liquide limpide, incolore, d'une odeur prononcée d'huile volatile de moutarde, qu'il faut manier avec précaution, conserver avec soin, tenir loin du feu et ingérer avec modération si l'on tient à éviter des inflammations internes.

Les herboristes d'antan connaissaient déjà la valeur de la moutarde. Ils nous transmettent que la moutarde, comme accompagnement obligé et souvent utile des viandes bouillies ou rôties, stimule l'estomac, dégage les bronches, force l'urine et les menstrues et qu'on ne peut que la recommander aux asthmatiques. Ils la prennent avec du vinaigre pour résoudre les calculs de la vessie, l'utilisent en lotions vinaigrée pour combattre le venin des morsures venimeuses et des piqûres d'insectes, en gargarismes contre les affections de la gorge. Ils en font, avec des figues, des cataplasmes contre les dartres, la gale, les ecchymoses, les bourdonnements d'oreilles, et ils la mélangent au vinaigre de lavande pour l'employer en frictions sur les membres paralysés par l'apoplexie.

Pl. XXVI. Fig. 2. Sisymbrium nasturtium L. Cresson de fontaine. Nasturtium officinale R. Brown. Santé du corps.

Plante vivace, glabre, à tiges creuses, rameuses, redressées supérieurement et dont la partie horizontale est garnie de nombreuses racines adventives. Feuilles d'un vert foncé, divisées jusqu'à la côte en segments ovales ou oblongs, entiers ou sinués, avec une foliole terminale plus grande et souvent cordiforme. Fleurs blanches disposées en corymbe dont les pétales sont une fois plus long que les sépales. Silique très fine.

Le cresson fleurit de juin en septembre et se récolte en février, mars et avril. Pour le récolter, on en coupe les tiges vers leur tiers inférieur, et comme il pousse très rapidement, on peut répéter cette opération plusieurs fois dans une année. Sa tige et ses feuilles contiennent en abondance un suc aqueux d'une saveur piquante particulière. Le cresson croît un peu partout dans les ruisseaux à faible courant, sur les lieux inondés ou très humides, dans le voisinage des sources. Il se cultive en grand dans des cressonnières artificielles qui, bien soignées, durent un nombre d'années presque indéfini et sont ainsi d'un excellent rapport.

Emploi. Le cresson était autrefois offic. sous le nom d'*Herba Nasturtii aquatici*. Son suc, indépendamment de l'eau qui en forme la majeure partie, contient une huile essentielle, un extrait amer, de l'iode, du fer et divers phosphates. Le cresson, tiges et feuilles, est utilisé dans l'économie domestique et en médecine, mais seulement à l'état frais. Comme aliment, on le mange en salade ou à titre de garniture de rôti, ce qui faisait dire à Furetière à la fin du 17me siècle: «Il est fort excellent sous un chapon.» La médecine reconnaît au cresson des propriétés éminemment antiscorbutiques, stimulantes, diurétiques, digestives et dépuratives. Elle en prescrit le suc pur ou mêlé à du lait, à du petit-lait, à d'autres sucs d'herbes; elle le fait entrer dans la composition d'un vin antiscorbutique et du sirop de raifort composé dont nous avons vu la composition, et le recommande fort, en purée, aux personnes atteintes de diabète.

Le cresson semble avoir été apprécié de tout temps par l'homme: nos pères lui reconnaissaient des propriétés diurétiques énergiques et des vertus stimulantes telles qu'ils en défendaient l'usage aux femmes enceintes, et Dioscoride, médecin grec du commencement de notre ère, disait déjà dans ses écrits que le cresson, de son temps, se mangeait cru à toutes les tables.

Pl. XXVI. Fig. 3. Thlaspi bursa pastoris L. Bourse à pasteur. Boursette. Capsella bursa pastoris Mœnch.

Petite plante annuelle dont la tige est garnie à sa base d'une rosette de feuilles. Feuilles extrêmement variables, sinuées-dentées, pinnatifides, à

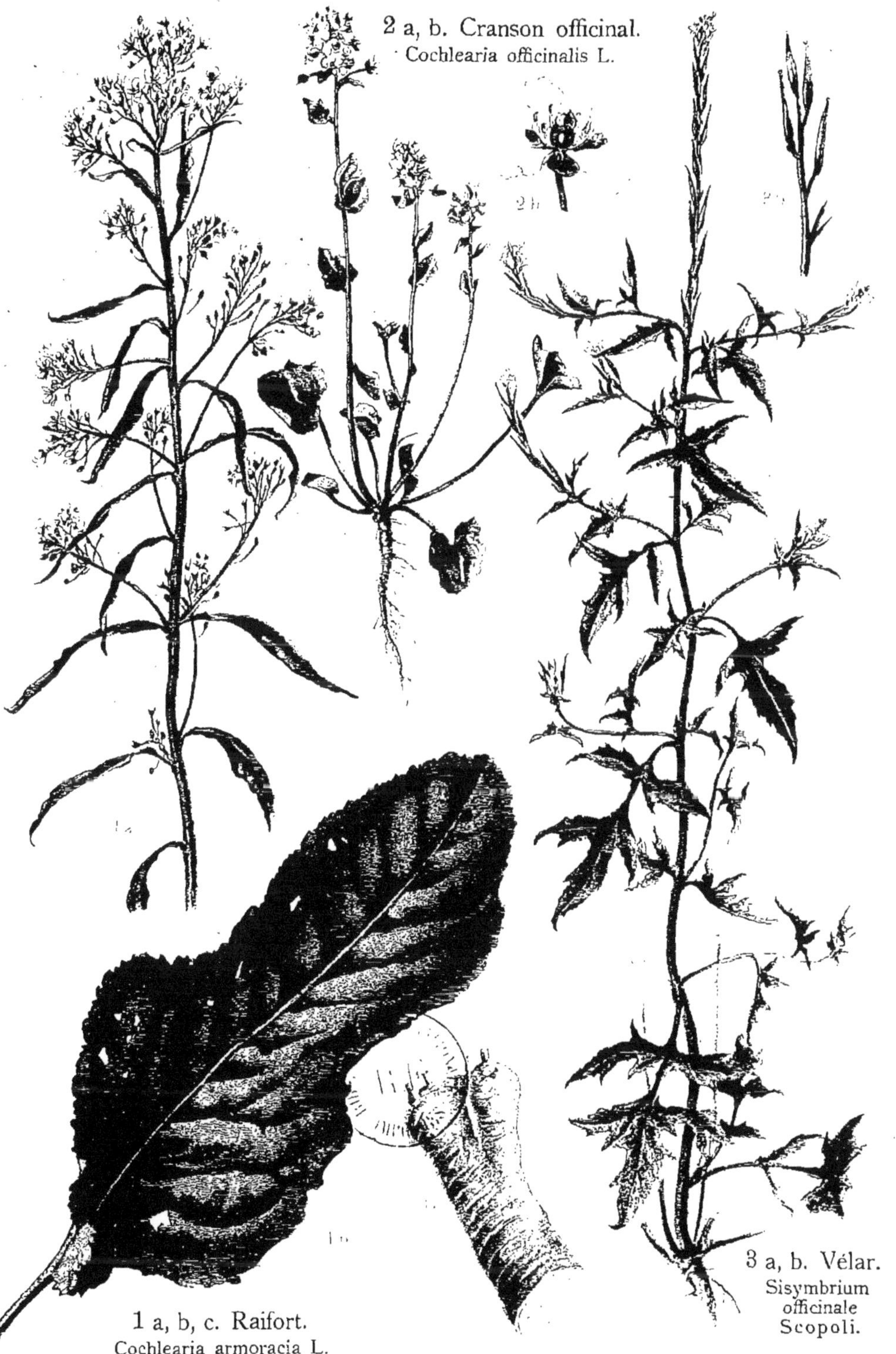
2 a, b. Cranson officinal.
Cochlearia officinalis L.
3 a, b. Vélar.
Sisymbrium
officinale
Scopoli.
1 a, b, c. Raifort.
Cochlearia armoracia L.

lobes entiers ou incisés, plus rarement entières. Fleurs petites, blanches, donnant des silicules en forme de cœur renversé et contenant des graines jaune d'or. Fleurit toute l'année. Très commune dans nos régions où on la rencontre le long des chemins, sur les vieux murs, dans les décombres, les jardins et les champs.

La bourse à pasteur est inodore. Ses racines ont une saveur douceâtre fort désagréable et ses feuilles sont légèrement astringentes.

Emploi. La bourse à pasteur jouit de propriétés rafraîchissantes et astringentes. Son infusion (30 gr. par litre d'eau) s'utilise en lotions antihémorragiques, en aspirations contre les saignements de nez, et, à l'intérieur, pour combattre la dysenterie et les flux de matrice. Kneipp en fait grand cas et la recommande en outre comme diurétique, contre les maux de ventre, les dérangements d'estomac, les embarras du foie et de la rate et les hémorragies internes.

Les anciens herboristes s'expriment à peu près dans le même sens, en ajoutant que son suc, introduit dans le canal auditif, agit d'une manière efficace contre la purulence des oreilles et que les personnes atteintes de gonorrhée se trouveront bien de prendre, plusieurs jours de suite, un breuvage formé de 30 gr. de suc frais auquel on aura ajouté le poids de 3 grains d'orge de camphre.

Famille des

Droséracées

Pl. XXVI. Fig. 4. Rossolis à feuilles rondes. Drosera rotundifolia L. Herbe à la rosée.

Plante vivace dont la hampe dépasse la rosette de feuilles. Feuilles appliquées sur le sol et munies de poils mobiles. Fleurs petites, d'un blanc rosé, disposées en grappes spiciformes dont le sommet est toujours occupé par une fleur épanouie.

L'herbe à la rosée, type des plantes carnivores, croît dans les marais tourbeux, et malheur à la mouche qui vient se poser sur ses feuilles, car les cils glanduleux dont elles sont garnies la saisissent bientôt, l'enveloppent, l'enserrent de tous côtés pour en absorber peu à peu toutes les parties molles et ne laisser qu'un cadavre évidé.

Le rossolis se récolte en juin; il a une saveur aigrelette et son suc contient de la pepsine.

Emploi. Autrefois connue sous le nom de *Herba Rorellæ* ou *Herba Roris solis*, l'herbe à la rosée possède des propriétés dépuratives et stimulantes que l'on fait entrer depuis peu dans la médecine courante comme curatif de la coqueluche (10-40 gouttes de teinture par jour). Son suc a la propriété de cailler le lait et on l'utilise dans les campagnes pour se défaire des verrues et des cors. La médication homéopathique l'usite depuis longtemps contre la coqueluche, la phtisie pulmonaire et la phtisie laryngée.

Famille des

Crassulacées

Pl. XXVII. Fig. I. Sempervivum tectorum Linné. Joubarbe. Grande joubarbe. Artichaut bâtard. Artichaut sauvage. Herbe aux cors. Joubarbe des toits.

Plante vivace émettant de nombreux rejets qui finissent par prendre racine. Du milieu des rosettes globuleuses de feuilles charnues que portent ces rejets se dressent des tiges de 3-6 dm. de hauteur, garnies de feuilles d'un vert gai, quelquefois rougeâtres, bordées de cils raides et d'autant plus petites qu'elles sont situées plus haut sur la tige. Les fleurs sont étoilées, assez grandes, presque sessiles et d'un rose purpurin.

La joubarbe des toits fleurit en juillet-août. On la rencontre souvent à l'état spontané dans les fentes de rochers du Jura, des Alpes et des Pyrénées et fréquemment dans les jardins paysagers, sur les vieux murs et les toits de chaume. Ses feuilles sont inodores avec une saveur acide.

Emploi. La joubarbe des toits, bien qu'on ne soit plus tenu de la planter sur les toits comme au temps de Charlemagne, est encore fort en honneur dans la médecine rurale. Ses feuilles écrasées constituent un cataplasme d'un usage courant. Son suc, mêlé d'esprit de vin, fournit une sorte de pommade blanche utilisée contre les taches de rousseur; il s'emploie en outre, incorporé dans un corps gras, contre les brûlures, les hémorrhoïdes, les cors aux pieds, les verrues, les piqûres d'abeilles, les aphtes et les maladies de la peau.

Les anciens herboristes préconisent les feuilles fraîchement écrasées contre l'érysipèle, l'inflammation des yeux, les brûlures, les plaies ulcéreuses; le suc seul contre la dysenterie et les fièvres bilieuses de nature inflammatoire, et le suc coupé de vin contre les ascarides intestinaux.

Famille des
Saxifragées

Pl. XXVII. Fig. 2. Ribes nigrum L. Cassis. Groseillier noir.

Buisson à rameaux dressés, à écorce grisâtre, à bois cassant. Feuilles glabres ou presque glabres en dessus, à 3-5 lobes larges, dentés, dont la face inférieure, plus ou moins pubescente, est parsemée de glandes aromatiques verdâtres ou jaunâtres. Fleurs verdâtres, à pétales un peu rougeâtres en dedans, disposées en grappes axillaires pendantes. Fruits noirs, globuleux, glabres, d'une saveur aromatique toute particulière.

Le cassis croît spontanément dans l'extrême nord de l'Europe. On le rencontre fréquemment dans les forêts humides, dans les jardins, et il forme l'objet de grandes cultures, surtout en Bourgogne. Son bois, ses feuilles, ses fruits, dégagent une odeur particulière qui est loin d'être agréable à tout le monde et qui rappelle vaguement l'odeur des punaises.

Emploi. Le cassis était autrefois offic. sous les noms de *Ribes nigrum* ou de *Chassis* (fruits) et de *Roob Ribium* (suc). Le suc et les fruits étaient tous deux préconisés contre les maux de reins, et, additionnés d'eau-de-vie, contre les coliques. Les feuilles passaient pour un curatif de la goutte et de l'hydropisie et leur infusion, à la dose de 30 gr. par litre d'eau, est encore regardée aujourd'hui comme tonique, diurétique, astringente et sudorifique.

Kneipp a recommandé la décoction de feuilles contre les calculs de la vessie et du foie, contre la coqueluche, les toux convulsives, les maux de gorge, l'enrouement, l'inflammation des amygdales. D'autres herboristes, avant lui, ont prétendu que le suc des fruits est antidysentérique, qu'il fortifie l'estomac, arrête les crachements de sang, guérit les maux de gorge et les inflammations de la luette.

Nous nous hâtons toutefois d'ajouter que ce qu'il reste aujourd'hui de plus tangible du cassis, c'est la liqueur très agréable bien connue sous le nom de *cassis* et qui se prépare en faisant macérer pendant 15 jours un kilogramme de fruits dans trois litres de bonne eau-de-vie, en filtrant ensuite et en sucrant.

Pl. XXVII. Fig. 3. Ribes rubrum L. Groseillier commun. Raisin de mars. Groseillier rouge. Groseillier à grappes.

Arbrisseau sans épines, à rameaux dressés, à écorce cendrée, dont le bois est moins cassant que le précédent. Ses feuilles, glabres ou presque glabres en dessus, pubescentes en dessous, n'ont pas les glandes aromatiques du groseillier noir. Ses fleurs sont d'un jaune verdâtre, tachées de brun en dedans, disposées en grappes pendantes pluriflores, et ses fruits, qui mûrissent de juin en août, sont des baies glabres de la grosseur d'un pois et d'une couleur rouge, rosée ou blanchâtre.

Les groseilliers n'étaient pas connus de l'antiquité grecque et romaine et ils semblent n'avoir été cultivés chez nous qu'à partir du 16me siècle. Le groseillier rouge est assez commun dans les bois humides et surtout dans les jardins. Il se multiplie par semis, par éclats ou par boutures, mais on fera bien de ne pas garder les mêmes pieds plus de cinq ans.

Emploi. La groseille est un fruit de table agréable et rafraîchissant. Elle sert surtout à la préparation de gelées, de sirops, de confitures, de vins et de limonades. Sous ces diverses formes, souvent relevées de framboises, elle agit sur l'économie comme un purgatif très léger et, dit-on, comme un antiscorbutique bénin.

Les anciens herboristes prétendent que la groseille constitue un fébrifuge appréciable et un stomachique nullement à dédaigner, et que son suc a la propriété de raffermir les chairs des gencives.

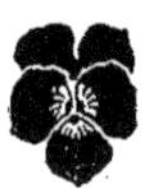  

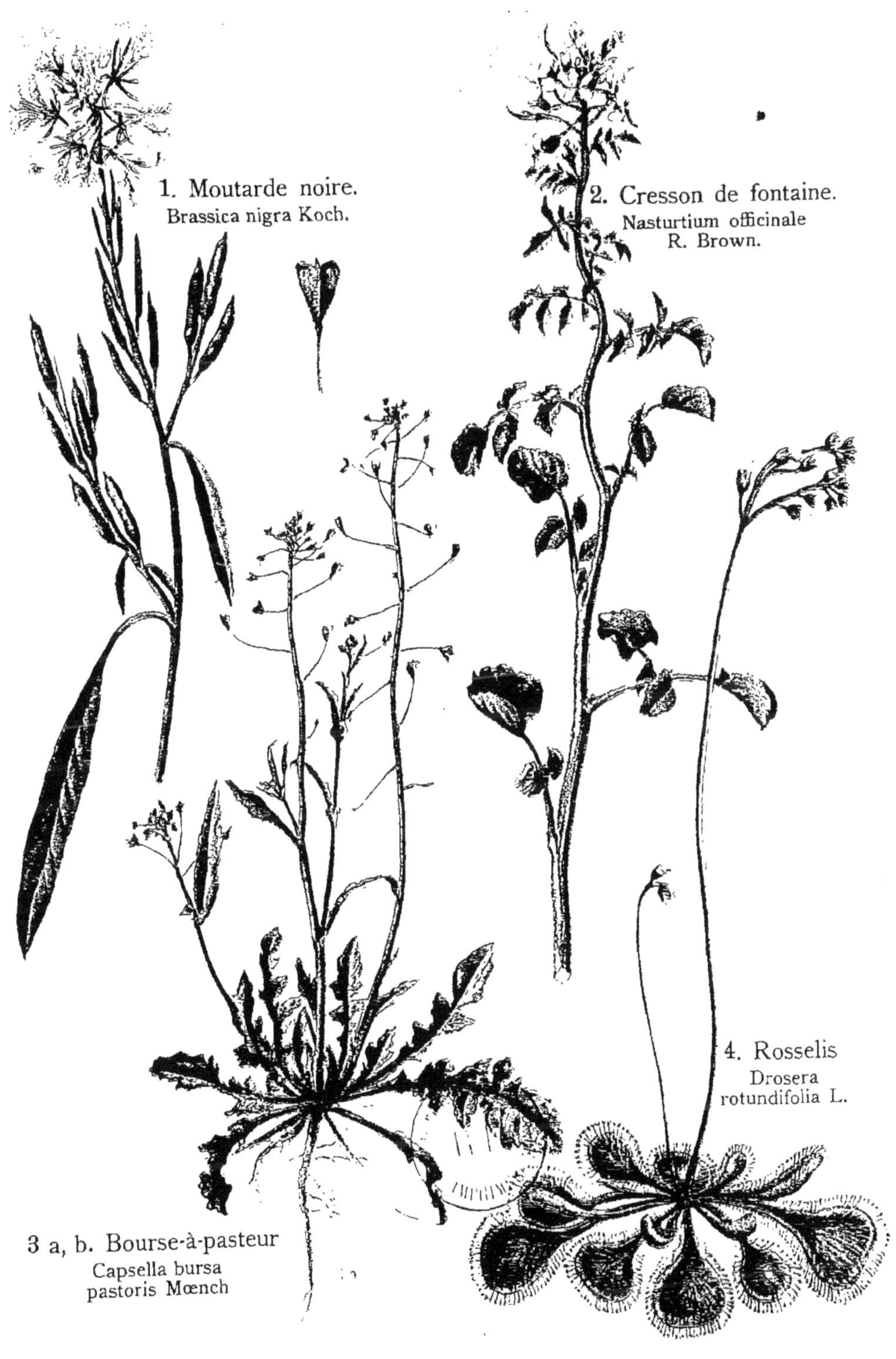
1. Moutarde noire.
Brassica nigra Koch.
2. Cresson de fontaine.
Nasturtium officinale
R. Brown.
3 a, b. Bourse-à-pasteur
Capsella bursa
pastoris Mœnch
4. Rosselis
Drosera
rotundifolia L.

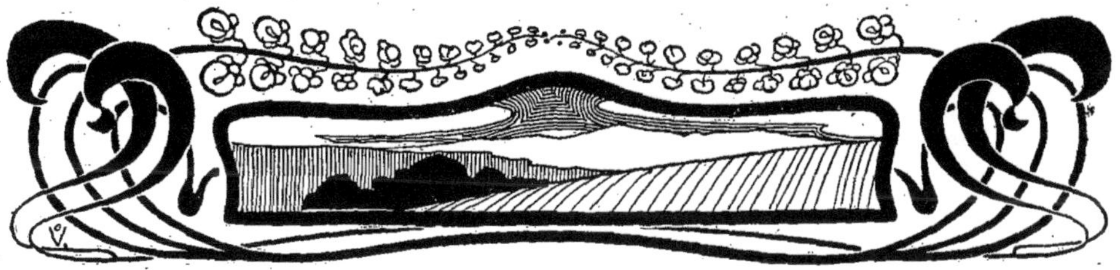

Famille des

Rosacées

Pl. XXVII. Fig. 4. Pirus malus L. Pommier.

Les pommiers cultivés: pommier commun, pommier acerbe, pommier paradis, pommier de Chine, pommier à bouquets, etc., dont les trois premières espèces sont cultivées pour leurs fruits et les autres comme arbres d'ornement, sont connus de tout le monde. Le pommier sauvage se distingue des précédents par ses organes plus petits et ses branches parfois terminées en épines.

Les pommiers mûrissent leurs fruits à des époques très différentes, les uns en août-septembre, la plupart en octobre, d'autres au fruitier. Les pommes sauvages ont une saveur très acide et très astringente. Les pommes douces, qui contiennent peu d'acide malique, sont moins fines que les autres.

Emploi. Qu'elles soient crues, cuites, ou encore en conserve, les pommes constituent une excellente alimentation, surtout pour les personnes sujettes à la constipation et aux hémorroïdes. La thérapeutique en retire un extrait connu sous le nom d'extrait de malate de fer, *Extractum Ferri pomatum*, et l'industrie en retire une boisson bien connue sous le nom de cidre.

L'extrait de malate de fer renferme comme parties constituantes du perchlorure de fer et du suc frais de pommes acides mûres. Il est noir verdâtre, d'une saveur douceâtre, ferrugineuse, et il s'administre principalement contre les pâles couleurs et la chlorose.

Quant au cidre, c'est une boisson alcoolique que l'on obtient en faisant fermenter le jus de pommes écrasées et dont la production se fait sur une grande échelle, surtout en Normandie, en Bretagne, en Picardie et dans le Maine. L'usage du cidre remonte à la plus haute antiquité. Les Gaulois le connaissaient. A l'époque gallo-romaine, à l'époque mérovingienne, son emploi était très répandu et Charlemagne parle dans son capitulaire « *De Villis* » de fonctionnaires spécialement chargés de sa fabrication. C'est une boisson agréable, saine, plus rafraîchissante mais moins nourrissante que la bière, que l'on recommande contre l'hydropisie, les hémorroïdes, les calculs et la gravelle, mais dont l'abus peut engendrer des coliques et des gastralgies.

Pl. XXVIII. Fig. 1. Pirus cydonia L. Cydonia vulgaris Persoon. Cognassier.

Arbre à écorce brune et lisse, originaire du nord de la Perse, de l'Anatolie et de la région située au sud du Caucase, et cultivé partout pour ses fruits appelés *coings*. Ses feuilles ont quelque analogie avec celles du pommier, mais elles sont feutrées en dessous. Ses fleurs apparaissent après les feuilles; elles sont grandes et d'une couleur variant entre le rouge vif et le blanc. Ses fruits sont tantôt piriformes et tantôt oblongs, jaunes à maturité, fomenteux et couronnés par les lobes du calice; quoique finement aromatiques, ils sont immangeables à l'état frais par suite de leur saveur acide très prononcée et de leur chair dure et astringente, mais la cuisson les transforme en un mets absolument délicieux.

Le cognassier fleurit fin mai; ses fruits mûrissent fin octobre et le plus souvent au fruitier. Il se plaît dans les sols de consistance moyenne, substantiels et un peu frais, tandis qu'il redoute les terres légères et surtout les terrains calcaires.

Emploi. Les coings servent à la préparation d'une teinture et d'un mucilage. La première, connue sous le nom de *Tinctura Ferri cydoniata*, peut être considérée comme un succédané de la teinture de malate de fer et remplacer cette dernière dans les cas de chlorose, d'anémie ou de pâles couleurs. Le second est employé comme collyre adoucissant, contre les crevasses de la peau et surtout des mamelons, contre les brûlures et les excoriations produites par un alitement prolongé; il se prépare avec une partie de semences de coings et 50 parties d'eau et est connu en pharmacie sous le nom de *Mucilago Cydoniæ.*

La confiture de coings est non seulement fort agréable, mais encore rafraîchissante et légèrement astringente.

Le suc de coings légèrements cuits sert à la préparation d'un sirop très recommandable contre l'enrouement, les affections de la gorge en général, les rhumes et les crachements de sang.

La pelure de coings arrête le sang des blessures fraîches.

Les anciens herboristes prétendent que les coings pris à jeûn sont fortement astringents, mais qu'ils relâchent dans le cas contraire; que rôtis et saupaudrés de sucre, ils font cesser les renvois et les maux de cœur, les diarrhées et les crachements de sang, et que les bains de vapeur de feuilles de cognassier peuvent servir de curatif dans les descentes de rectum et de matrice.

Pl. XXVIII. Fig. 2. Rubus fruticosus L. Ronce commune.

Tiges dressées, sarmenteuses, anguleuses, arquées au sommet, armées d'aiguillons que tout le monde connaît. Feuilles ternées dans le haut, ordinairement quinées inférieurement, à folioles vertes, remarquablement plissées en dessous dans leur jeunesse et gardant des nervures très prononcées. Fleurs en grappe corymbiforme ordinairement peu garnie, à pétales blancs ou rosés assez grands, à pédoncules allongés. Carpelles très nombreux, réunis sur un réceptacle ordinairement conique et charnu, se transformant en drupes contenant un petit noyau osseux et dont la réunion forme la *mûre.* Fleurit de juin en septembre et fructifie à partir de fin août. La ronce croît partout, dans les forêts, les haies, les bois et les champs. Ses fruits, d'une saveur agréable à l'état frais, répandent, confits, une fine odeur de thé.

Emploi. Les feuilles de ronce sont encore offic. sous le nom de *Folium Rubi fruticosi.* Elles jouissent de propriétés astringentes marquées et d'aucuns prétendent même qu'ils ne connaissent pas de meilleur remède contre la dysenterie que la tisane de feuilles de ronce. Cette dernière, qui se prépare en prenant 15-20 gr. de feuilles pour un litre d'eau, est d'ailleurs une boisson agréable que l'on utilise encore souvent à l'extérieur en lotions vulnéraires et en gargarismes.

Bœrhave assure « que les racines de ronces tirées de terre en février ou en mars et cuites avec le miel, font un excellent apéritif et propre contre l'hydropisie.» La décoction vineuse de feuilles desséchées passait autrefois pour régulariser les menstruations trop abondantes; la racine cuite dans du vin débarrassait des rhumes chroniques, des catarrhes opiniâtres, des calculs du foie et de la vessie, et la décoction de feuilles et de bourgeons était regardée comme un remède efficace contre la teigne, les croûtes, les stomatites ulcéreuses et les abcès.

Les mûres servent à faire d'excellentes confitures et un sirop connu en pharmacie sous le nom de *Sirupus Mori.* Voulez-vous préparer ce dernier? Abandonnez à la fermentation des mûres récentes écrasées, jusqu'à ce qu'un essai de suc, additionné de la moitié de son volume d'alcool, se mélange clairement; exprimez, portez le suc à l'ébullition et, après refroidissement, filtrez le au papier et dissolvez, dans 38 parties de suc, 62 parties de sucre.

Pl. XXVIII. Fig. 3. Framboisier. Rubus idæus L.

Le framboisier est un buisson à tiges dressées et cylindriques, à rameaux arqués et garnis d'aiguillons faibles et droits. Sa souche produit des rameaux stériles dont les feuilles ont 5 folioles et des rameaux fertiles à feuilles composées de 3 folioles seulement. Toutes les feuilles sont blanchâtres et pubescentes en dessous. Les fleurs sont blanches à pétales connivents; les fruits sont rouges à maturité, pubescents, d'une saveur agréable, et ils sont composés de carpelles nombreux, cohérents, également développés et adhérant à peine au réceptacle.

Le framboisier, fréquemment cultivé pour le parfum délicat et pour la saveur acidule très agréable de ses fruits, croît naturellement dans les bois montueux, dans les taillis rocailleux et dans les buissons. Il fleurit en mai-juin et fructifie en juillet-août.

Emploi. La pharmacopée en fait une sorte de vinaigre et un sirop. Le premier, *Acetum Rubi idæi cum Saccharo,* s'obtient avec une partie de sirop de framboise et deux

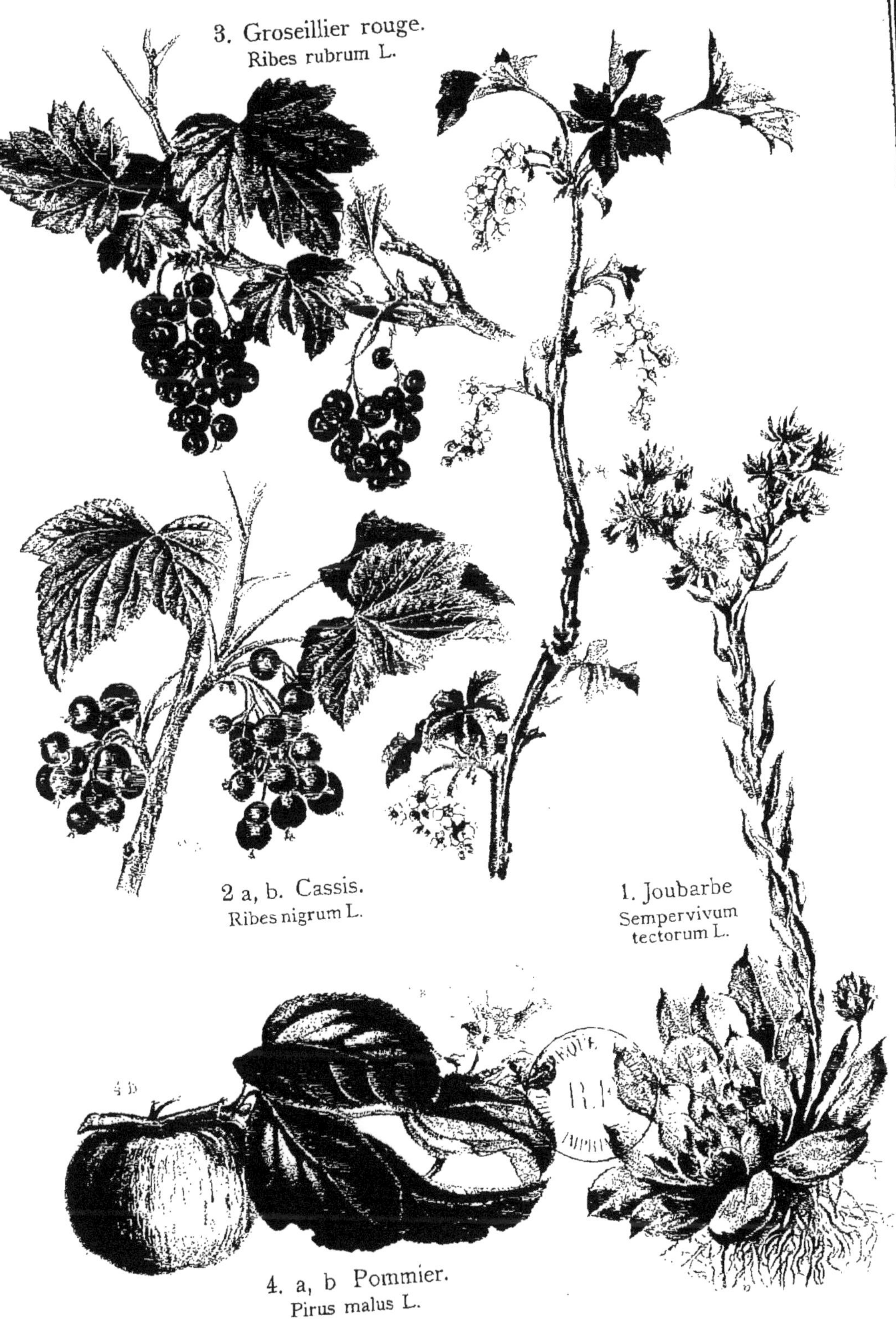
3. Groseillier rouge.
Ribes rubrum L.
2 a, b. Cassis.
Ribes nigrum L.
1. Joubarbe
Sempervivum
tectorum L.
4. a, b Pommier.
Pirus malus L.

parties de vinaigre de vin; le second, *Sirupus Rubi idæi*, un mélange de 38 parties de suc de framboise et de 62 parties de sucre, constitue une boisson éminemment agréable et rafraîchissante.

Les framboises elles-mêmes passent pour être adoucissantes, laxatives, rafraîchissantes et diurétiques. On les mange généralement saupoudrées de sucre, seules ou mêlées aux fraises ou aux groseilles. On en fait des confitures appréciées, des conserves, un sirop, une sorte d'hydromel, et elles servent souvent à aromatiser les glaces, les bonbons, les limonades et les liqueurs sirupeuses.

On prétend que les feuilles jouissent des mêmes propriétés astringentes que celles de la ronce.

Les anciens herboristes nous communiquent d'ailleurs que le framboisier jouit des propriétés atténuées de la ronce; qu'on fait avec ses fruits un sirop délicieux qui est un excellent tonique du cœur; avec ses feuilles une tisane contre les ardeurs de l'estomac et du foie, et avec ses fleurs écrasées dans du miel des cataplasmes contre l'inflammation des yeux et l'érysipèle.

Pl. XXVIII. Fig. 4. Fragaria vesca L. Fraisier. Fraisier des bois.

Souche vivace, courte, épaisse, d'où partent de nombreux rameaux florifères servant à la multiplication et désignés en botanique sous le nom de stolons. Tige nue ou portant une seule feuille florale dépassant peu les feuilles; folioles pubescentes-soyeuses en dessous, plissées suivant les nervures secondaires et portées par des pétioles couverts de poils étalés. Fruit se détachant facilement de sa base, rouge, ovoïde, globuleux ou conique, parfumé, succulent, savoureux.

Le fraisier fleurit d'avril en juin, mûrit de mai en août et présente parfois une seconde floraison en automne. La thérapeutique en utilise les fruits et les feuilles qu'elle récolte en mai.

Emploi. Les fraises constituent un aliment rafraîchissant qui passe pour indigeste et produit parfois des éruptions d'urticaire. On les mange en nature ou avec du sucre, du vin, de la crême, du suc d'orange, du champagne, du vinaigre, etc; elles ont une saveur sucrée et acidule, renferment du sucre de canne et du sucre interverti, sont riches en acide malique. On les considère comme légèrement laxatives, et bien que certaines personnes les digèrent difficilement, elles conviennent aux tempéraments pléthoriques et bilieux, et la *cure des fraises* a été recommandée aux personnes atteintes de goutte ou de gravelle.

Kneipp voit dans le thé de feuilles une boisson hygiénique par excellence et il recommande également les fraises surtout aux convalescents qui, relevant de maladie, éprouvent une grande faiblesse et une grande diminution de forces. Voulez-vous faire une cure de fraises? ajoute-t-il; prenez chaque jour, pendant une certaine période, une chopine de lait mélangée avec une demi-chopine de fraises, ou bien prenez deux fois par jour un bon morceau de pain avec un quart de chopine de fraises, et vous éprouverez bientôt l'action bienfaisante de cette cure qui remet les forces et purifie le sang; il vous est loisible de faire cette cure en plein hiver, si vous avez eu soin de confire les fraises, comme on confit les cerises, les griottes, etc.

Aux malades aussi, les fraises rendent les meilleurs services contre les inflammations ou chaleurs internes. Quel délicieux réfrigérant, quel soulagement réconfortant les fraises ne procurent-elles pas à ceux qui souffrent de la soif!

La racine du fraisier est un astringent peu actif qu'on emploie surtout contre les diarrhées légères, principalement chez les enfants, et qui se prend en tisane à la dose de 20 gr. pour un litre d'eau.

Le suc, dit-on, est un remède efficace pour toutes les personnes qui ont l'haleine courte, et Linné, le grand botaniste suédois, dit s'être bien trouvé de l'usage des fraises qui l'ont guéri de la goutte.

Il est inutile, n'est-ce-pas, de parler de la confiture de fraises, de la confiture de fraises et de coings, de fraises et de groseilles, de fraises et de framboises, etc., tout le monde les apprécie à leur valeur et Mademoiselle, je gage, en ferait volontiers son ordinaire.

Pl. XXIX. Fig. I. Potentilla reptans L. Potentille rampante. Quintefeuille. Erbo dé cin feillos (Gascogne).

Souche épaisse, émettant une rosette de feuilles au-dessous de laquelle naissent des tiges allongées, couchées, radicantes aux entre-nœuds et portant des rosettes de feuilles au niveau des nœuds. Feuilles ordinairement à 5 folioles, vertes sur les deux faces, plus ou moins pubescentes en dessous, à folioles dentées jusque près de la base. Fleurs jaunes, solitaires, portées sur un long pédoncule axillaire. Fleurit de juin en août et croît dans les lieux humides, le long des murs, au bord des chemins, des fossés et des haies.

La quintefeuille est une plante inodore, à saveur astringente, dont on récolte la racine au printemps.

Emploi. La souche était autrefois connue sous le nom de *Radix Pentaphylli* et la plante elle-même se dénommait *Herba Pentaphylli.*

Toutes deux étaient regardées comme des antidotes d'une efficacité générale, comme des vulnéraires et des astringents. La décoction de 30 gr. de racine par $^1/_2$ litre d'eau était préconisée contre la diarrhée et la faiblesse générale provoquée par les fièvres. La racine était partie constituante de la fameuse Thériaque, la pâte molle aux 71 drogues inventée, dit-on, par Mithridate et considérée comme propre à guérir les morsures des animaux venimeux. Le suc jouissait de propriétés salutaires dans les affections des poumons et des bronches, dans les cas de jaunisse, d'hémorragies, de saignements de nez, de tumeurs malignes et de maux de gorge.

On en est bien revenu, et l'on n'utilise plus guère, de nos jours, que sa décoction dans l'eau pour combattre la dysenterie.

Pl. XXIX. Fig. 2. Potentilla tormentilla Schrank. Tormentille. Tourmentille. Blodrot. Tormentilla erecta L.

Plante variable quant à ses dimensions. Souche vivace, épaisse, assez courte, recourbée, d'un brun noirâtre à l'extérieur, rouge à l'intérieur, émettant plusieurs tiges rameuses, non radicantes, pubescentes, à poils appliqués. Feuilles à 3 folioles, pubescentes en dessous et sur les bords, vertes sur les deux faces, à 3-4 dents aiguës de chaque côté, la dent terminale dépassant les latérales; folioles caulinaires oblongues-lancéolées, cunéiformes, sessiles ou presque sessiles. Stipules foliacées, peu distinctes des feuilles, à 3-5 lobes linéaires. Fleurs assez petites, légèrement odorantes, jaunes, longuement pédonculées, à 4 pétales dépassant peu le calice.

La tormentille croît dans les prés et les bois où elle fleurit de mai en septembre. Sa racine, qui se creuse au printemps, a une saveur amère et fortement astringente.

Emploi. La racine de tormentille des pharmacies, *Rhizoma Tormentillæ*, est une masse inégale garnie de tubérosités et de nombreuses cicatrices, dont la coupe transversale, à fibres rudes, montre un petit nombre de faisceaux vasculaires placés entre l'écorce mince et la moëlle large. Elle est utilisée en décoction à la dose de 10 gr. pour un litre d'eau, ou encore en poudre à la dose de 3 gr., pour combattre la diarrhée, la dysenterie, les saignements, les flux muqueux et les fièvres intermittentes. Sa richesse en tanin en fait un astringent appréciable et un dentifrice qui n'est pas à dédaigner.

Les anciens herboristes s'occupent déjà beaucoup de la tormentille, et ils la préconisent en suc frais, en poudre, en tisane ou encore en décoction dans du vin. Ils recommandent la racine contre toutes sortes d'empoisonnements et de flux, contre les plaies internes et externes, contre la dysenterie et les vers. Ils emploient le suc contre les yeux chassieux, la poudre additionnée de sucre contre les crachements de sang, la décoction vineuse en lotions vulnéraires et détersives. Contre les rétentions d'urine ils prennent de la poudre de tormentille dans du suc de chicorée. Les femmes, naturellement, n'échappent pas à leur médication, car nous les voyons prendre des bains de tormentille pour faire cesser les menstrues trop abondantes et absorber de la poudre de racine dans des œufs pour éviter les fausses couches.

Pl. XXIX. Fig. 3. Ansérine. Argentine. Bec d'oie. Patte d'oie. Potentilla anserina L.

Petite plante couchée sur le sol, à souche épaisse émettant une ou plusieurs rosettes de feuilles du dessous desquelles naissent des tiges flagelliformes, grêles, couchées-radicantes aux nœuds dans toute leur longueur. Feuilles à 7-12 paires de folioles à dents aiguës, vertes en dessus et pubescentes, tomenteuses-argentées en dessous. Fleurs grandes, d'un beau jaune, solitaires à l'extrémité de pédoncules latéraux.

L'ansérine est commune près des habitations, sur les rivages graveleux des lacs, le long des routes. Elle fleurit de mai en juillet, se récolte en juin, et est ainsi nommée parce que les oies sont très friandes de ses boutons floraux. Elle est totalement inodore et douée d'une saveur astringente assez prononcée.

Emploi. La grande quantité de tanin que renferment toutes les parties de cette plante, lui communique une saveur astringente et styptique qui l'avait rendue offic. sous le nom de *Herba anserinæ.* Aussi a-t-elle fait partie et fait-elle encore partie de nombre de remèdes populaires contre la dysenterie, les calculs urinaires, les fleurs blanches, les

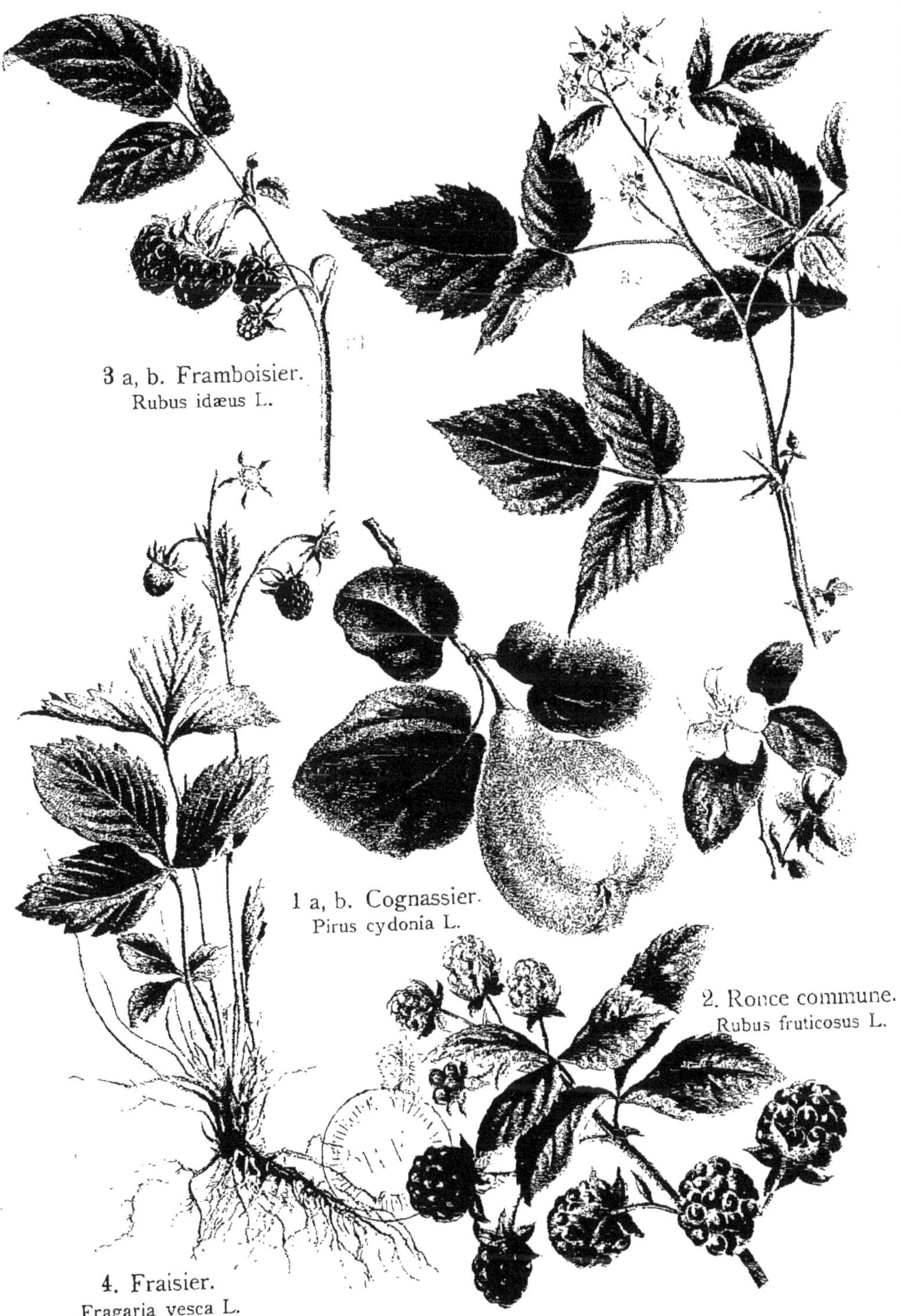
3 a, b. Framboisier.
Rubus idæus L.
1 a, b. Cognassier.
Pirus cydonia L.
2. Ronce commune.
Rubus fruticosus L.
4. Fraisier.
Fragaria vesca L.

affections du foie, les crachements de sang et même les accès de fièvre intermittente.

Tournefort, le savant professeur du Jardin des Plantes de Paris († 1708), recommandait contre la leucorrhée, cette affection particulière des femmes à constitution faible et lymphatique, le bouillon d'argentine et d'écrevisses de rivière. L'argentine était en même temps un spécifique contre la goutte et les goutteux d'alors étaient astreints, pendant un mois ou à peu près, à leur petite cure printanière d'ansérine. Celle-ci, d'ailleurs, n'avait rien d'extraordinairement pénible, puisqu'elle consistait à prendre, à jeûn, à partir du premier jour de mai, du suc d'ansérine et du suc de seigle vert additionnés d'un poids égal de vin rouge.

L'ansérine était utilisée sous forme de lavements, de lotions, d'injections, de tisanes, de bouillons, de fomentations, de cataplasmes, etc: Vous le voyez, l'ansérine était d'un usage tout à fait courant, je dirais même, d'un usage presque journalier.

Kneipp, d'ailleurs, prétend encore dans ses écrits, que le thé d'ansérine est un remède antispasmodique excellent contre les accès de crampe de l'estomac et du basventre, et il ajoute même que, dans le tétanos, contre lequel il est si difficile de réagir, cette petite herbe rend de très bons services. Il dit en effet: «Au commencement des accès, de crampes, ou plutôt dès les premiers symptômes des crampes, l'on donne au malade trois fois par jour du lait bien chaud, aussi chaud qu'il pourra le supporter, après y avoir infusé, comme pour le thé, autant d'ansérine qu'on peut en saisir avec trois doigts. On obtient de meilleurs résultats encore si, tout en prenant ce thé, l'on applique en même temps sur les parties atteintes de spasmes, des cataplasmes de cette herbe macérée ou échaudée dans l'eau.»

Nous avouons en toute franchise n'avoir pas contrôlé sur nous même l'efficacité des nombreuses vertus attribuées à l'ansérine, et que nous consignons simplement ici ce qu'en ont dit les anciens herboristes. Nous ferons remarquer toutefois, pour terminer, que dans certaines régions de l'Ecosse et de l'Angleterre, on mange les racines et les feuilles d'ansérine à la façon des épinards.

Pl. XXX. Fig. I. Benoîte. Herbe à la fièvre. Herbe de St. Benoît. Geum urbanum L.

La benoîte est une plante commune à la lisière des bois, le long des haies, dans les buissons. Sa souche, courte et tronquée, donne naissance à des tiges ordinairement rameuses, dressées, plus ou moins hérissées, qui portent de mai en août, sur de longs pédoncules velus-cotonneux, des fleurs dressées, petites et jaunes.

La racine de benoîte se récolte en mars. Elle a une odeur de girofle qui lui a valu le nom de «racine giroflée» et une saveur astringente, amère, âcre.

Emploi. La racine de benoîte possède, dit-on, des propriétés astringentes, stimulantes, toniques, qu'elle doit à son huile essentielle, au tanin et au principe amer qu'elle contient. Elle était autrefois offic. sous le nom de *Radix Caryophyllatæ.* La médecine rurale la considérait comme vulnéraire, tonique, pectorale et en faisait même un succédané du quinquina; l'infusion de sa racine était employée contre les diarrhées légères — c'est à peu près tout ce qu'il en reste — et sa décoction en vin passait pour refaire les forces. Le printemps venu, on faisait macérer la racine entière, ou la poudre de racine, dans du vin (ou de la bière) et on obtenait de cette façon un breuvage taxé d'agréable, préconisé comme tonique, digestif et dépuratif, et fortement recommandé contre la moiteur, les embarras gastriques, les engorgements du foie, les tranchées et les attaques d'apoplexie.

Nous aurions mauvaise grâce de ne pas ajouter que les ménagères de la campagne mettaient — et mettent encore — des racines desséchées dans leurs armoires et dans leurs bahuts pour parfumer le linge et que la décoction simple de racine de benoîte était usitée à l'extérieur pour guérir plaies et bosses et tumeurs, et, à l'intérieur pour provoquer l'écoulement mensuel.

Aujourd'hui, la benoîte est rayée du Codex.

Pl. XXX. Fig. 2. Filipendule. Spirea filipendula L. Filipendula hexapetala Gilibert.

La filipendule est une belle plante du genre Spirée dont les fibres radicales offrent, près de leurs extrémités, des renflements d'un brun noirâtre à l'extérieur, rougeâtres en dedans, ovoïdes, charnus, qui lui ont valu son nom. Ses tiges sont hautes de 3-6 dm., dressées; elles portent des feuilles glabres de quinze à vingt paires de folioles et, en juillet, des fleurs odorantes réunies en corymbe et dont les pétales sont blancs ou rougeâtres en dehors.

La filipendule se rencontre dans les clairières des bois sablonneux, sur les côteaux secs (bois de Vésinet), où elle se récolte, entière, avant ou pendant la floraison, ou alors en automne. Ses tubercules sont comestibles, doués d'une odeur agréable et d'une saveur légèrement amère, et ses fleurs et ses tiges possèdent un goût d'amandes amères.

Emploi. Les tubercules étaient autrefois inscrits au Codex sous le nom de *Radix Filipendulæ* et cela probablement à cause de l'amidon et du tanin qu'ils renferment. Ils sont maintenant rayés de la pharmacopée moderne, mais leur décoction (30-60 gr. pour un litre d'eau) n'en jouit pas moins, dans le gros public, de propriétés vulnéraires, apéritives et surtout diurétiques. Rien d'étonnant d'ailleurs: les anciens livres des simples les recommandaient en vin contre les rétentions d'urine et les calculs de la vessie, et, en électuaires, contre la toux, les mucosités et les glaires.

Pl. XXX. Fig. 3. Reine des prés. Ulmaire. Ornière. Ulmain. Spirea ulmaria L. Filipendula ulmaria Maximowicz.

Souche épaisse et vivace, à fibres radicales non renflées. Tiges herbacées, simples ou rameuses supérieurement, dressées, glabres, cannelées. Feuilles simplement ailées, vertes, à 3-5 paires de folioles lancéolées, doublement dentées en scie, les trois supérieures en segment terminal ordinairement trilobé, et le tout présentant une certaine analogie avec les feuilles de l'orme (d'où son nom d'ulmaire). Fleurs blanches, en corymbes terminaux multiflores. Carpelles glabres, contournés en spirale.

L'ulmaire doit son nom de reine des prés à sa beauté ainsi qu'à l'élégance et à la majesté de son port. Elle croît dans les prairies humides, au bord des eaux, dans maints jardins, et elle fleurit de juin en août.

Ses fleurs ont une odeur douce et pénétrante qu'elles conservent par la la dessication, et une saveur douceâtre et acide, puis âcre, qu'elles doivent sans doute à l'acide salicylique, qu'elles renferment.

Emploi. Le racine, autrefois *Radix Barbæ capринæ*, était employée en cataplasmes dans les fractures et luxations, comme vulnéraire, et aussi contre les ulcères fistuleux et la dysenterie. L'eau distillée de ses feuilles entrait dans les cordiaux et les potions sudorifiques administrés à nos aïeux. On en faisait un vin contre les blessures internes, un extrait réputé diaphorétique, et les feuilles étaient employées pour communiquer à la bière et à l'hydromel une saveur et une odeur rappelant le vin de Malvoisie.

Ces différents emplois ont aujourd'hui à peu près disparu et on ne connait plus guère que la tisane de reine des prés, (10 gr. de fleurs pour un litre d'eau, en infusion ou en décoction), boisson fort agréable au goût, diurétique, et agissant avec succès dans les cas d'hydropisie et d'enflûres des extrémités.

Les feuilles sont légèrement astringentes et peuvent rendre des services dans la diarrhée.

Pl. XXXI. Fig. 1. Alchemilla vulgaris L. Alchémille manteau des dames. Patte d'oie. Pied de lion. Mantelet de la Vierge.

Souche d'un brun foncé, vivace, tronquée, épaisse, ligneuse, émettant des tiges ascendantes ou dressées. Feuilles plus ou moins pubescentes, réniformes, plissées à la manière d'un éventail, divisées jusqu'au tiers environ du limbe en 7-9-11 lobes semi-orbiculaires dentés dans tout leur partour, les radicales longuement pétiolées, les caulinaires brièvement pétiolées. Fleurs petites, verdâtres, en cimes corymbiformes.

Fleurit de mai en juillet dans les bois, les prés frais, les pâturages montagneux et alpins. Très répandue jusqu'aux sommités où on la trouve sous une forme réduite hérissée-soyeuse. (*Alchemilla montana W.*)

La plante entière est inodore, avec une saveur amère, légèrement astringente.

Emploi. Autrefois offic. sous le nom de *Herba Alchimillæ majoris*, et employée comme vulnéraire à cause de ses vertus astringentes. Une infusion de 60 gr. pour un litre d'eau passe pour guérir les contusions, les flux de sang, la dysenterie et le diabète. Les anciens herboristes en retiraient un suc qu'ils administraient chaud et à jeûn, plusieurs jours de suite, pour prévenir les attaques du haut mal. Leurs potions, poudres, emplâtres, cataplasmes, baumes et pommades de pied de lion ont aujourd'hui complétement disparu.

Pl. XXXI. Fig. 2. Agrimonia eupatoria L. Aigremoine. Agrimoine.

Souche épaisse émettant des tiges dressées, effilées, simples ou peu ra-

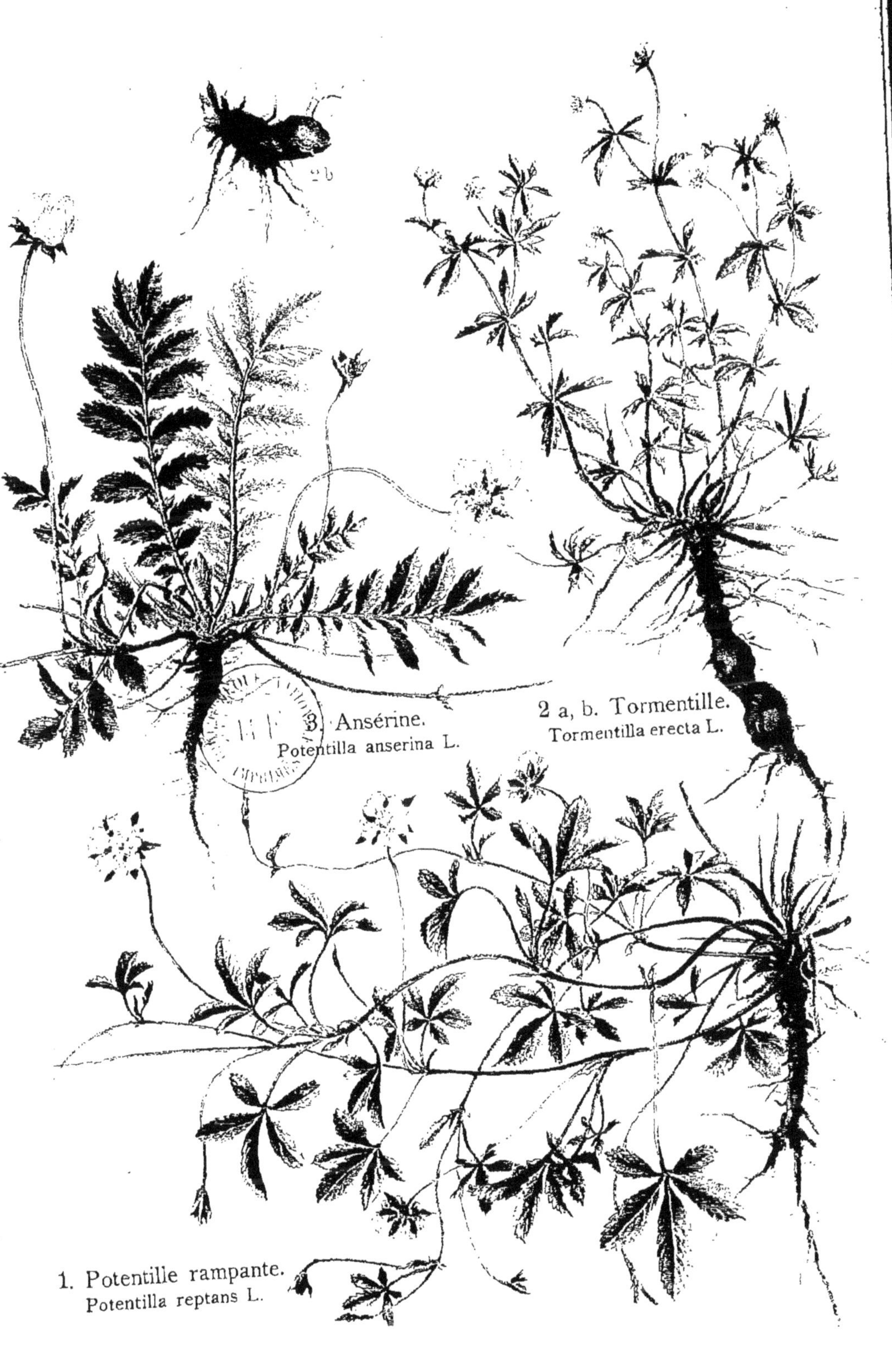
2 b
3. Ansérine.
Potentilla anserina L.
2 a, b. Tormentille.
Tormentilla erecta L.
1. Potentille rampante.
Potentilla reptans L.

meuses. Feuilles pubescentes et vertes en dessus, velues-cendrées en dessous, à segments ovales, incisés-dentés et entremêlés de segments plus petits entiers ou incisés. Fleurs d'un jaune d'or, petites et très brièvement pédicellées; fruit en cône renversé, sillonné jusqu'à la base, à épines extérieures très étalées, et ne renfermant ordinairement qu'une seule graine.

Fleurit de juin en septembre et atteint souvent de grandes dimensions. Elle croît à la lisière des bois, au bord des chemins et le long des haies.

On récolte les feuilles en mai ou en juin. Elles sont inodores avec une saveur légèrement amère et acide, astringente.

Emploi. L'*Herba Agrimoniæ* des anciens pharmaciens était un vulnéraire estimé et un simple précieux contre les affections du foie et de la rate, les émissions involontaires d'urine, les morsures de serpents, les maladies des reins, la toux, la jaunisse, les vers, les luxations, les ulcères, la constipation et les glaires. Si ce n'était pas une panacée, elle n'en passait pas moins pour être « de parties subtiles », ce que chacun traduirait maintenant par « la bonne à tout faire »!

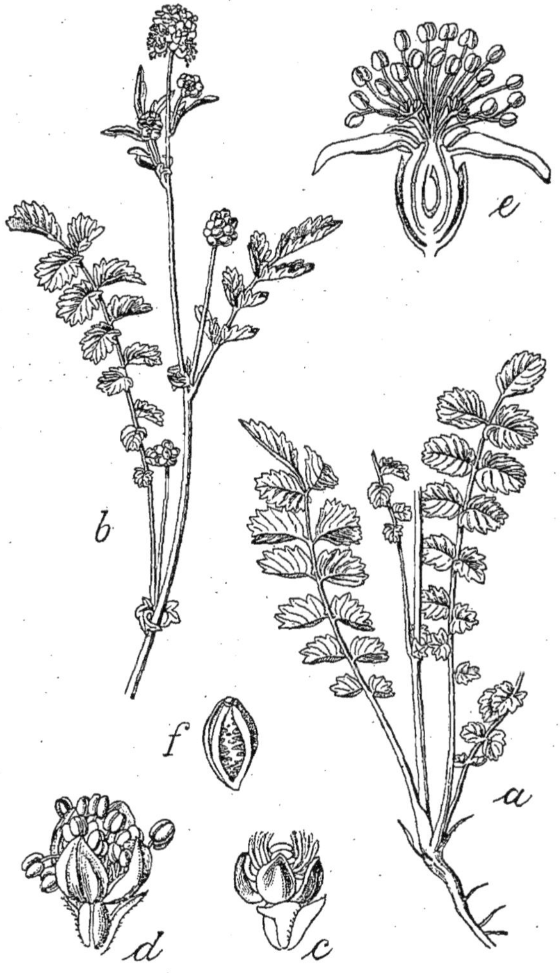

Des débris de son ancienne splendeur, de son origine royale — elle doit son nom au roi Eupator qui le premier en prescrivit l'usage dans ses états — il ne reste que bien peu de chose, car l'aigremoine n'est plus guère utilisée aujourd'hui qu'en gargarismes contre les angines simples et les amygdalites à leur début.

Dioscoride, Galien, Pline, et vous tous qui l'avez tant prônée jadis, voilez vous la face et donnez lui une larme!

Poterium sanguisorba. Petite pimprenelle. Sanguisorba minor Scopoli.

a et *b*. Parties inf. et sup. d'une plante en floraison. *c*. Fleur femelle. *d*. Fleur mâle. *e*. Fleur hermaphrodite en coupe. *f*. Graine.

Sanguisorba minor Scopoli. Poterium Sanguisorba L. Sanguisorbe. Petite pimprenelle. — Souche épaisse donnant naissance à des tiges dressées, anguleuses, rameuses au sommet, glabres ou hérissées à la base. Feuilles ordinairement glabres, à 11-17 folioles, d'un vert glauque en dessous, arrondies ou ovales, légèrement cordiformes, profondément dentées, odorantes et à saveur piquante.

Fleurs verdâtres, mêlées de pourpre, disposées en épis globuleux ou oblongs très compacts, dont la partie supérieure est occupée par les fleurs femelles et la partie inférieure par les fleurs mâles et hermaphrodites.

La sanguisorbe fleurit de mai en juillet. Elle est très commune dans les prairies et les pâturages montueux, dans les pelouses, et elle se cultive souvent dans les jardins comme plante d'assaisonnement. On la mêle en effet aux salades et aux viandes en guise de condiment et on l'utilise même dans certaines régions pour aromatiser les vins de table.

Etant donnée sa valeur comme plante fourragère, on avait conseillé de l'introduire dans les prairies artificielles du Gâtinais, du Berry et de la Champagne, imitant en cela l'Angleterre qui l'utilise avec avantage dans l'alimentation de ses nombreux moutons. Mêlée au trèfle blanc, au trèfle rouge et au sainfoin, elle est mangée par les moutons; mais elle ne saurait être employée seule, car nos animaux domestiques n'ont alors aucun goût pour elle.

On l'employait en médecine comme astringent, vulnéraire et diurétique, mais son usage en thérapeutique tend de plus en plus à disparaître.

Pl. XXXII. Fig. I. Sanguisorba officinalis L. Sanguisorbe. Grande pimprenelle.

Plante vivace à souche rampante d'un brun noirâtre et de la grosseur d'un doigt. Feuilles à 9-15 folioles, vertes et luisantes en dessus, glauques en dessous, oblongues, dentées, cordiformes à la base. Fleurs d'un pourpre foncé disposées en épis globuleux, ovales ou ovales-oblongs.

Originaire d'Asie, la sanguisorbe fleurit chez nous de juin en août dans les prairies humides, les marécages et les marais tourbeux. Elle a une odeur désagréable rappelant l'odeur de lessive, et une saveur aromatique, astringente.

Emploi. La racine se trouvait autrefois dans les officines sous le nom de *Radix Pimpinellæ Sanguisorbæ* et la plante elle même sous celui de *Herba Pimpinellæ Sanguisorbæ*. Toutes deux sont astringentes par suite de leur teneur en tanin, diurétiques et vulnéraires. La racine passait en outre pour un vermifuge dans l'art vétérinaire d'antan, et sa décoction de 30 gr. par 1/2 litre d'eau était usitée contre les hémorragies.

Les anciens herboristes lui reconnaissent des propriétés astringentes et vulnéraires très marquées, et ils la préfèrent à tout autre remède chaque fois qu'il s'agit pour eux d'arrêter des menstruations trop abondantes ou de trop longue durée.

Pl. XXXII. Fig. 2. Rosa canina L. Cynorrhodon. Rosier de chien. Eglantier. Gratto-cuou. Epine de juif. Rose sauvage.

C'est un arbrisseau très rameux de 2-3 m. de hauteur dont les branches élancées, sarmenteuses, souvent étalées ou retombant en arc, sont armées d'aiguillons vigoureux et très arqués qui disparaissent quelquefois entièrement des rameaux florifères. Les feuilles sont glabres, pâles ou glaucescentes en dessous, et formées de 5-7 folioles ovales-elliptiques, acuminées et dentées. Les fleurs sont d'un rose vif sur les hauteurs, plus pâles et quelquefois presque blanches dans la plaine; elles dégagent une légère odeur de thé, et elles ont joué un grand rôle dans les *jeux floraux* de Toulouse, rétablis comme on sait en 1490 par Clémence Isaure, et ainsi nommés parce qu'on y donnait pour prix: une violette d'or, une églantine et un souci d'argent. Quant aux fruits, appelés cynorrhodons par les uns et vulgairement gratte-culs par d'autres, ce sont des masses ovoïdes d'un rouge vif dont la pulpe aigrelette et légèrement astringente renferme de nombreux akènes soyeux.

L'églantier croît dans les haies, les buissons et les rocailles. Il fleurit de juin en juillet et mûrit fin septembre.

Emploi. Les fruits étaient autrefois offic. sous le nom de *Fructus Cynosbati*. Ils contiennent de l'acide malique, de l'acide citrique et un peu de tanin. La tisane qu'on en fait est diurétique et rend des services dans les affections du foie, des reins et de la vessie (calculs). Ils servent à la préparation de la *Conserve de Cynorrhodons*, employée comme antidiarrhéique, ainsi que d'une confiture très estimée et très saine. La décoction des pétales peut être usitée contre les crampes d'estomac.

Ajoutons que l'églantier a reçu le nom de rosier des chiens, non point par dédain pour ses fleurs simples, mais parce que sa

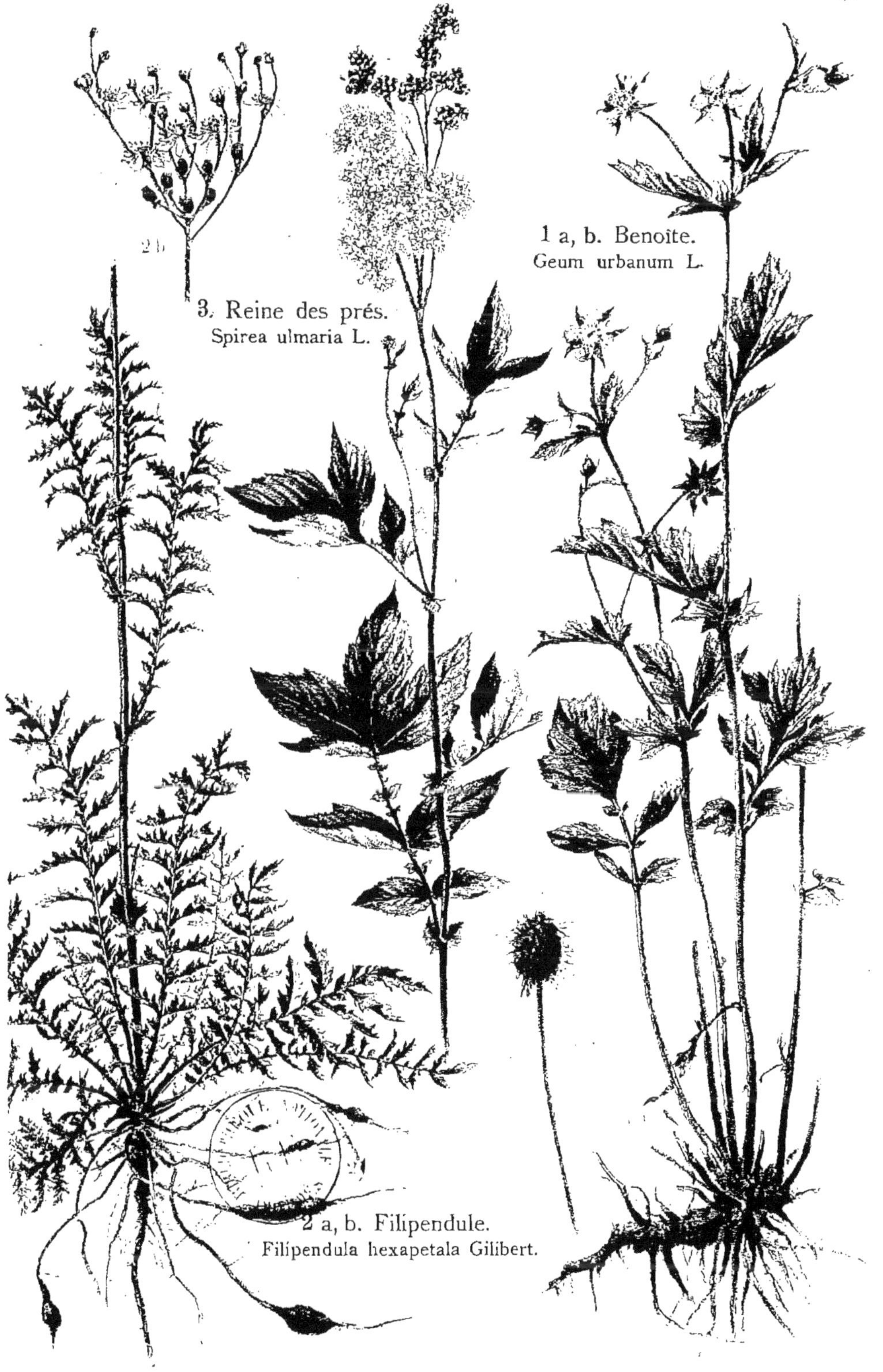
2 b
1 a, b. Benoîte.
Geum urbanum L.
3. Reine des prés.
Spirea ulmaria L.
2 a, b. Filipendule.
Filipendula hexapetala Gilibert.

racine a été autrefois préconisée contre la rage. Il n'est pas rare de voir se développer sur ses organes des excroissances chevelues ressemblant à un paquet de mousse et auxquelles on a donné le nom de *bédégars*. Ces bédégars proviennent de la piqûre d'un très petit insecte hyménoptère appelé le *Cynips* de la rose; ils ont souvent le volume d'une pomme et on leur attribuait au moyen-âge des propriétés curatives tout à fait surprenantes. De nos jours même, dans certaines campagnes, on s'imagine encore qu'un bédégar, placé sous le lit, procure un profond sommeil.

Pl. XXXII. Fig. 3. Rosa centifolia L. Rose. Rose cent-feuilles.

Le rosier cent-feuilles est trop répandu pour que nous en donnions une description détaillée. Il doit son nom à la grande facilité avec laquelle ses fleurs doublent sous l'influence de la culture. Il a déjà produit un grand nombre de variétés et on en obtient tous les jours de nouvelles. Parmi ces variétés, citons le rosier à cent-feuilles commun, le rosier à cent-feuilles changeant, le rosier à feuilles de chou ou de laitue, les roses mousseuses, le rosier à cent-feuilles pompon, le rosier œillet, le rosier à cent-feuilles apétales, les roses prolifères, etc., etc.

Emploi. Les pétales sont offic. sous le nom de *Flos Rosæ,* mais le temps a depuis longtemps disparu où les pharmaciens faisaient eux-mêmes leur récolte de fleurs et leur eau distillée de roses. Desséchés ou pilés frais avec du sel, ils constituent un médicament tonique, légèrement astringent, dont on pourra saupoudrer les excoriations des enfants et l'érysipèle de la face. Leur infusion est antidiarrhéique et pectorale.

Ces mêmes pétales fournissent, par une distillation appropriée, soit l'eau de roses, qui est un collyre astringent, soit l'essence de roses, qui sert de cosmétique, soit encore l'huile rosat ou huile volatile de roses.

On obtient l'eau de roses en plaçant dans un alambic de l'eau avec une certaine quantité de pétales de roses, et en distillant à la vapeur jusqu'à ce qu'on ait rétiré un poids d'eau égal au poids des pétales employés.

L'essence de roses se prépare dans le Levant, en Turquie, en Bulgarie, en Inde, en Perse, à Tunis, et aussi dans le midi de la France, où il existe des cultures instituées dans ce but, à Grasse, à Cannes, à Nice. C'est un parfum de haut bord, d'un prix toujours élevé, qu'on falsifie souvent avec l'essence de géranium. Pour découvrir la fraude, on met un peu de l'essence suspecte sur un verre de montre, et sur un autre verre de montre à côté, un peu d'iode; on recouvre alors les deux verres d'une même cloche: si l'on a à faire à de l'essence pure, il n'y a pas de changement dans la couleur; si, au contraire, les essences de roses et de géranium se trouvent mêlées, le produit qui en résulte ne tarde pas à noircir. La meilleure essence est celle extraite en Turquie.

L'essence de roses s'emploie non seulement en parfumerie mais encore pour modifier l'odeur de certains médicaments. Vu son prix, on ne l'utilise naturellement qu'en très petite quantité! Son pouvoir odorant est d'ailleurs tel que le Cold-Cream n'en contient qu'une goutte par 50 gr. et que l'on peut se faire une bonne eau de roses en agitant 2-4 gouttes d'essence dans un litre d'eau chaude.

Trois parties d'eau de roses et une partie d'eau-de-vie de France donnent un collyre et un collutoire (aphtes) que l'on pourra remplacer soit par la conserve de roses, soit encore par la mellite de rose ou miel rosat, *Mel Rosæ,* des pharmaciens.

Pl. XXXIII. Fig. I. Prunus cerasus L. var. austera Ehrhart. Cerisier aigre. Griottier noir.

Petit arbre à branches étalées, à rameaux étalés et souvent pendants. Feuilles glabres, de consistance ferme, coriaces. Fleurs blanches donnant des fruits acides assez gros, globuleux, d'un noir-pourpre.

Originaire de l'Asie-Mineure, le griottier noir, assez peu répandu chez nous mais très commun dans le midi de la France, fleurit d'avril en mai, et mûrit, suivant les espèces, de juillet en septembre.

Emploi. Son suc contient de l'acide malique et de l'acide citrique, et ses noyaux, de l'acide prussique. On en prépare un sirop, *Sirupus Cerasorum,* en pilant les fruits entiers, en exprimant le suc qui en résulte et en ajoutant à 35 parties du suc ainsi obtenu 65 parties de sucre. Ce sirop est employé comme calmant et comme diurétique propre à combattre l'hydropisie. La tisane de *queues de griottes* est un remède pectoral à recommander également contre la chlorose, et les fruits torréfiés jouissent de propriétés antidiarrhéiques.

Les anciens herboristes recommandent les griottes confites comme calmant et antidiarrhéique; les noyaux, contre les calculs de la vessie, les vers intestinaux et la toux; la résine, contre les vieux rhumes et les calculs en général.

Prunus avium L. Merisier. Cerisier des oiseaux.

Arbre d'une taille élevée, à rameaux jamais pendants, à feuilles de consistance molle garnies d'un léger duvet en dessous et dentées en scie, à fruits ronds ou en cœur, d'un rouge plus ou moins foncé, souvent presque noirs, et d'une saveur douce plus ou moins sucrée. Fleurs très belles, d'un blanc de neige, disposées en fascicules ombelliformes.

Originaire des pays qui se trouvent au Sud de la mer Caspienne et du Caucase, le merisier était déja naturalisé en Europe à l'époque du bronze. La culture en a produit deux variétés importantes: le *guignier*, dont le fruit, assez gros, en forme de cœur, est d'un rouge noirâtre avec une saveur sucrée, et le *bigarreautier*, qui produit un fruit rouge pâle ou même blanc jaunâtre, de même forme et de même volume, et dont la chair, ferme et cassante, est d'une saveur sucrée.

Les noyaux et les queues de merisier ont une saveur d'amande amère.

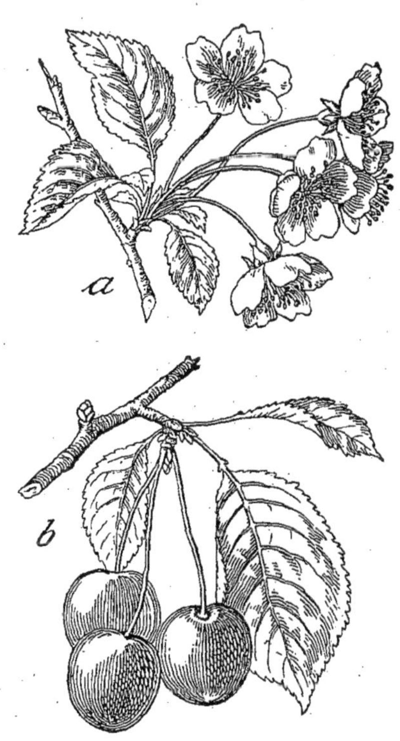

Cerisier des oiseaux. Prunus avium L.
a. Inflorescence. *b.* Fruits (merises).

Emploi. Les fruits, connus sous le nom de *merises*, se mangent souvent frais, mais ils servent surtout à obtenir, par fermentation des merises écrasées et par distillation du produit, la liqueur alcoolique si souvent falsifiée désignée sous le nom de *Kirsch* ou de *Kirschwasser*. Le Kirsch doit son parfum spécial à l'amande de la merise, autrement dit à la présence d'une faible quantité d'acide prussique.

Le Kirsch, quand on n'en abuse pas, est un tonique et un stomachique. Il réchauffe l'estomac et peut rendre des services à l'intérieur, dans les cas de faiblesse et de maux de ventre, et, à l'extérieur, en frictions sur les membres fatigués ou endoloris.

Chacun sait qu'il est d'usage, dans certaines contrées et en été surtout, de prendre un peu de kirsch avant d'absorber son verre de bière.

Putiet. Merisier à grappes. Bois-joli. Putier. Cerisier à grappes. Prunus padus L.

Le putier est un arbrisseau à rameaux étalés, dont le bois, à l'état frais, dégage une odeur particulièrement désagréable à laquelle il doit sans doute son nom. Ses feuilles sont glabres et ses petites fleurs blanches et odorantes sont disposées en longues grappes cylindriques penchées ou pendantes. Ses fruits sont de la grosseur d'un pois, globuleux, acerbes, amers, généralement noirs, plus rarement rouges.

Le putier croît spontanément dans le nord et l'est de la France, sur les parties élevées du Centre et du Midi, et il se trouve souvent comme plante d'ornement dans les parcs. Son bois, dur, jaunâtre, insensible, ou à peu près aux variations atmosphériques, est fort recherché par les ébénistes et les charrons et préféré à tout autre, dans les Vosges, pour la confection des sabots.

Pl. XXXIII. Fig. 2. Pruneaulier. Prunier domestique. Prunus domestica L. Prunus pyramidalis DC.

Le pruneaulier est un arbre assez élevé, non épineux, dont les fleurs à

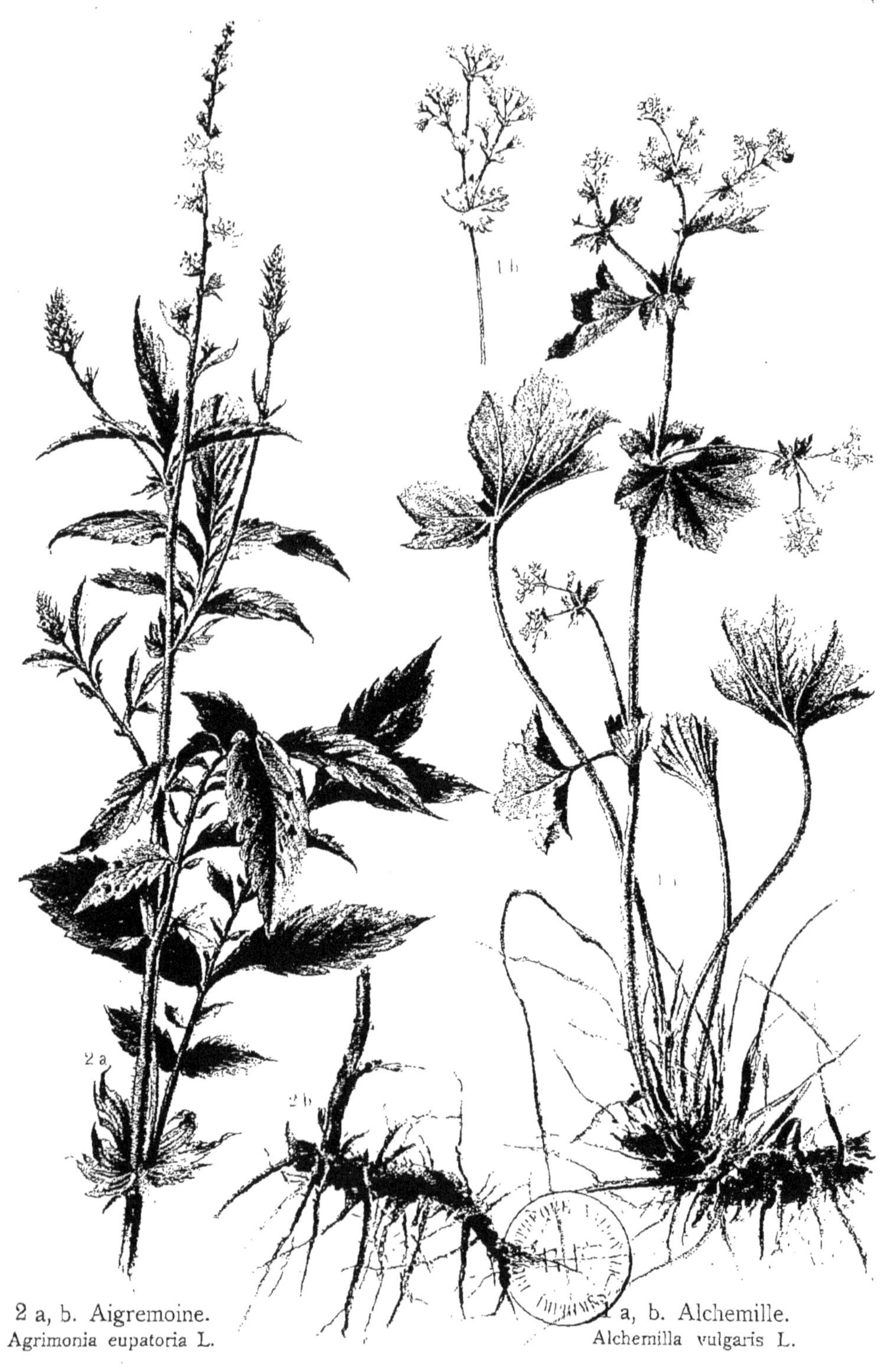

2 a, b. Aigremoine.
Agrimonia eupatoria L.

1 a, b. Alchemille.
Alchemilla vulgaris L.

pédoncules plus ou moins pubescents naissent en même temps que les feuilles. Ces dernières sont elliptiques ou oblongues, acuminées, crénelées-denticulées, pubescentes en dessous; ses bourgeons florifères sont ordinairement biflores, et ses fruits oblongs, penchés, douceâtres, ont une couleur glauque, jaunâtre, rougeâtre, violette ou même noire. Quant à ses amandes, elles ont une odeur et une saveur rappelant fort les amandes amères.

Le pruneaulier se rencontre chez nous dans le voisinage des habitations, dans les jardins et dans les vergers. Il est originaire de l'Asie et son introduction en Europe ne doit pas remonter au delà de 2000 ans.

Emploi. La prune est un aliment sain et rafraîchissant que nos ménagères ont bien raison d'employer sous toutes ses formes, et dont l'industrie retire, par distillation, une liqueur alcoolique connue sous le nom d'*eau de prunes*. A l'état desséché (pruneaux), elle jouit de propriétés légèrement laxatives qui la font entrer dans la médication populaire, mais on fera bien de n'en point abuser quand elle est fraîche car elle provoque alors aisément des diarrhées opiniâtres.

L'ancienne pharmacopée les utilisait en électuaires lénitifs contre les fièvres et la constipation, et préconisait la décoction vineuse des feuilles dans les affections des gencives, du cou, de la luette, et surtout contre les esquinancies.

Pl. XXXIV. Fig. I. Prunier épineux. Epine noire. Prunellier. Prunus spinosa L.

Le prunellier est un arbuste très épineux dont les rameaux pubescents sont étalés à angle droit. Ses fleurs s'épanouissent avant la naissance des feuilles et en font un des plus charmants précurseurs du printemps. Il porte des feuilles obovales-oblongues, dentées, glabres ou pubescentes, et, en octobre, des fruits globuleux dressés, bleuâtres, glauques, acerbes, plus petits qu'une cerise.

Le prunellier se rencontre communément dans les haies et les buissons, et il parait être originaire de l'Europe même, puisqu'on en trouve déjà des noyaux dans les palafittes de la Suisse.

L'écorce de sa racine se récolte déjà en octobre, mais la cueillette de ses fruits ne se fait guère que lorsqu'ils ont été adoucis par la gelée.

Emploi. La tisane de fleurs jouit de la vogue populaire comme dépuratif du sang. Elle est légèrement purgative, tonique, antidysurique et bonne à employer, surtout chez les enfants, pour combattre les éruptions de la peau; les fleurs confites dans du sucre guérissent la toux et l'enrouement, et les fruits, indépendemment de leur emploi dans la coloration des vins de médiocre qualité, servent à la préparation d'une boisson qui rappelle le cidre.

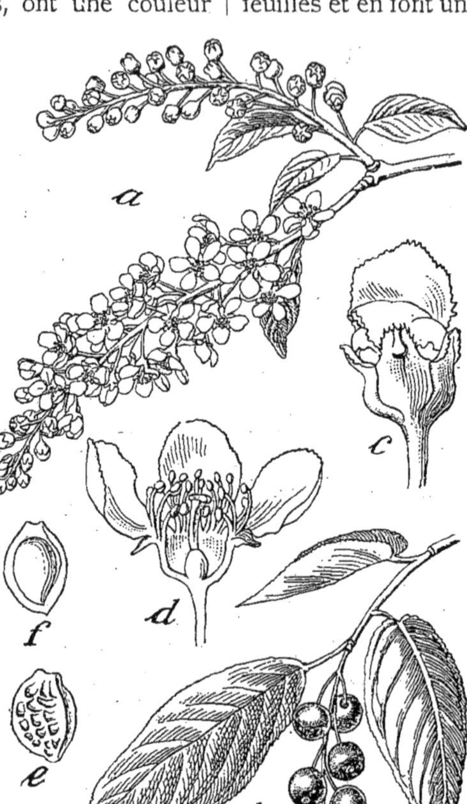

Merisier à grappes. Putier. Prunus padus.
a. Grappe de fleurs. *b.* Grappe de fruits. *c.* Bourgeon de fleur. *d.* Fleur en coupe. *e.* Noyau. *f.* Noyau ouvert.

On peut se faire une eau-de-vie d'un goût exquis par simple macération des noyaux, et l'écorce, amère, astringente, peut être employée comme fébrifuge, en gargarismes, et aussi en bains de siège contre les descentes de matrice et de rectum.

Ne remontons pas jusqu'aux anciens herboristes qui préconisent le prunellier contre les points de côté, les oppressions, les calculs de la vessie, les ulcères de la cavité buccale, les menstrues trop abondantes, les descentes de matrice et de rectum, les saignements de nez et l'inflammation des yeux.

Citons plutôt les lignes suivantes de Kneipp: «Les fleurs de prunelle forment le laxatif le plus inoffensif et devraient se trouver, en première ligne, dans chaque pharmacie de famille. Que de fois ne sentez-vous pas l'utilité ou même le besoin d'une purge! L'état de l'estomac ou du bas-ventre ou encore l'état général de votre santé vous le disent. Prenez donc ces fleurs de prunelle, faites les bouillir pendant une minute et buvez-en, 3-4 jours durant, une tasse par jour. Cette infusion agit tout doucement, sans aucune incommodité, aucun ennui, et pourtant elle purge à fond. Je recommande d'ailleurs le même médicament comme stomachique, épurant et fortifiant l'estomac.»

Pl. XXXIV. Fig. 2. Amygdalus communis L. Amandier commun. Amandier à coque dure.

Arbre ressemblant au pêcher, à branches étalées, à feuilles elliptiques-lancéolées, dentées en scie, glabres. Fleurs blanches ou rosées, presque sessiles, paraissant avant les feuilles. Fruits oblongs-comprimés, pubescents-veloutés, à duvet adhérent, s'ouvrant par une fente longitudinale ou se déchirant irrégulièrement. Noyau oblong à surface poreuse marquée de fissures étroites, à coque dure ou mince et fragile, à amande comestible douce ou amère, suivant les variétés.

L'amandier est probablement originaire de l'Asie occidentale. Il fleurit en mars et mûrit en septembre.

Les amandes douces, d'une saveur agréable rappelant celle de la noix, nous viennent de la Palestine, de l'Espagne et de l'Italie. Quant aux amandes amères, elles sont fournies par le nord de l'Afrique, le midi de la France et la Sicile; elles renferment un violent poison, l'acide prussique, et il est prudent de ne pas les manger en trop grande quantité.

Emploi. Les amandes, douces ou amères, trouvent leur emploi en pharmacie sous les noms de *Amygdala dulcis* et *Amygdala amara*, et elles sont utilisées en thérapeutique sous bien des formes.

Le *lait d'amandes* est un liquide obtenu en mêlant avec de l'eau des amandes douces écrasées et en passant à travers un linge: c'est une boisson rafraîchissante, un antidiarrhéique et un calmant à administrer surtout aux enfants.

L'*huile d'amandes douces*, extraite à froid des amandes douces, mais assez rare à l'état de pureté dans le commerce, est fortement recommandée par le curé Kneipp comme un excellent révulsif dans les engorgements des bronches et comme un bon laxatif pour les enfants. Dans les inflammations, surtout quand on craint une inflammation pulmonaire, on en prendra journellement, à trois ou quatre reprises, une petite cuillerée à café.

Les amandes douces entrent encore dans la composition du cérat de blanc de baleine, *Ceratum cetacei*, (cire blanche 10, blanc de baleine 20, huile d'amande 70, benjoin 2) que l'on applique sur les plaies, les gerçures, les excoriations, ainsi que dans la préparation du looch blanc ou looch huileux ou *Looch album oleosum* (huile d'amande 10, gomme arabique 10, eau de fleur d'oranger 15, eau 40, eau d'amande 1, sirop de gomme 24) qui s'emploie comme adoucissant dans les maladies de la poitrine et du larynx, et aussi comme calmant dans les bronchites chroniques.

L'*eau d'amande, Aqua Amygdalæ*, obtenue par une distillation appropriée d'amandes amères, est toxique; elle contient jusqu'à 1 : 1000 d'acide cyanhydrique anhydre et son emploi doit être réglé par le médecin (dos. max. simp. 2 gr.)

L'*huile d'amande, Oleum Amygdalæ*, est une huile grasse d'un jaune clair retirée de l'amande douce ou de l'amande amère. Inodore, d'une saveur douce, elle s'emploie avec efficacité dans les engorgements du tube digestif et des bronches et, extérieurement, contre les enflures, les gerçures de la peau, les plaies provenant d'un long séjour au lit ou de l'équitation et les affections de l'oreille (bourdonnements, crampes, concrétions).

Quant à l'acide prussique ou cyanhydrique (*Acidum Hydrocyani*) qui se trouve toujours en quantité assez notable dans les amandes amères, c'est un liquide incolore possédant une forte odeur d'amandes amères et c'est surtout un poison excessivement violent: il suffit d'en déposer une goutte sur la langue ou sur la membrane conjonctive de l'œil d'un lapin ou d'un chien pour que l'animal meure en quelque secondes comme foudroyé, et une dose inférieure à 5 centigrammes suffit pour tuer un homme.

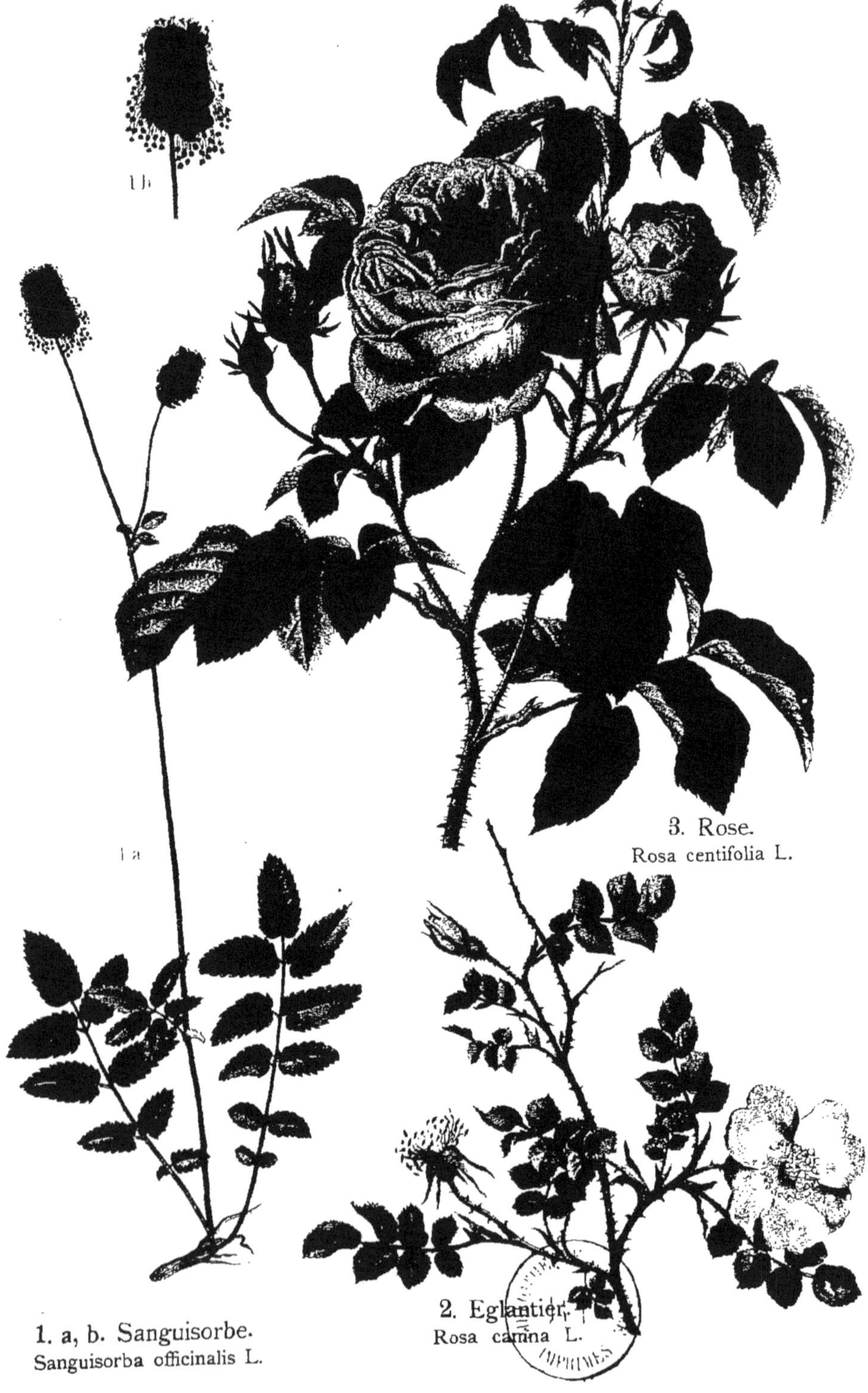

3. Rose.
Rosa centifolia L.

1. a, b. Sanguisorbe.
Sanguisorba officinalis L.

2. Eglantier.
Rosa canina L.

Ne nous arrêtons pas aux anciennes officines qui reconnaissaient aux amandes toute sortes de vertus plus ou moins discutables contre les douleurs stomachales, intestinales et rénales, contre les tranchées et les calculs, les points de côté et la consomption, l'anhélation et les coliques, les ardeurs d'urine et les crampes de la matrice. Indiquons plutôt, pour terminer, le moyen de préparer une boisson rafraîchissante et saine des plus agréables, le *sirop d'orgeat*, dont l'usage, malheureusement, tend à se perdre de plus en plus: prenez 75 gr. d'amandes amères, 250 gr. d'amandes douces mondées, 812 gr. d'eau, 1500 gr. de sucre, 40 gr. d'eau de fleurs d'oranger; broyez finement les amandes et délayez les dans l'eau, puis passez à l'étamine (lait d'amandes); ajoutez à ce lait le sucre concassé en très petits morceaux, et, en dernier lieu, l'eau de fleur d'oranger. (Il faut avoir soin de fondre le sucre à feu très doux et de conserver les bouteilles dans un lieu frais, bien bouchées et renversées.)

Famille des

Légumineuses

Pl. XXXIV. Fig. 3. Ononis spinosa L. Bugrane épineuse. Arrête-bœuf. Bougrane. Bougraine.

Sous-arbrisseau vivace, à tiges ascendantes, très rameuses, à rameaux avortés épineux. Feuilles à folioles lancéolées-oblongues, dentées dans leur partie supérieure, les inférieures 3 foliolées, les supérieures 1 foliolées. Fleurs roses, axillaires, solitaires, donnant naissance à un légume ovale, pubescent, contenant 3 graines finement tuberculeuses.

Assez répandu dans le Jura français, l'arrête-bœuf fleurit de juin en septembre; il affectionne les champs maigres, le bord des chemins et des haies et possède une odeur désagréable. Sa racine a une odeur de bois de réglisse et une saveur douceâtre et âpre. Toute la plante renferme un principe acide et irritant qui fait que ses blessures ne guérissent que difficilement.

Emploi. La racine de bugrane, épaisse généralement de 1-2 cm, longue de plusieurs dm., souvent recourbée, contournée sur elle même et crevassée dans le sens de la longueur, est offic. sous le nom de *Radix ononidis*. Sa décoction, à la dose de 30 gr. pour un litre d'eau ou un litre de vin, agit fortement sur les reins et la vessie, et se recommande tout spécialement contre les ardeurs d'urine, l'hydropisie, la goutte et les rhumatismes. Elle fait d'ailleurs partie des *espèces diurétiques* des pharmaciens (*Species diureticæ*) composées comme on sait de baies de genièvre 20 parties, racine de bugrane 20, racine de livèche 20, racine de réglisse 20, pensée sauvage 10, anis vert 5, fruit de persil 5.

Les propriétés, très réelles, de l'arrête-bœuf n'avaient pas échappé à la perspicacité des anciens herboristes, car nous les voyons utiliser la décoction vineuse de la racine pour provoquer l'évacuation de l'urine, briser les calculs de la vessie, combattre la jaunisse et les affections hydropiques. Leur «secret» nous est parvenu et il n'a rien qui puisse apeurer le patient: il consistait à faire macérer pendant 8 jours quatre parties de racines hachées menues dans huit parties de vin de Malvoisie, à distiller ensuite au bain-marie et à prendre chaque jour une bonne lampée du liquide ainsi obtenu.

Pl. XXXV. Fig. I. Trifolium Melilotus officinalis L. Melilotus officinalis Desrousseaux. Mélilot. Luzerne bâtarde. Mélilot officinal. Jauniot.

Plante bisannuelle à rameaux ascendants pouvant atteindre 5-10 dm. Feuilles 3 foliolées, à folioles étroites ou linéaires, les inférieures un peu plus larges et denticulées. Fleurs d'un jaune clair, petites, en longues grappes effilées. Légumes ordinairement monospermes, ovales, mucronés, à bord supérieur épais et obtus.

Le mélilot fleurit de juillet en septembre dans les lieux humides, le long des chemins et dans les champs.

Les fleurs et les feuilles se récoltent en juillet, au moment de la floraison; elles ont, desséchées, une saveur mucilagineuse, saline, amère, quelque peu âpre, et une odeur suave, analogue à celle du miel et de la fève Tonka.

Emploi. Les fleurs et les feuilles sont toutes deux offic., les unes sous le nom de *Flores Meliloti*, les autres sous la dénomination de *Herba Meliloti*. Elles doivent leur parfum agréable et leurs propriétés médicinales à une huile volatile analogue à la *coumarine* et aux résinides qu'elles contiennent. L'infusion des fleurs est un astringent léger qui peut être usité sans inconvénient en collyre. Les fleurs et les feuilles font partie de l'*Emplastrum Meliloti* employé comme émollient. Hager dit quelque part: «Le mélilot a longtemps passé pour un remède béchique, mais on ne le considère plus guère que comme un médicament légèrement aromatique, émollient, calmant et astringent à utiliser en lotions, applications, injections ou fomentations contre les plaies putrides, l'inflammation des glandes et des yeux, les tumeurs, les croûtes de lait, les maux d'oreilles et les enflures». On voit par là qu'il en fait comme un succédané de la camomille.

Les feuilles et les sommités fleuries se placent dans certaines régions dans les pelleteries et les vêtements pour en écarter les teignes, et on a prétendu, à tort ou à raison, que les fleurs desséchées servaient, dans le midi de la France, pour communiquer un bouquet agréable à certains vins blancs.

Ajoutons pour nous compléter que l'on cultive souvent dans les parterres, comme plante d'ornement, le mélilot bleu ou lotier odorant, ou baume du Pérou (*Melilotus cœrulæ*), dont les fleurs d'un bleu pâle exhalent une odeur très pénétrante s'accentuant encore par la dessication, et que les sommités fleuries de cette plante servent en Allemagne à préparer une infusion qui remplace le thé noir, et, en Suisse, à aromatiser le fromage universellement connu sous le nom de «Schabziger».

Pl. XXXV. Fig. 2. Trigonella fœnum græcum L. Fenugrec. Trigonelle-fenugrec. Belle-Marie.

Plante annuelle à feuilles 3 foliolées, à folioles lancéolées, arrondies et finement dentées au sommet. Fleurs clairsemées, sessiles, jaunes ou blanchâtres, donnant naissance à de longues gousses recourbées et effilées ressemblant assez à des cornes de bœuf. Graines à carnes singulières, rhombiques, barrées d'un sillon qui les partage en deux parties inégales. Fleurit en juin et juillet, mûrit en août.

D'origine orientale, le fenugrec est cultivé depuis longtemps dans le bassin méditerranéen et il ne paraît être naturalisé qu'en France. La plante entière a une odeur très forte et ses graines, qui se récoltent en août, ont une saveur désagréable, souvent amère et âpre.

Emploi. Les graines font partie de l'alimentation des animaux, car elles sont très nutritives, excitent l'appétit des chevaux, des bœufs et des moutons, régularisent leur digestion et leur procurent de l'embonpoint. Elles sont connues en pharmacie sous le nom de *Semen Fœnugræci* et surtout utilisées dans l'art vétérinaire comme cataplasmes à appliquer sur les contusions et les tumeurs.

Kneipp, pourtant, semble en faire grand cas. «Je ne connais pas, dit-il, de meilleur remède externe que le fenugrec pour la résolution des tumeurs et des abcès. Il agit lentement, sans douleur, mais jusqu'à entière disparition de la dernière parcelle de pus. On en fait, comme avec les graines de lin, une bouillie huileuse, que l'on met dans de petits morceaux de linge, en guise de cataplasme. Quand on a des ulcères aux pieds ou aux jambes, ces sortes de topiques font disparaître l'inflammation au bord des ulcères et empêchent la formation de la chair putride et même l'infection purulente du sang. J'attire sur cette dernière application du fenugrec l'attention particulière des personnes qui souffrent souvent et beaucoup des ulcères aux membres inférieurs. Dans les maladies de la gorge accompagnées d'échauffements, l'infusion de fenugrec sert de gargarisme: une petite cuillerée de sa poudre suffit pour une tasse moyenne de tisane, que l'on prend par grandes cuillerées d'heure en heure ou que l'on utilise comme gargarisme.»

Nos ancêtres, copiant Dioscoride, Galien et d'autres, considéraient le fenugrec comme un remède souverain contre nombre de maux et d'infirmités qui mettent curieusement en lumière les petites misères humaines du «bon vieux temps.» Oyez plutôt... et sauvez-vous: «La décoction de la graine émonde la puanteur des aisselles... la farine oste soudainement la crasse, les lentilles et autres ordures de la teste appliquée avec vin Nitrum... elle est bonne aussi en clystère»... et ainsi de suite des pages durant.

Pl. XXXV. Fig. 3. Vulnéraire. Anthyllide vulnéraire. Anthyllis vulneraria L.

La vulnéraire est une plante vivace variant ses caractères botaniques d'une station à l'autre. Ses tiges sont plus ou moins pubescentes, simples ou ra-

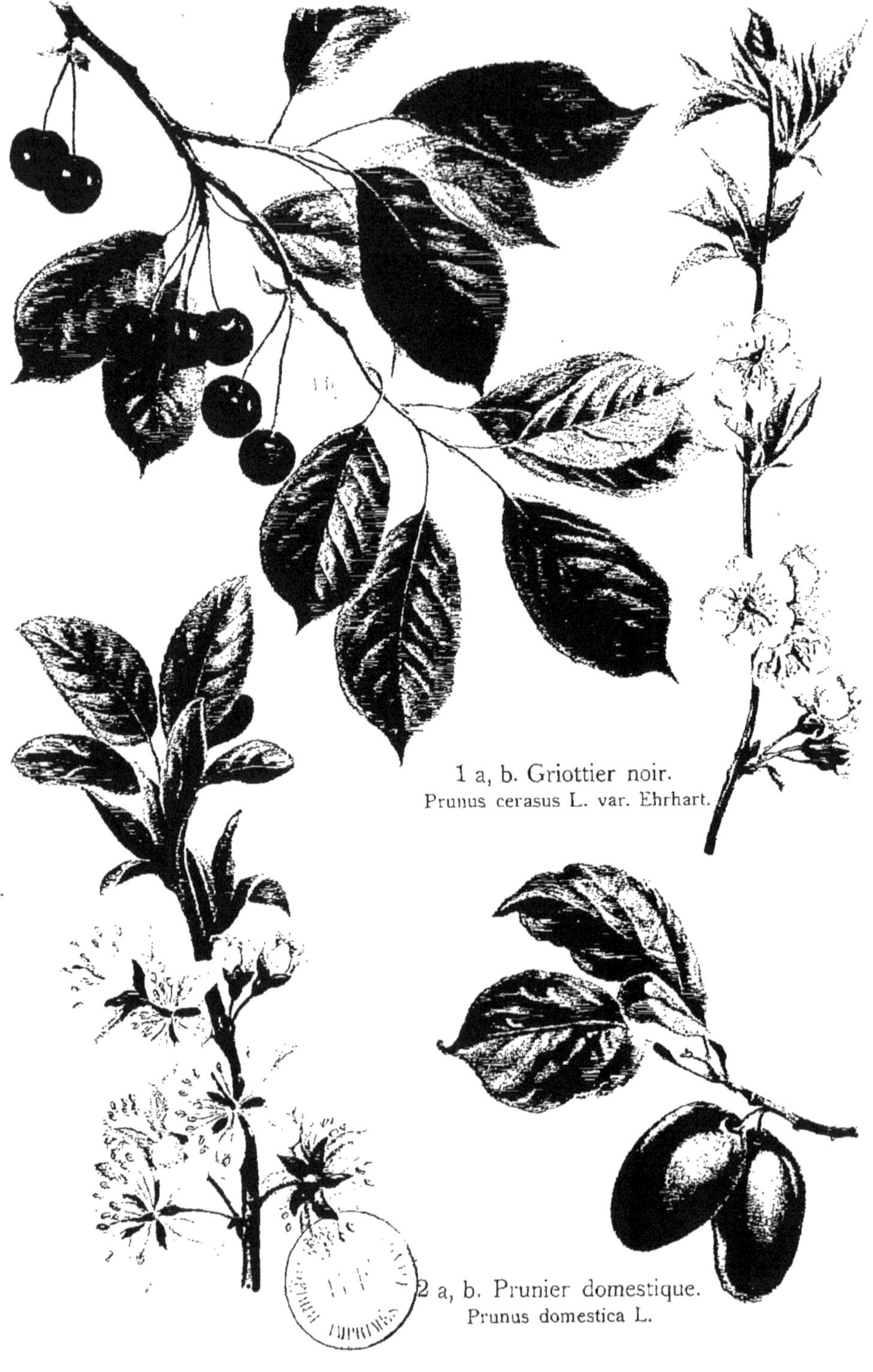

1 a, b. Griottier noir.
Prunus cerasus L. var. Ehrhart.

2 a, b. Prunier domestique.
Prunus domestica L.

rement rameuses, dressées ou ascendantes ou étalées. Ses feuilles sont tantôt pinnées 3-9 foliolées, à folioles oblongues, inégales, la terminale beaucoup plus ample, tantôt réduites à cette foliole terminale par l'avortement des folioles latérales souvent très petites. Ses fleurs, jaunes, quelquefois rougeâtres, sont munies à leur base de bractées palmées et réunies en têtes terminales serrées. Légume court, monosperme.

La vulnéraire fleurit de mai en août et mûrit en octobre. Elle croît dans les prés et les pâturages secs, sur les collines arides, et elle monte jusqu'aux sommités sous des formes toujours plus réduites. Elle se récolte au moment de la floraison.

Emploi. La plante jouit de propriétés vulnéraires, soit qu'on l'applique fraîchement écrasée sur les blessures, soit qu'on l'utilise en lotions ou en compresses.

Pl. XXXVI. Fig. I. Glycyrrhiza glabra L. Réglisse. Bois doux. Régolisse. Réglisse officinale.

La réglisse est une grande et belle plante de plus d'un mètre de hauteur qui croît spontanément dans les régions les plus méridionales de l'Europe, en Sicile, à Naples, en Espagne, et qui est souvent cultivée dans les jardins à cause de ses propriétés officinales. Son rhizome est cylindrique, rampant, ligneux, gris-brun et quelquefois rougeâtre à l'extérieur; il émet des tiges droites et fermes portant des feuilles composées de 13-15 folioles ovales et un peu visqueuses. De l'aisselle de ces feuilles partent des pédoncules terminés chacun par un épi de fleurs violacées donnant naissance à des légumes glabres et 2-spermes.

La réglisse fleurit de juillet en septembre. Son rhizome, seule partie utilisée, se récolte tous les 3-4 ans vers la fin de l'automne; il a une odeur douceâtre et une saveur spéciale, douce, légèrement âcre.

Emploi. Le *Radix Liquiritiæ* des pharmacies n'est rien d'autre que le stolon de *Glycyrrhiza glabra L.*, cultivé en Espagne, ou la racine de *Glycyrrhiza glabra var. glandulifera* du Sud de la Russie.

La réglisse d'Espagne, non mondée, à plusieurs dm. de longueur et une épaisseur de 1 à 1,5 cm. Sa coupe transversale présente un contour régulièrement arrondi et sa surface extérieure est gris-brun, quelquefois légèrement rougeâtre, sillonnée dans le sens de la longueur. La réglisse russe, décortiquée, est en morceaux beaucoup plus gros, de couleur jaune, portant de nombreuses fibres et surmontés souvent du collet large de la racine. Toutes deux ont une cassure longuement et grossièrement fibreuse, ainsi qu'une coupe transversale rayonnée.

La réglisse fait partie d'un assez grand nombre de préparations pharmaceutiques parmi lesquelles nous citerons: l'élixir pectoral (*Elixir pectorale:* suc de réglisse purifié 2, eau de fenouil 6, esprit d'ammoniaque anisé 2); les pastilles de sel ammoniaque (*Pastilli Ammonii chlorati:* chlorure d'ammonium 5, gomme adragante 1, racine de réglisse 4, suc de réglisse 20, sucre 70); les pastilles de Tronchin (*Pastilli Kermetis cum Opio*); les pastilles de Vigner (*Pastilli Ipecacuanhæ cum Opio*); les pilules de Méglin (*Pilulæ Hyoscyami compositæ*); la poudre de réglisse composée ou Brustpulver (*Pulvis pectoralis:* fenouil 1, soufre lavé 1, feuille de séné 2, racine de réglisse 2, sucre 4); le sirop de réglisse (*Sirupus Liquiritiæ*); les espèces diurétiques (*Species diureticæ:* baie de genièvre 20, racine de bugrane 20, racine de livèche 20, racine de réglisse 20, pensée sauvage 10, anis vert 5, fruit de persil 5); les espèces ligneuses (*Species lignorum:* parties égales de bois de gayac, de bois de genièvre, d'écorce de sassafras, de racine de réglisse et de salsepareille); les espèces pectorales ou Brustthee (*Species pectorales:* fenouil 5, bouillon blanc 10, feuille de mauve 10, fleur de tilleul 10, racine de réglisse 25, racine de guimauve 40); le suc de réglisse (*Extractum Liquiritiæ crudum*); le suc de réglisse purifié (*Succus Liquiritiæ depuratus*)... Comme il aisé de le voir, la réglisse n'est pas encore bannie des pharmacies.

La racine de réglisse est un émollient populaire d'un usage courant qui doit ses propriétés adoucissantes et pectorales à une substance particulière, la glycyrrhizine. Son infusion dans l'eau donnant une tisane sucrée presque complètement dépourvue d'âcreté, et sa décoction, au contraire, fournissant un breuvage amer et âcre, on fera bien, dans les cas d'inflammations légères des bronches et des intestins, de ne l'utiliser que sous forme d'infusion et à la dose de 10-15 gr. par litre d'eau.

La réglisse, ce sucre du pauvre, sert à édulcorer bon nombre de tisanes et il est peu de tisanes, dans les hôpitaux, qui n'en renferment peu ou prou. Grâce à son suc, elle se trouve encore, mêlée avec de la gomme ou du sucre ou des aromates, dans un grand nombre de pâtes et tablettes contre la toux et les rhumes. Le produit de sa macération dans l'eau chaude se vend dans les rues de Paris comme boisson rafraîchissante sous le nom de *Coco*, et le diurétique généralement connu sous le nom de Poudre des voyageurs, et qui se prend trois fois par jour délayé dans un peu d'eau, se compose de poudre de réglisse 1 gr., de poudre de guimauve 1 gr., de sel de nitre 0,2 gr., de camphre 0,05 gr., de sucre de lait 10 gr. et de 10 gr. de sucre.

Le suc de réglisse (*Extractum Liquiritiæ crudum*), dont nous avons vu plus haut les emplois divers, se prépare surtout en Calabre et en Catalogne d'où il nous arrive sous la forme de bâtons cylindriques lisses et de saveur douce se cassant en morceaux luisants, noirs, à arêtes franchement vives. Ce suc est toujours impur. Il est préparé dans des chaudières de cuivre que l'on râcle à la fin de l'opération, ce qui a généralement pour conséquences d'y mêler du charbon et quelquefois une quantité assez notable de cuivre. Il y a donc nécessité de le purifier et c'est ce qu'ont déjà fait les pharmaciens quand ils nous présentent leur suc de réglisse purifié (*Succus Liquiritiæ depuratus*).

Nos pères, contre les rhumes, la toux, les embarras des bronches, s'étaient fabriqué un petit remède qui, me semble-t-il, sent sa pharmacie d'une lieue. Ils prenaient 9 figues, 30 gr. de réglisse, 15 gr. de raisins de Corinthe, 15 gr. de semence d'anis, 15 gr. de fenouil et une demi-poignée d'hysope; ils broyaient le tout, faisaient cuire dans $1\,^1/_2$ litre d'eau jusqu'à réduction à 1 litre, décantaient, filtraient, sucraient, et absorbaient du breuvage un verre à vin tous les jours et à jeûn.

Famille des

Oxalidées

Pl. XXXVI. Fig. 2. Oxalis acetosella L. Alléluia. Surelle. Pain de coucou. Oxalide. Oseille. Oxalide petite oseille. Herbe de Pâques. Oseille de bûcheron. Oseille à trois feuilles. Oseille ronde.

Le pain de coucou est une petite plante vivace, sans tige, tendre, mollement pubescente, dont le rhizome rougeâtre, grêle, traçant, porte sur sa face supérieure de petites écailles qui sont des feuilles avortées. De ce rhizome s'élèvent des bouquets de feuilles longuement pétiolées; ces dernières sont composées de trois folioles cordiformes roulées en crosse avant leur épanouissement, qui se contractent sous la pluie et à la tombée du jour. Pédoncules radicaux uniflores et munis, vers le milieu, de 2 petites bractées. Fleurs blanches ou rosées, veinées, avec une tache jaunâtre à la base des pétales.

La petite oseille se récolte pendant la floraison; elle est inodore et possède une saveur aigrelette agréable qui la faisait employer autrefois pour la préparation de l'acide oxalique. Elle croît dans les bois ombragés et fleurit d'avril en juin.

Emploi. Les feuilles sont considérées comme diurétiques et antiscorbutiques. Elles se prennent cuites, en salade, ou encore sous forme d'une limonade rafraîchissante et agréable que l'on obtient par décoction de 60 gr. de feuilles dans un litre d'eau sucrée.

On les utilisait jadis un peu sous toutes les formes, à l'état frais, en tisane, en sirop, en alcoolature, confites en sucre, et on les préconisait comme toniques, stomatiques, résolvantes, rafraîchissantes, fébrifuges, en leur accordant toutes les propriétés de l'oseille.

Godet nous dit dans sa Flore du Jura qu'on retire de cette plante le sel connu sous le nom de *sel d'oseille*, employé pour enlever les taches d'encre sur les étoffes blanches.

Famille des

Géraniacées

Herbe à Robert. Bec de grue. Herbe à l'esquinancie. Geranium Robertianum L.

L'herbe à Robert est une plante annuelle croissant en touffes dans les haies, les buissons, les lieux frais, sur les vieux murs ombragés et les décombres. Elle a une odeur désagréable et ses tiges, velues, souvent rougeâtres, portent des feuilles palmatiséquées à 3-5 segments, et, de mai en octobre, des fleurs purpurines à veines plus claires dont les pétales, entiers, sont deux fois plus longs que le calice. Ses fruits sont allongés et d'une forme particulière qui, l'imagination aidant, leur a valu le nom vulgaire de becs de grue.

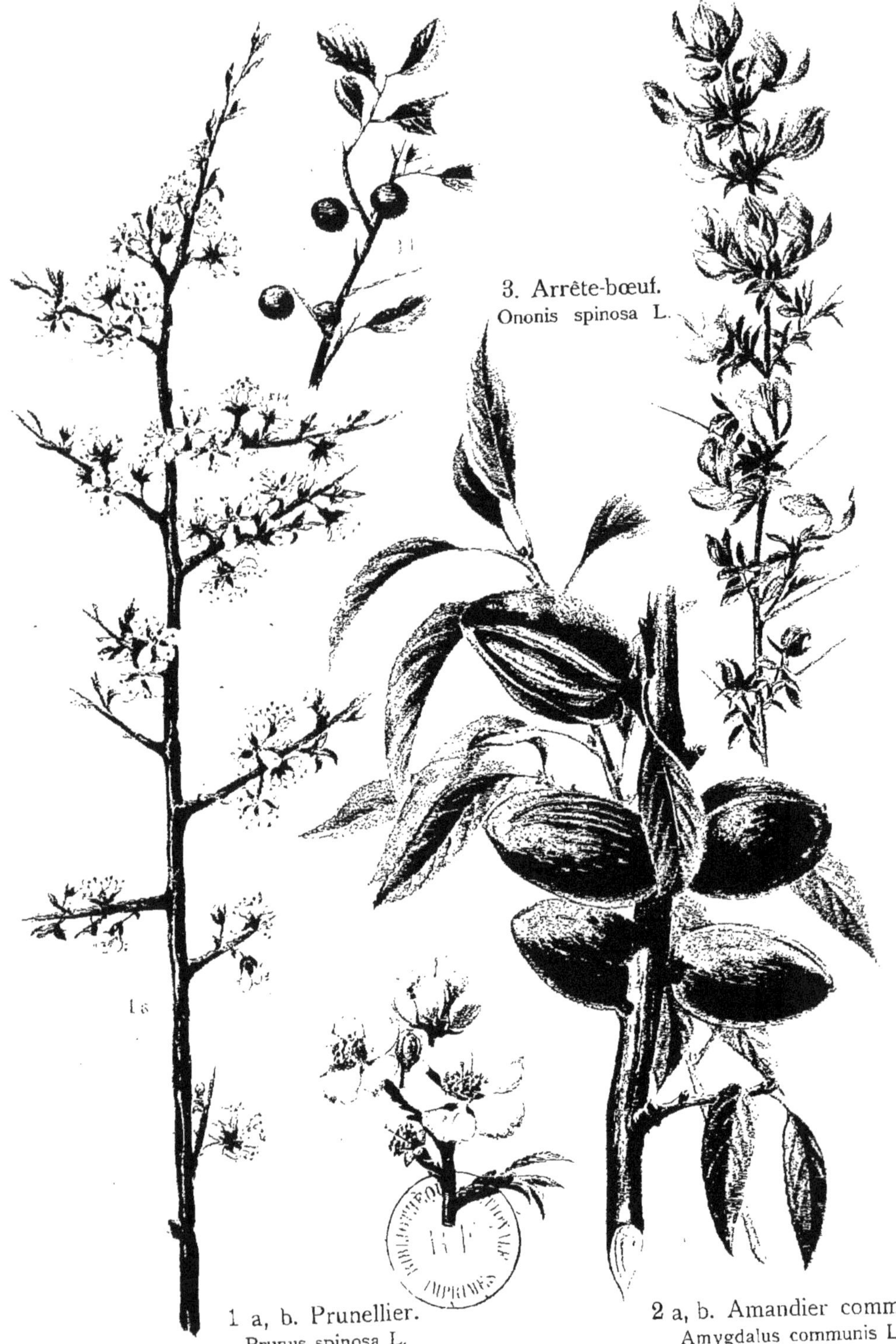

3. Arrête-bœuf.
Ononis spinosa L.

1 a, b. Prunellier.
Prunus spinosa L.

2 a, b. Amandier comm
Amygdalus communis L.

Emploi. Hochstetter rapporte que les pâtres de la Suède emploient l'infusion de bec-de-grue contre l'hématurie des troupeaux et que les feuilles pilées auraient la propriété d'éloigner les punaises. Toute la plante est faiblement astringente et elle constitue de ce fait un remède populaire contre les angines: on la fait alors bouillir dans du vinaigre et on l'applique en cataplasmes sur la gorge. Sa décoction (30 gr. par $^1/_2$ l. d'eau) est en outre usitée comme antihémorragique et ses feuilles écrasées servent à panser les plaies.

Nos ancêtres allaient plus loin, car ils en faisaient un médicament contre l'érysipèle, les stomatites ulcéreuses, les cancers du sein et autres parties secrètes.

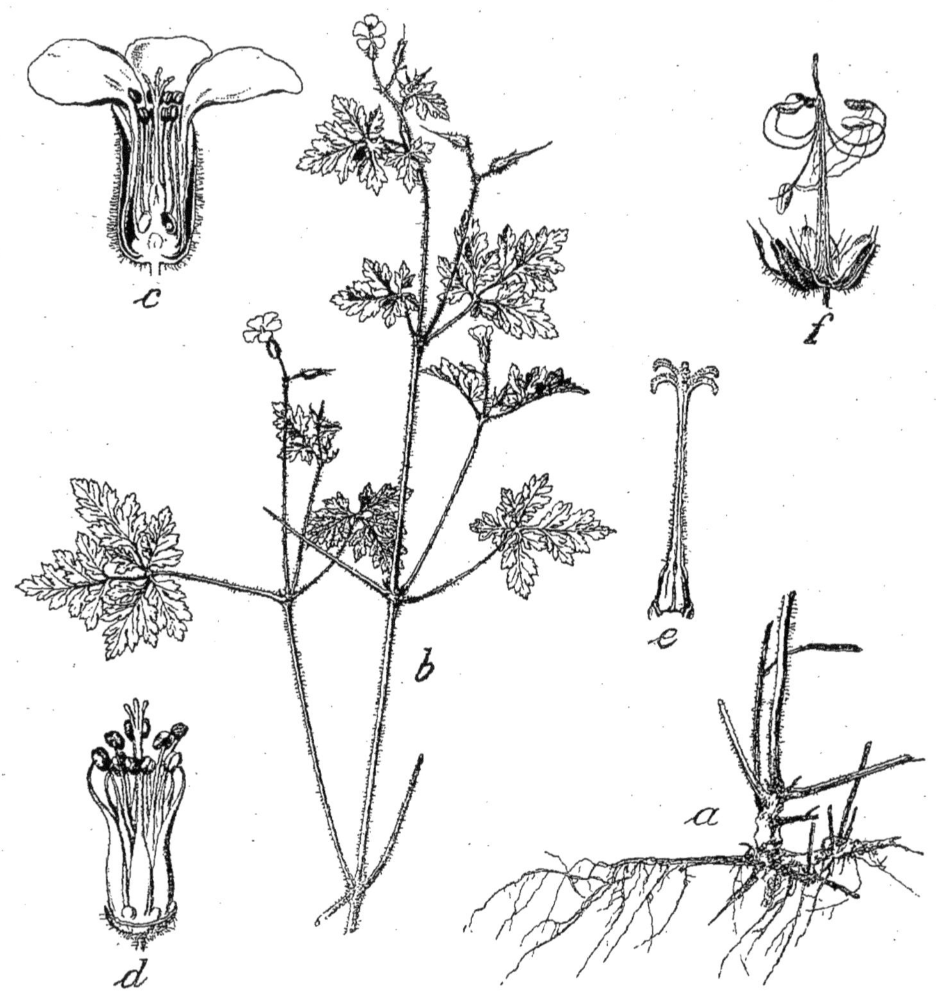

Herbe à Robert. Geranium Robertianum.

a et *b*. Parties inf. et sup. d'une plante en floraison. *c*. Coupe longitudinale d'une fleur. *d*. Étamines et style. *e*. Pistil. *f*. Fruit mûr.

Famille des

Linées

Pl. XXXVII. Fig. I. Linum catharticum L. Lin purgatif.

Plante annuelle, à tiges de 1-3 dm., grèles, dressées, rameuses-dichotomes supérieurement. Feuilles opposées, elliptiques, glabres, à bords un peu scabres, les inférieures obovales très petites, les supérieures lancéolées. Fleurs petites, blanches. Fleurit de mai en août et croît sur les pelouses, dans les lieux herbeux, les prairies, les prés humides.

Le lin purgatif se récolte pendant la floraison. Il est inodore, mais doué d'une saveur amère et nauséeuse.

Emploi. Le lin purgatif était autrefois connu sous le nom de *Herba Lini cathartici*. On lui accorde des propriétés vermifuges et des vertus purgatives presque aussi énergiques que celles du séné. Il se prend à la dose de 2 gr. de poudre ou alors sous forme d'une infusion de 15 gr. de plante sèche dans un litre d'eau.

Pl. XXXVII. Fig. 2. Linum usitatissimum L. Lin. Lin cultivé.

Plante annuelle, à tige solitaire, dressée, plus ou moins rameuse supérieurement. Feuilles lancéolées-linéaires, éparses, glabres. Fleurs bleues disposées en corymbe terminal. Capsule globuleuse à 10 valves.

Le lin cultivé fleurit en juillet-août; ses graines, inodores, douceâtres, mucilagineuses, se récoltent en août.

Le lin cultivé était déjà connu il y a 4 ou 5000 ans dans la Mésopotamie, en Assyrie et en Egypte; il paraît avoir été importé dans le nord de l'Europe par les Finnois et dans le reste de cette partie du monde par les premiers Aryens et par les Phéniciens. Il a donné naissance à quatre variétés principales: le lin *à feuilles étroites*, le lin *ambigu*, le lin *annuel* (subdivisé en lin ordinaire et petit lin) et le lin d'*hiver*. Tous sont cultivés, surtout le troisième, le lin *annuel*, en vue des fibres textiles que l'on extrait de leurs tiges et qui sont la matière première dont on fait les toiles les plus estimées, et aussi pour leurs graines qui fournissent deux produits, l'un médicamenteux, l'autre industriel.

Emploi. Le produit médicamenteux est un mucilage susceptible de se gonfler considérablement dans l'eau et résultant de la transformation en gelée de la couche extérieure de l'enveloppe; c'est le *Mucilago Lini seminis*. Le second est une huile siccative bien connue de tout le monde sous le nom d'*huile de lin*, et qui, entre autres propriétés, a celle de ne pas se figer par le froid.

L'huile de lin, à côté de ses multiples usages pour la préparation des couleurs et pour la fabrication des vernis, est partie constituante du liniment calcaire (*Linimentum Calcis*) employé contre les brûlures et fort usité en lotions, lavements, compresses, etc.

La farine de lin, obtenue par la mouture des graines, est très employée en médecine pour faire des cataplasmes émollients; édulcorée avec du miel, elle constitue un excellent pectoral.

Quant à la décoction de graine de lin (*Decoctum Lini seminis*), obtenue au moyen d'une partie de graines entières pour 25 parties d'eau bouillante, elle est recommandée à l'intérieur contre la goutte, les rhumatismes, les catarrhes, les inflammations et les calculs, et, à l'extérieur, en lotions, injections et lavements émollients.

Le mucilage, additionné d'eau, est considéré comme diurétique et les graines, prises à la dose d'une cuillerée à soupe pour un verre d'eau, agissent comme laxatif léger; elles font en outre partie des *espèces émollientes* dans lesquelles elles se trouvent alliées à la camomille, à la feuille de guimauve et à la feuille de mauve.

Le curé Kneipp dit dans son ouvrage: «Les cataplasmes de graines de lin sont bien connus et fort en usage; ils ont la même action réfrigérante, émolliente et révulsive que le fenugrec; je donne toutefois la préférence au dernier qui s'attaque à l'ennemi avec plus de force et plus d'entrain.»

Les anciens herboristes, outre ces emplois divers, préconisent les fumigations de graine de lin contre les rhumes; l'huile de lin en frictions sur les hémorroïdes et les gerçures; les compresses chaudes de filasse de lin et de cendres contre les coliques. Pour couper les diarrhées ou la dysenterie, ils s'appliquent sur le ventre un cataplasme de graines torréfiées et de vinaigre. Les injections et les lavements faits au moyen d'une décoction de graines de lin devaient être, pour eux, d'un usage assez courant.

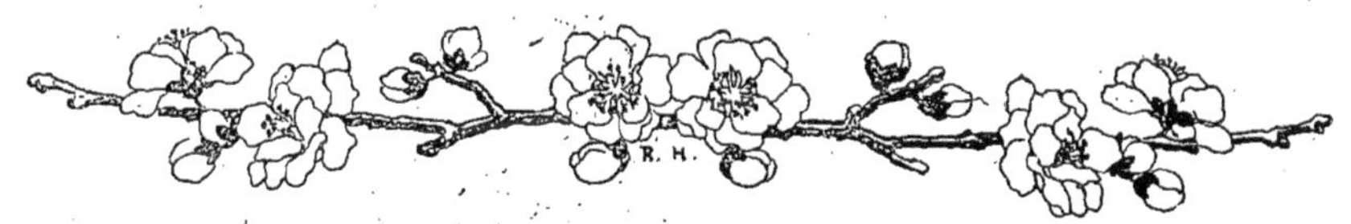

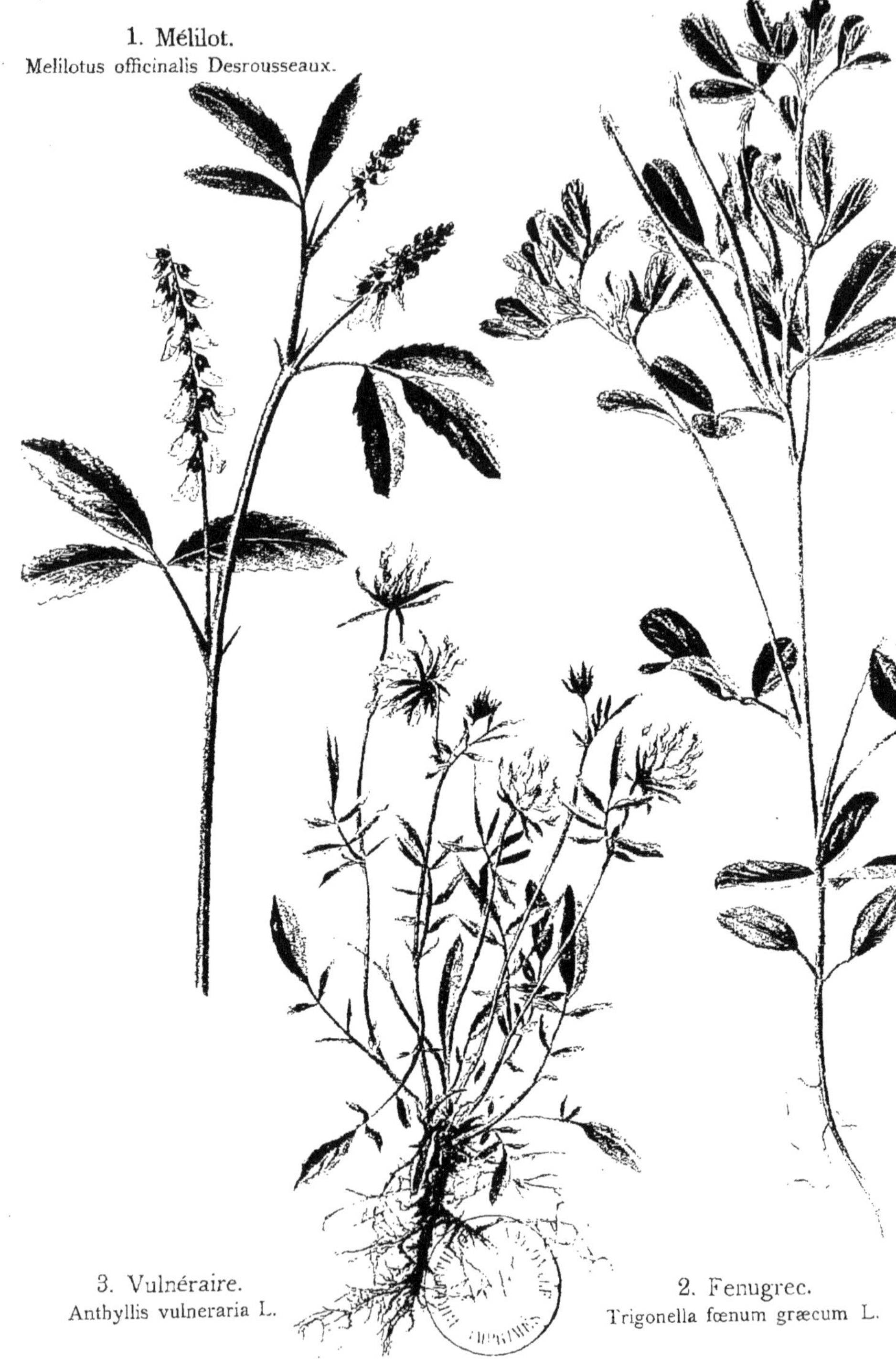

1. Mélilot.
Melilotus officinalis Desrousseaux.

2. Fenugrec.
Trigonella fœnum græcum L.

3. Vulnéraire.
Anthyllis vulneraria L.

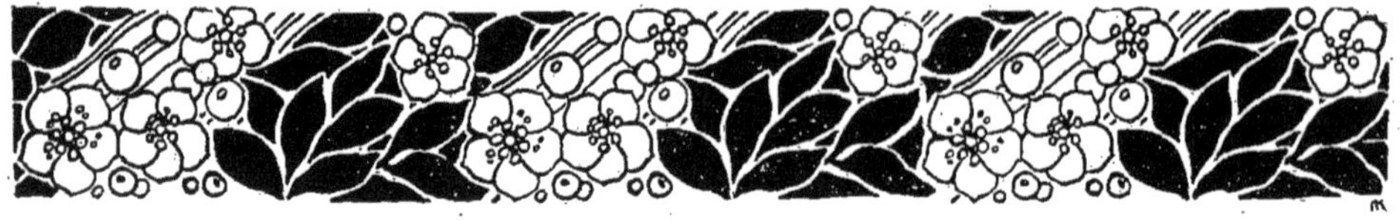

Famille des

Rutacées

Pl. XXXVIII. Fig. I. Ruta graveolens L. Rue. Rue fétide. Rue puante.

Plante sous-frutescente à souche ligneuse émettant une ou plusieurs tiges dressées et glabres. Feuilles glauques, épaisses, bipinnatiséquées, à pourtour triangulaire, à folioles oblongues-ovales, entières, obtuses. Bractées petites, lancéolées. Fleurs jaunes, disposées en cimes dichotomes. Capsules sessiles, à 4-5 lobes obtus marqués de petites bosses tuberculeuses.

Originaire de l'Europe méridionale, très souvent cultivée dans les jardins et naturalisée en quelques endroits, la rue fleurit de juillet en septembre et se récolte en mai-juin; elle répand une odeur forte, fétide, repoussante, et est douée d'une saveur âcre et amère qui lui vaut ses diverses propriétés médicinales.

Emploi. Les feuilles de la rue se trouvent en pharmacie sous le nom d'*Herba Rutæ*. Elles constituent un stimulant énergique et un emménagogue puissant et dangereux dont il est bon de laisser l'emploi au médecin, car des doses trop élevées agissent fortement sur l'utérus et peuvent provoquer la mort.

La rue est également un antihémorragique que d'aucuns préfèrent au seigle ergoté, un vermifuge et un spécifique contre la danse de Saint-Gui et l'hystérie. A l'extérieur, on l'employait comme rubéfiant contre la gale et sa poudre passait pour détruire les verrues. Elle était partie constituante du fameux vinaigre aromatique et antipestilentiel connu sous le nom de *vinaigre des quatre voleurs*, et, à l'heure qu'il est, elle fait encore partie du vinaigre aromatique des pharmaciens (*Acetum aromaticum*) que vous pouvez d'ailleurs préparer de la manière suivante: Faites macérer pendant 12 heures dans 100 d'alcool dilué: absinthe 10, acore vrai 10, fleur de lavande 10, feuille de menthe 10, feuille de sauge 10, racine d'angélique 10, rue 10, zédoaire 10, girofle 5; ajoutez alors 900 parties de vinaigre pur; faites macérer pendant une semaine et exprimez.

Le curé Kneipp, ne suivant guère en ceci les préceptes de son prédécesseur, l'illustre Pline, qui en défendait l'usage aux femmes de Rome, trouve que la rue nous manifeste clairement la bonne volonté qu'elle a de soulager les hommes, et que la rue, dans toutes ses applications et sous toutes ses formes, est un analeptique précieux, autrement dit, qu'elle ranime et qu'elle fortifie. « Ne mâchez qu'une seule feuille, dit-il, et vous éprouverez sur-le-champ cette action sur votre langue, tandis que son parfum délecte la bouche et s'y maintient, comme l'odeur de l'encens dans une maison. L'infusion de rue manifeste ses vertus excellentes dans les congestions, les lourdeurs de la tête, les étourdissements, les vertiges, comme aussi dans les respirations difficiles, les battements de cœur, les embarras du bas-ventre, la faiblesse générale de l'organisme, les crampes, l'hystérie. Si vous avez fait macérer de la rue dans l'alcool, vous pourrez, dans les cas précités, remplacer l'infusion par 10-12 gouttes (au plus) de cet extrait à prendre chaque jour sur un morceau de sucre.»

Nous voilà loin, semble-t-il, des dangers d'avortement et de mort consignés plus haut, mais vous remarquerez que Kneipp, partout, n'utilise la rue qu'à très faible dose.

La rue fétide, de tout temps, semble avoir exercé la sagacité des herboristes. Un vieux préservatif des maladies contagieuses consistait à prendre, à jeûn, une cuillerée du liquide obtenu en broyant deux parties de feuilles de rue, une demi partie de figues, une partie et demie de genévrier et une partie de noix vertes dans quatre parties de vinaigre rosat. La salive provoquée par la mastication de feuilles de rue était un spécifique contre les champignons vénéneux, contre les piqûres d'insectes et les morsures d'animaux venimeux. La décoction des feuilles a des propriétés béchiques marquées: elle calme la toux, dégage les bronches, facilite la respiration; elle est diurétique, elle est emménagogue et son emploi n'est pas à dédaigner quand il s'agit de débarrasser la matrice des matières qui accompagnent toujours un accouchement. La rue agit dans les affections du cerveau; cuite en vin avec des feuilles d'aneth (*anethium graveolens*), elle fait disparaître les coliques venteuses et les points de côté; prise avec du sel elle fortifie les organes de la vue; elle est employée contre les étourdissements, les vertiges et les syncopes, contre l'érysipèle et les dartres, contre l'enflure des pieds, contre.... mais n'allons pas plus loin.

Nous ne saurions dire au juste ce qu'il en est exactement des rapports entre l'œil et la rue. Il paraît toutefois prouvé que certains peintres d'autrefois utilisaient la rue comme assaisonnement et que cette coutume est encore pratiquée de nos jours dans certaines contrées.

Pl. XXXVIII. Fig. 2. Citrus aurantium L. Oranger.

Originaire de la partie orientale et septentrionale de l'Hindoustan, de la Cochinchine et de la Chine, l'oranger ne peut supporter sans périr un froid supérieur à −5 ou −6 degrés; aussi le rentre-t-on à l'approche de l'hiver dans un bâtiment spécial appelé *orangerie*.

Il semble établi que l'oranger à fruits doux et comestibles n'est qu'une variété de l'oranger à fruits amers ou *bigaradier*. En effet, ces deux végétaux présentent les mêmes caractères et ne se distinguent l'un de l'autre que par la saveur de leurs fruits. La description que nous en donnerons convient donc à l'un et à l'autre.

L'oranger a une tige ligneuse revêtue d'une écorce grise. L'écorce de cette tige, les feuilles et les différents verticilles de la fleur, à l'exception des étamines, contiennent, dans leur épaisseur, de petites cavités ou vésicules closes de toutes parts et remplies d'une huile essentielle très odorante. La tige est garnie de feuilles alternes et sans stipules dont le limbe est ovale et lancéolé. Ce limbe ne tient au pétiole que par une sorte de charnière rétrécie, et il peut s'en séparer facilement. Le pétiole est bordé de deux expansions en forme de lames et qui lui donnent l'apparence d'une feuille. Les feuilles de l'oranger ne tombent pas dans l'année où elles ont apparu, et elles persistent avec les feuilles de l'année suivante, de sorte que l'arbre ne se dépouille jamais complètement et peut être rangé dans la catégorie des arbres verts.

A l'état sauvage, la tige de l'oranger porte de fortes épines situées à la base des feuilles, sur le côté des bourgeons. Ces épines sont des rameaux avortés; on ne les trouve que très peu développées sur les orangers cultivés. Les fleurs de l'oranger sont groupées en grappes et supportées par des pédicelles émanant d'un axe commun ou pédoncule. Les plus inférieures de ces fleurs restent souvent à l'état de bourgeons qui ont l'aspect de petites nodosités latérales échelonnées le long du pédoncule. Par suite des progrès de la végétation, le style et le stygmate se flétrissent, mais l'ovaire grossit considérablement, prend à l'extérieur une couleur jaune doré et devient une *orange*.

Les *bigarades* ou *oranges amères* ressemblent beaucoup, quant à l'aspect, aux *oranges douces*, et ne s'en distinguent guère que par les vésicules de leur écorce, qui sont concaves et non convexes. Cette ressemblance ne se borne pas au fruit. Le bigaradier est presque identique avec l'oranger à fruits doux, qui paraît n'en être qu'une variété produite par la culture. L'un et l'autre ont le pétiole de leurs feuilles également ailé, ce qui les distingue tous deux des autres espèces du genre *citronnier* (limonier, cédratier, limetier, pamplemousse, mandarinier) chez lesquelles le pétiole n'est qu'exceptionnellement garni d'expansions foliacées.

Dans les pays chauds, l'oranger prospère dans les terres fortes; mais sous le climat de Paris, on le plante dans ce qu'on appelle la *terre d'oranger*, un mélange de terre franche et d'un bon terreau fait de fumier de vache et de cheval très consommé.

Ce sont les oranges amères qui furent importées les premières dans l'Europe occidentale, probablement par les Arabes du XIme siècle. Les oranges douces ne parurent que beaucoup plus tard, au XIVme, dans le Dauphiné.

Emploi. Les fruits de l'oranger doux ou oranger vrai, si recherchés pour leursaveur à la fois acide et sucrée, sont les seuls que

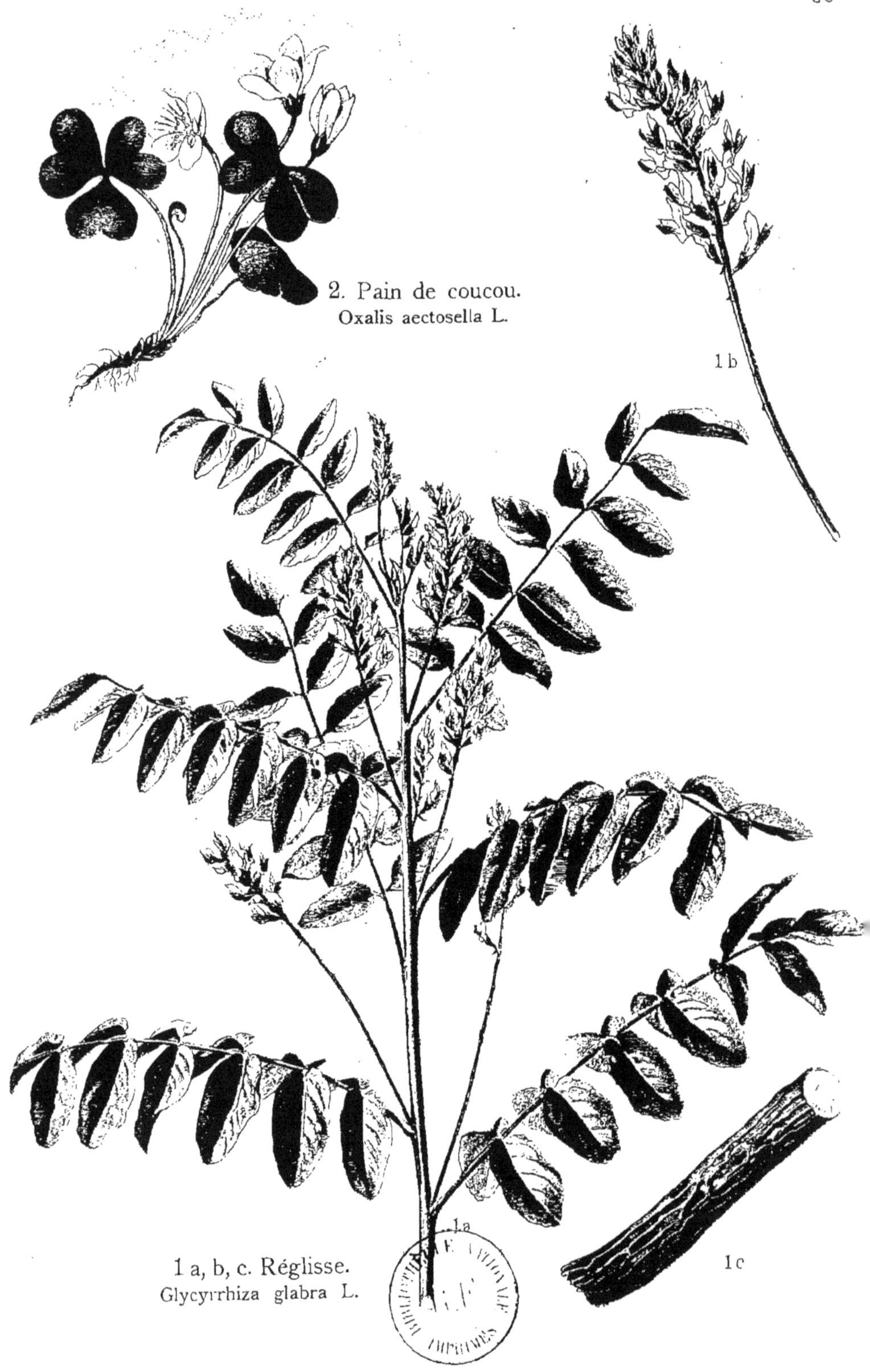

2. Pain de coucou.
Oxalis aectosella L.

1 a, b, c. Réglisse.
Glycyrrhiza glabra L.

nous mangions; mais quoique les oranges amères du bigaradier ne soient point comestibles, cet arbre n'en fournit pas moins une foule de produits utiles. Ses feuilles sont employées en médecine pour préparer une infusion stimulante, stomachique et antispasmodique; avec ses fleurs, on fait une eau distillée de fleurs d'orange, un sirop, une huile, et avec son écorce, on prépare un sirop, des teintures et la liqueur spiritueuse connue sous le nom de *curaçao*.

L'eau de fleur d'oranger ou *Aqua Aurantii* est un produit commercial du midi d'un usage journalier comme antispasmodique et sudorifique (5 gr. par litre d'eau). Le *sirop de fleur d'oranger* ou *Sirupus Aurantii floris* est un mélange de 36 parties d'eau de fleur d'oranger et de 64 parties de sucre dissoutes à froid. Quant à l'*huile volatile de fleur d'oranger* ou *Oleum Neroli* ou *Oleum Aurantii floris*, c'est une huile obtenue par une distillation appropriée des fleurs et dont trois gouttes suffisent amplement pour communiquer un parfum agréable et une saveur légèrement amère à un litre d'eau. Cette huile sert à corriger l'odeur et la saveur désagréables de certains médicaments et elle remplace assez souvent l'huile volatile de citron dans la préparation du *baume de vie de Hoffmann* (*Mixtura oleoso-balsamica*). Ce dernier est un liquide limpide, jaune-brunâtre, qui se prend intérieurement à la dose de 10-20 gouttes et qui s'utilise à l'extérieur en frictions toniques surtout recommandées contre la faiblesse des jambes et de l'épine dorsale.

A ces divers produits s'ajoutent encore ceux de l'écorce et l'écorce elle-même, la *Cortex Aurantii* des pharmaciens. Cette dernière est l'écorce desséchée du fruit mûr, amer; elle est coupée en rubans et dépouillée, en grande partie, de la couche intérieure blanche; son odeur est aromatique, sa saveur épicée et amère. Elle s'administre à la dose de 1-2 gr. comme remède stomachique, dans les hémorragies accompagnées de faiblesse; et aussi comme vermifuge. Nous avons vu qu'elle sert à la préparation de teintures, d'un sirop et de la liqueur alcoolique désignée sous le nom de *curaçao*.

Le *sirop d'écorce d'orange* ou *Sirupus Aurantii corticis* est un liquide brun-jaunâtre obtenu avec de l'écorce d'orange, du vin blanc et du sucre. La *teinture d'orange* ou *Tinctura Aurantii* se prépare de la même manière que la teinture d'absinthe (*Tinctura amara*). La *teinture d'orange composée* ou *élixir d'orange* ou *Vinum Aurantii compositum* est un amer, un tonique et un stomachique. Pour la préparer, faites macérer pendant huit jours 12 parties d'écorce d'orange, 4 parties de cannelle de Chine, 2 parties de carbonate de sodium dans 8 parties d'alcool et 100 parties de vin de Malaga; exprimez, puis faites dissoudre dans la liqueur: 2 parties d'extrait d'absinthe, 2 parties d'extrait de cascarille, 2 parties d'extrait de chardon bénit et 2 parties d'extrait de gentiane; laissez déposer pendant huit jours et filtrez.

Nous aurions mauvaise grâce, après ces manipulations savantes, de ne point parler des *petits grains* et surtout de l'*orangeade* et du *curaçao*.

Les petits grains sont les jeunes fruits de l'oranger cueillis un peu après la floraison. Ils sont de la grosseur d'une cerise ou d'une noix et leur composition est la même que celle de l'écorce avec cette différence toutefois qu'ils sont plus riches en principes amers et plus pauvres en huile essentielle. Les petits grains servent à la préparation de teintures et d'élixirs stomachiques, d'amers, de liqueurs digestives dans la composition desquelles nous ne pouvons pas entrer ici, et il n'est pas rare de les voir jouer le rôle de pois à cautères.

L'orangeade est une excellente boisson rafraîchissante et antiscorbutique faite avec du jus d'orange douce, de l'eau et du sucre, et dont l'usage est trop connu pour que nous nous permettions d'insister davantage. Quant au curaçao, c'est une boisson alcoolique préparée avec du sucre, de l'essence d'écorces amères et de l'eau-de-vie.

Pl. XXXVIII. Fig. 3. Citrus limonium Risso. Citrus médica L. Citronnier. Limon. Limonier.

Le limonier est un arbre toujours vert, à feuilles glabres d'un vert foncé, dont les fleurs rappellent celles de l'oranger. Il est originaire de l'Inde et il paraît s'être implanté au moyen âge dans la région méditerranéenne où il prospère encore aujourd'hui. Son fruit est le *citron*. Ce fruit est d'un jaune clair, ovale-oblong et terminé par un mamelon. Il a une écorce mince et très adhérente qui renferme une pulpe très acide et savoureuse.

Il existe deux variétés de limonier: le limonier sucré et le limonier balotin. Sous les climats qui lui sont propices, le limonier fleurit et fructifie presque toute l'année.

Emploi. L'écorce de citron des pharmaciens (*Cortex Citris* ou *Cortex Limonis*) est la couche extérieure du fruit mûr, coupée en rubans spiraux et séchée; elle est extérieurement jaune-brûnatre, intérieurement blanchâtre, d'une saveur amère, aromatique. Elle sert à corriger le goût désagréable de certains médicaments, à la préparation d'une huile, et elle entre dans la composition de différents ingrédients parmi lesquels nous

citerons l'*esprit de mélisse* ou *Spiritus melissæ compositus* et l'*eau de mélisse des Carmes*. Cette dernière est une liqueur alcoolique, très alcoolique, trop alcoolique et d'un usage bien trop populaire comme cordial. Jugez-en puisque vous pouvez la préparer vous-même en faisant macérer pendant 24 heures et en distillant ensuite au bain de sable pour retirer 1000 gr. du produit: 3 poignées de feuilles fraîches de mélisse, 30 gr. d'écorce fraîche de citron, 30 gr. de noix de muscade, 30 gr. de semence de coriandre, 30 gr. de girofle, 1000 gr. de vin blanc très fort et 1000 gr. d'alcool rectifié! L'esprit de mélisse des pharmacies est tout autre. C'est un liquide limpide, incolore, d'une odeur et d'une saveur prononcées, qui s'obtient avec: cannelle de Chine 1, girofle 1, noix de muscade 2, écorce de citron 4, feuille de mélisse 12, et alcool dilué 140. Vous le voyez, les proportions sont tout autres. Quant à l'huile *volatile de citron* ou *Oleum Citri*, c'est une huile légèrement jaunâtre obtenue par l'expression de l'écorce fraîche du citron. Elle fait partie de maints articles de parfumerie (eau de Cologne), du baume de vie de Hoffmann, et s'utilise à l'extérieur contre certaines affections de la cornée (taches).

Après avoir passé en revue les principaux usages de l'écorce, examinons un peu le fruit lui même, le citron. Chacun connaît la cure de citron, l'emploi du citron en parfumerie, en patisserie, en art culinaire; tout le monde connaît également les rafraîchissants au citron, les pastilles au citron, les limonades au citron: nous ne nous arrêtons donc pas.

Un des produits pharmaceutiques du citron est l'*esprit de citron* ou *Spiritus Citri*, un liquide limpide, incolore, d'une odeur et d'une saveur fines et agréables de citron, que nous voyons entrer dans la préparation d'un suc et d'un sirop. Le premier, connu en pharmacie sous le nom de *suc de citron artificiel* se compose d'acide citrique 10, d'eau 89 et d'esprit de citron 1. Le second est fait d'acide citrique 2, d'eau 33, de sucre 64, d'esprit de citron 1 $^1/_2$. C'est assez dire que le citron donne naissance à un acide spécial, l'acide citrique, et c'est là que nous voulions en venir.

L'acide citrique est employé dans l'industrie des indiennes comme rongeant et pour faire des réserves. Il se retire des groseilles, des framboises, des fraises, des tomates et autres fruits acides, mais surtout du citron, et se présente sous forme de prismes rhomboïdaux incolores et inodores (un gros citron peut donner jusqu'à 4 gr. d'acide). Hager nous dit que l'acide citrique est le rafraîchissant par excellence et le roi des antiscorbutiques et que, pour ces raisons, il ne devrait jamais faire défaut aux marins, pas plus qu'aux voyageurs et aux soldats. «Il serait même fortement à désirer, ajoute-t-il, qu'on le trouvât dans le commerce sous la forme de pastilles appropriées, et que ces pastilles fussent distribuées à tous ceux que les exigences du service exposent aux souffrances de la soif et aux ardeurs du soleil, car 4-6 gr. dans un litre d'eau sucrée donnent une boisson éminemment rafraîchissante et agréablement aigrelette qui dissipe la chaleur interne et ralentit les battements du cœur.»

L'acide citrique s'utilise encore à l'extérieur et dans les laboratoires de chimie.

Nous le voyons figurer en bandages, en lotions, en compresses, en badigeonnages, dans les affections cancéreuses et ulcéreuses, dans les cas de diphtérie, de scorbut ou même de taches de rousseur. Nous connaissons en outre ses sels, les *citrates*: citrate de caféine ou *Coffeinum citricum*, une poudre blanche, cristalline, légèrement amère; citrate de fer ammoniacal ou *Ferrum citricum ammoniatum*, des lamelles rouge-brun, brillantes, trasparentes, hygroscopiques; citrate de fer et de quinine ou *Chinino Ferrum citricum*, des écailles jaunes ou rouge-brun, minces, brillantes (anémie, pâles couleurs, chlorose); citrate de magnésium effervescent ou *Magnesium citricum effervescens*, un sel acide, poreux, se dissolvant avec effervescence dans 2 parties d'eau chaude (purgatif), tous employés en médecine et inscrits au Codex.

On le voit, le citron jouit de propriétés médicinales appréciables. Il est bon toutefois de se rappeler qu'un usage immodéré d'acide citrique entraîne à sa suite des troubles digestifs, la faiblesse, l'anémie, et qu'une dose de 25-30 gr. de ce produit peut être considérée comme un poison (Hager).

Famille des
Polygalées

Pl. XXXIX. Fig. 1. Polygale amer. Polygala amara L.

Racine grêle, vivace, ligneuse, irrégulière, d'un brun jaunâtre extérieurement, blanchâtre intérieurement. Feuilles inférieures étalées en rosette, larges, obovales-obtuses, les raméales plus petites et oblongues-cunéiformes. Fleurs irrégulières, bleues, roses ou blanches, disposées en grappes dressées et ressemblant grossièrement à un oiseau.

Le polygale amer croît dans les terrains secs, à la lisière des bois, dans les buissons. Il fleurit d'avril en juin.

Pl. XXXIX. Fig. 2. Polygala vulgaris L. Polygale commun. Herbe à lait. Laitier.

Plante vivace à souche grêle, sous-

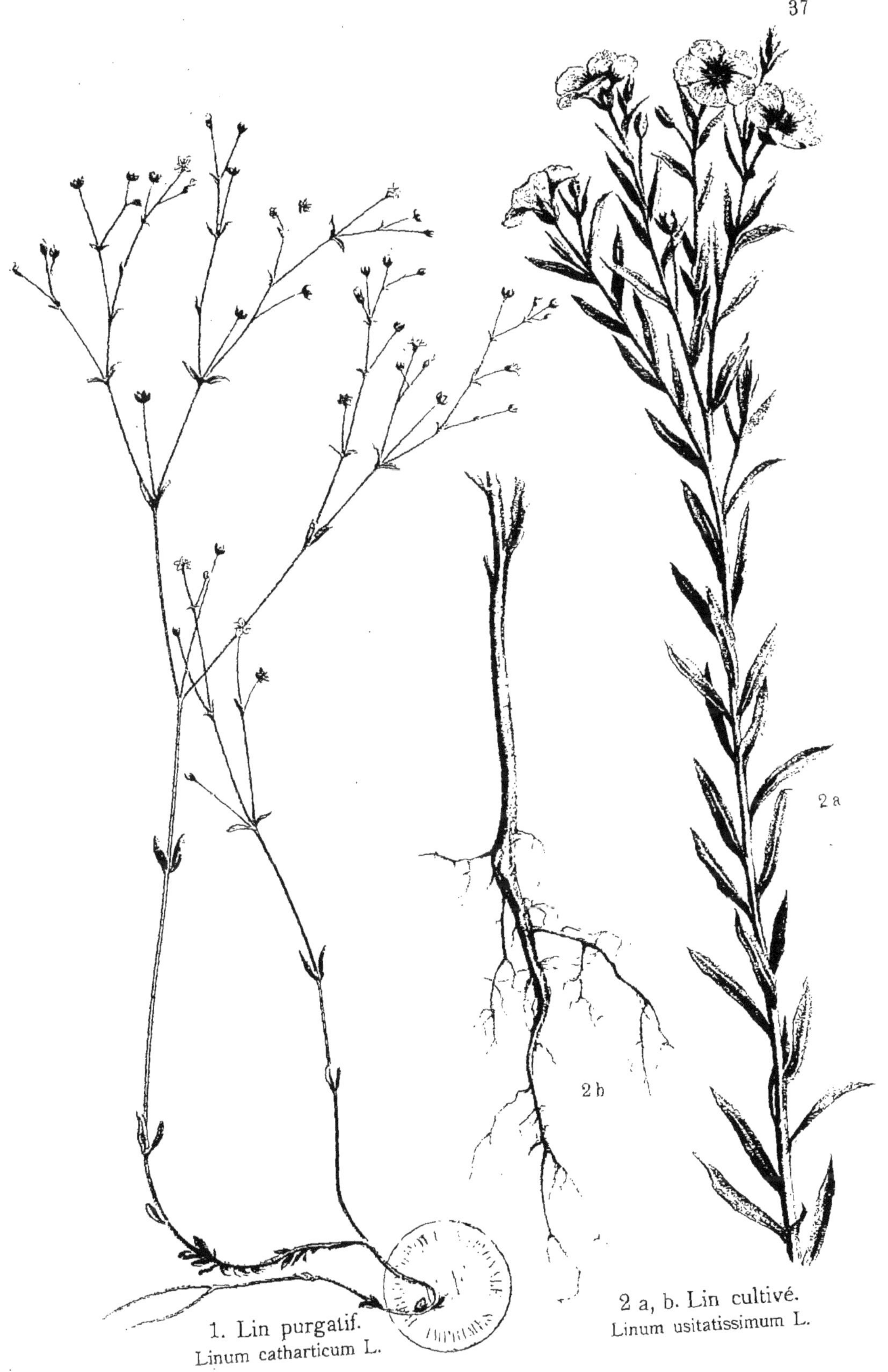

1. Lin purgatif.
Linum catharticum L.

2 a, b. Lin cultivé.
Linum usitatissimum L.

ligneuse, émettant des tiges couchées à la base, ascendantes ou dressées, ordinairement feuillées dans toute leur longueur. Fleurs lancéolées-linéaires, les inférieures oblongues-obovales et ordinairement plus courtes que les supérieures. Fleurs bleuâtres, purpurines, rarement blanches, en grappes multiflores, munies de bractées caduques.

L'herbe à lait croît dans les prairies, sur les pelouses, le long des bois; elle fleurit de mai en juin et, comme la précédente, se récolte au moment de la floraison, généralement en mai. Saveur non amère.

Emploi. Le polygale amer était connu autrefois sous le nom offic. de *Herba Polygalæ amaræ cum radice* et servait surtout à la préparation d'un extrait (*Extractum Polygalæ*) réputé pour ses propriétés résolvantes. La tisane de polygale (10 gr.), de fenouil et d'anis passe pour avoir des vertus lactifères, expectorantes, sudorifiques, légèrement émétiques, et la teinture de racine (100 gr. dans $^1/_2$ litre de vin) constitue un remède stomachique à administrer dans les digestions laborieuses et pénibles.

Gmelin dit quelque part que les poudres, infusions, décoctions, électuaires et tisanes de cette plante sont des remèdes expectorants, sudorifiques, diurétiques, émétiques, que l'on a souvent administrés avec plein succès contre les points de côté, la toux sèche, les affections des bronches, la phtisie; que ses racines augmentent considérablement la secrétion laiteuse des bestiaux; que Linné, le grand Linné, accorde aux polygales des propriétés aussi énergiques qu'au polygale de Virginie (*Polygala senega*), et que d'autres herboristes déclarent s'être bien trouvés de son emploi contre l'hydropisie, la goutte, les glaires et les matières inutiles qui s'accumulent dans l'organisme.

Famille des Euphorbiacées

Pl. XXXIX. Fig. 3. Ricinus communis L. Ricin. Palma Christi.

Originaire de l'Inde, de la Chine et de l'Afrique où il forme un arbre assez élevé, le ricin n'est plus guère chez nous qu'une herbe bisannuelle ou même annuelle qui ne se recommande que par la beauté de son feuillage et la rapidité de sa croissance. Encore arborescent en Provence et en Andalousie, il n'est plus, sous notre latitude, qu'une plante herbacée à tige droite, arrondie, fistuleuse, glauque et rougeâtre, dont les feuilles peltées, palmées, dentées et glabres sont portées sur de longs pétioles.

Le ricin est souvent cultivé comme plante d'ornement. Il fleurit en août-septembre en disposant ses fleurs en grappes terminales, mais il est assez rare qu'il arrive à maturité dans nos contrées.

Emploi. Par expression de la graine, on obtient une huile grasse, épaisse, jaune pâle, l'huile de ricin (*Oleum Ricini*), le purgatif bien connu. L'huile de ricin s'administre à la dose de 15-50 gr., mais son action est fort inégale. On a préconisé toutes sortes de véhicules pour vaincre la répugnance qu'elle inspire: le café, le thé, le bouillon bien chaud, le cassis, le jus de citron, le jus d'orange, les laits de poule, etc. C'est au café chaud ou au bouillon que nous donnerions la préférence, mais il est de toute évidence que nous laissons à chacun pleine et entière liberté d'agir à sa guise. L'huile de ricin se prend surtout contre les inflammations du bas-ventre, de l'estomac, des intestins, des reins, de la vessie et de la matrice.

Famille des Hippocastanées.

Pl. XL. Fig. I. Aesculus hippocastanum L. Marronnier. Marronnier d'Inde. Chataigne de cheval. Marronnier commun.

Grand et bel arbre originaire de l'Asie centrale, du Thibet et de la Perse, introduit en France par Bachelier en 1615. Pendant les premiers temps de son importation, cet arbre gelait chez nous presque tous les hivers; depuis lors, il s'est acclimaté et il est aujourd'hui l'un des plus beaux ornements de nos parcs et de nos promenades. Au commencement du printemps, le marronnier émet de gros bourgeons, visqueux extérieurement et garnis en dedans d'une bourre laineuse. De ces bourgeons sortent des feuilles amples, composées-digitées, à 5-9 folioles obovales atténuées à la base, doublement dentées, brusquement acuminées. Les fleurs sont blanches, jaunes ou rouges inférieurement, en panicules pyramidales dressées terminant les rameaux. A la maturité, le fruit est une capsule à enveloppe épineuse, réduite par avortement à 1-2 loges, et dont les graines sont très grosses, avec un hile très large et un testa d'un brun luisant et comme poli.

Le marronnier fleurit en mai-juin. On en récolte les fleurs tombantes et, au printemps, l'écorce des branches de 3-5 ans. Les fruits sont presque inodores avec une saveur amère; l'écorce, d'abord inodore, amère, acerbe, prend, par la dessication, une légère odeur d'ammoniaque.

Emploi. L'écorce de marronnier était autrefois officinale sous le nom de *Cortex Hippocastani*. Elle est tonique, astringente, fébrifuge et chacun sait qu'on en a fait usage en France, à l'époque du blocus continental, en lieu et place de quinquina. L'huile de marrons, de même que la tisane des fleurs, ont été employées contre les rhumatismes et la goutte.

Le bois de marronnier est de mauvaise qualité; les marrons, riches en fécule, en glucose, en huiles, en matières azotées, renferment en outre un principe amer, la *saponine*, qui empêche de les utiliser immédiatement pour l'alimentation de l'homme. On peut toutefois les débarrasser de ce principe par un simple lavage à l'eau pure et ils fournissent alors une fécule comparable à la meilleure fécule de pomme de terre. La saponine communique à l'eau toutes les propriétés du savon. C'est en outre un sternutatoire puissant. On prépare, avec la fécule, de la colle, de l'amidon et surtout de la poudre à poudrer. Enfin, la teinture alcoolique de l'écorce fraîche du marronnier, à la dose d'une cuillerée à bouche dans un quart de verre d'une décoction de chicorée sauvage, s'administre contre la gastralgie par atonie.

Famille des Rhamnées

Pl. XL. Fig. 2. Rhamnus cathartica L. Nerprun. Bois noir. Argalou. Nerprun purgatif. Bourgépine. Epine de cerf.

Arbrisseau très rameux, d'environ trois mètres de hauteur, à écorce lisse d'un brun-roussâtre ou grisâtre, dont les rameaux sont souvent convertis en épines au sommet. Il porte des feuilles ovales, brusquement acuminées, denticulées et disposées en rosettes sur les rameaux florifères. Les fleurs, polygames ou dioïques et d'un jaune verdâtre, sont peu apparentes et réunies en fascicules; elles donnent naissance à un fruit noir, globuleux, drupacé, d'une saveur d'abord douceâtre, puis amère (2-4 noyaux).

Le nerprun croît dans les bois, les haies et les buissons, sur les rochers et les landes; il fleurit en mai-juin, fructifie en août-septembre. Ses fruits se récoltent en septembre et octobre.

Emploi. Les fruits du nerprun contiennent entre autres de l'acide citrique et de l'acide acétique, et ils jouissent de propriétés purgatives très énergiques. La pharmacopée moderne en prépare un sirop d'un rouge violet, le sirop de nerprun (*Sirupus Rhamni catharticæ:* 38 parties de suc de nerprun et 62 parties de sucre), qui s'administre comme purgatif à la dose de 1 cuillerée à thé pour les enfants et de 1 cuillerée à soupe pour les adultes.

Pour préparer ce sirop: abandonnez à la fermentation des fruits de nerprun récents, écrasés, jusqu'à ce qu'un essai de suc, additionné de la moitié de son volume d'alcool, se mélange clairement; exprimez, portez le suc à l'ébullition et, après refroidissement, filtrez au papier et dissolvez 62 parties de sucre dans 38 parties de suc. Ce sirop est d'un bon emploi pour les personnes affectées de chlorose, de goutte ou d'humeurs; on fera bien toutefois de ne pas l'absorber à doses trop élevées, car il provoque facilement des coliques.

Avant sa maturité, le fruit du nerprun renferme une matière colorante verte qu'on extrait et qui est connue dans le commerce sous le nom de *vert de vessie*.

Les anciens «livres des simples» disent que le suc de baies fait tôt aller à la selle, évacue les humeurs aqueuses, combat la goutte, et qu'une décoction de feuilles ou d'écorce dans du vin légèrement aluné constitue un excellent gargarisme contre les stomatites ulcéreuses de la cavité buccale.

Pl. XL. Fig. 3. Rhamnus frangula L. Frangula alnus Mil. Nerprun Bourgaine. Bourdaine. Bourgène. Aulne noir.

Arbrisseau non épineux à rameaux alternes. Feuilles alternes, ovales ou

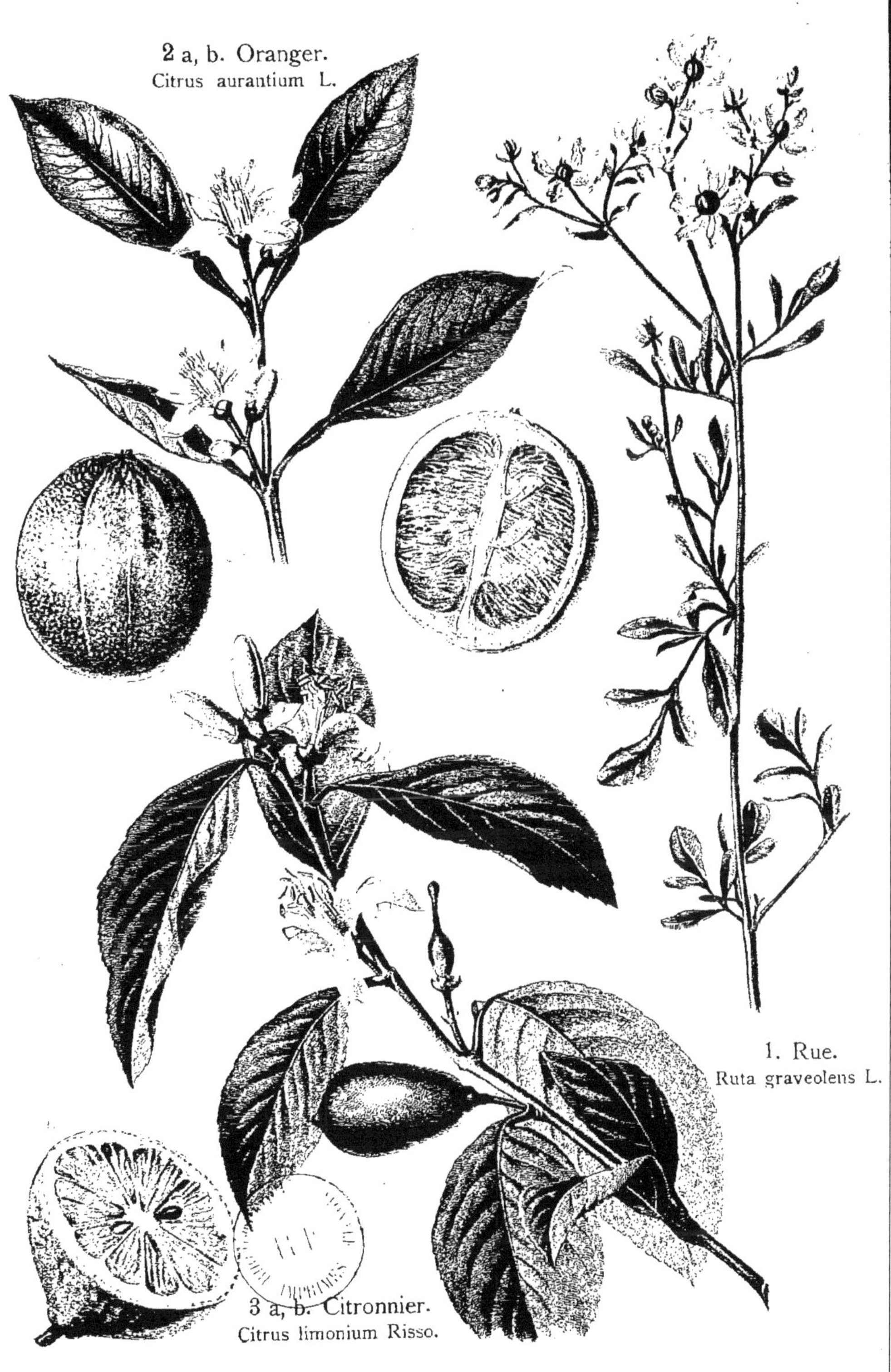
2 a, b. Oranger.
Citrus aurantium L.
1. Rue.
Ruta graveolens L.
3 a, b. Citronnier.
Citrus limonium Risso.

elliptiques, brièvement et brusquement acuminées, très entières ou à peine sinuées. Fleurs d'un blanc verdâtre, hermaphrodites, pédonculées, fasciculées sur les jeunes rameaux. Fruit de la grosseur d'un petit pois, d'abord rouge, puis noir (septembre).

La bourgène croît dans les bois, les taillis et les buissons humides; elle fleurit une première fois en mai-juin et une seconde fois en août-septembre: c'est de tous nos bois indigènes celui qui fournit le meilleur charbon pour la fabrication de la poudre à tirer. Ses baies se récoltent en septembre ou octobre; son écorce, en mai ou juin. Cette dernière a une saveur mucilagineuse, légèrement douceâtre, amère et astringente.

Emploi. On trouve dans les pharmacies une écorce épaisse de 1 mm,. enroulée en tubes longs souvent de plus de 1 dm., à surface grise ou brun-mat couverte de nombreuses lenticelles blanchâtres disposées sans ordre, à saveur amère et à cassure un peu fibreuse: c'est l'écorce de bourdaine, *Cortex Rhamni Frangulæ.*

L'écorce fraîche est en même temps émétique et purgative, mais l'écorce desséchée n'est plus que purgative: ceci explique pourquoi la médecine de nos jours n'utilise l'écorce de bourdaine qu'une année après sa récolte. Elle remplace alors avantageusement la rhubarbe dont le prix est toujours assez élevé et elle s'administre en décoction (30-40 dans $^1/_2$ litre d'eau) contre les hémorrhoïdes, les affections du foie et de la rate, la constipation et l'hydropisie.

L'écorce fraîche ne reste pourtant pas sans emploi, car nous la trouvons usitée çà et là en lotions contre la teigne, la gale et les dartres.

Les anciens herboristes racontent que l'écorce de la racine fortifie les intestins et surtout le foie en débarrassant le corps, par les selles, des mucosités inutiles, des humeurs, des matières morbides, de la bile et de l'eau des hydropiques. Ils la font bouillir dans de l'eau avec de l'aigremoine, de l'absinthe, du houblon, de la cannelle, du fenouil, du céleri pour l'administrer aux hydropiques et aux bilieux (jaunisse) et ils en préparent une décoction vinaigrée qu'ils utilisent en gargarismes contre les affections ulcéreuses de la bouche.

Famille des

Ampélidées

Pl. XLI. Fig. 1. Vigne. Vigne cultivée. Vitis vinifera L.

Arbrisseau sarmenteux, à tige tortue recouverte d'une écorce noire qui se détache naturellement en lanières plus ou moins étroites. Feuilles opposées, munies de stipules, plus ou moins pubescentes ou floconneuses en dessous, palmatilobées, et dont les échancrures sont d'autant plus grandes que la vigne est moins cultivée et donne moins de fruits. Plante grimpante, la vigne est pourvue de vrilles opposées aux feuilles, et qui sont des rameaux modifiés, détournés de leur destination première. Ces vrilles sont rameuses, enroulées en spirale; leurs extrémités libres portent des espèces de pelotes adhésives qui se développent dès qu'elles sont en contact avec un corps dur: la vrille s'attache alors à son support, et son extrémité se moule sur les aspérités les plus fines. Les fleurs sont très petites, verdâtres, disposées en panicules racémiformes, compactes, à pédoncules communs opposés aux feuilles, souvent stériles et convertis en vrilles rameuses (fourchettes). Le fruit qui succède au pistil est une baie verte, globuleuse, contenant avant la maturité un liquide acide nommé *verjus*, devenant sucré et fermentescible dès qu'elle est mûre: le fruit est alors jaune doré, rose, rouge plus ou moins foncé.

La vigne paraît être originaire des régions du Caucase, d'où elle a été transportée en Europe probablement par les Phéniciens. Elle a pour ancêtre le genre *Cissus* que l'on a rencontré jusqu'au pôle, où il vivait à l'époque de la craie cinomanienne, mêlé aux platanes, aux chênes, aux hêtres, aux peupliers, etc. Mais comme pour toutes les plantes cultivées depuis une très haute antiquité, on ne saurait lui assigner une patrie bien définie. On trouve la vigne à l'état sauvage dans la région du Caucase. Des pépins ont été retirés des palafittes de l'Italie mêlés aux fruits du cornouiller, des pommiers, des chênes, des noisetiers. On prétend même que, déjà à cette époque, la vigne était cultivée et que les débris des cités lacustres recélaient des pépins de vigne sauvage mêlés à ceux de vigne cultivée. Quoiqu'il en soit, tout porte à croire que cette culture de la vigne est une importation asiatique.

La vigne prospère surtout dans les pays tempérés, entre le 30° et le 45° de latitude; ses limites extrêmes sont, pour la France, le 47me degré et pour l'Allemagne le 50me degré; mais en espaliers, on peut encore obtenir de bons fruits jusqu'au 52me. Elle fleurit généralement en juin-juillet et la floraison, en cas de beau temps, ne dure guère que deux jours. Les fleurs ont un parfum très délicat et les baies, le raisin, une saveur que tout le monde connaît et apprécie.

Emploi. Le *vin* est une boisson résultant de la fermentation alcoolique du suc de raisin frais, sans addition d'aucune autre substance. Sa composition est fort complexe. On y trouve des matières volatiles, comme l'eau, l'alcool, des éthers; des matériaux fixes, tels que la glucose, le bitartrate de potasse, des sels à acides organiques, de l'acide succinique, de la glycérine, du tanin, des matières colorantes, etc. La qualité d'un vin dépend non seulement de la nature du sol, du climat, de l'exposition de la vigne, du cépage, des conditions atmosphériques, mais encore des manipulations diverses auxquelles le raisin est soumis au cours de sa préparation et de sa conservation.

Le vin est connu depuis fort longtemps. Les livres juifs le mentionnent souvent. Les Grecs et les Romains l'aromatisaient avec de la myrrhe, de l'encens et même de l'opium; à Rome, la plupart des vins les plus estimés étaient liquoreux et offraient presque une consistance de sirop. Comme ils étaient additionnés de miel et soumis à une sorte d'enfumage, il fallait les couper d'eau, les délayer pour les boire; ces sortes de vins, *mulsum*, se conservaient fort longtemps.

Nous en sommes bien revenus et le temps est loin des cruches et des amphores!

Après la France, qui tient la tête des pays vinicoles, viennent l'Espagne avec des vins de liqueur de premier choix (*Xérès*), l'Italie et le Portugal. L'Allemagne ne cultive guère la vigne que dans la vallée du Rhin; elle produit le vin qui se vend le plus cher, le *johannisberg*, le *niersteiner* et l'*asmannshäuser*. L'Autriche donne de grandes quantités de petits vins aigrelets, mais la Hongrie a d'excellents vins, notamment le *tokay*. Quoique assez récente en Amérique, la production vinicole de ce pays prend de jour en jour une plus grande importance; il en est de même en Algérie. Nous aurions mauvaise grâce de ne pas mentionner les vins grecs (*Samos*, *Malvoisie*), le vin de Palestine (*Jérusalem*), et surtout nos bons suisses, *Neuchâtel*, *Cortaillod*, *Vinzel*, *Dézaley*, *Villeneuve*, *Yvorne*, *Fendants*, *Dôles du Valais*, et tant d'autres dont la réputation n'est plus à faire.

D'une manière générale, le vin est un tonique et un excitant qui, à forte dose, agit sur le cerveau en provoquant l'ivresse. C'est une boisson agréable, saine à petites doses, qu'on donne aux personnes affaiblies par l'âge ou la maladie et qui peut s'utiliser en frictions ou en lotions toniques, sédatives et vulnéraires. Les vins rouges, surtout les vins durs riches en tanin, sont recommandés contre la diarrhée et la dysenterie, les vins blancs comme diurétiques. On prescrit le Malaga aux malades épuisés; on connait les effets du vinaigre dans les évanouissements et les syncopes, et chacun sait que le Champagne, souvent, est une suprême tentative de la science. Malgré tout, le vin est nuisible aux enfants et on ne devrait leur donner que du Malaga, par quelques cuillerées à café, et cela seulement dans les cas de diarrhées ou de vomissements.

Les vins que l'on emploie en pharmacie doivent être choisis purs et généreux, tantôt rouges, tantôt blancs, suivant la nature des principes qui doivent être dissous. Le vin aromatique (*Vinum aromaticum*) est un liquide limpide, rouge-brun, obtenu avec: espèces aromatiques 1, alcool 1, vin rouge 9, qui s'emploie à l'extérieur en fomentations. Le *vin quina* se prépare, d'après la même formule, soit au vin blanc, au vin rouge, au vin de Marsala, ou au vin de Malaga, etc.; c'est un fortifiant formé de deux parties d'extrait fluide de quina et de 98 parties de... Marsala, si vous voulez, qu'on peut d'ailleurs obtenir en faisant macérer pendant huit jours 30 gr. de quinquina jaune concassé dans un mélange de 60 gr. d'alcool et de 1000 gr. de vin rouge. Le *vin de coca* est un excitant d'un jaune-brun limpide obtenu par la macération, pendant 8 jours, de 5 parties de feuilles de coca dans 100 parties de Marsala. La vin de colchique (*Vinum Colchici*) est un liquide limpide, jaune-brun, à prendre à la dose max. de 3 gr. par jour et formé d'une partie d'extrait fluide de colchique et de 9 parties de vin de Marsala. Le vin *émétique*, jadis appelé vin *antimonié* ou vin *stibié*, s'emploie comme vomitif et se

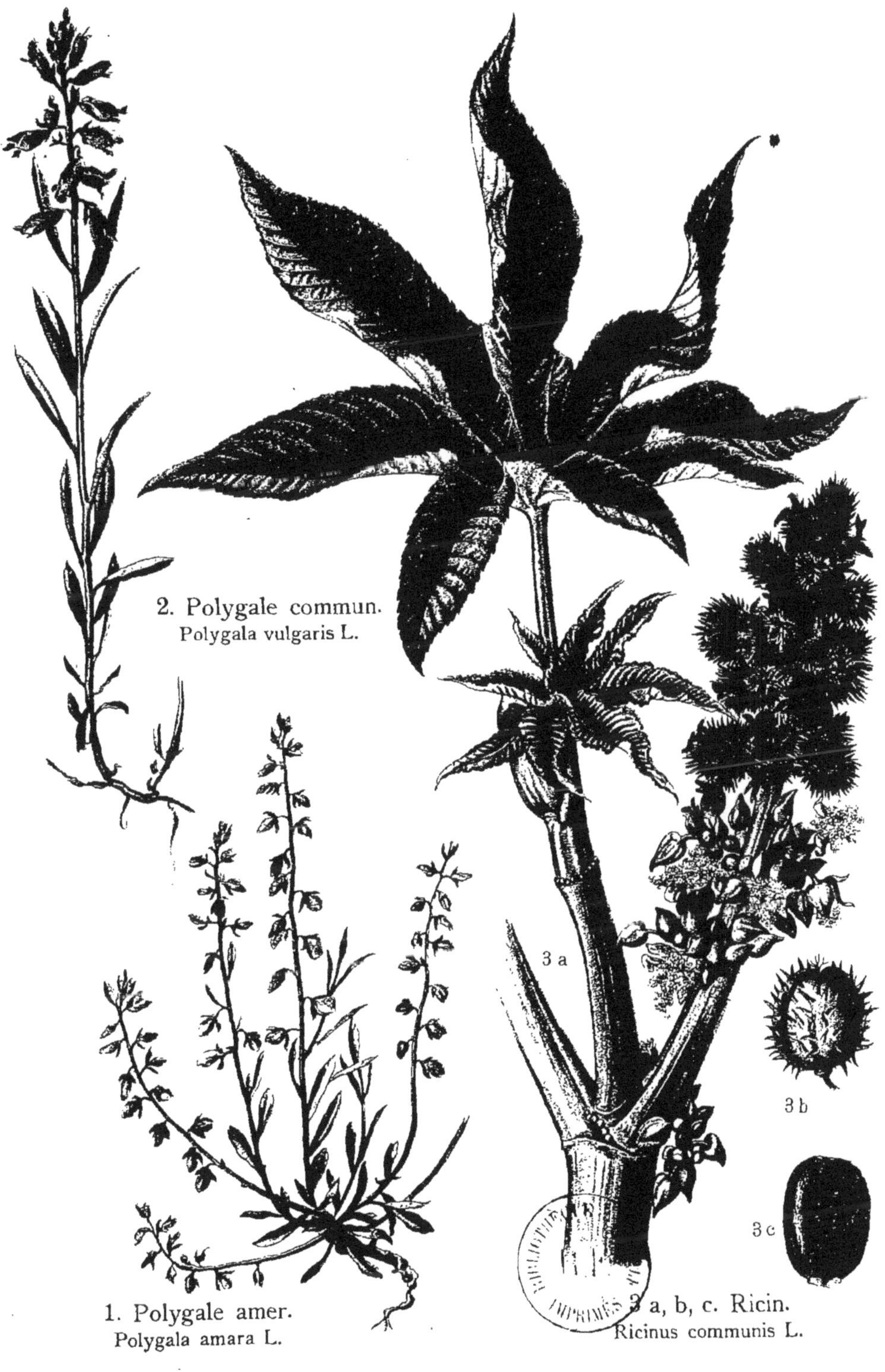

2. Polygale commun.
Polygala vulgaris L.

1. Polygale amer.
Polygala amara L.

3 a, b, c. Ricin.
Ricinus communis L.

prépare au Marsala avec 4 parties de tartre stibié et 996 de vin de Marsala. Et nous avons encore le vin de *condurango*, le vin *diurétique*, le vin de *gentiane*, le vin de *pepsine* (pepsine 50, eau 50, acide chlorydrique 5, vin de Marsala 900), le vin de *rhubarbe composé*, etc, etc, etc.

Le *vinaigre*, *Acetum vini*, est le produit de la fermentation acide du vin, sous l'influence d'un ferment spécial, le *mycoderma acetisi*. C'est un liquide limpide, de couleur jaune fauve ou rouge, à odeur acide légèrement éthérée, à saveur franchement acide mais sans âcreté.

Le *tartre* est une substance saline qui se dépose sous forme de croûte dans l'intérieur des tonneaux de vin; c'est un mélange de bitartrate de potasse, *crême de tartre*, et de tartrate de chaux, deux sels qui existent en forte proportion dans les grains de raisin. L'*acide tartrique* s'extrait directement du tartre brut ou des lies de vin; l'industrie en produit annuellement plusieurs millions de kg. qui sont employés dans la teinture, dans l'impression sur tissus, dans la fabrication de certains bleus, de l'eau de Seltz, de la limonade. Deux grammes d'acide tartrique, 100 grammes de sucre, quelques gouttes d'essence de citron, composent une bonne limonade refraîchissante et très hygiénique. Cet acide se combine avec des bases en formant des sels appelés *tartrates* dont plusieurs sont employés en industrie ou en médecine. C'est ainsi que le bitartrate de potasse, *tartre pur*, *cristaux de tartre* ou *crême de tartre*, est employé dans la teinture des laines, dans l'impression sur étoffes, pour l'avivage des couleurs, pour nettoyer l'argenterie, et, en médecine, comme diurétique et purgatif; que le tartrate double de potasse et d'antimoine, ou *tartre stibié* ou *émétique* (*Tartarus stibiatus*) est un vomitif énergique à la dose de 5-10 centigrammes et, à dose plus forte, un poison; que le *tartrate de potasse et de fer* constituant les *boules de Mars* ou *de Nancy*, est un médicament ferrugineux; que le *borotartrate de potassium* (*Tartarus boraxatus*) est employé comme laxatif doux à la dose de 15-50 gr.

Les raisins secs nous arrivent de différents pays et sous différentes dénominations: raisins de Damas, raisins de Corinthe, etc. Outre leurs différents emplois en cuisine, en industrie et dans l'officine des confiseries, ils font partie des *quatre fruits pectoraux:* dattes, jujubes, figues, raisins secs, avec lesquels on prépare une tisane bien connue.

L'alcool obtenu par distillation du vin porte le nom de *cognac*. C'est un liquide limpide, jaune, d'une odeur et d'une saveur agréables. Toute liqueur sucrée, toute matière contenant de la fécule (fruits, pommes de terre, etc.) peut produire de l'alcool par la fermentation. L'alcool conserve les substances animales ou végétales (fruits à l'eau-de-vie, etc...), dissout les résines, les essences, les matières grasses, sert à le préparation des teintures et alcoolats des pharmaciens, à celle des vernis, des liqueurs aromatiques des parfumeurs (eau de Cologne, eau de Botot, etc.). Il forme la base de toutes les liqueurs de table. On l'emploie à l'intérieur, mais toujours à faible dose, pour donner des forces aux malades et, extérieurement, en frictions toniques et sédatives.

L'abus de l'alcool, sous quelque forme qu'il se présente, est toujours dangereux et nuisible; il provoque des dérangements organiques sérieux et conduit fatalement à cette honte, à ce fléau de l'humanité, l'alcoolisme, cette lèpre hideuse de nos générations dont les pustules sont l'émiettement de la volonté, la perversion du sens moral, la débauche, la misère, le vol, le crime, la folie et le bagne.

Nous voilà loin de la vigne et de ses pampres, loin surtout du raisin, ce fruit parfumé et sain qui se voit toujours avec plaisir sur les tables et que jeunes et vieux croquent avec une égale satisfaction. Le raisin contient, entre autres matières, de l'acide malique, de l'acide citrique et de l'acide tartrique. Il agit d'une manière rafraîchissante sur l'organisme, purifie le sang, débarrasse l'estomac et les intestins des matières nuisibles qu'ils peuvent renfermer et fait l'objet d'une cure spéciale aujourd'hui très à la mode.

Les anciens herboristes ajoutent que les pampres pilés arrêtent la dysenterie et les crachements de sang, et ils donnent à leurs contemporains le très judicieux conseil de «prendre les œufs d'une heure, le pain d'un jour, et le vin d'une année.» Ils reconnaissent au vin blanc des propriétés diurétiques marquées et ils le recommandent, additionné d'un peu de safran, en applications sédatives sur les parties atteintes de la goutte.

Le vinaigre était pour eux un détersif pour plaies ulcéreuses, l'érysipèle, la teigne, les dartres, les croutes, etc. et, aussi, un vermifuge qu'ils administraient surtout aux enfants.

Famille des

Tiliacées

Pl. XLI. Fig. 2. Tilia platyphyllos Scopoli. Tilia europea L. Tilia grandifolia Ehrh. Tilia pauciflora Hayn. Tilia rubra DC. Tilleul à grandes feuilles. Tilleul commun. Tilleul à larges feuilles.

C'est le tilleul qui supporte le mieux la tonte et que l'on plante habituellement dans nos parcs ou sur nos promenades. Il est susceptible d'acquérir de grandes dimensions, témoin le tilleul de Neustadt (Wurtemberg), déjà célèbre en 1229, et qui, en 1831, mesurait, à 2 m. du sol, 12 m. de circonférence. On reconnait cette espèce à ce que ses feuilles, lorsqu'elles sont complètement développées, sont garnies d'un duvet mou sur leur face inférieure.

Pl. XLI. Fig. 3. Tilia ulmifolia Scopoli. Tilia europea. Tilia sylvestris. Tilia parvifolia. Tilleul des bois. Tilleul à petites feuilles. Tillet.

Feuilles comparativement petites, glabres et d'un vert glauque en dessous. Cette espèce aime les bois moins couverts et moins montagneux que le tilleul à grandes feuilles et elle se rencontre plus fréquemment dans la région sud-occidentale.

Arbres souvent élevés, pouvant vivre plusieurs siècles; à feuilles orbiculaires, brusquement acuminées, à base cordiforme souvent oblique ou inégale, dentées, glabres ou pubescentes, barbues en-dessous à l'angle de ramification des nervures; fleurs jaunâtres, odorantes, à pédoncule commun soudé sur une partie de sa longueur avec une bractée membraneuse et réticulée; pédoncules portant de 4-15 fleurs dans le tilleul à petites feuilles, rarement plus de 3 dans le tilleul à larges feuilles; fruit petit, globuleux, à paroi membraneuse et dépourvue de côtes saillantes dans le tillet, à paroi dure, ligneuse, épaisse dans le tilleul commun.

Le tilleul fleurit dans la seconde moitié de juin; le tillet, environ 15 jours plus tard.

Les tilleuls sont de grands et beaux arbres originaires de l'Europe, de l'Asie et de l'Amérique du Nord. Outre les deux espèces citées ci-dessus, on rencontre encore le *tilleul argenté*, originaire de Hongrie, à grandes feuilles blanches et cotonneuses en dessous, à fleurs au parfum suave, et le *tilleul d'Amérique*, qui diffère peu du tilleul commun.

Emploi. Le bois de tilleul, d'un jaune pâle presque blanc, est d'un grain serré et uni qui le fait rechercher pour la sculpture; on l'emploie aussi dans l'ébénisterie et la fabrication des touches de piano; il fournit en outre un charbon léger dont on se sert pour confectionner la poudre à canon. Son écorce, flexible et résistante, est utilisée pour faire des câbles grossiers, des cordes à puits, des nattes, etc. Les Romains employaient les feuilles du tilleul comme fourrage pour le bétail et de nos jours on s'en sert encore pour le même usage en Suisse et dans les pays du nord de l'Europe. La sève de cet arbre est très sucrée et l'on peut en extraire du sucre comme on le fait pour l'érable.

La décoction d'écorce de tilleul s'employait autrefois pour combattre les dartres, les croutes, la teigne, et le produit de la distillation des fleurs était usité contre les attaques épileptiques. Son écorce formait avec l'eau une sorte de liniment pour les brûlures et l'on vantait fort jadis, aux

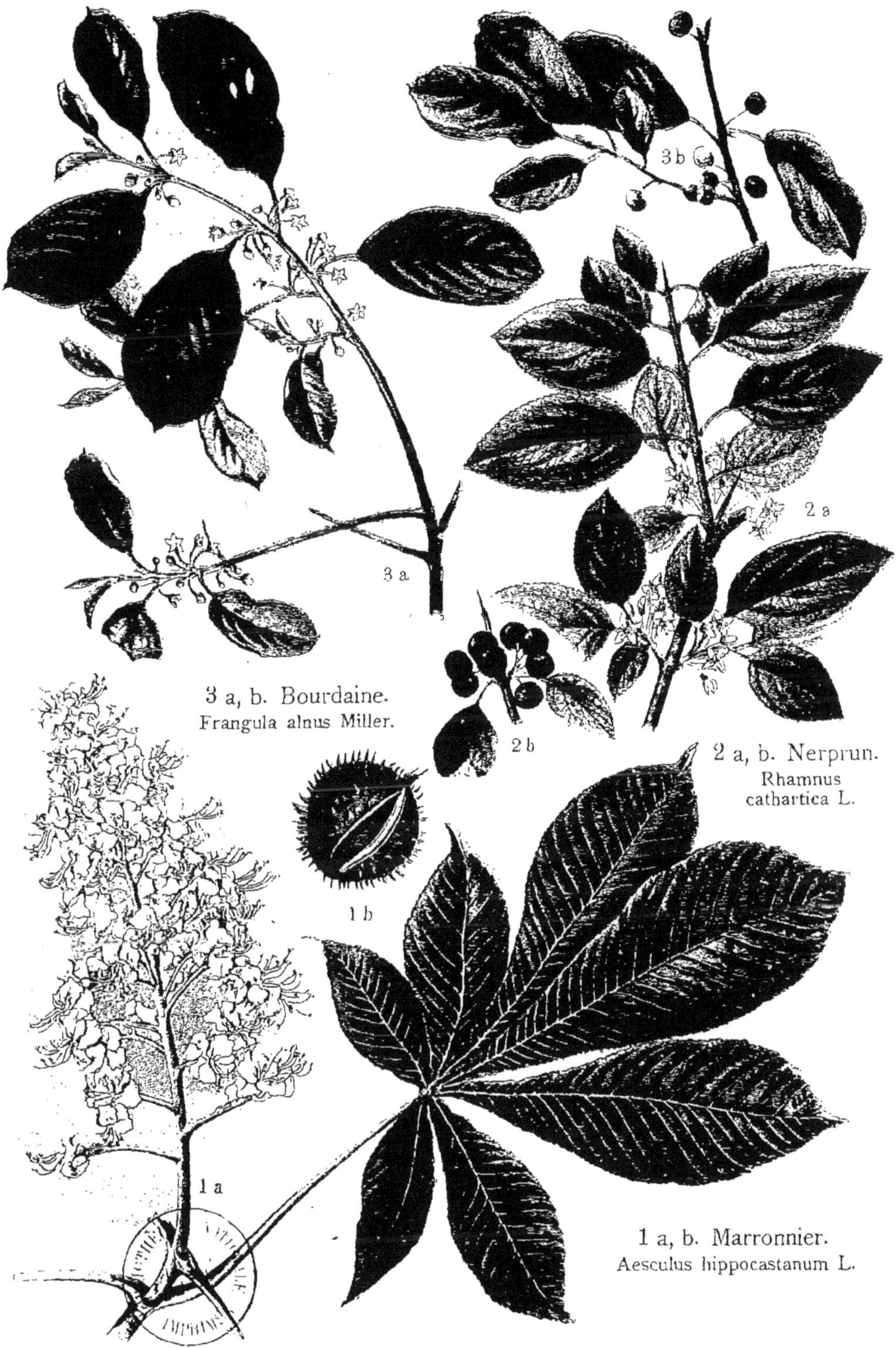

3 a, b. Bourdaine.
Frangula alnus Miller.

2 a, b. Nerprun.
Rhamnus cathartica L.

1 a, b. Marronnier.
Aesculus hippocastanum L.

chlorotiques, la tisane obtenue en faisant bouillir dans du vin étendu d'eau des feuilles récoltées avant la floraison. Les fruits étaient antidiarrhéiques et les feuilles étaient diurétiques et emménagogues. Quoique nombre de ces soi-disant vertus soient aujourd'hui totalement oubliées, le tilleul — ou plutôt ses fleurs — n'en constitue pas moins un remède populaire d'un usage journalier. Ses fleurs sont inscrites en bonne place au Codex et nos ménagères savent fort bien les apprécier. Infusées dans l'eau, elles donnent en effet une boisson fort agréable au goût et à l'odorat, et recommandée par la médecine comme dépurative du sang, sudorifique et antispamodique. Le curé Kneipp affirme que cette infusion est, à côté de celle de fleurs de sureau, la meilleure tisane sudorifique à employer contre les engorgements des poumons et des bronches, contre la vieille toux, contre les embarras du bas ventre provenant d'un engorgement des reins.

Les bains de fleurs de tillcul sont réputés contre les névroses et l'on prétend que les personnes nerveuses se trouvent bien d'une simple promenade sous les tilleuls en fleurs.

Les fruits, pilés dans du vinaigre, passent pour un hémostatique puissant.

Famille des

Malvacées

Pl. XLII. Fig. I. Malva neglecta Wallroth. Malva rotundifolia L. Mauve commune. Petite mauve. Mauve à feuilles rondes.

Plante annuelle ou bisanuelle, à tiges couchées, puis ascendantes, plus ou moins pubescentes; feuilles cordiformes dans leur ensemble, à 5-7 lobes obtus, peu profonds, crénelés; fleurs en fascicules axillaires, à pédoncules fructifères penchés; corolle petite, d'un blanc rosé, veinée, à pétales échancrés. Fruit déprimé, orbiculaire, qui a valu à la mauve les noms de: fromageot, fromagère, fromageron. Lieux incultes, bords des chemins.

Pl. XLII. Fig. 2. Malva silvestris L. Mauve sauvage. Grande mauve sauvage Beurrat. Fromageon.

Plante généralement bisannuelle à tiges ascendantes ou dressées, rameuses, plus ou moins hérissées ainsi que les pétioles et les pédoncules. Feuilles arrondies, cordéés à la base, à 5-7 lobes obtus, crénelés, souvent tachés de noir à la base, les supérieures à 3-5 lobes plus profonds. Fleurs pédonculées, en fascicules axillaires, rarement solitaires. Corolle purpurine veinée, au moins trois fois plus longue que le calice, à pétales profondément bilobés et barbus à la base. Fruit déprimé, orbiculaire, à carpelles glabres. Lieux incultes, décombres, bords des chemins.

Ces deux espèces fleurissent de juin en septembre. Leurs feuilles se récoltent en été; elles sont inodores, avec une saveur fade, mucilagineuse.

Emploi. Toutes deux sont offic. sous le nom de *Folia Malvæ.* Leur richesse en mucilage les fait entrer dans les *espèces émollientes* (*Species emollientes:* camomille 2, feuille de guimauve 2, feuille de mauve 2, graine de lin 4), dans les *espèces pectorales* (fenouil 5, bouillon blanc 10, feuille de mauve 10, fleur de tilleul 10, racine de réglisse 25, racine de guimauve 40), dans nombre de cataplasmes émollients (yeux enflammés) et de lavements adoucissants et calmants. Nous ajouterons que les Romains s'en montraient très friands à table, qu'ils les accommodaient à la façon des épinards et que leur palais de gourmets semblait donner la préférence aux feuilles de la menthe sauvage qu'ils cultivaient tout exprès dans ce but.

L'infusion des feuilles est recommandée contre les coliques et les diarrhées, celle des fleurs (8-15 gr. par litre d'eau) comme émolliente et pectorale.

Les anciens herboristes reconnaissent tous des propriétés plus ou moins précieuses à la mauve. Kneipp dit qu'elle doit avoir une place marquée dans les jardins, et que le thé de fleurs de mauve, surtout de la mauve noire, guérit les affections de la gorge et les engorgements de la poitrine. D'autres ajoutent que les feuilles, la racine et les graines, cuites dans du lait ou dans du vin étendu d'eau, donnent des résultats analogues, et que la conserve de fleurs ou de feuilles dans un jus sucré adoucit les ardeurs d'urine. La décoction vineuse de la plante entière (avec ses racines), de fenouil et d'anis donnerait du lait aux nourrices et calmerait les maux de la vessie et des intestins. L'eau distillée de mauve serait un fébrifuge ainsi qu'un antidysentérique qui rendrait également des services dans les catarrhes des reins et de la vessie. Les racines, les feuilles et les graines, bouillies dans de l'eau avec de la farine d'orge et additionnées d'huile d'olives ou d'huile rosat, auraient des vertus sédatives, détersives, émollientes et maturatives. Les fleurs, bouillies dans le vin ou l'eau et additionnées de miel et d'alun, formeraient un bon gargarisme contre les affections de la cavité buccale. La décoction de mauves pourrait être employée en bains par les personnes sujettes aux calculs de la vessie ou aux maux de matrice et les racines pilées donneraient un excellent cataplasme à appliquer sur les seins crevassés.

Malva alcea L. Mauve alcée.

Plante vivace à tiges dressées, rameuses, couvertes ainsi que les pédoncules et les calices, de poils étalés. Feuilles radicales cordiformes, à 7 lobes peu profonds, crénelés; feuilles caulinaires profondément palmatipartites, à 3—5 segments cunéiformes-trifides, incisés-dentés. Fleurs grandes, roses, pédiculées et solitaires à l'aisselle des feuilles, souvent rapprochées au sommet des rameaux. Corolle à pétales émarginés, beaucoup plus grande que le calice.

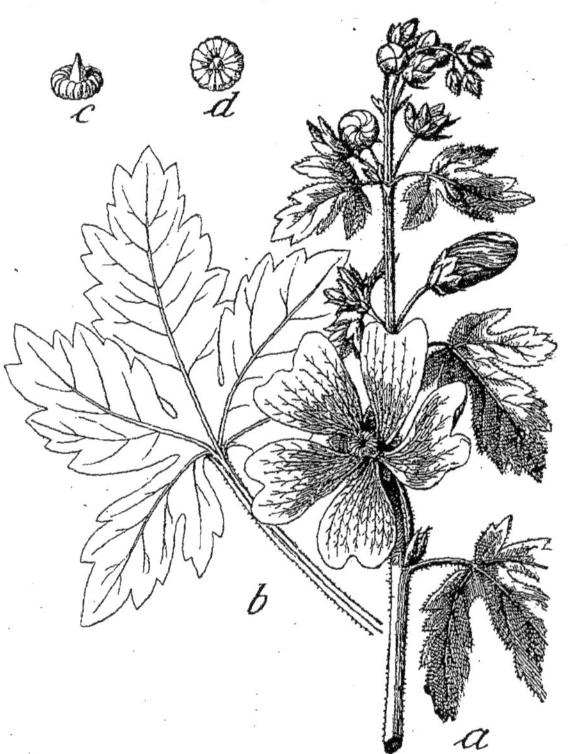

Mauve alcée. Malva alcea L.
a. Partie sup. de la plante en floraison. *b.* feuille caulinaire *c.* vue latérale de l'ovaire. *d.* l'ovaire, vu d'en haut.

La mauve alcée croît le long des chemins, au bord des haies, sur les sols calcaires et ensoleillés de tout le domaine jurassique et elle fleurit de juillet en octobre. Elle est inodore et mucilagineuse.

Emploi. La mauve alcée jouit de propriétés sensiblement analogues aux précédentes. Certains herboristes disent à son sujet: «La mauve alcée, bien que son action sur l'organisme soit moins profonde et moins prompte, peut néamoins servir de succédané aux mauves et à la guimauve. Nous ne pouvons qu'en vanter les effets salutaires dans les flux de ventre et les cas de dysenterie et la recommander à la dose de 8 gr. de racine dans du lait préalablement échaudé au moyen de cailloux rougis au feu.»

Pl. XLIII. Fig. I. Guimauve officinale. Guimauve. Bourdon de St. Jacques. Althea officinalis L.

La guimauve est une plante vivace dont la racine, pivotante et charnue, blanche en dedans et jaune extérieurement, donne naissance à de nombreuses tiges de 6-12 dm. de hauteur. Ses feuilles sont grandes, longuement pétiolées, molles, tomenteuses, les inférieures à 5 lobes, les supérieures à 3 lobes. Ses fleurs sont d'un rose pâle, grandes, à calice et à carpelles tomenteux et elles sont groupées à l'aisselle des feuilles ou alors disposées en des sortes de grappes à l'extrémité des rameaux.

La guimauve officinale croît naturellement dans les terrains humides et surtout dans les régions maritimes de l'Europe; on la cultive dans les jardins et dans les champs comme plante médicinale. Elle fleurit de juin en septembre. Ses feuilles se récoltent

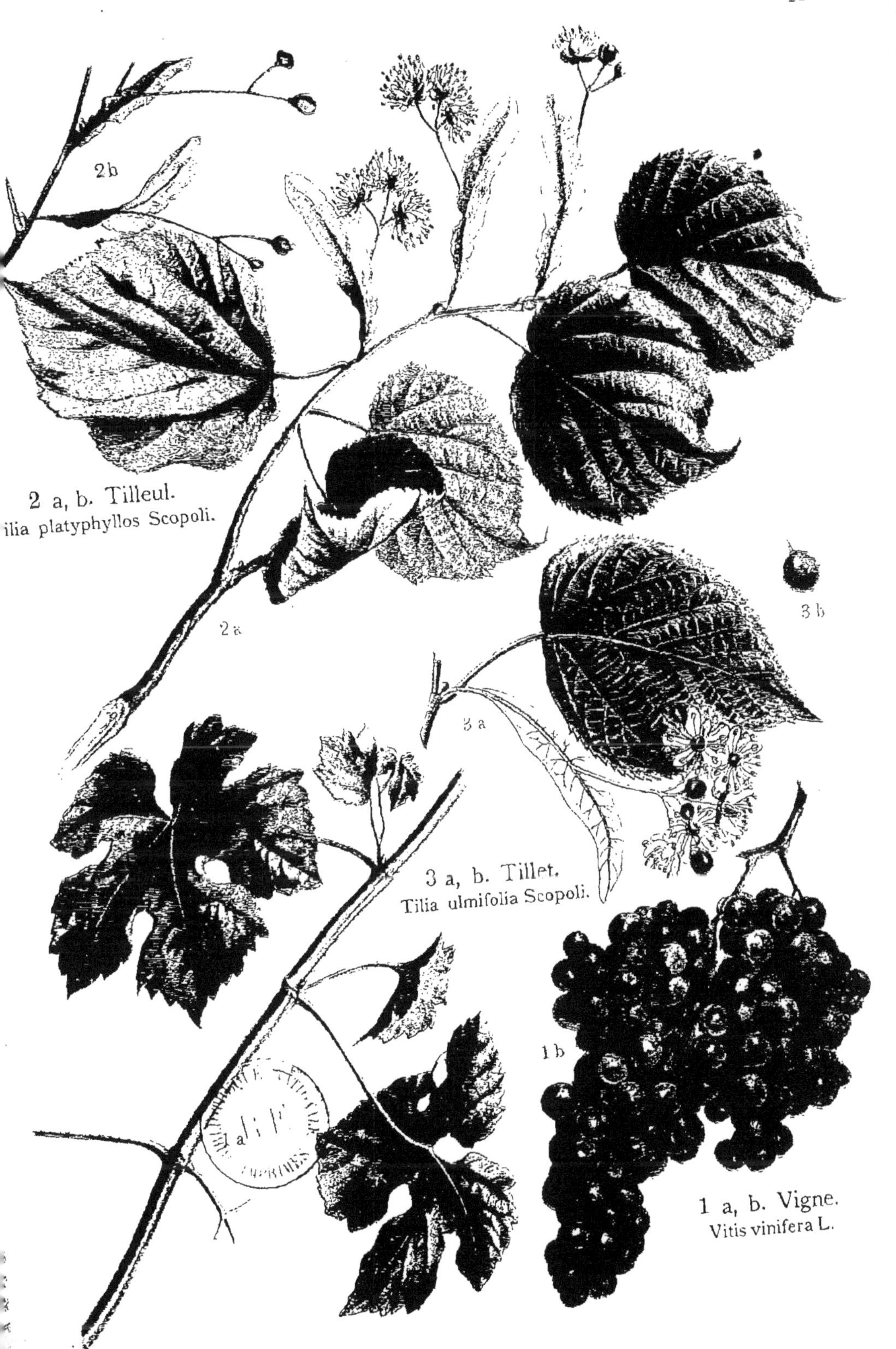

2 a, b. Tilleul.
ilia platyphyllos Scopoli.

3 a, b. Tillet.
Tilia ulmifolia Scopoli.

1 a, b. Vigne.
Vitis vinifera L.

en juin, avant la floraison, ses fleurs en juillet et sa racine en automne ou même pendant l'hiver. Cette dernière possède une odeur faible, particulière, et une saveur fade, douceâtre, mucilagineuse.

Emploi. Le curé Kneipp n'en semble point féru, car il dit quelque part: «La tisane d'althée (guimauve) est d'un grand usage contre les refroidissements; pour moi, je n'y tiens pas beaucoup parce qu'elle a rarement répondu à mon attente; je ne recommande jamais ce genre de médicament et, sans vouloir dire trop, j'avoue que la feuille et la racine d'althée me sont suspectes.»

Cette sorte de déconsidération jetée sur la guimauve par le grand promoteur des lavages à l'eau froide, n'empêche pas l'althée de faire partie de nombre de remèdes populaires et de maintes recettes pharmaceutiques.

L'infusion de fleurs (15 gr. par litre d'eau) est un remède bien connu dans les campagnes contre la toux et les maux de gorge. La décoction de racine est regardée comme émolliente et utilisée partout en gargarismes, en fomentations, en lotions, en bains et en lavements. On s'en sert pour combattre les maladies des yeux, les maux d'oreilles et on la donne à mâcher aux petits enfants (bâton de guimauve des nourrices).

Quand nous aurons mentionné son emploi dans l'art vétérinaire, sa présence dans le commerce sous le nom de guimauve ratissée, la pâte de guimauve, les bonbons pectoraux de guimauve — qui ne renferment généralement de la guimauve que le nom, le mucilage de la guimauve n'étant que trop souvent remplacé par la gomme arabique —, nous aurons suffisamment prouvé que l'usage de la guimauve est loin de vouloir disparaître.

Ses feuilles et ses racines se trouvent d'ailleurs dans toutes les pharmacies.

La première (*Folium Althææ*) est la feuille récoltée avant la floraison; elle est tomenteuse, grise, très mucilagineuse et se brise facilement. C'est sous cet état qu'elle entre dans la composition des *espèces émollientes* ou *Species emollientes* camomille 2, feuille de guimauve 2, feuille de mauve 2 et graine de lin 4 parties.

Quant à la racine, *Radix Althæ*, elle n'est utilisée en pharmacie que dépouillée de sa couche subéreuse jaunâtre ainsi que de ses fibres radicales. Elle sert alors à la préparation des *espèces pectorales* ou *Species pectorales* (fenouil 5, bouillon blanc 10, feuille de mauve 10, fleur de tilleul 10, racine de réglisse 25, racine de guimauve 40) et du *sirop de guimauve* ou *Sirupus Althææ*, un liquide jaunâtre, très mucilagineux, jouissant de propriétés émollientes et pectorales très prononcées.

Pl. XLIII. Fig. 2. Rose trémière. Althæa rosea Cavanilles. Alcea rosæ L. Passe rose. Rose d'outre-mer. Rose de Damas. Rose à bâton.

La rose trémière est une plante bisannuelle originaire de l'Orient. Elle est cultivée chez nous dans les parterres et les jardins où ses tiges, robustes et élancées, dépassent souvent la hauteur d'un homme. Elle porte des feuilles alternes, à l'aisselle desquelles naissent une ou plusieurs fleurs qui s'épanouissent du mois de juillet au mois d'octobre. Ces fleurs doublent facilement par la culture et on en a obtenu un très grand nombre de variétés dont la couleur présente toute la gamme des teintes allant du blanc pur au jaune foncé et du rouge cramoisi jusqu'au noir.

On récolte les fleurs, surtout celles des variétés brun-foncé et rouges; elles sont inodores avec une saveur mucilagineuse.

Emploi. Autrefois offic. sous le nom de *Flores Malvæ arboreæ*, les fleurs faisaient partie des *Species emollientes ad gargarisma*. Kneipp les préfère de beaucoup à la guimauve et il les recommande en tisane dans les engorgements de la poitrine et les affections de la gorge, et, en vapeurs, contre les maux et affections d'oreilles.

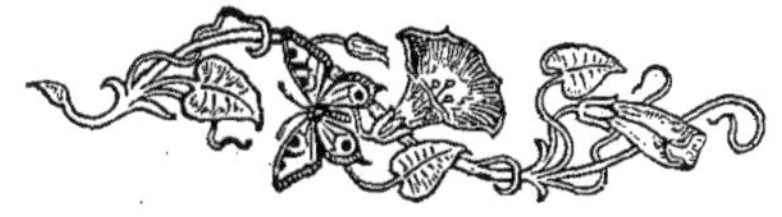

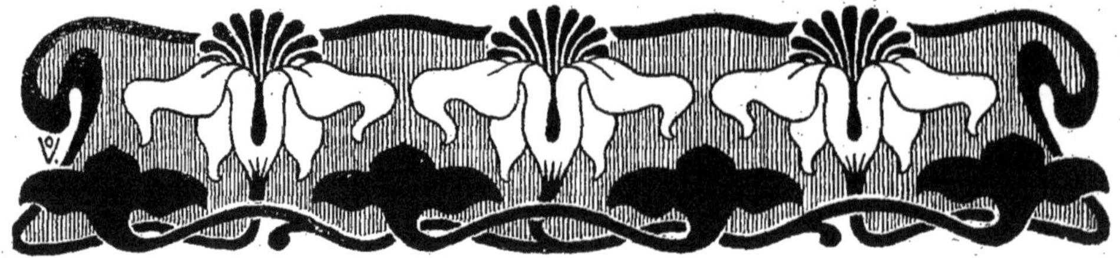

Famille des

Tamariscinées

Tamarix germanica L. Myricaria germanica Desvaux. Myricaire. Myricaire d'Allemagne.

Sous-arbrisseau de 1 ½ m. de hauteur, rappelant assez le cyprès par sa forme extérieure; feuilles très petites et comme imbriquées, parsemées de glandules en dessous, sessiles, linéaires, obtuses, glabres et glaucescentes. Fleurs d'un blanc rosé disposées en grappes spiciformes dressées.

La myricaire croît dans les sables et les graviers des bords des torrents et descend avec les cours d'eau: par le Rhin, jusqu'au lac de Constance et même jusqu'à Bâle; par l'Aar, jusqu'à Soleure, Aarau; par le Rhône, jusqu'à sa jonction avec l'Arve. Les graines et l'écorce ont une saveur amère, astringente, et une petite odeur agréable.

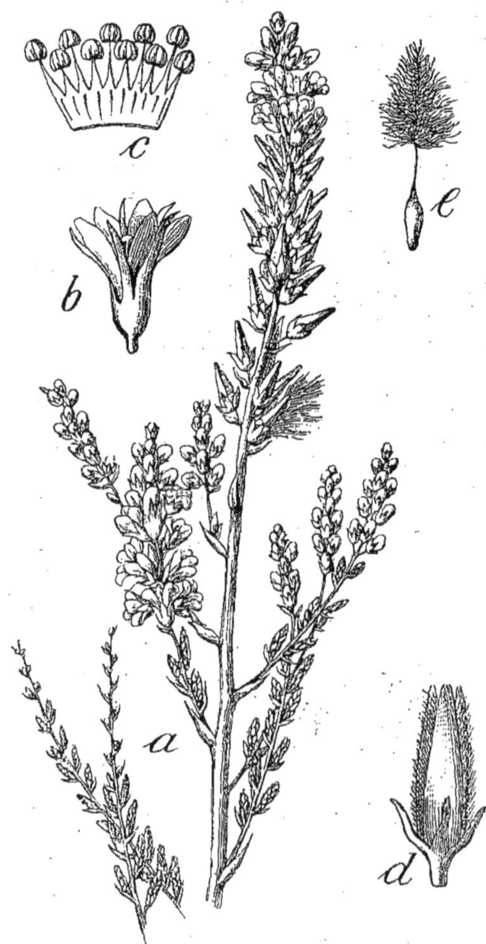

Myricaire. Myricaria germanica Desvaux.
a. Sommité fleurie. *b.* Fleur. *c.* Étamines. *d.* Capsule fructifère. *e.* Graine.

Emploi. L'écorce, c'est un fait acquis, contient beaucoup de tanin: rien d'étonnant donc si les herboristes la recommandent comme astringent d'un bon emploi. Les graines et l'écorce, disent-ils, presque aussi astringentes que les noix de galle, rendront des services appréciables dans les crachements de sang, les flux de ventre, les menstrues trop abondantes, la jaunisse et les émissions volontaires d'urine. La décoction de jeunes rameaux dans du vin est à recommander contre les inflammations de la rate et les graines peuvent servir en cataplasmes résolvants, en gargarismes calmants, en bains de siège antimenstruels. Quant aux graines, si on les cuit avec des raisins de Corinthe, elles débarrassent des impuretés de la peau, de la teigne, des croutes, de la gale, et, chose infiniment curieuse et intéressante, de la lèpre.

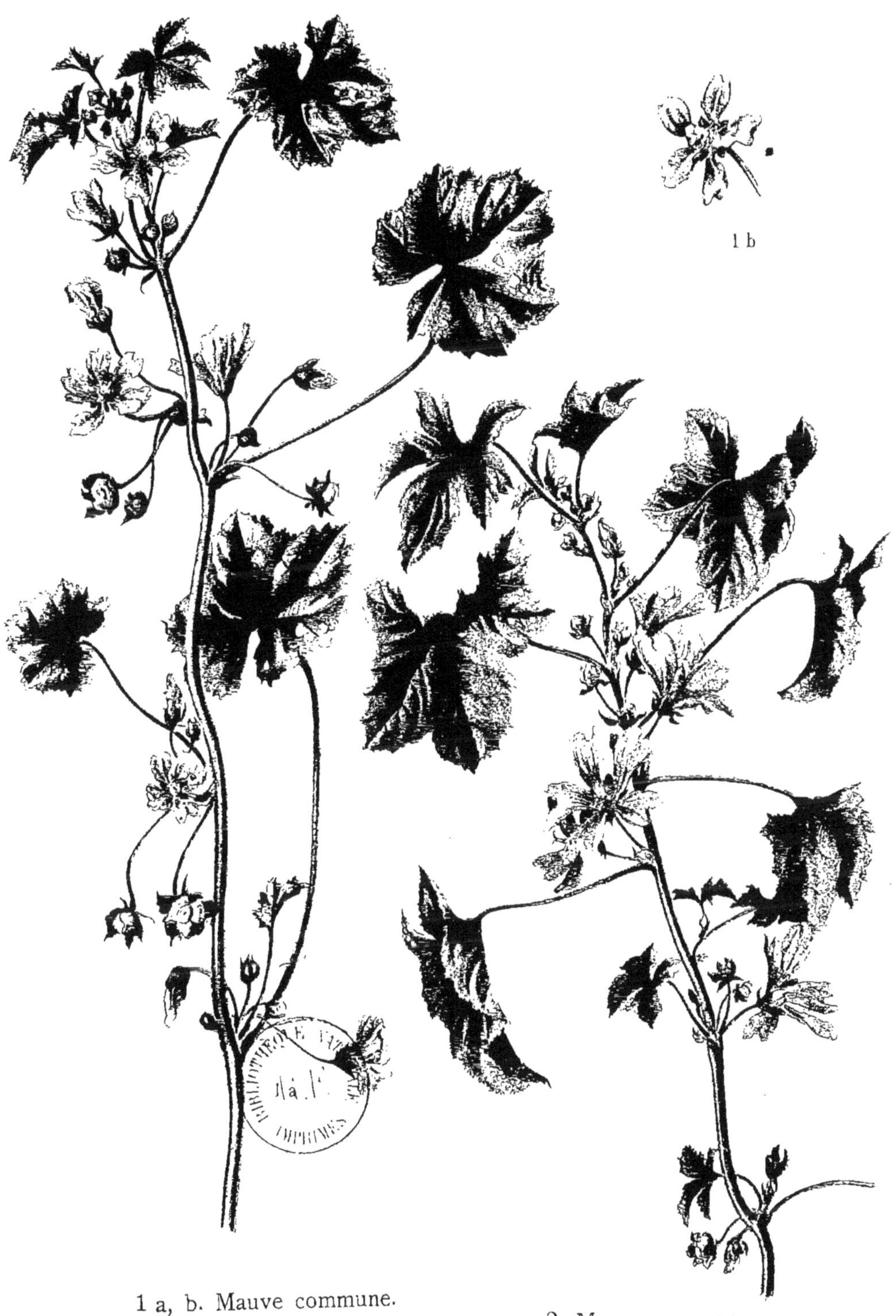

1 a, b. Mauve commune.
Malva neglecta Wallroth.

2. Mauve sauvage.
Malva silvestris L.

Famille des

Hypéricinées

Pl. XLIV. Fig. I. Hypericum perforatum L. Millepertuis. Herbe aux piqûres. Herbe aux mille trous. Herbe de la Saint-Jean. Chassediable.

Plante vivace et bien nommée s'il en fût, le millepertuis doit son nom aux nombreuses perforations qui semblent occuper toute la surface des feuilles quand on les regarde par transparence et qui sont dûes à des glandes disséminées dans l'intérieur même des organes foliaires. Ses tiges sont glabres, dressées, ordinairement rameuses, à entre-nœuds offrant des lignes saillantes. Ses fleurs, jaunes, disposées en corymbes terminaux, ont leurs pétales bordés de points noirs. Le fruit est capsulaire, polysperme, à 3-5 loges, et les graines sont très petites, cylindriques. Les bourgeons de fleurs écrasés entre les doigts donnent un suc huileux, violet foncé, vulgairement appelé sang de Saint-Jean.

Le millepertuis est commun; il croît sur les collines, dans les lieux secs, à la lisière des bois, au bord des chemins, dans les champs en friche; il fleurit de mai en août; ses fleurs ont une odeur aromatique faible et une saveur amère, résineuse, astringente, qui les avait fait employer autrefois en pharmacie sous le nom de *Flores s. Summitates Hyperici.*

Emploi. Les fleurs étaient autrefois connues en pharmacie sous le nom de *Flores s. Summitates Hyperici* et servaient à la préparation de l'*Oleum Hyperici.* L'infusion des sommités (30 gr. par litre d'eau) est vulnéraire, vermifuge et diurétique. Elle rend des services dans les affections des poumons et de la matrice et constitue un breuvage que les catarrheux et les jeunes gens des deux sexes en voie de croissance feront bien de ne pas oublier.

Quant à l'huile de millepertuis, considérée comme cicatrisante, elle se prépare en faisant macérer les fleurs dans de l'huile d'olive contenue dans un flacon exposé au soleil. Cette huile prend une belle couleur rouge qu'elle doit à la dissolution d'une résine qui se trouve dans les pétales.

Kneipp dit en parlant du millepertuis: «Si notre génération a presque totalement oublié cette plante et ses services, le millepertuis n'en portait pas moins, jadis, le nom d'«herbe aux fées», et cela à cause de sa grande efficacité. Le millepertuis exerce une influence toute spéciale sur le foie, pour lequel il fournit le meilleur médicament théiforme. Un peu de poudre d'aloès, ajoutée au millepertuis, en renforce l'action qui se traduit principalement par l'urine, laquelle entraîne souvent des masses de matières corrompues. Le thé de millepertuis guérit les maux de tête provenant d'humeurs, de mucosités ou de gaz accumulés dans la tête; il guérit l'oppression de l'estomac, les engorgements des poumons et de la poitrine. Les mères de famille, à qui de petits pissenlits ont causé beaucoup d'ennuis, savent apprécier l'action corroborative de ce thé.»

Après avoir écouté Kneipp, jetons un regard rapide sur la médication homéopathique où nous trouvons le millepertuis utilisé comme vulnéraire à l'extérieur et à l'intérieur (blessures), et passons ensuite aux anciens herboristes.

Nous voyons tout d'abord que les fleurs et les graines, cuites dans du vin, constituent un remède efficace contre les rétentions d'urine, la fièvre quarte, les menstrues rebelles, et que les graines seules, bouillies, sont non seulement antidysentériques, mais qu'elles brisent la pierre dans la vessie et débarrassent de la sciatique au bout de 40 jours d'un usage quotidien. Ces mêmes graines sont d'ailleurs un bon liniment pour les brûlures et, si l'on a soin de les piler avec du suc d'absinthe, un spécifique contre les crachements de sang.

Nous en passons — tout dire, nous ne le saurions — pour arriver plus vite à l'huile de millepertuis de nos ancêtres. Cette huile était préparée d'après une recette différant fort peu de celle indiquée plus haut et généralement rehaussée de myrrhe, d'aloès, de rameaux de lentisque et de térébenthine. Elle jouissait alors de propriétés cicatrisantes plus énergiques, s'employait en frictions chaudes sur le ventre contre la dysenterie et, en petits tampons sur le nombril des enfants, pour guérir ces derniers des tranchées abdominales et des coliques.

Famille des

Violariées

Pl. XLIV. Fig. 2. Violette odorante. Violette de mars. Viola odorata L.

Plante vivace à souche stolonifère, à stolons allongés, radicants; feuilles ovales-arrondies, obtuses, profondément cordiformes, celles des stolons ovales-réniformes. Stipules ovales-lancéolées. Fleurs généralement violettes, plus rarement blanches ou bleu-rougeâtre, très odorantes. Capsule... mais à quoi bon prolonger cette monographie d'une plante que vous avez tous cueillie avec amour dans votre jeunesse et que, depuis, vous avez toujours saluée avec plaisir.

La violette de mars croît naturellement dans les lieux ombragés et frais, le long des haies et des murs, et elle est cultivée dans les jardins et les serres. Elle fleurit de mars en mai et, çà et là, une seconde fois en automne.

Emploi. La violette était autrefois offic. sous le nom de *Flores Violarum* et la feuille sous celui de *Herba Violariæ*. La première entrait, avec la bourrache, la rose et la buglosse, dans la préparation du tonique des *quatre eaux*, et la seconde, avec la guimauve, la mauve, la mercuriale et la pariétaire, était partie constituante des *cinq espèces émollientes*. Toutes deux, aujourd'hui, sont rayées du Codex, et cependant...

La violette est émolliente, béchique, sudorifique et purgative; les feuilles sont émollientes; les racines sont franchement vomitives et, à la dose de 12 gr. bouillis dans un litre d'eau, purgatives. Le peuple des campagnes croit encore aujourd'hui aux effets salutaires de l'infusion de violette (4-10 gr. de fleurs par litre d'eau) sur les fièvres éruptives à leur début et les affections catarrhales, et ce peuple n'a pas tort. Ecoutons d'ailleurs le curé Kneipp, qui, en fait de thérapeutique, est loin d'être le premier venu.

«Les enfants ont souvent au printemps, à la suite des variations brusques de la température, une forte toux: la coqueluche. C'est alors que la mère soucieuse de la santé des siens, fera cuire une poignée de feuilles vertes ou sèches de violettes dans $^1/_4$ de litre d'eau et qu'elle donnera, toutes les 2-3 heures, deux ou trois cuillerées de cette décoction à l'enfant souffrant. (Adultes: 3 tasses par jour).

Cette tisane est une médecine que les phtisiques feront bien de prendre toutes les 2-3 heures, à la dose de 3-5 cuillerées, pour adoucir la toux et résoudre le phlegme, et c'est en même temps un spécifique contre les maux de tête et les grands échauffements de la tête, si l'on a soin de l'utiliser simultanément en lotions ou en appliques sur la tête ou sur l'occiput.

Dans les enflures du cou, l'infusion de violettes est un gargarisme éprouvé et un remède contre les gênes de la respiration provenant d'une accumulation de gaz et d'éléments morbides dans l'estomac et dans les intestins. Les feuilles de violettes, écrasées et appliquées en forme de cataplasmes, rafraîchissent et dissolvent les tumeurs ardentes, tandis qu'une décoction de ces feuilles dans du vinaigre, sert, sous forme de compresse, à guérir la podagre.»

Nous ne nous arrêterons ni sur l'odeur pourtant si caractéristique de la violette, ni sur la culture intense qu'on en fait pour la production de sa fleur; nous glisserons également sur les fameux gâteaux à la violette de la fin du XVIIIme siècle, et, — que nos belles mondaines nous pardonnent — sur l'essence de violette des parfumeurs d'aujourd'hui. Et pourtant, cette essence, bien portée, savamment et subtilement employée...

Nos ancêtres, de la violette, fabriquaient un sirop; et pour ce sirop faire, il fallait mettre des fleurs bien épanouies dans un vase d'étain, verser de l'eau bouillante, couvrir pendant 6-8 heures, exprimer, faire bouillir le liquide obtenu, le verser sur des violettes fraîches et répéter ces opérations trois ou quatre fois; sucrer alors, faire cuire à petit feu jusqu'à consistance sirupeuse et conserver dans des flacons bien bouchés. Les manipulations, pour être un peu longues, n'en étaient que plus méritoires, car 2-3 cuillerées du sirop suffisaient pour chasser les fièvres, procurer sommeil tranquille, distiller les points de côté, maintenir l'appareil digestif en bon état et calmer les toux infantiles.

Voulez-vous un mode de préparation plus simple: faites infuser, pendant 12 heures, 250 gr. de pétales de violettes dans 1500 gr. d'eau bouillante contenue dans un vase d'étain fermé; passez l'infusion, ajoutez y le double de son poids de sucre et chauffez au bain-marie.

Pl. XLIV. Fig. 3. Violette tricolore. Pensée sauvage. Pensée. Herbe de la Trinité. Viola tricolor L.

Plante annuelle extrêmement variable, à racine grêle, à tiges solitaires ou nombreuses, dressées, ordinairement rameuses. Feuilles glabres ou légèrement pubescentes, crénelées, les inférieures ovales-cordiformes, les caulinaires ovales-oblongues, atténuées en pétioles. Stipules foliacées, les supérieures lyrées-pinnatipartites, à lobes latéraux linéaires, le lobe terminal très-grand, crénelé et semblable aux feuilles. Fleurs jaunes ou violettes mélangées de jaune et de violet, mu-

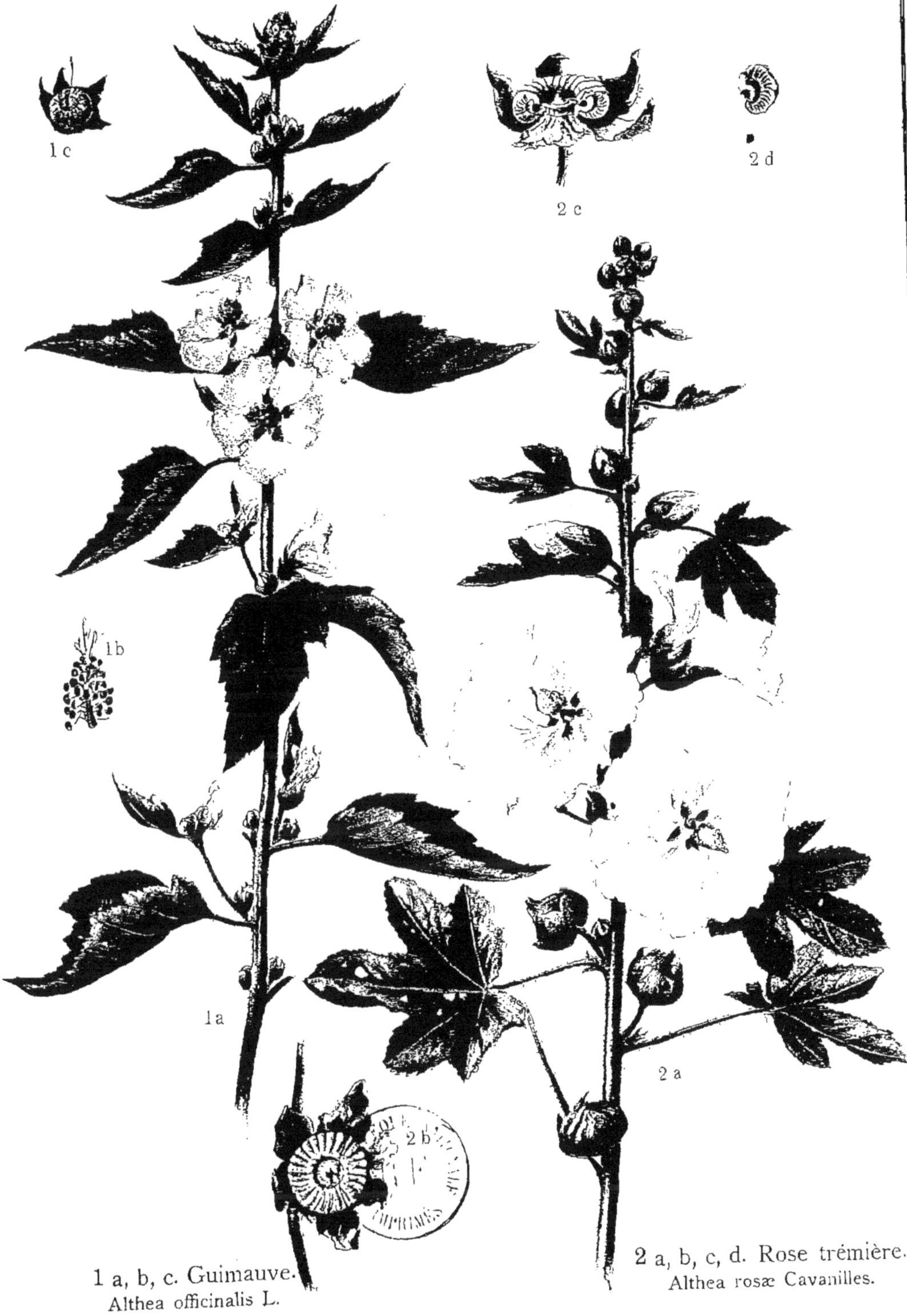

1 a, b, c. Guimauve.
Althea officinalis L.

2 a, b, c, d. Rose trémière.
Althea rosæ Cavanilles.

nies d'un éperon dépassant les appendices des sépales. Capsule trigone, glabre.

La pensée croît dans les champs, les lieux cultivés, les moissons, les jachères; elle fleurit d'avril en octobre et se récolte en été. Elle a une odeur faible qui rappelle la pêche quand on l'écrase entre les doigts, et une saveur mucilagineuse, légèrement amère et quelque peu âcre.

La culture lui fait perdre ses caractères primitifs et la transforme en une fleur plus grande dont les pétales, d'un brun violet, sont nuancés de couleurs diverses.

Emploi. L'*Herba Violæ tricoloris* des pharmacies est la partie aérienne de la plante non cultivée: tige quadrangulaire, feuilles pétiolées, fleurs à longs pédoncules, sans rien de la racine qui, comme toutes les racines de violettes, est vomitive. Elle jouit de propriétés dépuratives, toniques, excitantes, sudorifiques, qui la font employer avec succès (10 gr. par jour dans $^1/_6$ de litre d'eau bouillante et sucrée pour les enfants) contre les affections de la vessie, les rétentions d'urine, les affections scrofuleuses, les maladies de la peau. Elle communique aux urines une odeur tout à fait particulière. La plante entière, pilée et employée avec du lait sous forme de cataplasme, fait tomber les croûtes lactées comme par enchantement.

La médication homéopathique fait usage de *Viola tricolor* contre les croûtes de lait et les anciens herboristes la préconisent, cuite dans l'hydromel ou le vin, contre les embarras respiratoires et l'asthme. Des frictions de poudre de violette et de miel passaient pour guérir la gale. Le XVIme siècle en préparait une eau distillée de fleurs, considérée comme puissamment sudorifique, et une sorte d'alcoolature qui s'administrait, neuf jours durant, contre les affections syphillitiques... du bon vieux temps.

Famille des Thyméléacées ou Thymélées

Pl. XLV. Fig. I. Bois-gentil. Daphne mezereum L. Sain bois. Joli bois. Bois joli. Garou. Mézéréon.

Le mézéréon est un sous-arbrisseau à écorce grisâtre, dont les feuilles, longuement atténuées à la base, alternes, oblongues-lancéolées, ne se développent qu'après les fleurs et forment des sortes de touffes au sommet des rameaux et au-dessus des fleurs. Ces dernières, sessiles, purpurines, roses, odorantes, sont rapprochées en fascicules de 2-3 fleurs le long des rameaux au-dessous du bouquet terminal des jeunes feuilles. Fruit ovoïde, rouge.

Le bois gentil fleurit quelquefois en février, mais plus généralement en mars-avril. Il se trouve dans les bois, dans les haies, dans les taillis, surtout dans les régions montagneuses, et il s'élève jusqu'aux sommités jurassiques.

Si son écorce, ses feuilles, ses baies, répandent une odeur désagréable quand on les froisse entre les doigts, ses fleurs, par contre, dégagent un parfum des plus agréables, mais si pénétrant qu'il provoque aisément des maux de tête. L'écorce — seule partie récoltée — possède une saveur d'abord fade, puis bientôt brûlante et âcre.

Emploi. L'écorce de mézéréon ou *Cortex Mezerei* est l'écorce recueillie au commencement du printemps et provenant du tronc ou des plus gros rameaux.

La médecine rurale la trempe dans du vinaigre pour l'utiliser en vésicatoire, mais on ferait bien de s'en remettre ici aux indications d'un médecin. Les pharmaciens en retirent un extrait fluide (*Extractum Mezerei fluidum*, liquide vert-brun foncé, d'une saveur âcre et brûlante, donnant avec l'eau un mélange trouble, laiteux) et une pommade, la pommade de garou ou *Ungentum Mezerei* dont l'emploi est réservé à la Faculté.

Les baies sont très dangereuses.

La médication homéopathique se sert du bois gentil contre la carie des os, les dartres humides, les cancers d'estomac, les fleurs blanches, la syphillis et les urines sanguinolentes (hématurie).

Daphne laureola L. Lauréole.

Sous-arbrisseau à tiges robustes, rameuses au sommet, à rameaux flexibles. Feuilles assez grandes, rapprochées au sommet des rameaux, lancéolées, d'un vert foncé, luisantes en dessus, coriaces, persistantes, alternes. Fleurs odorantes d'un jaune verdâtre, disposées en petites grappes courtes, axillaires, penchées, de 3-7 fleurs. Fruit d'abord vert, puis noir.

La lauréole croît dans les bois et les buissons de la région montagneuse où elle fleurit en mars-avril; toutes ses parties ont une saveur brûlante et âcre.

Emploi et danger. La lauréole est tout aussi dangereuse que le bois gentil et il est prudent de s'en méfier toujours. L'ancienne médication rurale se servait des feuilles pilées vertes comme vésicatoires contre la goutte sciatique: il apparaissait d'abord de la rougeur, puis une vésication avec formation de cloques; on fendait alors ces cloques d'un coup de ciseau et, l'eau tamponnée, on oignait doucement de beurre frais non salé.

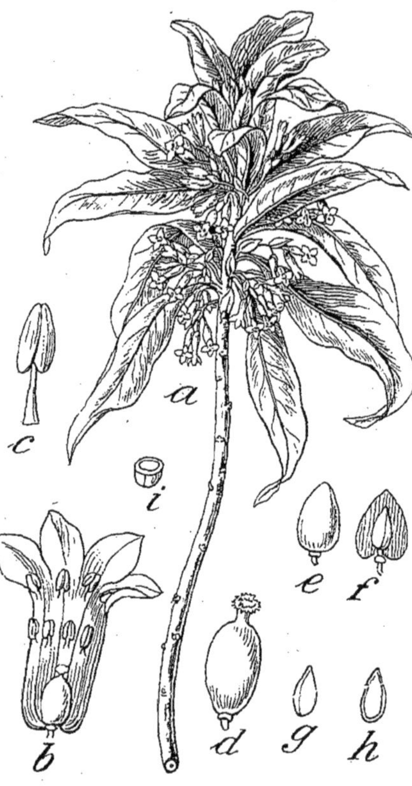

Lauréole. Daphne laureola L.
a. Plante en floraison. *b*. Coupe longitudinale de la fleur. *c*. Étamines. *d*. Pistil. *e*. Fruit. *f*. Coupe longitud. du fruit. *g*. Graine. *h*. Graine en coupe. *i*. Graine en coupe transversale.

Famille des

Lythrariées

Pl. XLV. Fig. 2. Salicaire. Lythrum salicaria L. Salicaire commune. Lysimachie rouge.

La salicaire est une plante vivace à souche épaisse et presque ligneuse. Ses feuilles sont lancéolées, à base sessile, cordiformes, et ses tiges sont: ou tétragones avec des feuilles opposées — c'est le cas le plus fréquent —, ou pentagones avec des feuilles spiralées, ou encore hexagones avec des feuilles verticillées par trois. Les fleurs sont purpurines, ramassées par 4-10 sur des pédoncules communs axillaires très courts, et forment de longues grappes spiciformes paniculées.

La salicaire croît le long des cours d'eau et dans les lieux humides; elle fleurit de juillet en août et se récolte au moment de la floraison. Sa saveur est âpre, astringente.

Emploi. La salicaire (*Herba Lysimachia purpurea*) jouissait autrefois de propriétés astringentes qui la faisaient utiliser dans les campagnes, en poudre (4-5 gr. deux fois par jour) ou en décoction (15 gr. par litre d'eau), contre les diarrhées et la dysenterie.

Nos pères la considéraient en outre comme vulnéraire, car ils nous communiquent que le suc de la salicaire fait cesser les crachements de sang et coupe la dysenterie, que les feuilles de la salicaire, cuites dans du vinaigre, peuvent être utilisées en lavements antidiarrhéiques, et que la salicaire pilée, introduite dans les narines ou appliquée sur les plaies, arrête l'écoulement sanguin.

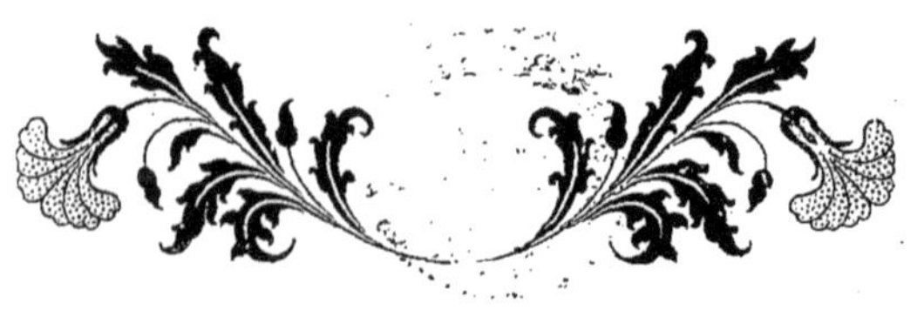

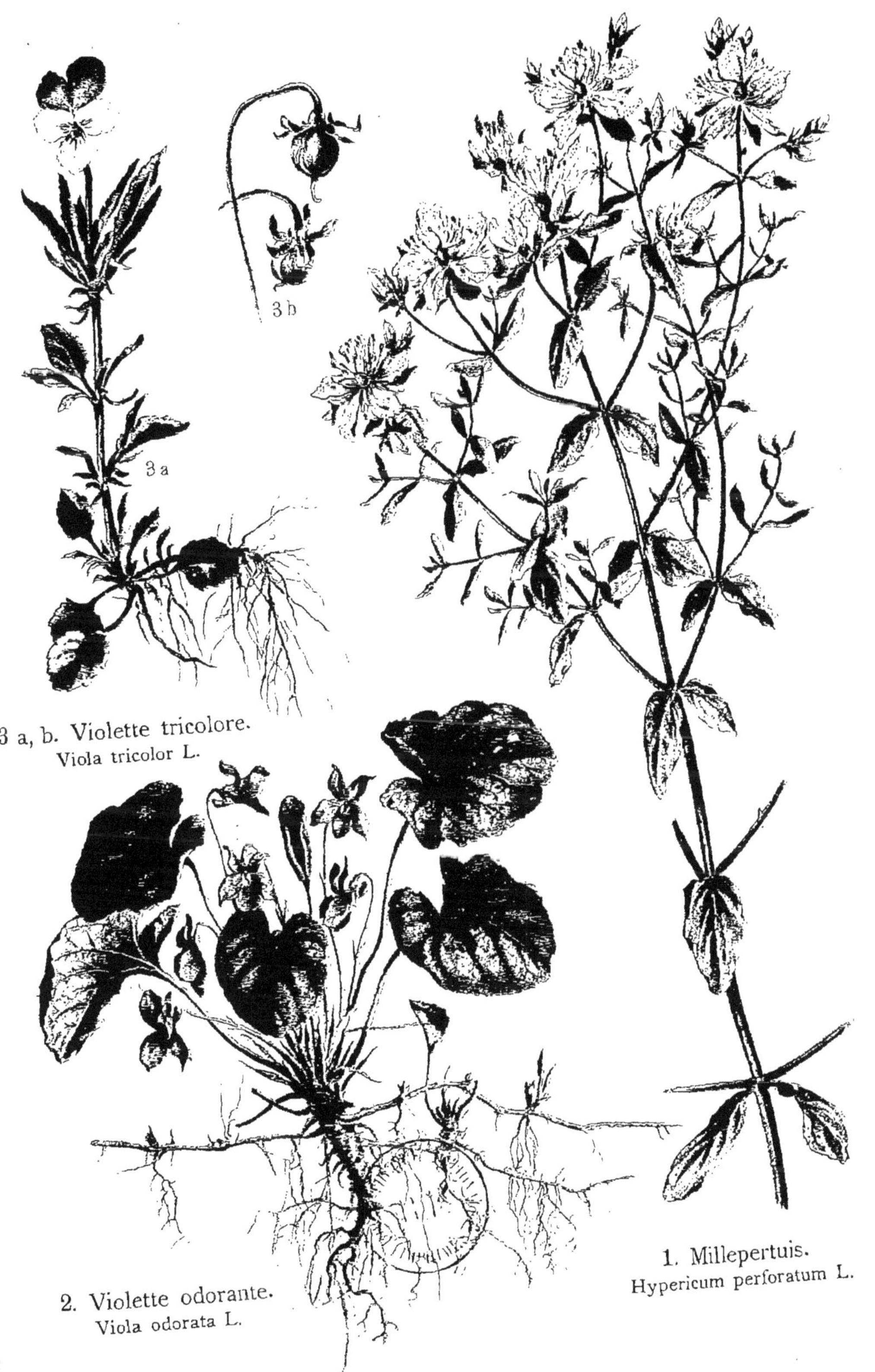

3 a, b. Violette tricolore.
Viola tricolor L.

2. Violette odorante.
Viola odorata L.

1. Millepertuis.
Hypericum perforatum L.

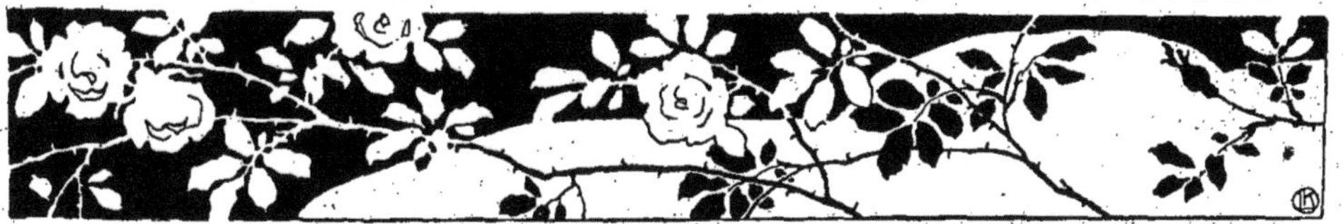

Famille des

Ombellifères

Panicaut. Eryngium campestre L. Panicaut champêtre. Chardon Roland. Chardon roulant. Barbe de chèvre. Querdonnet.

Le panicaut est une plante vivace à longue racine, dont l'aspect extérieur rappelle davantage un chardon qu'une ombellifère. Sa tige est robuste, longue d'environ 50 cm., sillonnée, glabre, blanchâtre et garnie de rameaux très étalés. Ses feuilles sont d'un vert glauque - blanchâtre, à nervures saillantes, les inférieures longuement pétiolées, à lobes et à dents terminés en épine robuste, les caulinaires supérieures sessiles, à oreillettes découpées en lanières. Ses fleurs, sessiles, d'un blanc bleuâtre et agrémentées de 5 bractées épineuses, sont groupées en capitules arrondis ou oblongs de la grosseur d'une noisette.

Le panicaut croît dans les lieux arides, au bord des chemins. Il fleurit en juillet-août, et possède, la racine surtout, une saveur amère et aromatique.

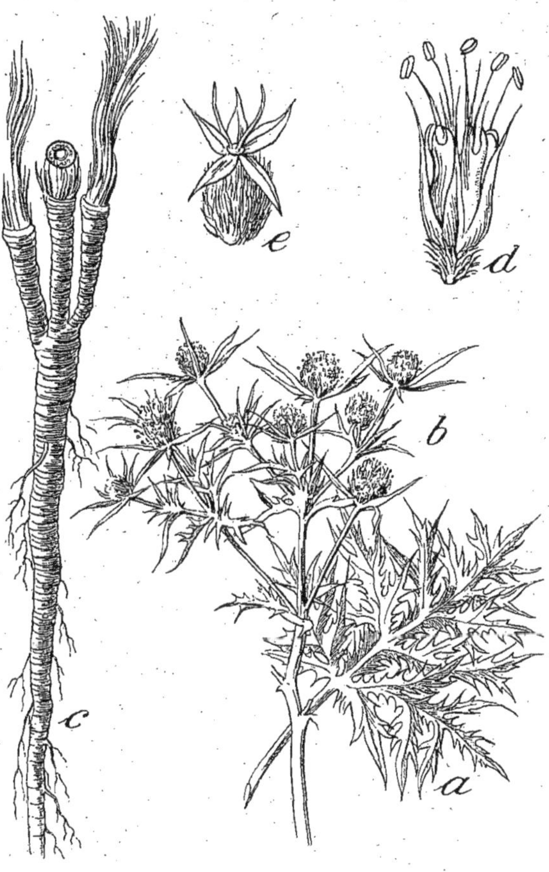

Panicaut. Eryngium campestre L.

a. Feuille. *b.* Partie supérieure d'une plante en floraison *c.* Racine. *d.* Fleur mâle. *e.* Fleur femelle.

Emploi. La décoction de 40 gr. de racine dans un litre d'eau est considérée comme diurétique et recommandée contre l'hydropisie. La racine elle même est bien connue en Suède et en Zélande comme faisant partie de l'alimentation populaire.

Mais feuilletons les livres des herboristes: «La racine du panicaut, bouillie dans du vin ou de l'hydromel, est dépurative, carminative, diurétique, emménagogue et elle se prend — généralement additionnée de 4 gr. de graines de panais — pour désopiler le foie et la rate, combattre la jaunisse et l'hydropisie, faciliter l'écoulement rénal et mensuel, distiller les calculs de la vessie et expulser les flatulences. Le produit de la distillation des jeunes feuilles est un dépuratif merveilleux du sang en même temps qu'un spécifique contre la fièvre quarte. Quant à la racine, on peut l'utiliser avec avantage en cataplasme sur les tumeurs et les enflures et aussi pour extirper des chairs les épines et les échardes. »

Pl. XLVI. Fig. I. Sanicula europæa L. Sanicle. Sanicle d'Europe. Herbe de Saint Laurent.

Racine vivace d'un brun noir, donnant naissance à des tiges dressées, nues ou presque nues, simples. Feuilles d'un vert foncé, presque toutes radicales, glabres, luisantes, longuement pétiolées, à 3-5 lobes cunéiformes incisés-dentés. Fleurs blanches ou rosées, la plupart mâles, disposées en ombelles au sommet des tiges, chaque rayon divisé en 3-5 rayons secondaires portant chacun un capitule de fleurs: les fleurs mâles brièvement pédicellées, les fleurs fertiles, sessiles. Rayons extrêmement allongés pendant la floraison; étamines très longues; fruits globuleux couverts d'épines crochues.

La sanicle est assez répandue; elle croît dans les bois, les buissons, les forêts ombragées et fleurit en mai-juin. Ses fleurs et ses feuilles se récoltent pour leur saveur astringente et légèrement saline.

Emploi. La sanicle, de par son astringence, jouissait autrefois de propriétés très vantées. Elle était considérée comme un vulnéraire d'une efficacité tout à fait remarquable, faisait partie de toutes ou presque toutes les lotions ou fomentations ou compresses vulnéraires, entrait — et entre encore par ses fleurs — dans la composition du thé suisse et figurait en outre, en bonne place, dans les officines des apothicaires. Aujourd'hui, la sanicle est tout à fait délaissée.

Ce n'est pas pourtant la faute des herboristes, car certains d'entre eux en on dit le plus grand bien. Oyez plutôt: « La sanicle, à l'intérieur comme à l'extérieur, est avant tout un vulnéraire aussi énergique que précieux; sa décoction dans l'hydromel combat avec avantage les flux de ventre et la dysenterie, dégage les poumons et les bronches et rend des services appréciables aux phtisiques en ce sens qu'elle arrête les crachements de sang. La poudre de sanicle, prise en vin avec du miel et du jus de réglisse, débarrasse l'appareil digestif de toutes les matières morbides et superflues qu'il peut contenir.» On le voit, la poudre, dans ce dernier cas, agirait comme purgatif léger.

Pl. XLVI. Fig. 2. Ache des marais. Apium graveolens L. Céleri des marais. Ache odorante.

L'ache des marais est une plante bisannuelle très aromatique, ressemblant étonnamment au céleri. Il n'y a là rien qui puisse surprendre outre mesure quand on sait que l'ache a donné naissance au céleri et que le céleri n'est rien d'autre qu'une ache aux propriétés modifiées par la culture.

Les tiges d'ache sont glabres, anguleuses, sillonnées, fistuleuses. Ses feuilles sont luisantes; les inférieures pinnatiséquées, à larges segments cunéiformes divisés en 2-3 lobes plus ou moins profonds et plus ou moins incisés; les supérieures ordinairement à trois segments trifides, cunéiformes ou entiers, lancéolés-linéaires. Ses fleurs sont petites, d'un blanc verdâtre et disposées en nombreuses ombelles presque sessiles de 6-12 rayons souvent décomposés. Ses fruits sont petits, brunâtres à la maturité, munis de côtes blanchâtres.

L'ache croît naturellement dans les terrains imprégnés de sel et sur les côtes maritimes, mais ne se trouve guère chez nous qu'accidentellement ou alors à l'état de culture. (Angleterre, France, Italie). Elle fleurit de juillet en septembre et ses racines se creusent en automne pour être conservées en cave; fraîches, ces dernières ont une saveur particulière, aromatique et âcre qu'elles perdent totalement par la cuisson.

Emploi. L'ache, malgré son odeur assez particulière et plutôt désagréable, semble avoir été fort goûtée des Anciens puisqu'ils s'en couronnaient le chef dans leurs festins. Elle faisait d'ailleurs partie des plantes offic.: ses graines entraient dans la composition des *quatre semences chaudes mineures* (ache, carotte, ammi, piment) et sa racine dans la préparation des *cinq racines apéritives majeures* (ache, asperge, fenouil, persil, petit-houx).

Bien que ces deux derniers produits soient aujourd'hui rayés du Codex, l'ache des marais, l'ache cultivée — la plante sauvage passe pour fort suspecte — n'a pas disparu de la médecine populaire: on lui accorde généralement des propriétés carminatives, apéritives et diurétiques qui la font encore

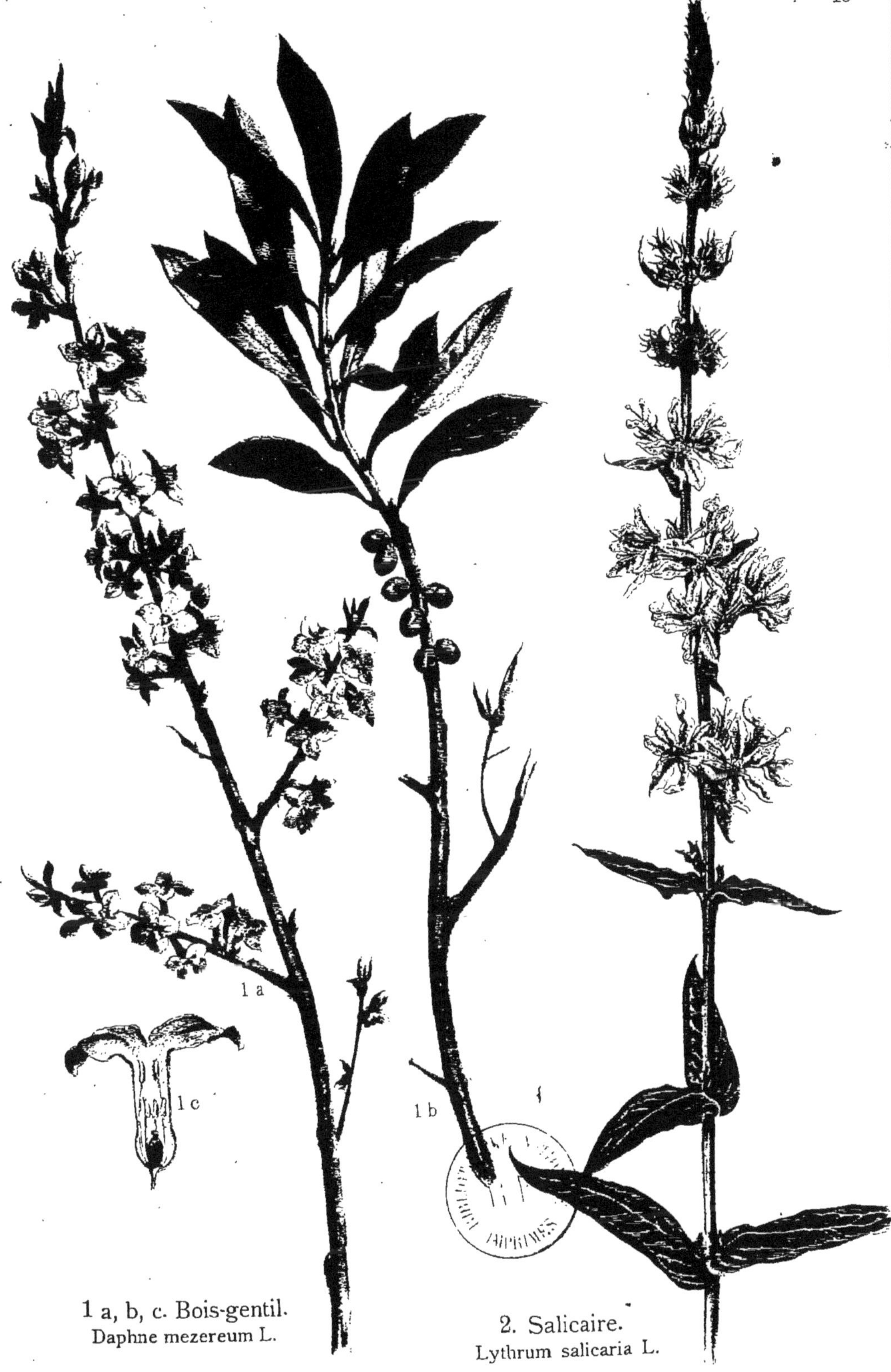

1 a, b, c. Bois-gentil.
Daphne mezereum L.

2. Salicaire.
Lythrum salicaria L.

entrer dans l'alimentation des personnes travaillées de goutte ou de calculs de la vessie; on en prescrit les feuilles (40 gr. en décoction dans un litre d'eau) coupées de lait et à jeun contre les catarrhes pulmonaires et les extinctions de voix, et on préconise son suc comme antiscorbutique, en remarquant toutefois que le raifort lui est en tous points préférable.

Pl. XLVII. Fig. I. Apium petroselinum L. Petroselinum sativum Hoff. Persil.

C'est une plante bisannuelle, à racine fusiforme, à tige dressée, striée, à rameaux effilés et dressés. Ses feuilles sont luisantes: les inférieures bipinnatiséquées, à segments ovales-cunéiformes, trifides, à lobes incisés ou dentés; les supérieures ordinairement à 3 segments entiers, lancéolés-linéaires. Ses fleurs, d'un jaune verdâtre, en ombelles pédonculées de 8-14 rayons environ, donnent naissance à un fruit brunâtre, ovoïde, à côtes blanchâtres.

Le persil est surtout cultivé pour l'usage culinaire: il n'est donc pas rare de le trouver à l'état subspontané dans le voisinage des habitations et et des jardins. Il a fourni plusieurs variétés parmi lesquelles on peut citer le persil *frisé* (feuilles crépues et frisées) et le persil à *larges feuilles* (racine charnue et saveur douce). Il fleurit en juin-juillet, mûrit en août. Toutes ses parties, la graine surtout, ont une odeur et une saveur aromatiques si caractérisques et si connues qu'il nous paraît parfaitement oiseux de nous y arrêter plus longtemps.

Emploi. Le persil paraît être connu depuis les temps les plus reculés. Dioscoride, médecin grec, dit déjà au commencement de notre ère que le persil «proufite aux inflammations des yeux, appliqué avec pain ou griottes, et adoucit les ardeurs d'estomach.» Pline, le fameux Pline à «l'Histoire naturelle» en 37 livres († 79), Pline le compilateur, nous apprend que le persil «ha une grâce péculière pour mettre dans les sauces». Galien, médecin de Marc-Aurèle et grand adversaire d'Hippocrate († 201), dit du persil qu'il «est fort agréable et à la bouche et à l'estomach».

La racine était partie constituante des *cinq racines apéritives majeures* de l'ancienne pharmacopée et la graine entrait dans la composition des *quatre semences chaudes mineures*. Le suc était administré à la dose 100-200 gr. par jour dans les cas de fièvre intermittente, les feuilles contre les calculs de la vessie et la jaunisse.

Le persil, c'est certain, jouit de propriétés médicinales incontestables. Ses feuilles pilées servent à faire des cataplasmes qu'on applique sur les seins comme antilaiteux, et elles passent en outre pour calmer presque instantanément la douleur causée par les piqûres des guêpes et des abeilles. Ses fruits font partie des *espèces diurétiques* des pharmaciens d'aujourd'hui (baie de genièvre 20, racine de bugrane 20, racine de livèche 20, racine de réglisse 20, pensée sauvage 10, anis vert 5, fruit de persil 5). Ils agissent en outre contre les flatulences (carminatif) et comme excitant léger du système nerveux. Cette dernière propriété est due à la présence d'un principe actif, l'*apiol*, qui rend des services précieux comme emménagogue (0,3 gr.) quand on en use pendant 4-5 jours avant l'apparition des menstrues.

Pl. XLVII. Fig. 2. Ciguë. Conium maculatum L. Grande ciguë. Ciguë commune. Ciguë tachetée. Cicuta major Lam.

La ciguë tachetée est une plante bisannuelle assez commune qui se rencontre aux bords des chemins, sur les décombres, dans les cimetières, dans le voisinage des habitations, dans les haies, au pied des murs. Elle est très vénéneuse, surtout dans les pays chauds: c'est la ciguë que les Athéniens administraient à leurs condamnés à mort, c'est la même ciguë que l'on fit prendre à Socrate et à Phocion.

La tige de la grande ciguë est assez élevée, striée, vigoureuse, creuse, ordinairement glauque, avec, sur sa partie inférieure, des taches arrondies rougeâtres. Ses feuilles sont très découpées et d'un vert sombre. Ses fleurs, petites, nombreuses, blanches, sont disposées en ombelles de 12-16 rayons environ. Elles donnent naissance à des fruits ovales, comprimés latéralement, dont le méricarpe présente 5 côtes nettement accusées, pâles, ondulées ou même sinueuses.

La ciguë fleurit de juin en août. On la récolte en juin-juillet en la débarrassant de ses tiges et de ses plus gros rameaux. Fraiche, elle a une odeur désagréable qu'un viel auteur a qualifiée de «pesante, fascheuse et puante», et, desséchée, une odeur de souris. Ses feuilles ont une saveur nauséeuse, amère, âcre, saline.

Emploi. La ciguë se trouve en pharmacie sous le nom de *Fructus Conii* (dose max. pro die: 1 gr.) où elle sert à la préparation d'un emplâtre, l'*Emplastrum Conii;* d'un extrait sec, l'*Extractum Conii duplex* (dose max. pro die: 0,25 gr.) et d'un extrait fluide, l'*Extractum Conii fluidum* (dose max. par jour: 0,5 gr.)

La ciguë a été utilisée avec succès comme calmant dans le traitement de la scrofule, des rhumatismes, des névralgies, des affections nerveuses, de la phtisie. Le cataplasme de feuilles de ciguë est d'un usage courant comme fondant et résolutif. La médication homéopathique l'emploie contre le cancer, la carie des os, l'herpès, la scrofule. On le voit, la ciguë est loin d'être dédaignée. Malgré tout, son administration à l'intérieur doit toujours être réservée au médecin.

Les empoisonnements par la ciguë sont heureusement assez rares; on les combat par des vomitifs, le café, le vinaigre, l'alcool, l'éther.

Pl. XLVII. Fig. 3. Petite ciguë. Aethusa cynapium L. Ethuse. Ciguë des chiens. Ethuse vénéneuse. Ciguë des jardins. Faux persil.

La petite ciguë croît dans les endroits frais des jardins, dans les champs et les lieux cultivés. On la prend assez souvent pour le persil dont elle se distingue pourtant aisément par ses tiges non maculées et rougeâtres à la base.

Aegopodium podagraria L. Egopode. Podagraire. Herbe aux goutteux. Pied de bouc.

Plante vivace à souche traçante, à tige glabre, dressée, fistuleuse, cannelée, rameuse au sommet. Feuilles radicales biternées ou à pétiole commun divisé en 3 branches portant chacune 3 folioles ovales-lancéolées, inégalement dentées, la foliole terminale quelquefois lobée; feuilles supérieures simplement triséquées. Fleurs blanches, petites; ombelles à rayons nombreux, sans involucres ni involucelles. La podagraire est très commune dans les vergers, les lieux frais et ombragés, trop commune même, puisqu'il n'est pas rare de la voir faire le désespoir du cultivateur. Elle fleurit de mai en juin. Ses feuilles sont nauséeuses et répandent, pour peu qu'on les froisse entre les doigts, une odeur désagréable et âcre.

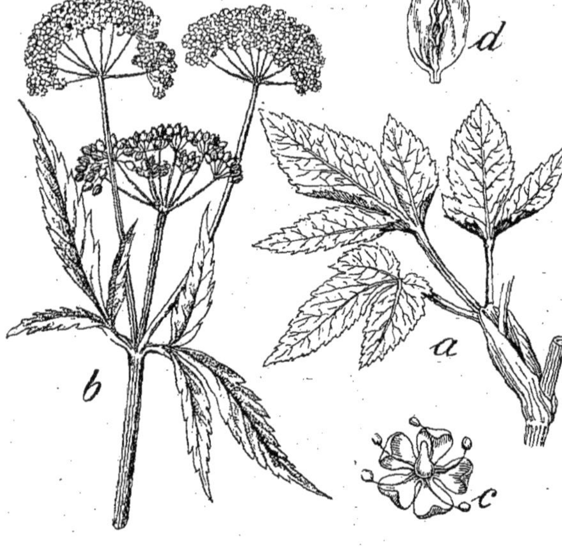

Podagraire. Aegopodium podagraria L.
a. Feuille caulinaire. *b.* Inflorescence. *c.* Fleur, grossie. *d.* Pétale, grossi.

Emploi. La podagraire a joui autrefois d'une haute réputation contre la goutte et la podagre. Aujourd'hui, elle est complètement inusitée, sauf toutefois en Suède, en Prusse et en Thuringe, où les feuilles printanières sont préparées en légume.

Pl. XLVIII. Fig. 1. Cicuta virosa L. Cicutaire. Ciguë aquatique. Persil des fous. Cicutaire vénéneuse.

Souche épaisse, donnant naissance à des fibres nombreuses, présentant intérieurement des cavités superposées séparées par des diaphragmes transversaux, et laissant échapper, quand

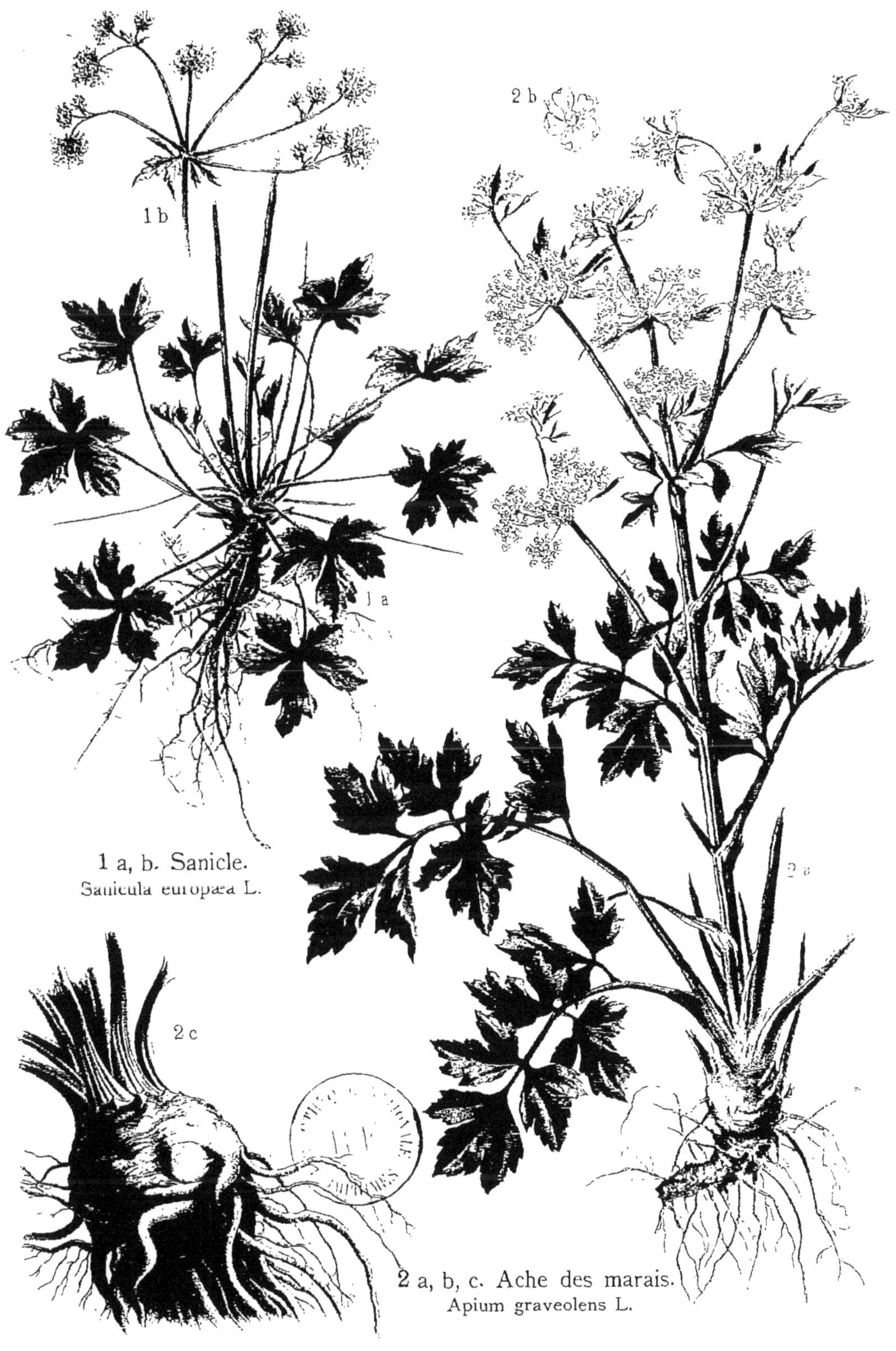

1 a, b. Sanicle.
Sanicula europæa L.

2 a, b, c. Ache des marais.
Apium graveolens L.

on l'entame, un suc jaunâtre très vénéneux. Tiges d'un mètre et plus, glabres, creuses, cylindriques et sillonnées. Feuilles très amples dans leur circonscription, tripinnatiséquées, à segments lancéolés-linéaires ou linéaires, aigus, fortement dentés en scie; les inférieures à pétioles très longs, fistuleux, épais. Fleurs blanches en ombelles à rayons nombreux s'allongeant beaucoup pendant la floraison. Involucelle à folioles linéaires. Fruit nu, comprimé latéralement, à commissure contractée.

La cicutaire, appelée encore *œnanthe*, croît dans les mares, les étangs, les lieux marécageux; elle fleurit de juillet en août et répand une odeur plutôt puante et même stupéfiante. Son suc est âcre et sa racine, très vénéneuse, a une saveur douceâtre rappelant fort celle du persil.

Emploi et danger. La ciguë aquatique, dont les fruits, en infusion de 4-16 grammes par litre d'eau, ont été prônés autrefois contre la toux et la phtisie à son début, n'est plus employée en médecine. Ahles rapporte que les empoisonnements provoqués par cette plante ne sont pas rares et qu'ils se produisent surtout lors d'inondations qui, ravageant le sol, font prendre sa racine pour des raves ou des racines de persil, de céleri ou d'acore. On raconte même que des enfants qui s'étaient confectionné des chalumeaux au moyen des tiges et qui avaient joué de ces instruments improvisés, sont morts empoisonnés. L'intoxication, due à un principe particulier, la *phellandrine*, se manifeste tout d'abord par une sorte d'inflammation bientôt suivie de vomissements et de convulsions violentes n'indiquant que trop une influence directe sur la masse cérébrale et la moëlle épinière. Le vinaigre, le camphre, tous les vomitifs, peuvent être employés comme antidotes.

La médication homéopathique emploie la *Cicuta virosa* contre la léthargie, les attaques d'épilepsie, la pituite, les étourdissements, l'affaiblissement de la vue.

Ammi majus L. Ammi commun. Ammi.

Plante annuelle à tige pouvant atteindre 50 cm., glabre, flexueuse, très rameuse, striée. Feuilles glaucescentes et de forme très variable, pinnati- ou bipinnatiséquées, à segments oblongs ou lancéolés, dentés ou incisés-dentés, à dents raides, mucronées; les inférieures quelquefois à trois segments ou même réduites au segment terminal, les supérieures bipinnatiséquées à segments linéaires et dentés. Fleurs blanches en ombelles à rayons nombreux, capillaires. Fruits brunâtres, à côtes blanchâtres.

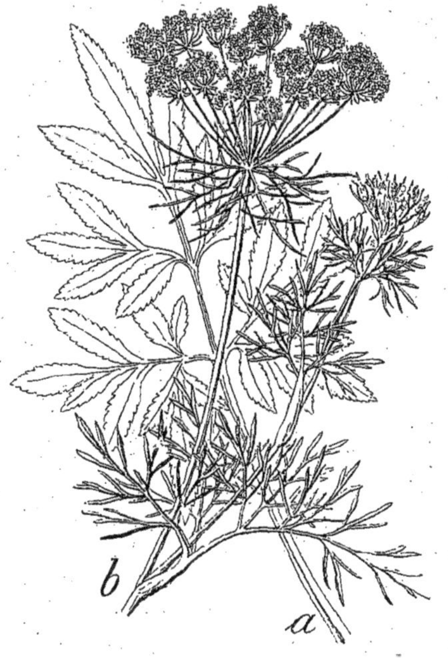

Ammi. Ammi majus L.
a. Feuille caulinaire. *b.* Inflorescence.

L'ammi est une plante fugace qui se colporte çà et là avec les graines de luzerne et qui ne mûrit que dans les étés très chauds. Il fleurit de juillet en octobre; ses graines ont une odeur et une saveur aromatiques.

Emploi. L'ammi faisait autrefois partie des *quatre semences chaudes mineures*. Ses effets sont à peu de chose près les mêmes que ceux du cumin, de l'anis, du fenouil et du persil.

Cerfeuil. Anthriscus cerefolium L.

Plante annuelle, dont la tige, striée, rameuse, pubescente au-dessus des nœuds, peut atteindre 50 cm. de hauteur. Feuilles à nervures légèrement poilues, à segments courts, à lobes incisés ou entiers, obtus. Fleurs blanches disposées en ombelles. Fruit linéaire, lisse, d'un noir olivâtre à maturité, à bec égalant à peine la moitié du méricarpe et porté sur un pédicelle court, raide et épais.

Le cerfeuil est originaire de l'Europe méridionale et naturalisé en plusieurs endroits. Il croît de préférence dans les haies, dans les vignes, dans le voisinage des lieux cultivés et se sème fréquemment pour l'usage domestique. Il fleurit de mai en juin, mûrit en août-septembre. Son odeur et sa saveur sont toutes deux aromatiques, agréables.

Emploi. Le cerfeuil est avant tout un condiment et un aliment, non seulement pour l'homme, mais encore pour les volatiles, car les jeunes oies, les canards, les oiseaux en général, le recherchent avec avidité. Il fut l'une des bases du *suc d'herbes* et fait encore partie du fameux *bouillon aux herbes* qu'il est d'usage de prendre après tout purgatif dans les campagnes (feuilles d'oseille 125, feuilles de laitue 60, feuilles de poirée 30, eau 1250, sel de cuisine 20, beurre frais 20). On le recommande en cataplasme à appliquer sur les seins pour arrêter la sécrétion mammaire; on l'a préconisé jadis en décoction dans du vin pour distiller les calculs de la vessie et faciliter l'écoulement menstruel, en suc relevé de marrube contre la jaunisse, en électuaire contre la toux, en bouillons contre les flatulences. Nous ajouterons que l'on se trouve bien, dans les affections hémorroïdales, d'exposer la partie malade aux vapeurs d'une décoction de cerfeuil.

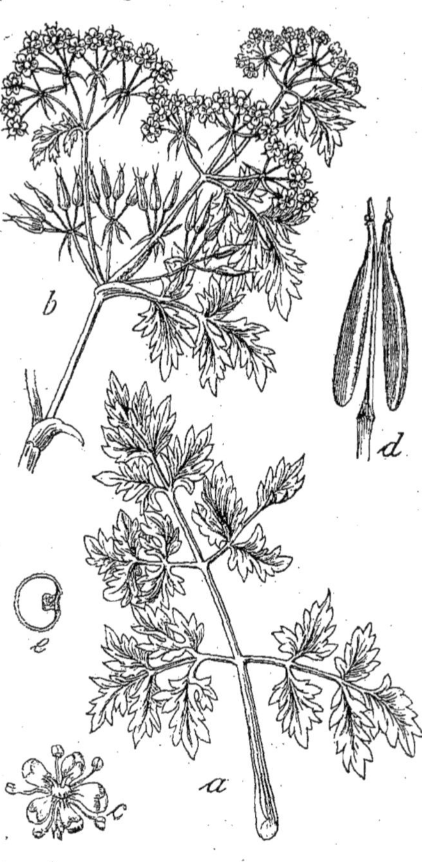

Cerfeuil. Anthriscus cerefolium L.
a. Feuille. *b.* Ombelle florifère. *c.* Fleur, grossie. *d.* Fruit. *e.* Coupe d'un méricarpe.

Pl. XLIX. Fig. I. Carvi. Carum carvi L. Carvi commun. Cumin des prés.

Plante bisannuelle à racine fibreuse et fusiforme. Tige rameuse dès la base, glabre, anguleuse-striée, un peu flexueuse. Feuilles bipinnatiséquées, à circonscription oblongue: les radicales dilatées à la base en une large gaine blanchâtre, à segments pinnatifides; les supérieures plus réduites. Ombelles à rayons inégaux très redressés à la maturité. Involucre le plus souvent nul; involucelle nul ou presque nul.

Le carvi croît dans les prés secs, les pâturages, les prairies montueuses; on le cultive en Saxe et il abonde dans une grande partie de la France, surtout dans la région montagneuse. Il fleurit de mai en juillet, mûrit de juillet en août.

On en récolte les fruits et quelquefois aussi la racine. Les premiers ont une odeur aromatique très prononcée et une saveur analogue, quelque peu piquante.

Emploi. Les graines de carvi faisaient déjà partie des *quatre semences chaudes majeures* de l'ancienne pharmacopée (anis, fenouil, coriandre, carvi) et elles figurent encore au Codex d'aujourd'hui. Elles sont stomachiques, stimulantes, aromatiques, diurétiques et servent à la préparation d'une huile volatile connue sous le nom d'*Oleum Carvi.*

L'homme s'accomode facilement de sa racine qui se mange comme celle du céleri-rave. Les graines, dans les pays du Nord, se mêlent au pain, au fromage, à la charcuterie, qu'elles aromatisent et rendent d'une digestion plus facile. Les distillateurs les incorporent aux eaux-de-vie de grains et à maintes liqueurs de table pour leur donner une saveur plus piquante en même temps qu'un parfum très agréable.

L'infusion de carvi (2-4 gr. de graines par

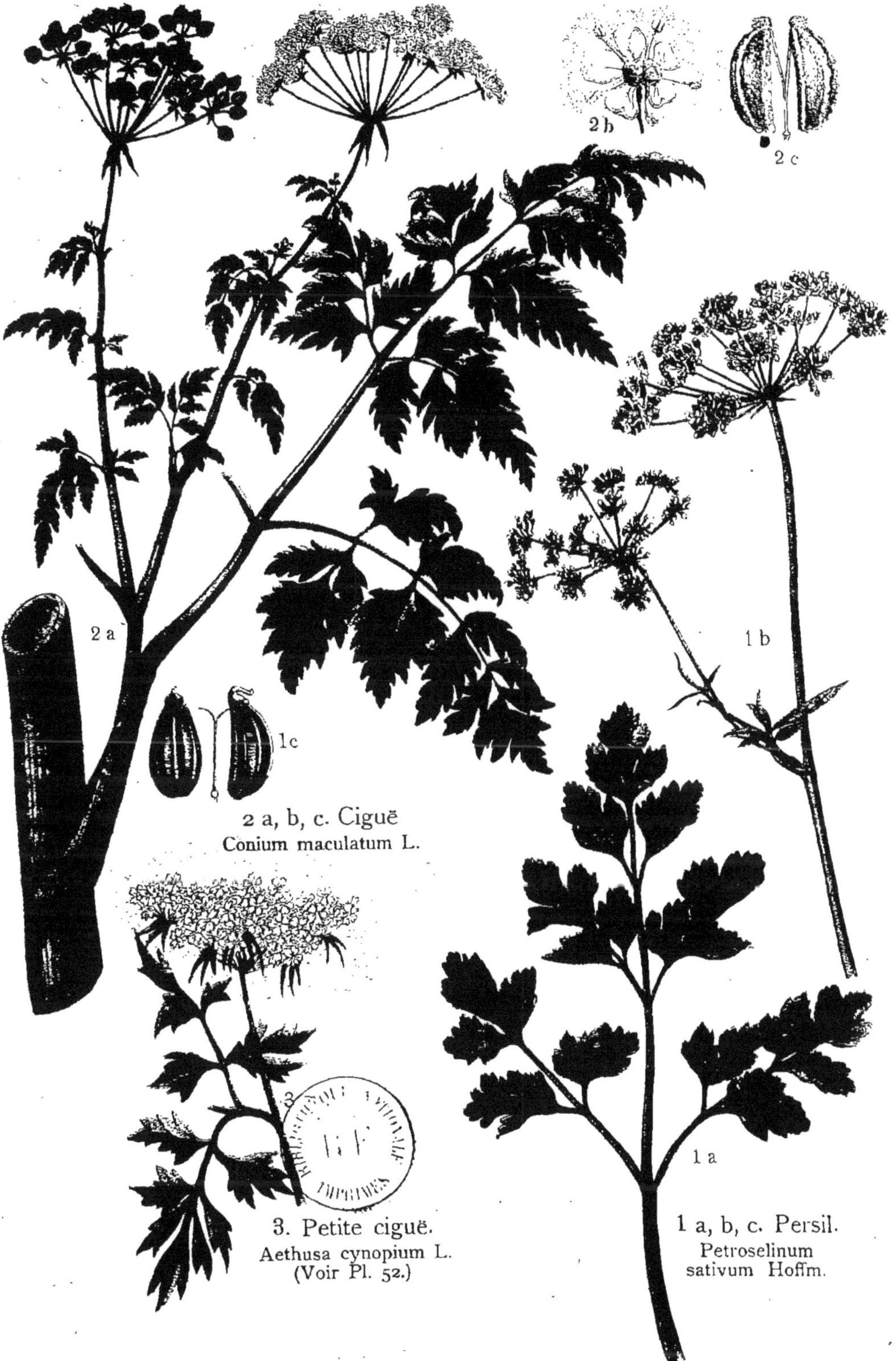

2 a, b, c. Ciguë
Conium maculatum L.

3. Petite ciguë.
Aethusa cynopium L.
(Voir Pl. 52.)

1 a, b, c. Persil.
Petroselinum
sativum Hoffm.

litre d'eau) est utilisée contre les coliques, pour augmenter la sécrétion mammaire et faciliter l'écoulement menstruel.

L'huile de carvi est fluide, incolore ou légèrement jaunâtre. Elle s'obtient par la distillation des graines du carvi et se prescrit à la dose de 3-10 gouttes à l'intérieur, contre l'inappétence et les crampes d'estomac. A l'extérieur, elle sert de liniment.

Les anciens herboristes reconnaissent au carvi des propriétés digestives, carminatives, aromatiques, diurétiques, et, comme le curé Kneipp, en font un succédané de l'anis. Ils l'emploient en outre, mouillé de vin chaud, en cataplasmes contre les maux d'oreilles et le mal de dents.

Qu'il nous soit permis d'indiquer ici deux remèdes préconisés çà et là par les sages-femmes. Le premier tend à prévenir et à combattre le rachitisme infantile et consiste à frictionner soir et matin la poitrine et les flancs du patient avec un mélange d'huile de carvi, d'huile de serpolet et d'huile de camomille. Le second — qui ne doit dans tous les cas être pratiqué que par une personne tout à fait saine — consiste à mâchonner une cuillerée à café de graines de carvi et à insuffler l'haleine ainsi aromatisée aux petits enfants atteints de convulsions.

Pl. XLIX. Fig. 2. Anis. Pimpinella anisum L. Anis vert.

L'anis est originaire d'Orient. On le cultive dans les contrées méridionales, en France surtout, ainsi qu'en Thuringe et dans le voisinage de Magdebourg. C'est une plante annuelle dont les feuilles inférieures, 3-foliolées, sont à segments cunéiformes incisés, dont les feuilles radicales sont ordinairement réduites au segment terminal et dont les grandes ombelles blanches donnent naissance, en août, à des fruits ovales, pubescents, grisâtres, sillonnés de côtes plus claires et lisses.

L'anis fleurit de juin en août. Ses graines ont une odeur fortement aromatique et une saveur agréable, très aromatique, légèrement douceâtre.

Emploi. L'anis vert, qui faisait autrefois partie des *quatre graines chaudes majeures* des anciens apothicaires, se trouve aujourd'hui dans les pharmacies sous le nom de *Fructus Anisi*. C'est un carminatif, un stimulant, un antispasmodique, un aromate, un diurétique, et, dit-on, un vermifuge (enfants), un emménagogue et un lactifère.

Les graines d'anis servent souvent à aromatiser certaines préparations pharmaceutiques, et leur essence, plus parfumée encore, entre dans la fabrication de la plupart des eaux dentifrices et de nombre de liqueurs de table: anisette, vespétro, absinthe, etc. Elles font partie des *espèces purgatives* (feuille de séné 4 parties, fleur de sureau 3, anis vert 1, fenouil 1, sel de seignette 1), des *espèces diurétiques* de la pharmacopée moderne, de l'*esprit d'ammoniaque anisé* et servent à la préparation d'une huile volatile connue sous le nom d'*Oleum Anisi*. Cette dernière est incolore ou légèrement jaunâtre, très réfringente, stimulante, tonique, antispasmodique et carminative. Elle se prend à la dose de 4-7 gouttes sur un morceau de sucre, remplaçant ainsi l'infusion théiforme des graines (8-16 gr. dans un litre d'eau) ingérée dans le même but. On la mélange avec 10 parties de graisse pour en faire une pommade contre les poux et on l'utilise en liniment en l'additionnant de 20-50 parties d'huile d'olives ou de lin.

D'après les anciens herboristes, l'anis nettoie, réchauffe, tonifie les intestins. Pris dans de l'eau ou en vin, utilisé en compresses ou en cataplasmes, il fait disparaître les ballonnements et les flatulences du tube digestif, les mucosités des bronches, du foie et de la matrice, les fleurs blanches, les affections goutteuses et rend ainsi service aux catarrheux, aux asthmatiques, aux hydropiques, aux goutteux, ainsi qu'aux personnes affligées d'une haleine fétide. Il ouvre, en outre, les canaux lactifères des nourrices et n'est pas sans efficacité sur les femmes en mal d'enfant. Mais n'allons pas plus loin dans ce domaine et donnons plutôt, pour terminer, une recette assez facile pour préparer soi-même la liqueur alcoolique connue sous le nom d'*anisette*.

Pour la préparer, on dissout dans 1150 gr. d'alcool: 3 gr. d'essence de badiane, $^1/_2$ gr. d'essence de néroli, $^1/_2$ gr. d'essence de bigarade, $^1/_2$ gr. d'essence de cannelle, 1 gr. d'essence d'anis, 1 gr. d'essence de muscade, 1 gr. de teinture de vanille; on filtre; on ajoute 3500 gr. de sirop de sucre et... l'anisette est faite.

Pl. L. Fig. 1. Pimpinella magna L. Boucage. Grande pimprenelle.

Plante à longue racine vivace; à tige anguleuse-sillonnée; à feuilles pinnatiséquées d'un vert sombre luisant, assez grandes, variables, à segments ovales ou ovales-lancéolés, dentés, à dents mucronées; segments inférieurs pétiolés, le supérieur ordinairement trilobé; feuilles supérieures à segments plus étroits. Fleurs blanches disposées en ombelles penchées avant la floraison, à rayons plus ou moins nombreux et presque égaux. Involucre et involucelle nuls,

La grande pimprenelle est très commune dans les prairies montagneuses sèches ou humides de l'Europe où elle fleurit de juin en août.

Pl. L. Fig. 2. Pimpinella saxifraga L. Petit boucage. Petit persil de bouc.

Plante vivace à longue racine d'un jaune brunâtre à l'extérieur, à tige cylindrique finement striée. Feuilles dissemblables, pinnatiséquées; les inférieures à segments suborbiculaires, ovales ou oblongs, dentés ou incisés; les caulinaires à segments plus étroits, incisés; les supérieures a segments linéaires ou souvent réduites au pétiole élargi. Fleurs blanches portées sur des pédoncules glabres et disposées en ombelles à rayons plus ou moins nombreux.

Le petit boucage affectionne le bord des chemins, les collines et les pâturages secs où il fleurit de juin en octobre.

On récolte les racines des deux boucages au printemps ou dans les derniers jours d'automne. Elles ont une odeur aromatique très particulière et une saveur d'abord aromatique, puis âcre et brûlante.

Emploi. La racine de boucage sert souvent de masticatoire dans les cas de paralysie de la langue, de gargarisme dans l'enrouement et les affections de la gorge en général, et même d'électuaire dentaire. Elle jouit de propriétés émollientes, stimulantes, sudorifiques, pectorales, favorise la digestion et débarrasse les bronches des glaires et des mucosités qu'elles renferment. On la trouve dans toutes les pharmacies sous le nom de *Radix Pimpinellæ* et elle sert à la préparation d'un extrait (*Extractum Pimpinellæ*) et d'une teinture (*Tinctura Pimpinellæ*). Cette dernière se prépare avec une partie de racine pulvérisée et 5 parties d'alcool à 8 $^0/_0$; c'est un remède estimé qui se prend à la dose de 20-40 gouttes sur du sucre contre l'enrouement, les angines et les affections catarrhales à leur début.

La racine de boucage faisait partie de la fameuse Thériaque: c'est dire qu'elle a joué un grand rôle comme remède prophylactique lors des épidémies pestilentielles du moyen-âge. Elle passe encore, dans quelques contrées, pour ouvrir les vaisseaux lactifères et favoriser l'écoulement menstruel.

Les anciens herboristes en font une panacée. Ils la prennent en poudre, en infusion, en électuaire, en décoction dans l'eau, en vin, pilée, distillée, contre toutes sortes de maux dont les moindres sont les flatulences de l'appareil digestif, les embarras de matrice, les calculs de la vessie et des reins, les contusions, les blessures, les rétentions d'urine, les affections des organes de la vue, les crampes musculaires. Et ils ajoutent que le boucage est emménagogue et qu'il est surtout lactifère, puisque les mères qui en portent sur le sein se voient forcées de l'enlever au bout de 6 heures déjà, tellement la sécrétion mammaire, dans ce laps de temps, s'est faite puissante et débordante.

Anethum graveolens L. Aneth puant. Fenouil bâtard.

Plante annuelle dont la racine pivotante et grêle, donne naissance à une tige solitaire d'environ 80 cm., glabre, glauque, fistuleuse, plus ou moins rameuse et finement striée de vert et de blanc. Feuilles décomposées en lanières fines, capillaires. Fleurs d'un jaune doré, grandes, disposées en ombelles très amples de 20-35 rayons et dégageant une odeur forte et désagréable. Fruit brun, ovale-orbiculaire, garni d'un rebord blanc.

Originaire d'Orient, l'aneth est fréquemment cultivé chez nous et souvent subspontané dans les vignes, au bord des chemins ou parmi les céréales de l'Europe méridionale. Son aspect extérieur est celui du fenouil dont il se distingue par la nature de son fruit. Il fleurit de juin en septembre.

Emploi. L'aneth jouit de propriétés analogues à celles du carvi et du fenouil. Ses graines sont carminatives et stimulantes à la dose de 4-8 gr. pour un litre d'eau. Les anciens herboristes disent que ses fruits ou ses sommités fleuries, cuits dans du vin ou dans de l'eau, facilitent singulièrement la sécrétion mammaire, chassent les flatuosités de l'estomac ou des intestins, règlent les selles, favorisent la digestion et l'écoulement de l'urine. Ils le mêlent à l'huile d'olives pour l'utiliser en cataplasme résolvant sur les tumeurs et donnent aux femmes sujettes aux douleurs de matrice le conseil d'exposer la partie souffrante à la vapeur d'une décoction d'aneth dans de l'eau.

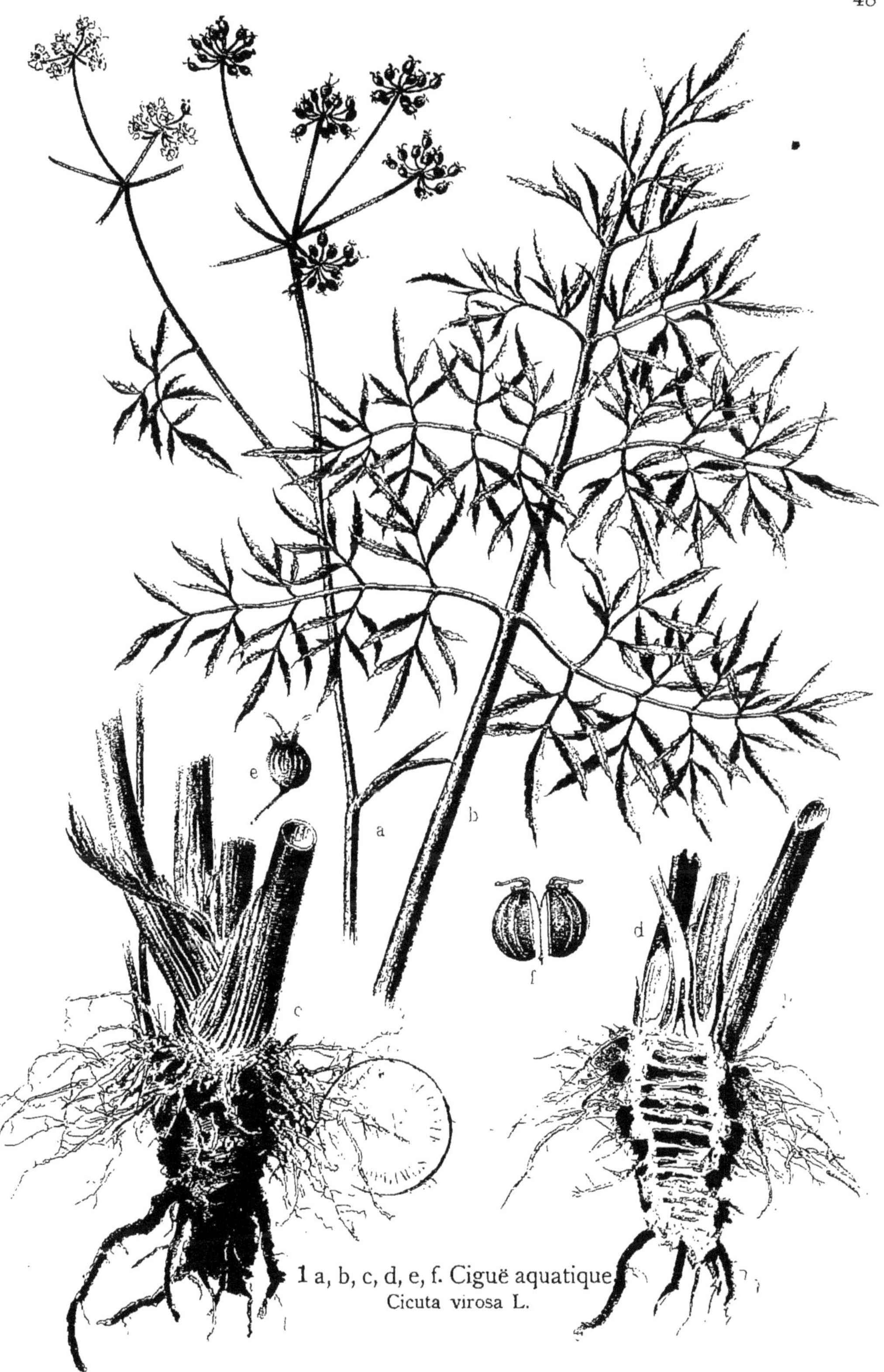

1 a, b, c, d, e, f. Ciguë aquatique
Cicuta virosa L.

Pl. LI. Fig. I. Fenouil. Anethum fœniculum L. Fœniculum officinale Allioni.

Le fenouil est une plante vivace dont la racine, pivotante et épaisse, émet plusieurs tiges de la hauteur d'un homme, robustes, glabres, striées, fistuleuses. Ces tiges portent des feuilles d'un bleu verdâtre, canaliculées en dessous, et décomposées en segments linéaires, filiformes, très allongés. Fleurs jaunes, en ombelles très amples, à pétales entiers, arrondis, enroulés en dedans et tronqués. Fruit presque cylindrique, formé de deux carpelles à cinq côtes.

Le fenouil est indigène de l'Europe méridionale. On le rencontre dans les vignes, dans les carrières, sur les collines et dans les jardins. Il fleurit de juillet en octobre, mûrit en septembre-octobre. Ses graines ont une odeur agréable d'anis et une saveur analogue.

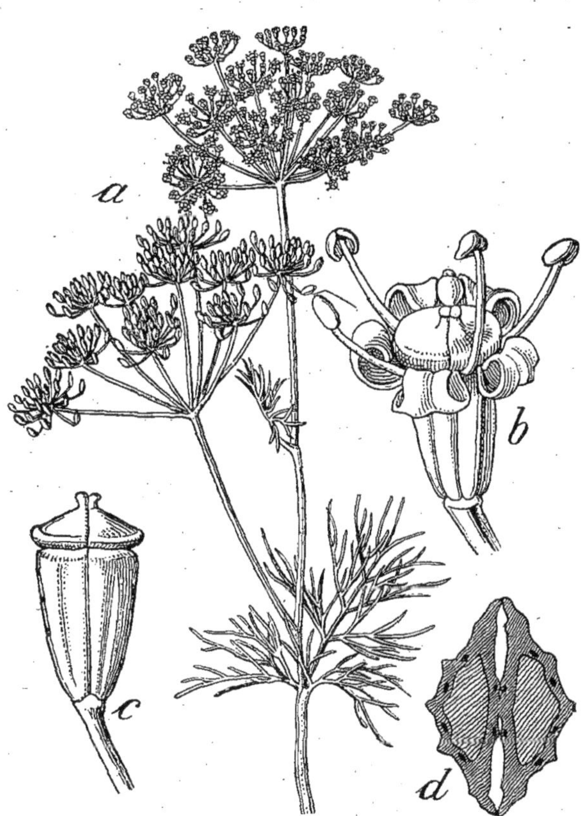

Aneth puant. Anethum graveolens L.
a. Partie supérieure d'une plante en floraison. *b.* Fleur grossie. *c.* Pistil grossi. *d.* Coupe transversale du fruit grossi.

Emploi. Dans le S-E. et le midi de la France, on attribue aux tiges et aux feuilles la propriété de faire produire beaucoup de lait aux vaches et aux brebis et l'on prétend que les lapins nourris de fenouil ont une chair exquise. Les graines sont recueillies un peu avant la maturité pour les faire entrer dans la composition du ratafia et il est peu de liqueurs de table ou de vins stomachiques qui n'en renferment.

Les graines étaient autrefois partie constituante des *quatre graines chaudes majeures* (anis, carvi, coriandre, fenouil) de l'ancienne pharmacopée et les racines figuraient, avec celles de persil, de petit houx, d'ache et d'asperge, parmi les *cinq racines apéritives majeures*.

D'une manière générale, le fenouil jouit des mêmes propriétés que l'anis. C'est un carminatif, un stimulant, un aromate, un stomachique, et, prétend-on, un lactifère et un emménagogue. Ses graines figurent au Codex sous le nom de *Fructus Fœniculi*. Elles servent à la préparation d'une eau de fenouil (*Aqua Fœniculi*), d'une huile volatile de fenouil (*Oleum Fœniculi*), d'une teinture de fenouil composée (*Tinctura Fœniculi composita*). Elles font partie des espèces purgatives (*Species laxantes*), des espèces pectorales (*Species pectorales*), du sirop de manne (*Sirupus Mannæ compositus*), de l'élixir pectoral (*Elixir pectorale:* suc de réglisse purifié 2 parties, eau de fenouil 6, esprit d'ammoniaque anisé 2), dont le nom indique suffisamment l'emploi.

Le curé Kneipp s'étend assez longuement sur les mérites du fenouil.

Les graines de fenouil, dit-il, ne doivent faire défaut dans aucune pharmacie de famille, parce que le mal qu'elles soulagent survient très fréquemment: je veux parler des coliques venteuses et des spasmes. Sans retard la mère de famille fait cuire, pendant 5-10 minutes, une cuillerée de fenouil dans une tasse de lait et donne au malade la potion aussi chaude possible: la réaction est habituellement rapide et excellente; la chaleur s'étend vite par tout le corps, calmant les spasmes et faisant cesser les coliques. La poudre de fenouil, semée sur les aliments, chasse les flatulences, les gaz de l'estomac et des régions inférieures. Ceux qui ont mal aux yeux savent que le fenouil donne une bonne eau ophtalmique: on fait une décoction d'une demi-cuillerée de fenouil en poudre et on s'en lave journellement trois fois les yeux. Les vapeurs de fenouil, dirigées sur les yeux, ont une action plus dépurative et plus fortifiante encore.

Écoutons maintenant les anciens herboristes: le fenouil favorise la digestion, active la sécrétion mammaire, chasse vents et flatuosités; il excelle, en vin, pour combattre les affections des reins et de la vessie, les calculs, les rétentions d'urine, les embarras du foie et de la rate, les menstrues rebelles; ses graines pilées sont mêlées avec avantage au lait des petits enfants privés du sein maternel, et les hydropiques, les sujets atteints de spasmes ou de convulsions ou de crampes, se trouveront bien d'une décoction de racine de fenouil dans du vin. Le suc de fenouil, la salive de fenouil, l'haleine aromatisée au fenouil, sont autant de remèdes ophtalmiques, et la racine, ramollie dans du vin bouillant, est un cataplasme excellent à appliquer sur les abcès des seins.

Ajoutons qu'une variété de fenouil, dite *fenouil doux*, est cultivée surtout en Italie comme plante potagère. On en fait blanchir les tiges en fosse, en les buttant ou en les couvrant de litière, et on les mange, soit crues comme les artichauts à la poivrade, soit cuites et accommodées à la manière du céleri, du cardon.

Pl. LI. Fig. 2. Phellandrie. Phellandrium aquaticum L. Oenanthe phellandrium Lamark. Fenouil d'eau. Ciguë aquatique.

Racine bisannuelle, fusiforme, souvent stolonifère. Tige épaisse, très renflée vers le bas, fistuleuse, striée, très rameuse et donnant naissance, aux nœuds inférieurs, à des verticilles de fibres. Feuilles très amples, bi-tripinnatiséquées, à segments divariqués, ovales, très petits, incisés; les inférieures submergées, divisées en segments capillaires multifides. Ombelles plus ou moins brièvement pédonculées, à 6-10 rayons. Ombellules à fleurs toutes pédicellées. Fruits à côtes, pédicellés, ovales-oblongs.

La ciguë aquatique croît dans les mares, dans les fossés et dans les marécages où elle atteint 0,6-1,2 m. de hauteur. Elle fleurit en juillet-août et mûrit en septembre. Ses graines ont une odeur particulière, forte, désagréable, et une saveur âcre, repoussante.

Emploi. L'ancienne pharmacopée wurtembergeoise préconisait les graines comme exulcérantes à l'extérieur, et, à l'intérieur, comme remède efficace contre la phtisie à ses débuts et la fièvre intermittente. Gmelin ajoute quelque part que la phellandrie est un spécifique contre la morve et les blessures extérieures des chevaux, et Lange la recommande, à la dose d'une cuillerée pleine de poudre sur du pain ou du beurre non salé, contre toutes les blessures fraîches ou anciennes, contre les contusions, les fractures, les ulcères, les abcès, les affections cancéreuses, les crachements de sang, la phtisie, l'asthme, les maux de matrice, le scorbut, la fièvre intermittente, les flatuosités, les hernies inguinales. C'est prétendre beaucoup.

Nous devons toutefois à la vérité d'ajouter que les fruits sont encore utilisés dans les campagnes pour combattre la toux et la phtisie à ses débuts (0,5-2 gr. en infusion), ainsi que le goître des chevaux (20-40 gr.)

Pl. LII. Fig. 1. Ethuse vénéneuse. Aethusa cynapium L. Petite ciguë. Ciguë des chiens. Ciguë des jardins. Faux persil.

Plante annuelle finement striée, plus ou moins rameuse et très variable dans ses caractères. Feuilles d'un vert foncé et luisant en dessus, bitripinnatiséquées, à segments ovales-lancéolés, rhomboïdaux ou triangulaires, profondément incisés-lobés; les supérieures bipinnatiséquées, atteignant ou dépassant quelquefois les ombelles. Fleurs blanches à pétales obovales, échancrés, avec une languette infléchie. Involucelles ordinairement à 3 folioles linéaires-subulées plus longues que l'ombellule et déjetées en dehors d'un seul côté.

La petite ciguë croît comme mauvaise herbe d'environ 60 cm. de hauteur dans les lieux cultivés, dans les jardins et sur les décombres. Sa taille se réduit considérablement quand elle pousse parmi les céréales, ce qui ne l'empêche nullement d'arriver à floraison et même de donner des graines. Ses feuilles, écrasées entre les doigts, répandent une odeur nauséeuse désagréable.

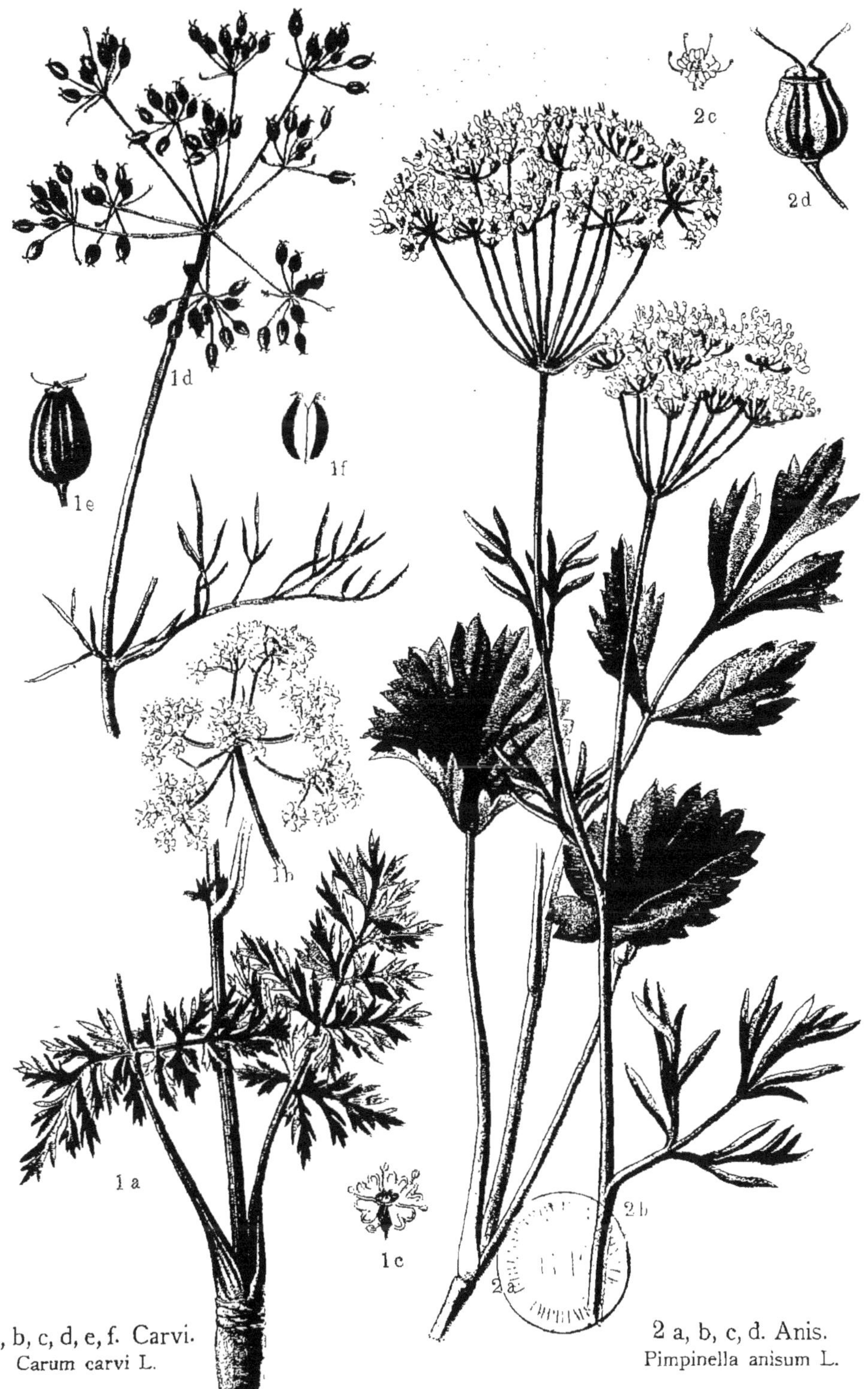

1 a, b, c, d, e, f. Carvi.
Carum carvi L.

2 a, b, c, d. Anis.
Pimpinella anisum L.

Danger. Si nous mentionnons ici la petite ciguë, plante vénéneuse dont on aura soin de se garder, c'est plutôt pour la différencier un peu mieux du persil et du cerfeuil avec lesquels on la confond souvent. N'oublions donc pas: que tous les plants de petite ciguë fleurissent puisqu'ils sont annuels; que les trois folioles linéaires des involucelles sont déjetées en dehors d'un seul côté; que les feuilles sont étroites et d'un vert pâle luisant en dessous; que son odeur est désagréable.

Ahles dit que les empoisonnements dus à la petite ciguë, et le plus généralement à ses racines, étaient autrefois beaucoup plus fréquents qu'aujourd'hui.

Hochstetter ajoute que toutes les parties de la plante ont des propriétés stupéfiantes pouvant causer des désordres graves dans l'organisme et même la mort, et Gmelin la compare volontiers, dans ses effets, à la ciguë tachetée dont nous connaissons les propriétés meurtrières.

Pl. LII. Fig. 2. Meum athamante. Athamanta meum L. Meum athamanticum Jacquin. Baudremoine. Fenouil des Alpes.

Racine vivace, couverte à la base par les nervures persistantes des feuilles anciennes desséchées, fusiforme, charnue, blanche à l'intérieur, brune extérieurement. Tiges striées, dressées, glabres, presque nues et peu rameuses au sommet. Feuilles presque toutes radicales, à segments très fins, capillaires, mucronés; segments secondaires sessiles, d'apparence verticillée. Fleurs d'un blanc jaunâtre en ombelles de 6-12 rayons très inégaux après la fructification. Involucre nul ou à 1-2 folioles. Fruit allongé à cinq côtes.

Le meum croît sur les pâturages montagneux et alpins où il fleurit de juin en août. On récolte ses graines en août, la partie aérienne pendant la floraison et sa racine en automne.

Toute la plante a une odeur fortement aromatique qui s'accentue encore quand on la froisse entre les doigts.

Emploi. La racine (*Radix Mei*) était autrefois offic. à cause de ses propriétés stimulantes et carminatives. Elle faisait même partie de la *Thériaque*, le fameux médicament aux 71 drogues, inventé, dit-on, par Mithridate, et considéré longtemps comme souverain contre les morsures des animaux venimeux.

A en croire les anciens herboristes, la décoction de racine dans du vin jouissait de propriétés éminemment diurétiques et carminatives qui la rendraient recommandable contre les flatulences, les gargouillements intestinaux et les embarras de matrice. Les vapeurs de meum ou les bains de racine de meum auraient des effets emménagogues marquants, et on aiderait fort aux enfants qui urinent avec peine en leur appliquant chaud, sur la vessie, un cataplasme fait de racine de meum, de vin blanc et d'huile d'olives.

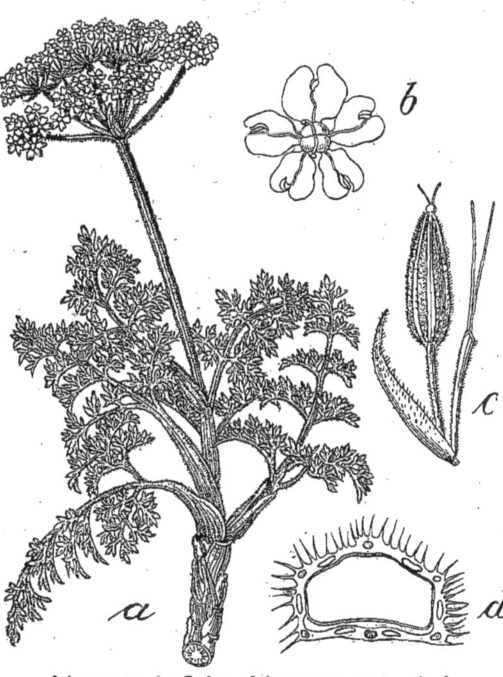

Athamante de Crête. Athamanta cretensis L.
a. Plante entière, réduite. *b*. Fleur vue de dessus. *c*. Fruit. *d*. Coupe d'un méricarpe.

Athamante de Crête. Athamanta cretensis L.

C'est une plante blanchâtre à souche épaisse, vivace, noueuse, rugueuse et brune. Ses tiges sont ordinairement velues, dressées, cylindriques, striées; ses feuilles sont tripinnatiséquées, à segments très menus, linéaires-acuminés, hérissés-velus, et ses fleurs blanches sont disposées en ombelles de 6-12 rayons environ. Involucre à 3-5 folioles linéaires; involucelle à 5-7 folioles oblongues-lancéolées, cuspidées et largement membraneuses sur les bords. Fruits hérissés de poils étalés, oblongs et garnis de côtes.

L'athamante ne prospère que sur les rochers calcaires (Ile de Crête, Alpes, Jura). Elle fleurit en juillet-août et possède une odeur et une saveur très aromatiques.

Emploi. Elle faisait autrefois partie de la Thériaque. Gmelin prétend que ses graines sont sudorifiques, diurétiques, carminatives, emménagogues, et Mathiolus la préconise contre les vieux rhumes, les gargouillements intestinaux, les flatulences et le venin des araignées.

Silaus des prés. Silaus pratensis Besser. Peucedanum Silaüs L. Fenouil des chevaux. Brise-pierre. Seseli selinoïdes Jacq.

Racine vivace, simple, charnue, munie d'une touffe de filaments; tiges de 60-90 cm. de hauteur, anguleuses, striées, glabres, rameuses; feuilles inférieures tri-quadripennatiséquées, à segments linéaires-lancéolés, les latéraux entiers ou bipartits, les terminaux ordinairement trifides, à bords denticulés-scabres, à nervures transparentes; feuilles supérieures réduites à quelques segments ou au pétiole engainant; ombelles d'un jaune verdâtre; involucre nul ou à 1-2 folioles; involucelles à plusieurs folioles linéaires bordées de blanc; fruits oblongs, aromatiques, à côtes saillantes quelque peu ailées... tel est, dans ses grandes lignes, le cliché du botaniste.

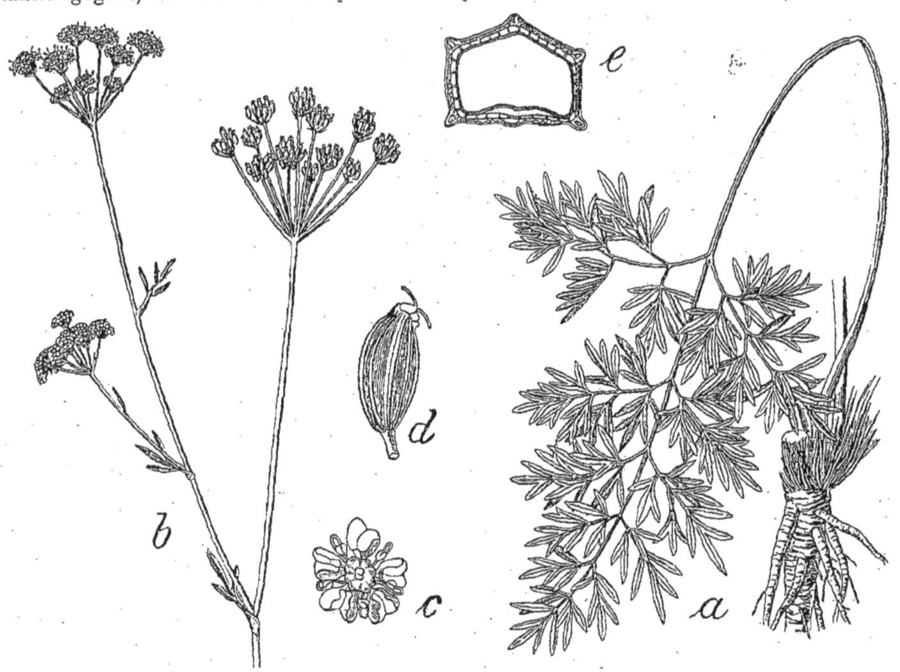

Silaus des prés. Silaus pratensis Besser.
a. Partie inférieure de la plante avec feuille radicale. *b.* Partie supérieure de la plante. *c.* Fleur vue de dessus. *d.* Fruit. *e.* Coupe d'un méricarpe.

Le fenouil des chevaux croît de préférence dans les prairies humides des régions inférieures où il fleurit de juillet en septembre.

Emploi. Gmelin nous apprend que le silaus se trouvait autrefois dans les pharmacies, qu'on l'administrait alors pour briser la pierre dans la vessie, mais que le bétail en faisait fi.

Oenanthe fistuleuse. Oenanthe fistulosa L. Rue des eaux.

C'est une plante aquatique très vénéneuse dont les fibres radicales sont

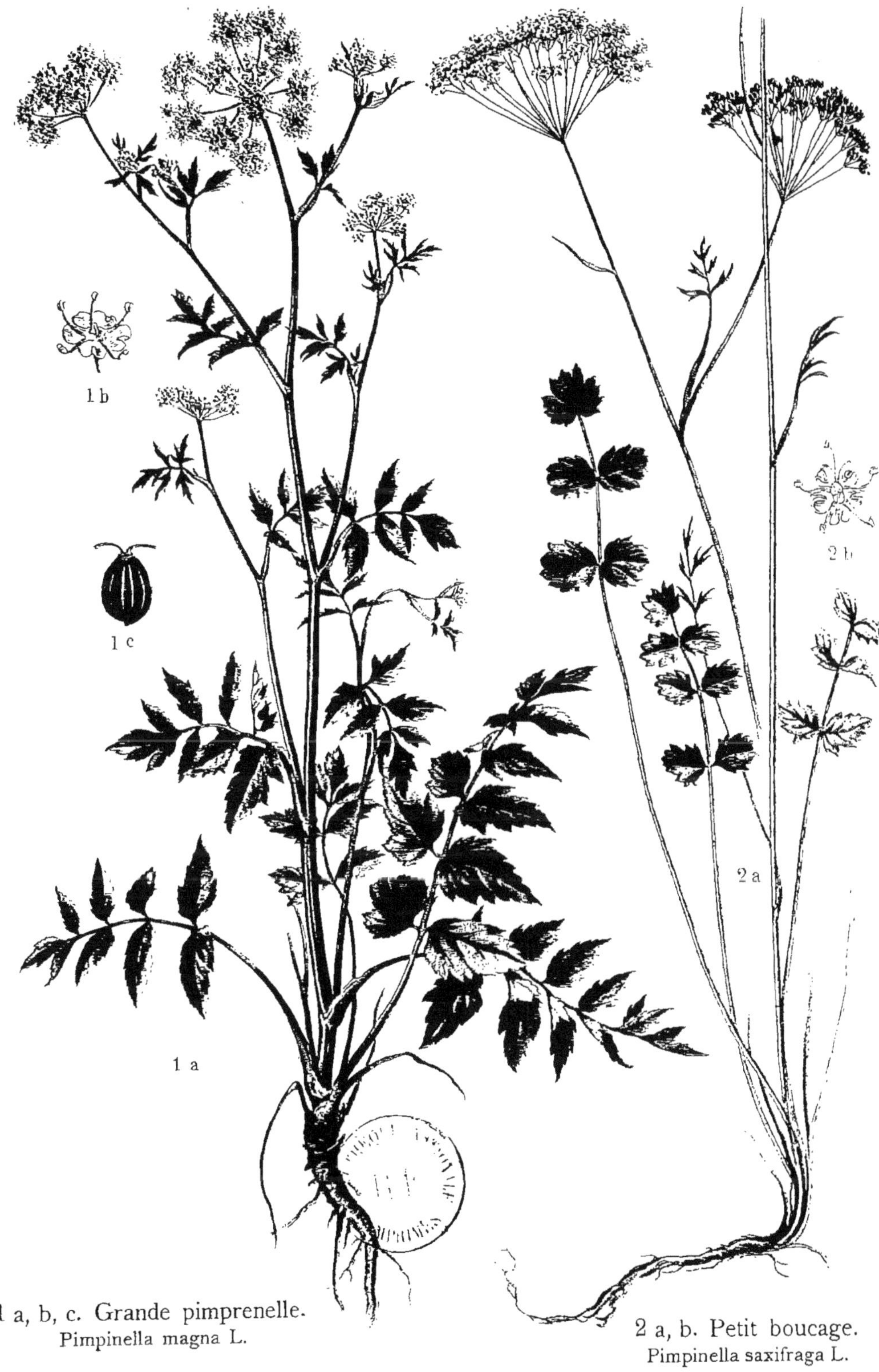

1 a, b, c. Grande pimprenelle.
Pimpinella magna L.

2 a, b. Petit boucage.
Pimpinella saxifraga L.

souvent épaissies. Ses tiges atteignent de 30-90 cm. de hauteur; elles sont glabres, fistuleuses, striées, peu feuillées, ordinairement rameuses et d'un vert glauque. Ses feuilles radicales et inférieures sont bi-tripinnatiséquées, longuement pétiolées, à segments petits et linéaires; les caulinaires sont simplement pinnatiséquées, à pétiole fistuleux. Les fleurs sont blanches, disposées en ombelles longuement pédonculées formées d'ombellules fructifères et d'ombellules stériles. Les premières donnent naissance à un fruit à côtes épaissies, ayant un peu l'aspect d'une toupille aplatie qui surgirait du milieu des cinq sépales recourbés en crochets.

La rue des eaux croît au bord des fossés, des marais et des étangs de toute l'Europe. Elle fleurit en juin-juillet. Sa racine a une saveur âcre qui répugne, mais ses graines sont plutôt aromatiques.

Dangers. La rue des eaux — surtout sa racine — est une plante vénéneuse qui provoque les crampes, la syncope, l'inconscience et la mort. Contrepoison: les vomitifs.

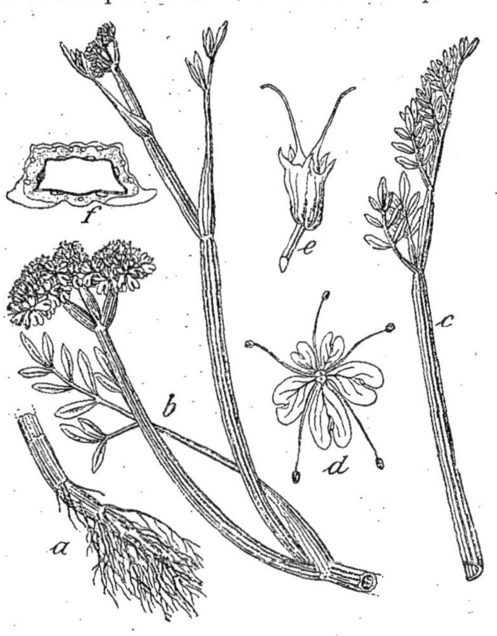

Rue des eaux. Oenanthe fistulosa.

a. Partie inférieure. *b.* Partie supérieure de la plante. *c.* Feuille radicale. *d.* Fleur vue d'en haut. *e.* Fruit. *f.* Coupe transversale d'un méricarpe.

Pl. LIII. Fig. I. Angélique sauvage. Angelica silvestris L.

Racine épaisse, bisannuelle, donnant naissance à des feuilles la première année, et, la seconde année, à une tige d'un vert glauque, épaisse, fistuleuse, souvent colorée de pourpre aux nœuds, robuste, striée-cannelée. Feuilles très grandes, bi-tripinnatiséquées, à segments ovales-lancéolés très amples, inégalement dentés, à dents aiguës terminées en pointe cartilagineuse; feuilles supérieures très réduites et à pétioles largement dilatés en une gaine ventrue membraneuse. Fleurs blanches. Ombelles très amples, à rayons nombreux et pubescents. Fruit assez grand, aplati, ailé.

L'angélique sauvage croît au bord des fossés, dans les prés humides et les marais où elle fleurit en juillet-août. Ses racines, que l'on creuse au printemps, ont une odeur et une saveur aromatiques.

Emploi. Bien que la pharmacopée actuelle ait rayé le *Radix Angelicæ Silvestris* du Codex, Kneipp n'en recommande pas moins la racine d'angélique sauvage à cause de ses propriétés stimulantes, dépuratives et réchauffantes. «Une tisane préparée avec les racines, les graines et les feuilles de cette plante, est un excellent remède, dit-il, contre les aliments malsains et plus ou moins empoisonnés qu'on aurait absorbés. Une tasse de thé d'angélique vous réchauffe tout en purgeant le sang des éléments mauvais.

Quand l'estomac et les intestins renferment des éléments morbides, ou lorsque des gaz dissimulés vous occasionnent des coliques, c'est encore la tisane d'angélique qui vous débarrassera du mal, surtout si vous la préparez avec un mélange d'eau et de vin.

Ce même thé est aussi le meilleur remède contre les forts engorgements des poumons, de la poitrine, des bronches, et contre l'acrimonie de l'estomac.»

Pl. LIII. Fig. 2. Archangelica officinalis Hoffmann. Archangélique. Archangélique officinale. Angelica archangelica L. Angélique de jardin. Racine du Saint-Esprit.

Racine pivotante assez épaisse, laiteuse, d'un brun rougeâtre à l'extérieur, blanchâtre à l'intérieur. Tige de 1 m. de hauteur et plus, cylindrique, épaisse, rameuse, sillonnée, fistuleuse. Feuilles très amples, bipinnatiséquées, à grands segments subcordiformes inégalement dentés en scie, le terminal souvent 3-lobé, les latéraux quelquefois 1-lobés. Pétioles épais, fistuleux. Gaines supérieures très amples, ventrues. Ombelles très amples, verdâtres, à rayons très nombreux, anguleux et pubescents. Fruit jaune, ailé, aplati, grand.

L'archangélique, originaire du nord de l'Europe, est une plante fréquemment cultivée pour l'usage médicinal et pour ses jeunes tiges que l'on confit au sucre. Elle est quelquefois subspontanée et naturalisée, mais il est bon de laisser à ses graines le soin de la multiplier naturellement.

Elle fleurit de juin en août. Ses racines son récoltées au printemps de la seconde année; les jeunes tiges à confire, en mai-juin. La racine d'angélique possède une odeur agréable et forte et une saveur d'abord douceâtre, puis fortement aromatique et amère.

Emploi. La racine d'angélique est stomachique, tonique, carminative et surtout stimulante. Elle s'administre en infusion (15-30 gr. pour un litre d'eau) contre les flatulences, la dyspepsie et les embarras des bronches et des poumons. Elle entre dans la fabrication de nombre d'élixirs stomachiques et de liqueurs de table, du vinaigre aromatique (*Acetum aromaticum*), du baume de Fioravanti (*Spiritus balsamicus*), du vin diurétique (*Vinum diureticum*), etc. Ses feuilles servent à la préparation d'un alcoolat vulnéraire. Ses tiges confites sont renommées et ses graines se retrouvent dans des imitations de la Chartreuse et de l'Eau de mélisse des Carmes, dans les crèmes d'angélique, dans l'Angélique, le Vespétro, etc.

Les tiges confites peuvent être utilisées en lieu et place des autres préparations à base d'angélique et vous pouvez vous faire un Vespétro très potable, carminatif et digestif, en laissant macérer, pendant 8 jours, 60 gr. de graines d'angélique, 8 gr. de graines de fenouil, 8 gr. de graines d'anis et 6 gr. de graines de coriandre dans 2 décilitres de bonne eau-de-vie, et en sucrant alors avec 500 gr. de sucre dissous dans 1500 gr. d'eau.

Si nous en croyons les anciens herboristes, les principales vertus de l'archangélique — vertus appréciables s'il en fût — sont de débarrasser le corps des venins et principes morbides, de réchauffer les organes en activant la circulation du sang et de préserver un chacun des maladies contagieuses et pestilentielles: lors d'épidémies quelconques, on fera bien, pour se garder de tout danger, de ne sortir qu'avec une racine d'archangélique sur la langue ou dans le nez. L'eau d'archangélique, la décoction d'archangélique, la poudre d'archangélique au vin blanc font disparaître les flatulences provoquées par les coups de froid, les gargouillements du bas-ventre, les toux opiniâtres, les rétentions d'urine, toutes les matières et mucosités nuisibles ou inutiles, et — sans doute par pur esprit de compensation — font apparaître les menstrues.

Pl. LIV. Fig. I. Livèche. Levisticum officinale Koch. Ache de montagne. Ligusticum levisticum L.

La livèche est une plante vivace à racine épaisse, charnue, laiteuse, rameuse, blanchâtre à l'intérieur, d'une couleur de rouille extérieurement. Elle donne, la première année, des feuilles dressées longuement pédonculées, et, la seconde année, des tiges très rameuses de près de deux mètres de hauteur. Ses feuilles sont luisantes, bipinnatiséquées, à larges segments cunéiformes profondément incisés-lobés de forme rhomboïdale. Ses fleurs sont petites, à pétales jaunes et entiers. Ses fruits sont elliptiques, garnis de côtes, riches en huile essentielle, mais ils n'arrivent pas toujours à maturité dans nos contrées.

La livèche est originaire des montagnes de l'Europe méridionale. On la rencontre assez fréquemment dans les jardins de la campagne où on la cultive pour l'usage médicinal. Elle fleurit de juin en août.

Toute la plante, mais surtout la racine, possède une odeur fortement aromatique, persistante, et une saveur d'abord douceâtre, désagréable et âcre.

Emploi. La racine de livèche a été employée autrefois contre l'hydropisie, les catarrhes des bronches et des conduits urinaires, les affections chroniques du cœur. Il est encore d'usage, dans certaines régions, d'aspirer de l'eau au moyen d'une tige de livèche dans le but de se défaire des maux de gorge, mais ces divers emplois tendent de plus en plus à disparaître.

Le rhizome et les racines se trouvent

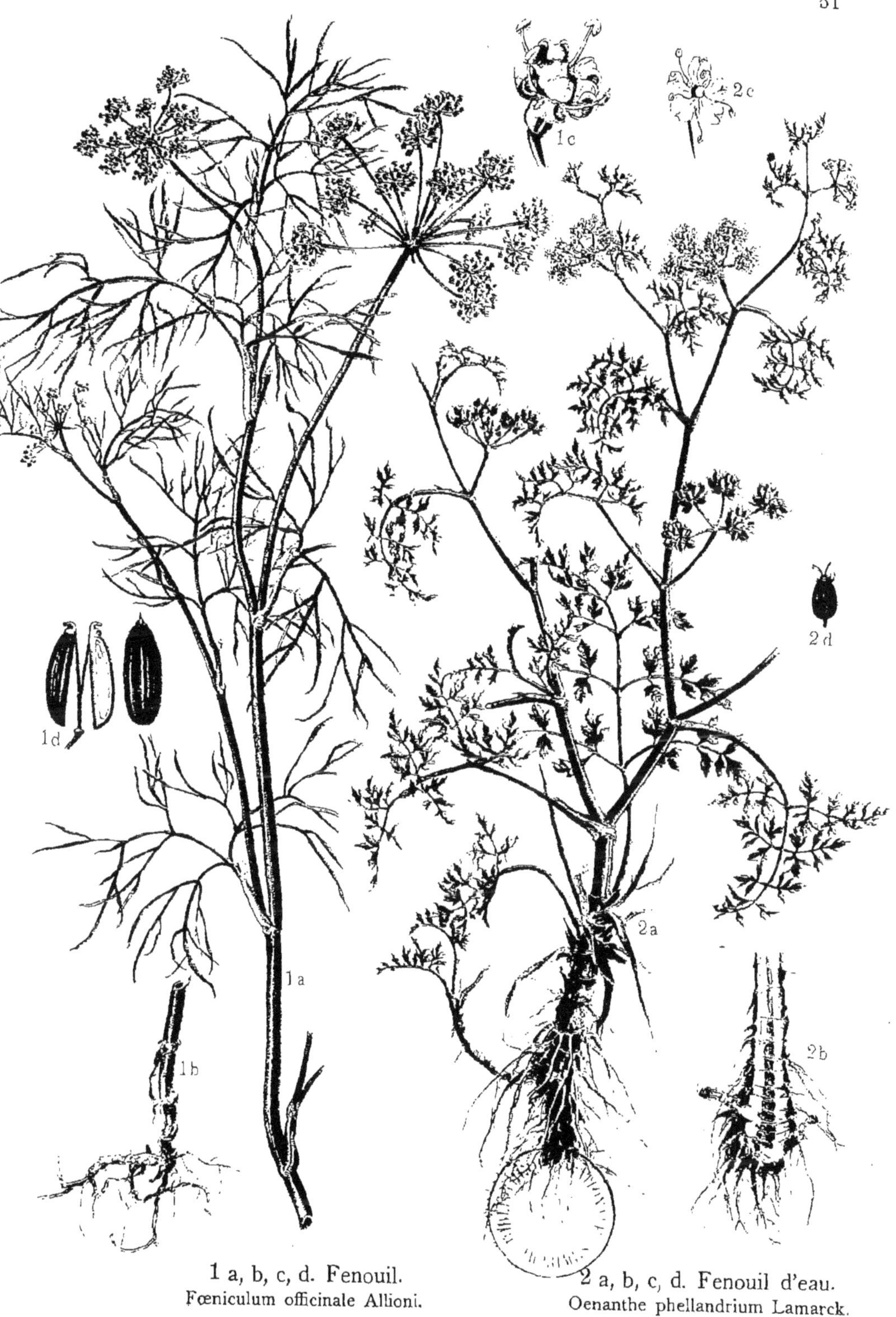

1 a, b, c, d. Fenouil.
Fœniculum officinale Allioni.

2 a, b, c, d. Fenouil d'eau.
Oenanthe phellandrium Lamarck.

toutefois dans les pharmacies sous le nom de *Radix Levistici*. Ce sont des morceaux de couleur gris-brun, fortement sillonnés dans le sens de la longueur, cerclés d'anneaux vers l'extrémité supérieure, dont la coupe est souvent colorée en rouge-jaune par la racine exsudée et dont l'écorce, épaisse et spongieuse, contient de nombreux réservoirs oléifères brunâtres. La livèche est émolliente; elle agit fortement sur le bas-ventre et les nerfs, réchauffe l'estomac et remplace souvent l'ache des pharmaciens dont elle semble partager les propriétés.

Pl. LIV. Fig. 2. Impératoire. Imperatoria ostruthium L. Benjoin français. Ostruche. Otruche. Peucedanum ostruthium Koch.

Racine vivace de la grosseur du doigt, à suc jaunâtre, noueuse, annelée, tubéreuse, brune à l'extérieur, d'un jaune verdâtre intérieurement. Tige atteignant souvent la hauteur d'un mètre. Feuilles inférieures à pétiole divisé en trois branches portant chacune une large foliole profondément pinnatifide; feuilles supérieures très réduites, à gaine blanchâtre très ample. Grandes ombelles de fleurs blanches. Fruits orbiculaires, jaunâtres.

L'impératoire est originaire des hauts monts de l'Europe méridionale. Elle croît sur les montagnes de la Suisse et de l'Auvergne, et, çà et là, dans les jardins. Elle fleurit en juin-juillet.

La racine se récolte au printemps ou dans les derniers jours de l'automne. A l'état frais, elle a une saveur amère, âcre, persistante; à l'état desséché, une odeur et une saveur très fortes et particulièrement aromatiques.

Emploi. Le rhizome d'impératoire des pharmacies (*Rhizoma Imperatoriæ*) a sa surface marquée d'anneaux et de tubérosités. Sa coupe transversale montre un cercle ligneux étroit et une moëlle grande, parsemée, de même que l'écorce, de grands réservoirs oléifères. Son emploi est aujourd'hui limité à l'art vétérinaire.

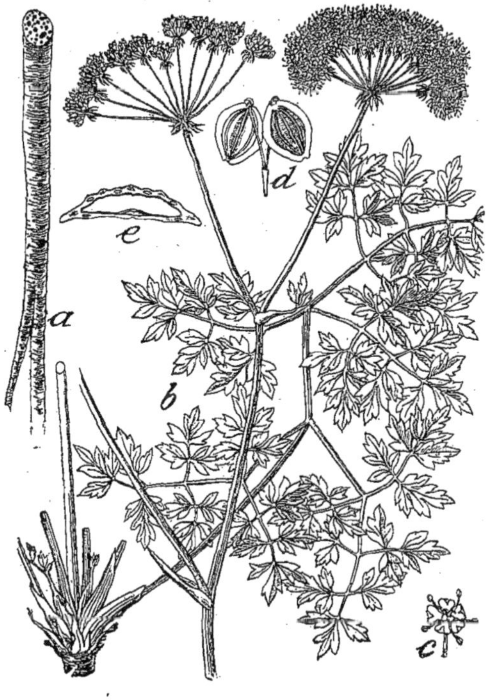

La racine, peu usitée maintenant, même dans les campagnes, était considérée comme tonique, stimulante, carminative, sudorifique et béchique (15-30 gr. par litre d'eau, en infusion).

L'ancienne pharmacopée wurtembergoise lui prêtait en outre des vertus diurétiques et C. Hoffmann voyait en elle un remède souverain contre les coliques, la fièvre quarte, l'hydropisie, les rétentions d'urine, la paralysie de la langue (en masticatoire) et les accouchements pénibles (lavement). Elle constituait un résolvant, un émollient, un pectoral.

Sa décoction en vin était préconisée contre les crampes, le haut-mal, les coups de froid, la pierre, la constipation, l'hydropisie, la jaunisse, les menstrues rebelles, les morsures venimeuses, les croûtes de lait, les ecchymoses, la podagre, les plaies putrides, etc.

Peucédane oréosélin. Peucedanum oreoselinum M.
a. Racine. *b.* Parties inf. et sup. de la plante.
c. Fleur détachée. *d.* Fruit à maturité.
e. Coupe d'un méricarpe.

Peucédane oréosélin. Peucedanum oreoselinum Moench. Athamanta oreoselinum L. Cervaria oreoselinum Gaud.

Souche vivace à rhizome épais, fusiforme, couronné par les nervures des feuilles détruites. Tige de 45-90 cm., striée, rameuse. Feuilles inférieures bi-tripinnatiséquées, à pétiole genouillé à chaque articulation, à segments ovales-cunéiformes d'un beau vert sur les deux faces, incisés ou pinnatifides, non sessiles. Ombelles à 15-20 rayons et plus. Involucres et involucelles à plusieurs folioles linéaires-lancéolées, refléchies. Fleurs blanches. Vallécules à une bandelette; bandelettes commissurales arquées et formant un cercle par leur réunion.

Le peucédane oréosélin croît dans les prés secs et sur les collines sablonneuses où il fleurit en juillet-août. Toute la plante, la racine surtout, répand un arome agréable.

Emploi. L'infusion de ses feuilles passait autrefois pour dépurative, émolliente, diurétique et pectorale. Sa racine a été vantée en masticatoire contre les maux de dents; sa décoction dans du vin servait à combattre les calculs, la jaunisse, les engorgements du foie et de la rate, les flatulences, la myopie, et, par contre, à favoriser l'écoulement de l'urine et du flux mensuel. (Gmelin).

Pl. LV. Fig. I. Peucédan officinal. Peucedanum officinale L.

Souche vivace, profonde, couronnée par les nervures des feuilles détruites. Tige striée d'environ un mètre de hauteur. Feuilles grandes, longuement pétiolées. Grandes ombelles d'un blanc jaunâtre à rayons nombreux. Involucelles à folioles linéaires. Fruit garni de côtes, lenticulaire, ailé.

Le peucédan croît dans les terrains triasiques supérieurs, sur les collines sèches et calcaires où il fleurit de juin en septembre. Sa racine, qu'on récolte au printemps ou dans les derniers jours d'automne, a une odeur soufrée désagréable et une saveur grasse et amère.

Emploi. La racine de peucédan était autrefois offic. sous le nom de *Radix Peucedani*, vantée qu'elle était par les médecins d'alors pour ses propriétés émollientes, pectorales, stimulantes, diurétiques, dépuratives et emménagogues... mais où sont les neiges d'antan?

Les anciens herboristes utilisaient également la racine et surtout son suc. La première n'était guère employée qu'en poudre détergente ou en fomentations diaphorétiques, tandis que le suc était d'un usage beaucoup plus fréquent. Qu'on en juge. Il s'introduit dans les cavités des dents pour maîtriser les rages de dents et se faufile dans les oreilles pour calmer les maux d'icelles; il se mélange avec l'huile d'olive et le vinaigre pour être utilisé en frictions contre le vertige, les étourdissements, l'épilepsie, les migraines, les céphalalgies, les crampes, les névrites; il se coule dans le flacon de senteurs des femmes sujettes aux crampes d'utérus; il rend des services méritoires dans les maux de reins et de vessie et se prend avec des œufs pour combattre les catarrhes pulmonaires, l'asthme, les tranchées, la flatulence, et faciliter les accouchements!

Carotte commune. Carotte sauvage. Daucus carota L.

Racine pivotante, grêle et blanchâtre dans la carotte sauvage, longuement conique, grosse, charnue, ordinairement jaunâtre dans la carotte cultivée. Tige assez élevée, très rameuse, parsemée de poils rares, longs et piquants. Feuilles bipinnatiséquées, à segments pinnatifides ou incisés, à lobes oblongs-linéaires terminés en une longue pointe aiguë et raide. Ombelles blanches, avec une fleur pourpre au milieu — telle un oiseau dans son nid — dont les 30-40 rayons se redressent après la floraison pour former une sorte de coupe. Involucres à folioles scarieuses sur la partie inférieure de leurs bords; involucelles à folioles ordinairement largements membraneuses sur leurs bords, égalant ou dépassant l'ombellule. Fruit ovale-oblong, à soies égalant environ le diamètre transversal des méricarpes.

La carotte cultivée, employée dans l'alimentation de l'homme et des animaux domestiques, n'est qu'un produit de transformation de la carotte sauvage. Elle est plus rubuste, plus grosse dans toutes ses parties, moins poilue cependant, et privée de la petite fleur pourpre au milieu des ombelles.

La carotte sauvage est commune dans les prairies, les prés secs, sur les lieux incultes et au bord des chemins; elle fleurit de juin en octobre, mûrit en septempre. Sa racine, la carotte, possède une odeur et une saveur particulières, un peu fortes, nul-

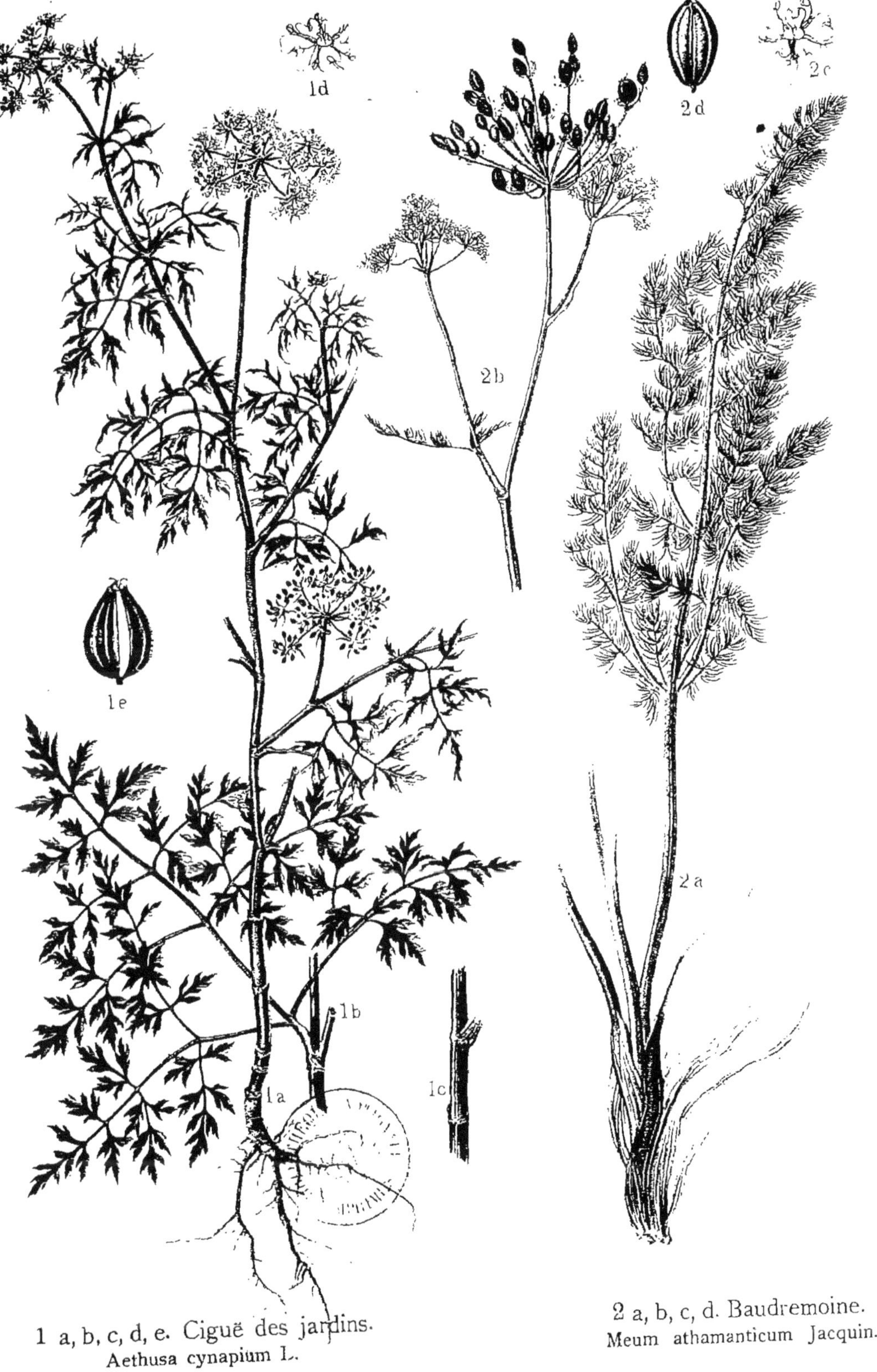

1 a, b, c, d, e. Ciguë des jardins.
Aethusa cynapium L.

2 a, b, c, d. Baudremoine.
Meum athamanticum Jacquin.

lement désagréables, qui se retrouvent, atténuées, dans la carotte cultivée.

Emploi. La carotte cultivée est avant tout une plante alimentaire. Ses fruits (*Semen Dauci silvestris*) ont fait partie des *quatre semences chaudes mineures* de l'ancienne pharmacopée et on leur accorde des propriétés stimulantes, diurétiques et carminatives qui et les trouvent en tous points préférables à ces derniers.

Les anciens herboristes lui reconnaissaient des propriétés émollientes, diurétiques, pectorales et très, très légèrement emménagogues. Elle est utile, dit l'un d'eux, contre les «morsures et piqûres de bestes venimeuses et l'on prétend que les venins et poisons ne pourraient nuire à ceux qui, devant, auroyent

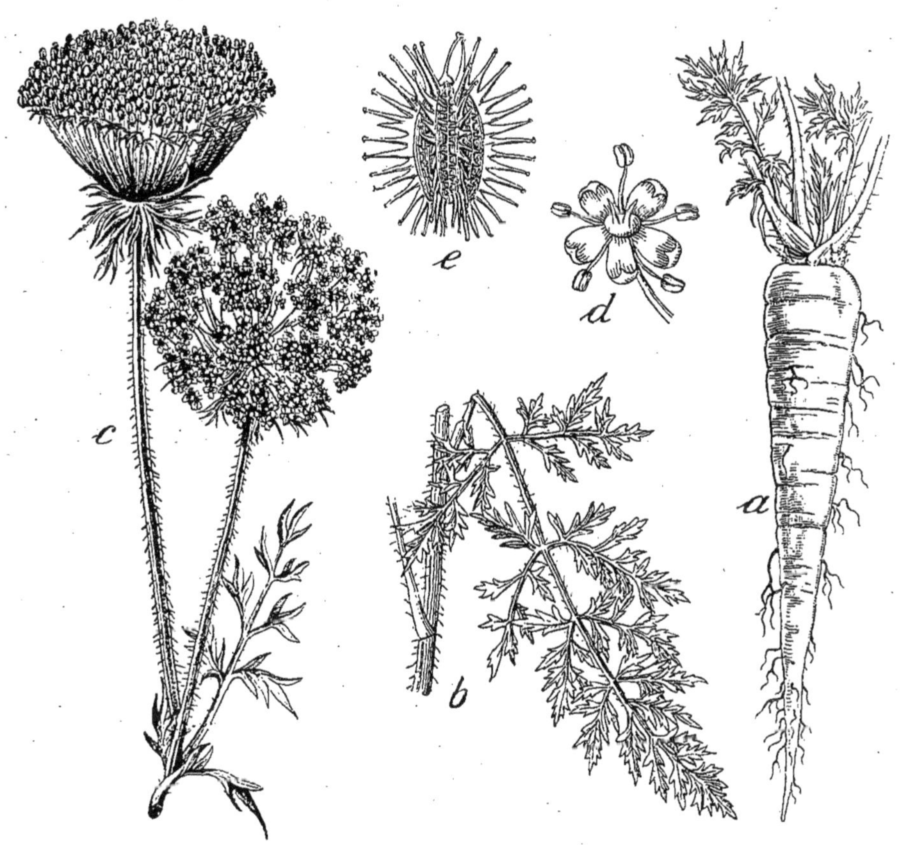

Carotte commune. Daucus carota L.

a. Racine de la carotte cultivée D. c. β sativa L. *b.* Partie de la tige et feuille. *c.* Ombelles florifères et fructifères. *d.* Fleur grossie. *e.* Fruit grossi.

les font encore usiter dans les campagnes. Sa pulpe sert à la préparation d'un sirop et d'une confiture réputés pectoraux, et elle peut très bien faire fonction de cataplasme. Sa racine se découpe en rondelles que l'on fait sécher au four pour les employer ensuite à colorer les bouillons; c'est d'ailleurs un aliment sain, légèrement purgatif, dépuratif, diurétique et, dit-on, vermifuge. Il n'est pas jusqu'aux feuilles qui ne trouvent leur utilité: Zwierlein, Brukmann, d'autres encore, les accommodent à la façon des épinards après les avoir fait bouillir longtemps dans l'eau mangé de cette graine».

Pl. LV. Fig. 2. Coriandre. Coriandrum sativum L. Herbe aux punaises.

Originaire de l'Asie centrale et de l'Europe méridionale (Italie), fréquemment cultivée (Thuringe) pour ses graines aromatiques, la coriandre est une plante à odeur fétide, dont la tige, finement striée, glabre, rameuse supérieurement, peut atteindre un mètre de hauteur. Ses feuilles inférieures sont pinnatiséquées, à segments suborbiculaires, incisés-lobés; les feuilles caulinaires sont bipinnatiséquées, à segments linéaires entiers ou lobés. Ombelles blanches à 3-6 rayons. Fruits aromatiques, globuleux, grisâtres, dont l'odeur agréable passe pour donner le vertige.

La coriandre fleurit de juin en août et mûrit en août-septembre, époque à laquelle on récolte ses graines. Fraîche, elle a une odeur qui rappelle celle de la punaise.

Emploi. Les fruits, *Semen Coriandri* d'autrefois, sont carminatifs et jouissent des propriétés stimulantes et stomachiques de la plupart des ombellifères. Les médecins d'aufois les tenaient pour suspects et ne les utilisaient que macérés à l'avance dans le vinaigre. On les emploie en tisane à la dose de 10 gr. par litre d'eau, en ayant soin, pour éviter les maux de tête, de n'utiliser que des graines bien mûres.

D'aucuns, parmi les herboristes, prétendent que la coriandre, macérée pendant une nuit dans du bon vin ou du vinaigre et séchée, constitue un excellent stomachique, qu'elle donne une haleine agréablement parfumée, empêche les flux de sang vers la tête et tue les vers. D'autres en font une huile contre la podagre, l'utilisent en poudre hémostatique ou la broyent dans de l'huile d'olive avec de la farine de vesces pour en faire des cataplasmes à appliquer sur les plaies enflammées et les tumeurs.

Famille des

Ericinées

Pl. LVI. Fig. 1. Lédon des marais. Ledum palustre L. Romarin sauvage. Romarin de Bohême.

Le lédon des marais est un arbrisseau de près d'un mètre de hauteur dont les jeunes rameaux sont cotonneux et couleur de rouille, et dont les feuilles, toujours vertes, ont les bords roulés en dessous et la face inférieure garnie d'un duvet cotonneux couleur de rouille. Ses fleurs comprennent un calice à 5 dents, une corolle à 5 pétales blancs ou roses et un androcée de 5-10 étamines dont les anthères s'ouvrent au sommet par deux pores; elles sont petites, réunies en ombelles terminales, et donnent naissance à des fruits en capsule à déhiscence septicide.

Le romarin sauvage se trouve dans les Alpes, dans les terrains tourbeux et les marécages où il fleurit d'avril en juillet. Il a une odeur forte rappelant la térébenthine et une saveur amère, aromatique, chaude, qui fait involontairement songer au camphre. On en récolte les extrémités fleuries au commencement de mai.

Emploi. Les feuilles du lédon des marais étaient autrefois offic. sous le nom de *Herba Rosmarini silvestris s. Ledi palustris.* On les utilisait en infusion contre la gale et les rhumes de poitrine, en décoction contre les poux et les punaises, en teinture contre les piqûres d'insectes. C'est assez dire qu'on les réputait vénéneuses.

La médication homéopathique emploie le lédon contre les nœuds articulaires, les dartres sèches ou pruriteuses, les tumeurs malignes, les éruptions, les crachements de sang, et l'industrie en a tiré parti en le distillant, avec l'écorce de bouleau, de manière à en retirer une huile aromatique servant à parfumer le cuir de Russie.

Le lédon, ainsi que son cousin à larges feuilles connu sous le nom de thé de Labrador (*Ledum latifolium*), sont tous deux cultivés dans les jardins comme plantes d'ornement.

Pl. LVI. Fig. 2. Myrtille. Vaccinium myrtillus L. Airelle. Ambroche. Ambreselle. Brinbelle. Bimbrelle. Lucet. Myrtil.

C'est un coquet petit arbrisseau qui croît parmi les bruyères des bois montueux et qui forme parfois, surtout dans les forêts de sapins, des tapis d'assez grandes étendues. Ses tiges sont anguleuses, hautes de 4-7 décimètres et garnies de petites feuilles d'un vert pâle, ovales, glabres, finement dentées. Ses fleurs sont globuleuses, d'un blanc verdâtre ou rosées, solitaires à l'extrémité d'un pédoncule axillaire recourbé. Son fruit est une baie noirâtre couverte d'une poussière glauque; il a une saveur acidule et agréable et il porte, vers le sommet, une sorte d'échancrure circulaire.

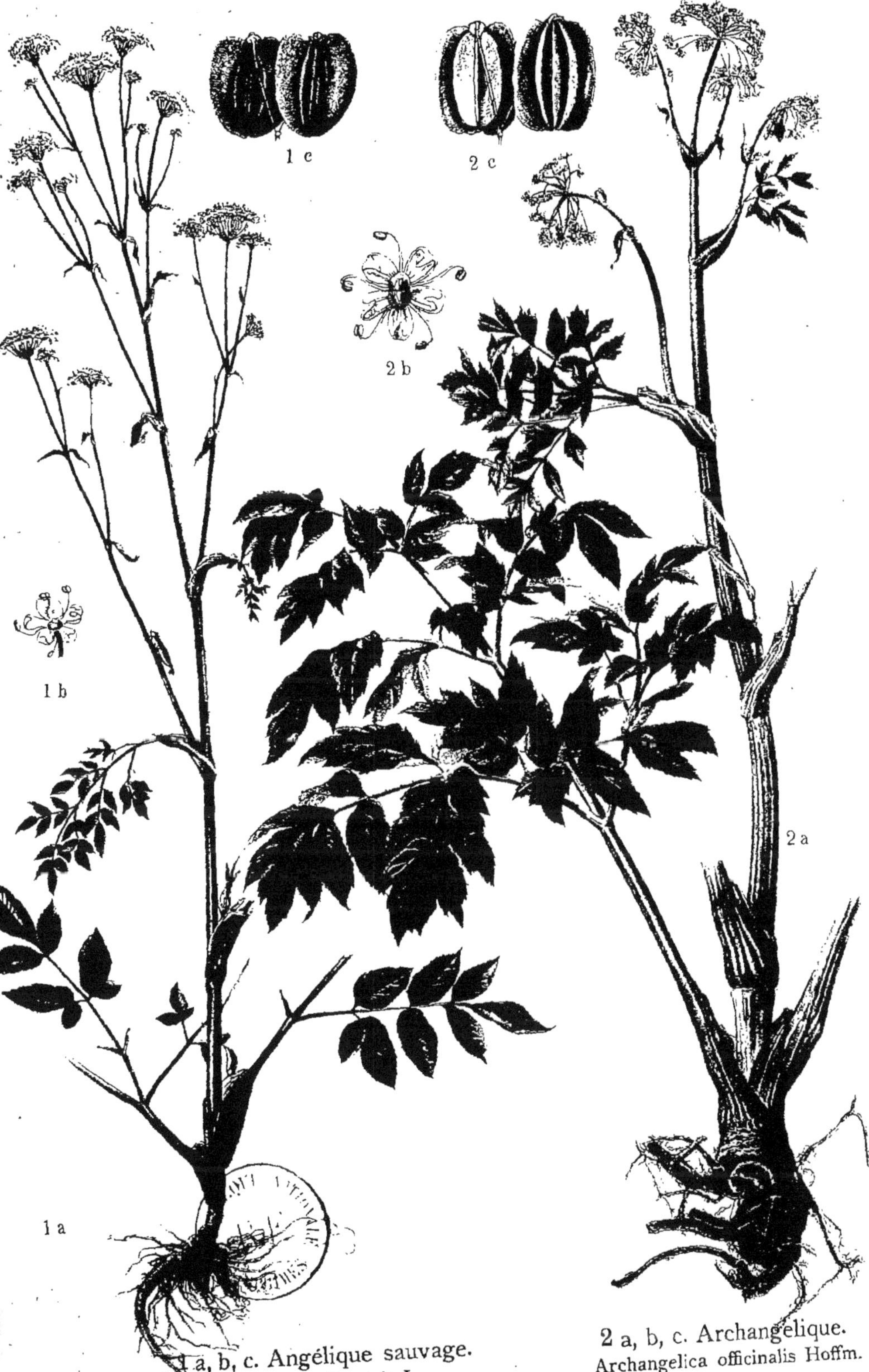

1 a, b, c. Angélique sauvage.
Angelica silvestris L.

2 a, b, c. Archangélique.
Archangelica officinalis Hoffm.

Le myrtil fleurit d'avril en juin et mûrit de juin en septembre. La récolte des baies se fait en grand dans certaines régions (juillet-août).

Emploi. Les myrtilles crues sont comestibles et, bien qu'elles noircissent abominablement les dents et les lèvres, très appréciées des enfants et des grandes personnes (grappes de groseilles, vinaigre étendu).

Elles servent à la préparation de sirops, de tartes, de confitures estimés; les habitants des Vosges en font une liqueur alcoolique bien connue sous le nom d'eau de myrtille et l'*esprit d'airelle* est fort en vogue dans les environs d'Heidelberg.

Kneipp en dit beaucoup de bien. «Souffrez-vous d'une diarrhée légère, dit-il, prenez de temps à autre quelques myrtilles crues, mais desséchées; mâchez-les et avalez. Bien souvent ce petit médicament vous suffira. J'ai vu, dans de grandes villes d'eaux, des baigneurs qui, pour prévenir certaines surprises assurément désagréables au cours de leurs promenades, recevaient de leur hôtelière prudente de ces pilules antidiarrhéiques, avant de se mettre en route.

L'extrait de myrtille, obtenu en introduisant 2-3 poignées de baies dans un verre que l'on remplit ensuite avec de la bonne eau-de-vie et en laissant macérer fort longtemps, des années même, est un excellent remède qui devrait se trouver dans tous les ménages. La diarrhée violente, opiniâtre, accompagnée de souffrances ou même d'évacuations sanguines, peut être guérie par une cuillerée de cet extrait prise dans $^1/_8$ de litre d'eau chaude. Au bout de 8-10 heures, on peut prendre encore une fois le même médicament, mais une troisième répétition sera rarement nécessaire.

Dans les dysenteries dangereuses, l'extrait de myrtille seconde puissamment l'action du traitement externe, qui consiste en compresses d'eau et de vinaigre sur l'estomac.

La teinture de myrtilles est la première et la plus indispensable de toutes les teintures. Elle rend service dans tous les cas que nous venons d'indiquer et se signale comme un des plus chauds amis du bas-ventre. On proportionne la dose à l'intensité du mal: la plus faible est de 10-12 gouttes, versées sur un morceau de sucre; la moyenne monte à 30 gouttes environ, et la plus forte à une petite cuillerée à café prise dans de l'eau chaude ou du vin.»

Les anciens herboristes préconisent le suc des feuilles contre les ulcérations de la membrane muqueuse de la bouche et ils pulvérisent la racine pour en saupoudrer les plaies putrides.

Pl. LVI. Fig. 3. Myrtille ponctuée. Airelle rouge. Vaccinium vitis Idæ L.

C'est un petit arbrisseau à écorce grisâtre et pubescente, à souche rampante et à tiges cylindriques, qui croît parmi les bruyères et dans les tourbières des régions montagneuses. Ses feuilles, d'un vert pâle et ponctuées de glandes en dessous, d'un vert luisant en dessus, sont glabres, obovales-obtuses, légèrement denticulées; leurs bords sont un peu roulés en dessous et, à l'encontre des feuilles de myrtille, elles sont persistantes. Ses fleurs sont blanches ou rosées, campanulées et disposées en courtes grappes penchées à l'extrémité de la tige et des rameaux.

L'airelle rouge fleurit en mai-juin et mûrit en juillet-août. Ses baies sont d'un rouge écarlate avec une légère odeur qui les rendrait sans autre agréables, si leur saveur, acide et astringente, n'en empêchait la consommation immédiate.

Emploi. L'airelle rouge contient beaucoup de tanin. Ses tiges et ses feuilles sont employées au tannage et ses fruits, trop acides pour être mangés crus, servent à faire un vinaigre d'assez bonne qualité ainsi que des confitures recherchées (Nord de l'Allemagne). Ses baies sont recommandées contre l'inappétence, la fièvre muqueuse, la fièvre intermittente et surtout contre la cholérine.

Les anciens herboristes disent que la poudre des fruits desséchés est un remède excellent contre les diarrhées, la dysenterie, les calculs de la vessie, et ils ajoutent que, jetée dans l'eau, elle fait de cette dernière une boisson rafraîchissante, agréablement aromatique et de la couleur du vin. Serait-ce là l'origine de l'emploi de l'airelle dans la coloration artificielle des vins? Nous ne savons.

Ce qu'il y a de certain, c'est que l'airelle rouge est apparentée à l'airelle *coussinette* et à l'airelle *des tourbières*.

La première, appelée aussi canneberge des marais (*Vaccinium oxycoccos*), produit des fleurs roses et des baies rouges d'une saveur acidule agréable qui sont employées dans le Nord en guise de citron, ainsi que dans la préparation de confitures, de compotes et d'un vinaigre très estimé. La seconde, connue généralement sous le nom de Boudretschin (*Vaccinium uliginosum*), produit des fruits d'un bleu noirâtre qui passent dans les Vosges pour faire vomir et provoquer l'ébriété.

Pl. LVI. Fig. 4. Busserole. Arctostaphylus officinalis Wimmer et Grab. Arbutus uva ursi L. Raisin d'ours. Arbousier.

C'est un sous-arbrisseau toujours vert, très rameux, qui croît sur les pâturages secs des régions montagneuses et alpines où il couvre quelquefois de grandes étendues. Ses feuilles sont pubescentes sur les bords dans leur jeunesse, coriaces, oblongues-obovales, très-entières, veinées, non roulées en dessous. Ses fleurs sont petites, à cinq courtes dents réfléchies, rosées, globuleuses et disposées en grappes terminales courtes et penchées. Ses fruits forment de petites grappes rouges d'une saveur acerbe et astringente.

Le raisin d'ours fleurit en mai-juin et mûrit en août. Ses feuilles sont inodores, fortement astringentes, légèrement amères.

Emploi. Les feuilles du raisin d'ours se trouvent en pharmacie sous le nom de *Folium Uvæ Ursi*. Elles contiennent beaucoup de tanin et se prescrivent contre les affections de la vessie, les urines chargées, troubles ou sanguinolentes, la faiblesse de la vessie et les calculs. Le mode d'emploi est l'infusion de 30 gr. par litre d'eau, suivant les uns, ou la tisane à la dose de 2-4 gr. prise 4-5 fois par jour, suivant d'autres.

Le raisin d'ours communique aux urines une coloration verte due à la présence de l'hydroquinone.

Famille des

Primulacées

Pl. LVII. F. I. Primevère. Primula officinalis Jacquin. Primula veris L. Coucou. Cocu. Pain de coucou. Primevère officinale. Primevère commune. Coqueluchon. Brayette.

La primevère est une plante vivace dont les feuilles radicales, ovales ou oblongues, inégalement crénelées, ridées-réticulées, tomenteuses en dessous, sont disposées en rosette et brusquement rétrécies en un pétiole ailé. La hampe dépasse ordinairement les feuilles et se termine par une ombelle de fleurs odorantes, d'un beau jaune doré, ordinairement penchées du même côté. Les fleurs sont faites d'un calice renflé à divisions lancéolées plus ou moins aiguës et d'une corolle, à limbe concave et campanulé, dont les lobes sont marqués d'une tache orangée à la base.

La primevère est très commune dans les prairies, les taillis et les pâturages où elle fleurit en avril-mai. Ses extrémités fleuries sont douceâtres au goût et dégagent une agréable odeur de miel.

Emploi. Les fleurs sont calmantes (infusion 10 gr. pour un litre d'eau) et Kneipp les a vantées contre les douleurs articulaires. On préconisait autrefois la primevère contre la paralysie, ses fleurs confites comme remède cardiaque et sa racine contre les calculs et les vers.

Mouron. Anagallis arvensis L. Mouron des champs. Mouron mâle. Morgeline d'été. Anagallis mas L. Anagallis phænicæ.

Le mouron est une plante annuelle dont la tige, carrée, souvent rampante, très rameuse, est garnie de feuilles ovales, opposées, sessiles, ponctuées de points glanduleux sur leur face inférieure. Ses fleurs sont portées par de longs pédicelles filiformes qui naissent solitairement à l'aisselle des feuilles et qui se courbent vers la terre après la floraison; elles ont une corolle gamopétale dont le limbe a la forme d'une roue ou d'un entonnoir. Le fruit du mouron est une capsule globuleuse

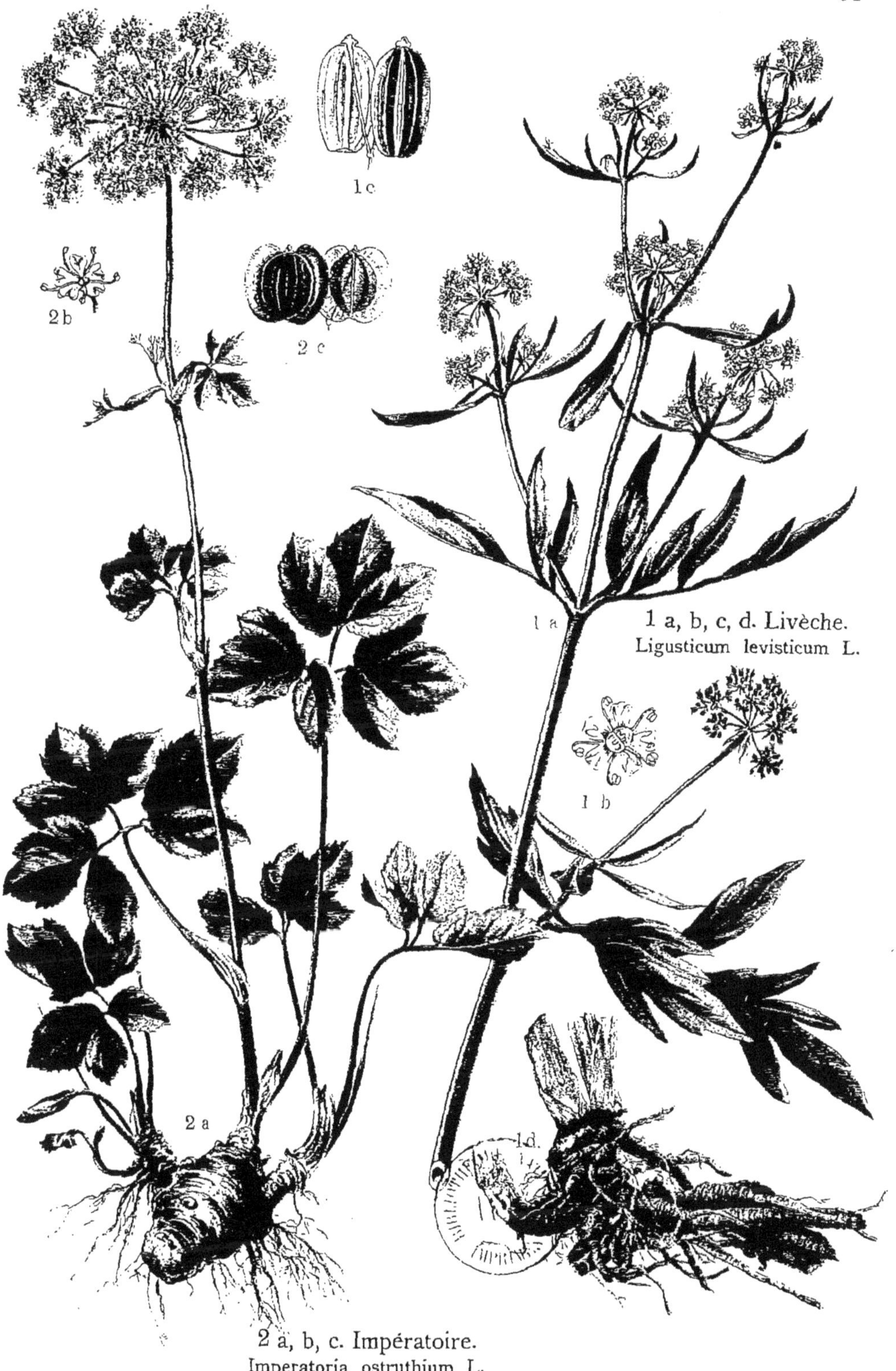

1 a, b, c, d. Livèche.
Ligusticum levisticum L.

2 a, b, c. Impératoire.
Imperatoria ostruthium L.

(pyxide) qui finit par s'ouvrir en son milieu et en travers par une fente circulaire d'où se détache une calotte formant couvercle.

Le mouron bleu, *Anagallis cœrula Sch.*, ne diffère du précédent que par la couleur de sa fleur.

Le mouron, rouge ou bleu, est commun dans les vignes, les lieux cultivés, les champs en friche, où il fleurit et mûrit de juin en octobre. Il est inodore, avec une saveur mucilagineuse, amère, âcre.

Emploi. Le mouron rouge contient un poison narcotico-âcre qui le rend vénéneux à haute dose. Les oiseaux n'y touchent pas. Si par inadvertance on en donne à manger à des oiseaux en cage, on est à peu près sûr de les empoisonner. Ingéré à dose suffisante dans le tube digestif des chiens ou même des chevaux, il les fait périr au bout d'un temps relativement court par l'inflammation de la membrane muqueuse de l'estomac et une sorte de paralysie du système nerveux. Il est donc prudent de ne pas confondre les graines du mouron rouge avec celles du mouron des oiseaux, *Stellaria media Villars*.

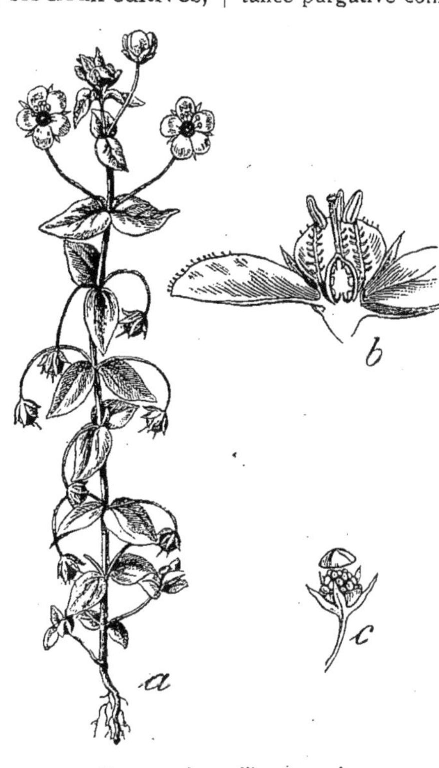

Mouron. Anagallis arvensis.
a. Plante en floraison. *b.* Coupe longitudinale d'une fleur. *c.* Capsule fructifère ouverte.

Le mouron rouge a été vanté contre toutes sortes de maux: la goutte, le cancer, la peste, l'épilepsie, les morsures de bêtes et de gens enragées, la gravelle, l'hydropisie, les plaies ulcéreuses, les tumeurs, et même contre le tournis des moutons que le moyen âge attribuait à un démon *ad hoc*.

Famille des

Oléacées

Pl. LVII. Fig. 2. Frêne fleuri. Fraxinus ornus L. Frêne à fleurs.

Le frêne fleuri est un arbre originaire de l'Europe méridionale (Calabre, Sicile), que l'on cultive souvent dans les parcs à cause du bel effet de ses fleurs en panaches. Ses fleurs sont blanches, odorantes, à calice 4 partit, à corolle 4 partite, à lobes linéaires.

Il fleurit en mai-juin.

Emploi. Le frêne fleuri fournit la substance purgative connue sous le nom de *manne*, et qui n'est autre chose que la sève sucrée, épaissie, qui découle naturellement ou par incision de l'écorce; la surface des feuilles en fournit aussi sous la forme de petits grains et c'est à cette dernière qu'on semble donner la préférence.

La manne se trouve en pharmacie sous le nom de *manna*. Ce sont des morceaux cristallins, aplatis ou un peu cintrés, friables, secs ou légèrement humides, d'une couleur blanc jaunâtre et d'une saveur douce prononcée. Elle s'utilise à la dose de 10-15 gr. dans de l'eau ou du lait comme purgatif léger à administrer aux femmes enceintes, aux enfants et aux vieillards. Elle fait partie de l'*infusion de Vienne* (*Infusum Sennæ compositum*), un purgatif qui se prépare au moment du besoin avec: feuilles de séné 10, eau bouillante 80, manne 10, sel de seignette 10 gr., et elle entre en outre dans la préparation de la *mannite* et du *sirop de manne* des pharmaciens.

Famille des

Gentianées

Pl. LVIII. Fig. I. Erythrée centaurée. Erythræa centaurium Persoon. Petite centaurée. Gentiana centaurium L. Herbe à la fièvre.

Jolie petite plante annuelle ou bisannuelle, à racine grêle, à tige très glabre, carrée, dressée, simple dans le bas, plus ou moins rameuse dans le haut par les rameaux opposées de l'inflorescence. Feuilles ovales-oblongues, aiguës ou obtuses, sessiles, les radicales en rosette et atténuées en pétiole. Fleurs roses, rarement blanches, brièvement pédicellées, en cimes corymbiformes compactes terminant la tige et les rameaux.

La petite centaurée est commune dans les bois, dans les lieux secs et arides, dans les clairières. Elle fleurit de juin en août et se récolte en floraison. Parfaitement inodore, elle a une saveur amère très prononcée.

Emploi. L'*Herba centaurii* des pharmacies est la partie aérienne de la plante à fleurs rouges. Elle a des propriétés amères, toniques, apéritives et fébrifuges qui ne sont nullement à dédaigner. Elle fait partie des espèces amères (*Species amaræ:* absinthe, chardon bénit, écorce d'orange amère, ményanthe, petite centaurée, parties égales); elle se prend en infusion (15-30 gr. pour un litre d'eau), sert à la préparation d'un vin dont on boira un verre à bordeaux avant chaque repas; s'utilise en lotions (décoction) contre les maladies de la peau.

Les vertus de la petite centaurée sont sérieuses. Godet la considère comme une des plantes amères les plus généralement employées et comme l'un de nos meilleurs fébrifuges indigènes. Paul Hariot affirme que des accès de fièvre ont été fréquemment coupés par elle après avoir résisté au sulfate de quinine. Kneipp l'emploie pour chasser les gaz de l'estomac, bannir les acides malsains et inutiles, bonifier le suc gastrique, désopiler le foie et les reins, combattre l'acrimonie de l'estomac, les troubles du sang et l'anémie.

Les anciens herboristes s'expriment dans le même sens. Elle désopile le foie et la rate, dit l'un. Elle fait mourir les vers et la paralysie et les crampes, ajoute un second. Elle fait «couler la bile par le ventre», conte un troisième.

Pl. LVIII. Fig. 2. Gentiane. Gentiana lutea L. Gentiane jaune. Grande gentiane.

La gentiane est certainement l'une des plus belles plantes de la région montagneuse. Sa racine est longue, volumineuse, tortueuse, brune et rugueuse à l'extérieur, jaune et spongieuse intérieurement. Sa tige atteint souvent plus d'un mètre de hauteur; elle est robuste, cylindrique, fistuleuse, dressée, très glabre; elle porte des feuilles elliptiques très amples, entières, marquées de 5 fortes nervures convergentes au sommet, les radicales atténuées en pétiole, les caulinaires amplexicaules, les supérieures florales concaves et soudées par la base. Ses fleurs sont jaunes, pédonculées et disposées, à l'aisselle des feuilles supérieures, en cimes compactes opposées.

La gentiane est commune dans les pâturages montagneux et alpins où sa racine est fort recherchée. Ce sont les racines des vieux plants que l'on préfère et que l'on creuse en automne ou au commencement du printemps. Fraîches, elles ont une odeur repoussante qui s'atténue fortement par la dessication et une saveur d'abord douceâtre, puis très amère et persistante.

La gentiane fleurit en juillet-août.

Emploi. La racine de gentiane (*Radix gentianæ*) occupe la première place parmi les amers. Elle est en outre tonique, stomachique, digestive, et, dit-on, vermifuge. Elle fait partie de l'élixir de longue vie ou teinture d'aloès composée (*Tinctura aloès composita:* aloès 30, agaric blanc 5, myrrhe 5, racine de gentiane 5, rhubarbe 5, safran 5, zédoaire 5, alcool dilué 1000), de l'extrait de gentiane (*Extractum Gentianæ*), de la teinture de gentiane (*Tinctura Gentianæ*), du vin de gentiane (*Vinum Gentianæ*), de la teinture de quina composée (*Tinctura Cinchonæ composita:* écorce de quina 10, écorce d'orange 4, racine de gentiane 4, cannelle de Chine 2, alcool dilué 9), d'un sirop de gentiane et d'une eau-de-vie bien connue.

La décoction de racines est d'un emploi souvent couronné de succès dans les cas de dyspepsie, de diarrhées chroniques et de chlorose, car elle stimule les fonctions de l'estomac. Elle se prépare en faisant bouillir 10-15 gr. de racines découpées ou pulvérisées dans un litre d'eau. Kneipp donne toutefois la préférence à l'extrait de gentiane qu'il prépare simplement en faisant macérer, dans des bouteilles d'eau-de-vie, des racines de gentiane coupées menues. Cet extrait, dit-il, est un des premiers stomachiques, un cordial de premier ordre. On en verse 20-30 gouttes dans un verre qui contient 6-8 cuillerées d'eau et l'on prend journellement ce mélange pendant un temps assez considérable. L'excellent appétit que l'on ressent dénotera l'excellence de la digestion. Quand un mets vous apesantit et vous moleste l'estomac, un mélange d'une petite cuillerée de cet extrait dans un demi-verre d'eau chaude mettra fin à l'indisposition. Dans les grands

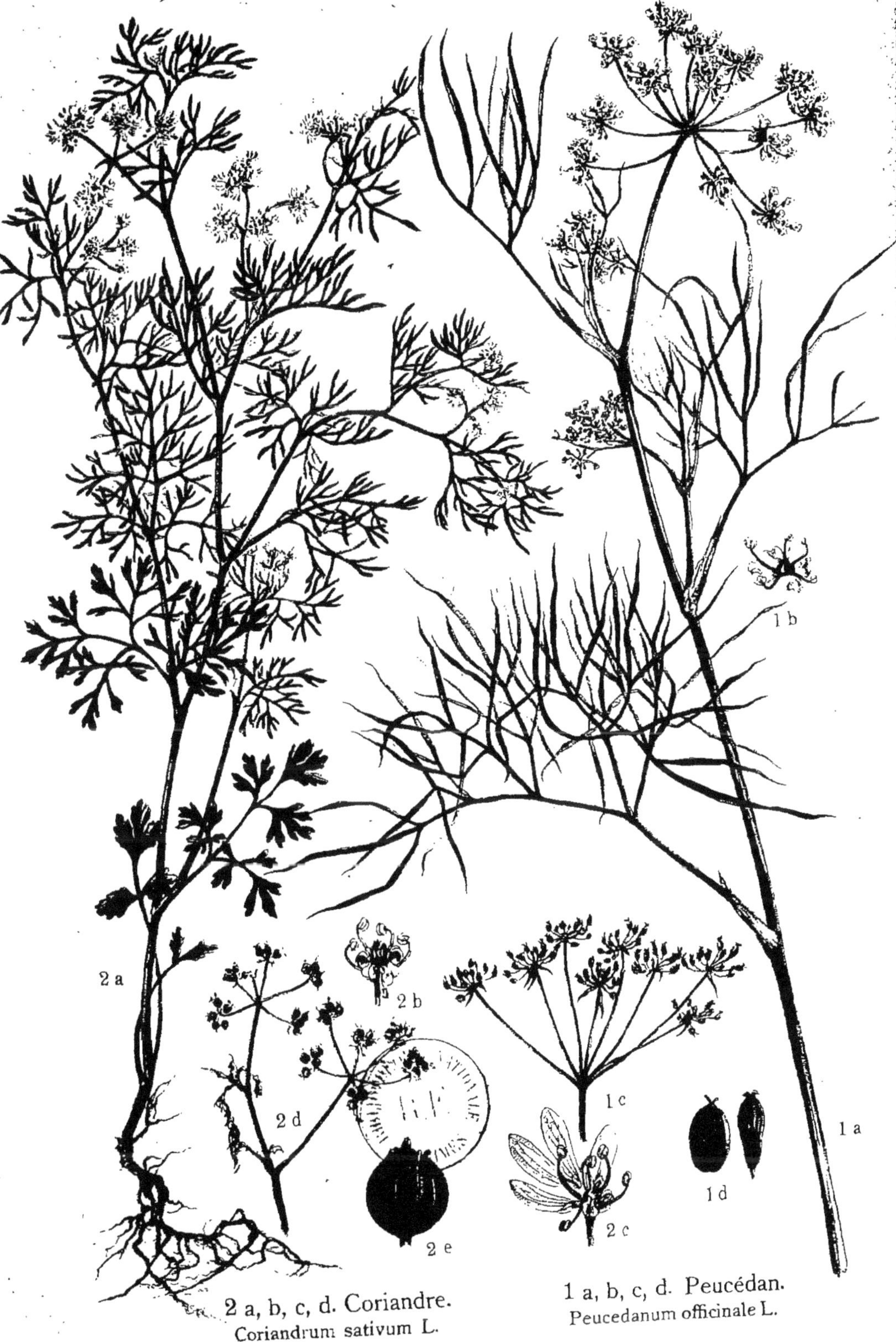

2 a, b, c, d. Coriandre.
Coriandrum sativum L.

1 a, b, c, d. Peucédan.
Peucedanum officinale L.

voyages où pendant des journées entières vous ne prenez souvent qu'une mauvaise nourriture et des boissons plus mauvaises encore, quand vous vous sentez exténués et mal portants, un petit flacon d'extrait de gentiane dont vous versez quelques gouttes sur un morceau de sucre, vous rendra des services impayables. Une petite cuillerée de cet extrait, étendue d'eau, éloigne les malaises et les accès de syncope, réchauffe, réveille, calme le corps et l'esprit.

Le sirop et la poudre sont également usités, mais le vin est la forme sous laquelle la gentiane est le plus souvent administrée. Il se prend à la dose de 125-62 gr. par jour et se prépare: 1° en tassant 5 parties de poudre de racine dans un percolateur et en épuisant par quantité suffisante de vin de Marsala pour obtenir 100 parties (*Vinum Gentianæ*); 2° en faisant macérer 30 gr. de racine coupée pendant 24 heures dans 60 gr. d'alcool à 60°, en ajoutant ensuite un litre de vin rouge pour filtrer au bout de 10 jours; 3° en faisant macérer pendant 15 jours 30 gr. de racine dans un litre de bon vin rouge.

Quant à l'eau de gentiane, elle s'obtient en laissant fermenter des rondelles de racine dans l'eau-de-vie, et, la fermentation finie, en soumettant le liquide à la distillation. C'est une liqueur alcoolique très forte, d'odeur désagréable et de saveur particulière, qui devrait être avant tout un médicament, mais dont l'usage n'est malheureusement que trop répandu dans certaines contrées montagneuses.

La gentiane était partie constituante de la fameuse Thériaque. Les anciens herboristes l'administraient en électuaire ou à la dose de 4 gr. de poudre délayée dans de l'eau ou du vin contre la fièvre quarte, l'asthme et les embarras de poitrine. Ils recommandaient la décoction de racine de gentiane pour dégorger le foie et la rate et les reins, pour couper les tranchées, favoriser l'écoulement de la vessie et des menstrues. Que celui, disent-ils, dont l'estomac fatigué ne supporte plus aucune nourriture, prenne donc de la poudre de gentiane mouillée de vin. Et à ceux qui souffraient d'oppressions de l'estomac, notre cardialgie moderne, ils conseillaient de prendre, en se couchant, des miettes de pain blanc mélangées de petits fragments de racine macérées un instant dans du vinaigre. Pour eux, le suc exprimé de la racine fraîche était un fébrifuge effectif, un emménagogue puissant, un vulnéraire, un diurétique, un apéritif, qu'ils administraient aussi à la dose de 4 gr. contre les points de côté et les lésions internes provenant de chutes.

Pulmonaire des marais. Gentiana pneumonanthe L. Gentiane à feuilles étroites.

Souche tronquée à fibres épaisses. Tige dressée, simple ou un peu rameuse supérieurement. Feuilles un peu soudées à la base, lancéolées-linéaires, à bords souvent réfléchis en dessous; les inférieures petites, squamiformes et à gaines plus allongées. Fleurs à gorge nue, disposées en grappes terminales d'un bleu d'azur et feuillues qui font l'ornement des marais tourbeux, des prairies spongieuses et des bois marécageux.

La pulmonaire des marais fleurit de juillet en septembre.

Gentiane croisette. Gentiana cruciata L.

Souche allongée, traçante, émettant ordinairement des rosettes stériles et des tiges florifères ascendantes, simples. Feuilles oblongues-lancéolées, opposées par leurs bases soudées. Fleurs sessiles, fasciculées à l'aisselle des feuilles supérieures et réunies en glomérule compact au sommet de la tige; corolle bleue en dedans à sa partie supérieure, d'un bleu verdâtre en dehors, tubuleuse, à tube renflé au sommet, à gorge nue rayée de 4 plis, à 4 lobes ponctués de vert et souvent marqués, sur l'un de leurs bords, d'une petite dent aiguë.

La gentiane croisette croît sur les côteaux pierreux, dans les bois et les prés secs, sur les lieux découverts et les pelouses. Elle fleurit en juillet-août.

Gentiane d'Allemagne. Gentiana germanica Willd.

Plante annuelle, très variable, à racine grêle. Tige dressée, souvent rameuse dès la base et d'un pourpre violet, quelquefois simple ou presque simple, marquée de lignes saillantes provenant de la décurrence des feuilles. Feuilles d'un vert foncé, sessiles, ovales. Fleurs d'un violet purpurin bleuâtre, terminales et axillaires au sommet de la tige et des rameaux, bien moins belles que celles des espèces précédentes.

La gentiane d'Allemagne est assez commune sur les côteaux calcaires, dans les pâturages secs ou humides. Elle fleurit en septembre-octobre.

Ces trois dernières espèces sont inodores avec une saveur très amère.

Emploi. De ces trois gentianes, qui paraissent jouir des propriétés — fortement atténuées — de la grande gentiane, c'est la gentiane croisette qui semble avoir le plus occupé les herboristes d'antan. Sa décoction dans l'eau passait pour pectorale. Le vin, dans lequel on avait fait macérer sa racine pendant une nuit, était administré aux hydropiques. Toute la plante, cuite en vin, fournissait un vulnéraire précieux à employer en lotions cicatrisantes, et la poudre de sa racine agissait d'une façon si merveilleuse sur les plaies que nos grands-mères l'avaient baptisée «la perle de toutes les racines».

Pl. LIX. Fig. I. Ményanthe. Menyanthes trifoliata L. Trèfle d'eau. Minyanthe.

Le trèfle d'eau est, de par l'élégance de ses fleurs, l'espèce peut-être la plus intéressante de la famille des Gentianées. C'est une plante vivace, aquatique, dont l'épais rhizome, traçant, stolonifère, est muni d'écailles membraneuses à la base des tiges. Ses feuilles prennent naissance au sommet des ramifications du rhizome; elles sont alternes, trifoliolées, longuement pétiolées, à folioles oblongues, obtuses, entières ou légèrement crénelées. Ses fleurs, à corolle d'un blanc rosé, sont disposées en une grappe simple terminant un pédoncule nu, et chargées, sur leur face interne, d'élégantes lanières qui en font l'un des plus beaux ornements de nos contrées.

Le ményanthe croît de préférence dans les marais, dans les fossés, dans les eaux dormantes, au bord des étangs de l'Europe, de l'Amérique et du nord de l'Asie. Il fleurit de mai en juin. Ses feuilles se récoltent pendant la floraison. Elles sont inodores, ave une saveur amère et persistante.

Emploi. Les feuilles de ményanthe so encore offic. sous le nom de *Folium Menya this*. Elles font partie des espèces stomach ques et des espèces amères (*Species amar* et, bien que leurs propriétés soient loin d valoir celles de la grande gentiane, elles se vent à la préparation d'un extrait fébrifug (*Extractum Menyanthis*) de saveur amère pr noncée et d'un sirop antiscorbutique appel sirop de raifort composé (*Sirupus Cochleari compositus*).

Toute la plante a une amertume pronor cée. Elle est tonique, stomachique, et sa d coction (15 gr. de feuilles sèches dans 50 gr. d'eau) peut rendre des services appré ciables à la dose d'un verre pris avant cha que repas. Kneipp nous dit qu'on prépar avec cette herbe une excellente infusion st machique qui aide la digestion et facilite l secrétion de bons sucs gastriques.

La médication homéopathique prescrit l ményanthe contre les fièvres intermittente accompagnées de sensations de froid dan la région ventrale, contre la purulence de oreilles provoquée par la fièvre scarlatin ou la rougeole, contre les hémorroïdes.

Gmelin († 1755) en a fait en son temp une sorte de panacée employée par les mé decins d'Allemagne pour combattre les trou bles digestifs, l'hypocondrie, la goutte, l gravelle, le scorbut, la podagre, l'hydropisi à ses débuts, la faiblesse sénile, les ulcères les maladies de la poitrine et de la peau Vers la même époque, on disait en Franc que le ményanthe, «parmi plusieurs sorte d'autres trèfles, contient du sel armoriac en veloppé de souphre et de parties terrestres qu'ainsi il est propre contre la goutte, le scor but, l'hydropisie et la cachexie, et que s semence incise puissamment et détache le humeurs glaireuses qui farcissent les bron ches du poumon».

On le voit, le ményanthe jouissait il y 150 ans d'une vogue quasi européenne.

Ajoutons que son amertume prononcé fait que ses feuilles séchées remplacent sou vent le houblon dans la fabrication de l bière.

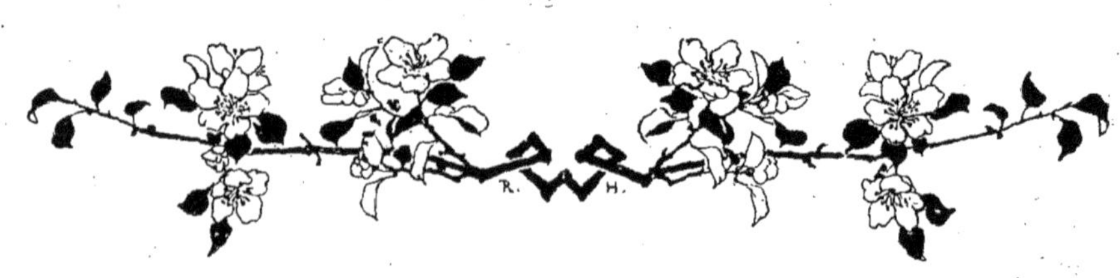

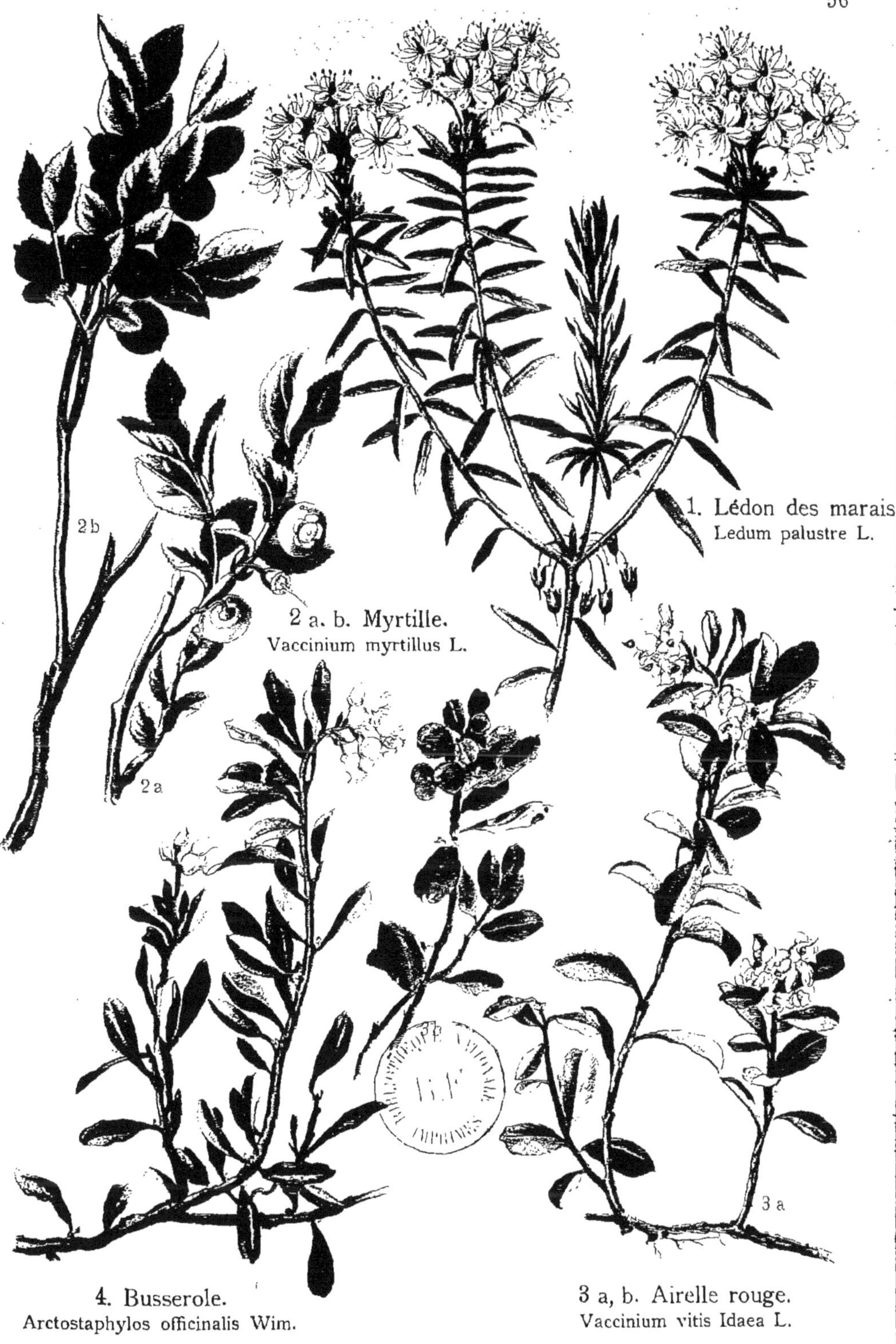

1. Lédon des marais.
Ledum palustre L.

2 a. b. Myrtille.
Vaccinium myrtillus L.

4. Busserole.
Arctostaphylos officinalis Wim.

3 a, b. Airelle rouge.
Vaccinium vitis Idaea L.

Famille des

Asclépiadées

Dompte-venin. Vincetoxicum officinale M. Asclepias vincetoxicum L. Asclépiade.

Plante vivace à souche traçante donnant naissance à des tiges de 1/2-1 m. de hauteur, dressées, simples inférieurement. Feuilles d'un vert foncé, ovales, lancéolées, brièvement pétiolées, opposées, cordiformes, acuminées, finement ciliées sur les bords. Fleurs blanches disposées en corymbes axillaires; à corolles à 5 lobes obtus, contournés dans le bouton. Masses polliniques renflées, atténuées supérieurement, fixées au dessous de leur sommet. Fruits secs polyspermes; graines munies d'une aigrette filamenteuse et comme soyeuse.

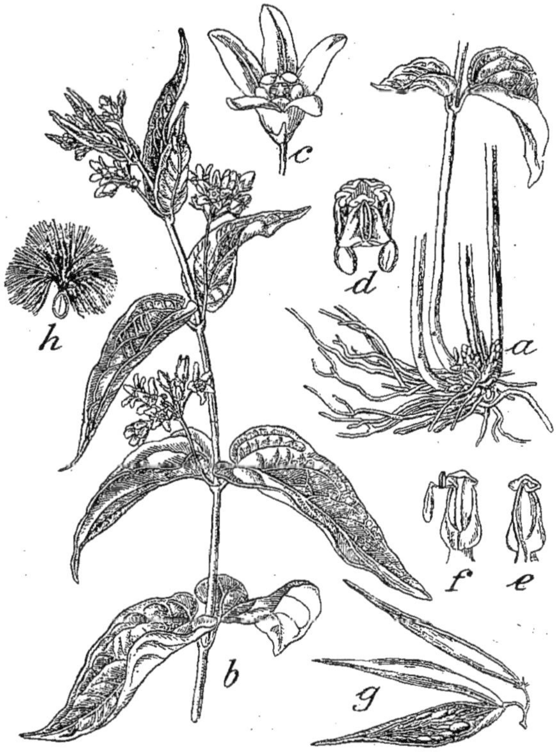

Dompte-venin. Vincetoxicum officinale Mœnch.

a. et b. Parties sup. et inf. d'une plante en floraison. c. Fleur grossie d. Groupement des anthères. e. Anthère vue de derrière. f. Anthère de face. g. Fruit ouvert. h. Graine.

Le dompte venin croît dans les lieux secs, sur les collines arides, dans les bois et les endroits pierreux où il fleurit de juin en août. Sa racine a une odeur repoussante et une saveur âcre et amère.

Emploi et danger. La racine, vénéneuse ou pour le moins suspecte, était autrefois d'un usage régulier contre venins et poisons — d'où son nom de dompte-venin — bien que rien, croyons-nous, n'ait motivé ces prétendues vertus. Nos pères la regardaient comme un curatif des affections hydropiques. Rien de meilleur, s'écrient-ils, pour voir l'eau accumulée s'écouler par les extrémités inférieures, que de prendre tous les matins, à jeûn, une bonne lampée chaude du liquide obtenu en faisant macérer pendant 12 heures 1/2 livre de racines dans un pot de bon vin blanc. Il n'est pas jusqu'aux feuilles qui n'aient eu leur emploi: elles passaient pour un excellent détersif des ulcères et les bains de vapeurs de feuilles et de racines mélangées étaient utilisés dans les crises d'hystérie et les menstrues rebelles.

Famille des

Borraginées

Pl. 59. Fig. 2. Symphytum officinale L. Consoude officinale. Grande Consoude. Herbe à la coupure. Oreille d'âne. Herbe aux coupures. Herbe grasse.

La grande consoude est une plante vivace, hérissée, dont les fleurs, assez grandes, blanchâtres, penchées, jaunâtres ou violacées, sont disposées en courtes grappes terminant les tiges. Sa souche est épaisse, fusiforme, rameuse, succulente, noire à l'extérieur, blanche et visqueuse intérieurement. Les feuilles radicales sont très amples, rudes, ovales-lancéolées, longuement pétiolées; les caulinaires lancéolées à limbe décurrent.

La consoude officinale habite les prés humides, le bord des fossés, des ruisseaux et des rivières. Elle fleurit de mai en août. Sa racine se récolte en automne et sa partie aérienne de préférence pendant ou avant la floraison.

Bien qu'inodore et presque insipide, la consoude est très mucilagineuse et quelque peu astringente.

Emploi. L'herbe aux coupures a joui autrefois d'une réputation surfaite sous les noms offic. de *Radix Consolidæ maioris* et d'*Herba Consolidæ maioris*. Les médecins d'alors la considéraient comme «incrassante» et l'utilisaient contre les hémorragies, les fractures, les fissures, la diarrhée et les contusions.

De ces propriétés merveilleuses, il reste aujourd'hui peu de chose. Le mucilage abondant de sa racine la fait employer en décoction émolliente et pectorale (30 gr. pour un litre d'eau). La très petite quantité de tanin qu'elle renferme la fait utiliser contre les diarrhées. Sa décoction avec le sirop de gomme et le suc de citron est encore usitée çà et là contre le crachement de sang des vieillards et des personnes délicates, et d'aucuns prétendent qu'on obtient de bons résultats en appliquant la pulpe rapée de la racine sur les brûlures, les piqûres d'insectes et les gerçures du mamelon.

La médication homéopathique se sert de la consoude en teinture dans les fractures, les contusions, les lésions des os et du périoste.

Les anciens herboristes, cela va de soi, sont plus «incrassants» encore que les médecins. Ils prennent la consoude en vin contre les crachements de sang, les blessures internes, la dysenterie, les flux de sang, les urines sanguinolentes, les mucosités des bronches, la phtisie à tous ses degrés. Et ils ajoutent — serait-ce bien sans malice? — que les barbiers de leur temps en avaient toujours une provision en poudre pour réparer du rasoir la coupure inévitable.

Pl. 60. Fig. 1. Bourrache. Borrago officinalis L. Bourraiche. Langue de bœuf.

La bourrache est une plante annuelle hérissée de poils raides. Sa tige est épaisse, succulente, très rameuse. Ses feuilles sont ovales ou elliptiques, les inférieures très amples, atténuées en pétiole et irrégulièrement crénelées, les supérieures plus étroites, à base amplexicaule. Ses fleurs, assez grandes, d'un bleu d'azur ou roses, plus rarement blanches, sont groupées en grappes feuillées et portées sur des pédicelles qui s'allongent beaucoup après la floraison.

La bourrache est souvent cultivée comme plante pectorale, adoucissante et sudorifique et subspontanée en diverses localités. Elle est probablement originaire de l'Orient. Elle fleurit de juin en octobre et possède une odeur et une saveur rappelant les concombres.

Emploi. La racine, les feuilles, les fleurs, les graines, tout en elle était employé. Les pharmaciens tenaient le *Rhizoma Borraginis* et l'*Herba Borraginis*. Les fleurs avec la buglosse, la rose et la violette, faisaient partie du thé des *quatre fleurs*. Toute la plante était considérée comme tonique, diurétique, sudorifique, émolliente, et nos pères nous paraissent avoir été fort entichés de cette borraginée d'azur. «Qu'on ajoute sans crainte, disent-ils, les fleurs pleines de grâce de la bourrache aux mets et aux boissons, car elles sont un tonique du cœur et du cerveau, un dépuratif du sang, un merveilleux moyen de ramener les désespérés, les mélancoliques et les hypocondres à une meilleure conception des choses d'ici-bas, à la gaîté et à la joie! Les personnes affaiblies par les fièvres les prendront confites en sucre pour ranimer leurs forces et les femmes pauvres de lait se trouveront bien de l'infusion de graines pilées dans du vin.

D'ailleurs, la bourrache, cuite à la façon des épinards, est d'une efficacité reconnue dans les affections du foie; ses feuilles froissées sont excellentes contre les piqûres d'insectes et leur infusion est souveraine dans les inflammations des yeux.»

Où sont les cures au suc d'herbe? les cures printanières à la bourrache? les gâteaux à la bourrache? les assaisonnements à la bourrache? Disparus... avec les neiges d'antan! car il ne reste plus guère, de la bourrache si vantée jadis, qu'une infusion soi-disant sudorifique (10 gr. de feuilles sèches et de fleurs pour un litre d'eau) agissant surtout — disent les méchants — par l'eau chaude qu'elle renferme.

Pl. 60. Fig. 2. Buglosse. Anchusa officinalis L.

La buglosse est une plante bisannuelle entièrement hérissée de poils

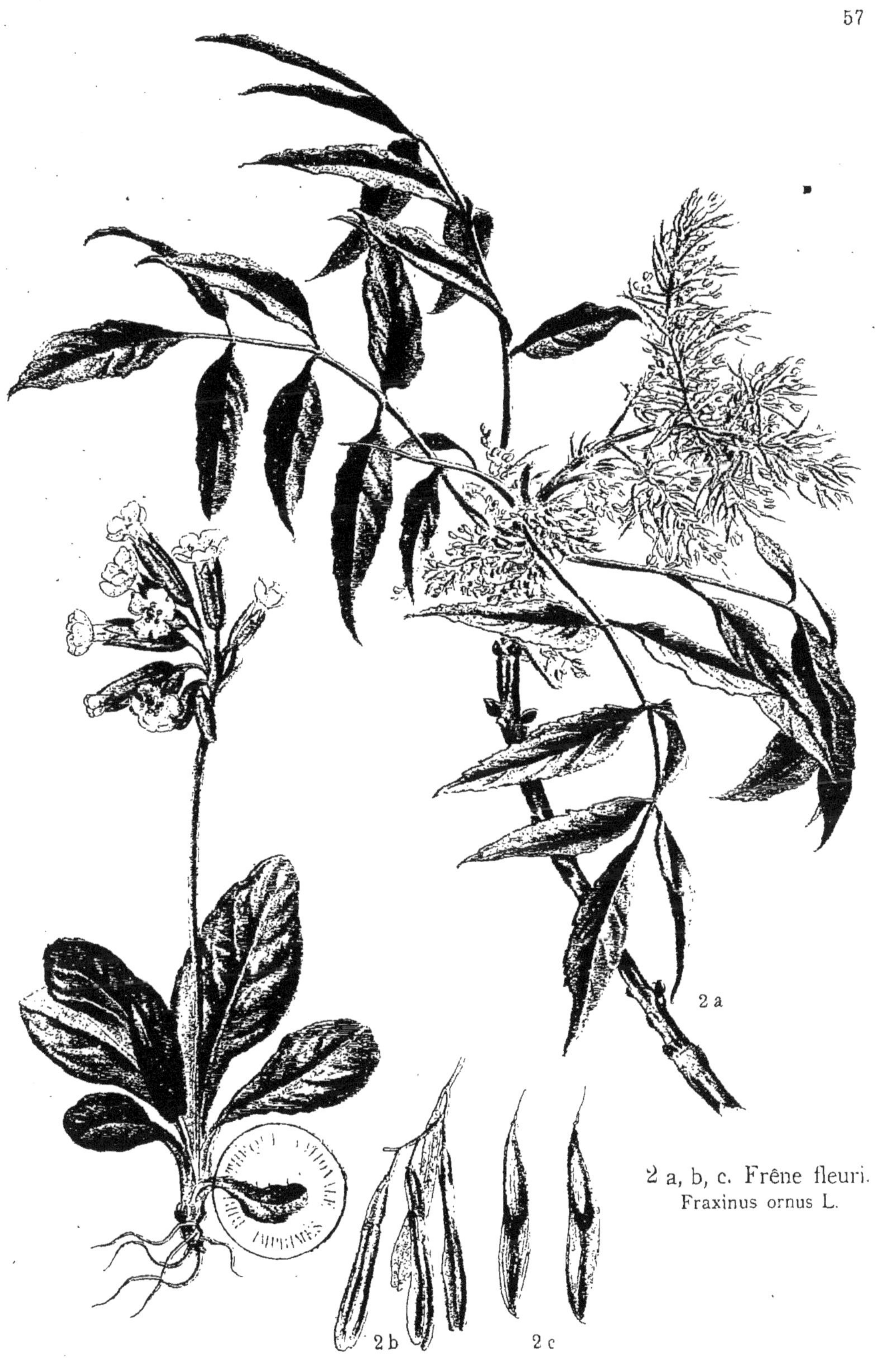

2 a, b, c. Frêne fleuri.
Fraxinus ornus L.

1. Primevère.
Primula officinalis Jacquin.

rudes et dont la racine, d'un brun noir, épaisse et tuberculeuse, donne naissance à une tige dressée, rameuse supérieurement par les rameaux paniculés de l'inflorescence. Ses feuilles radicales sont assez longues, atténuées en pétiole; les caulinaires sont plus courtes, sessiles, aiguës; les supérieures ovales-lancéolées, semi-amplexicaules.

Le calice est 5-fide à divisions presque aiguës et la corolle, dont la couleur passe du rouge au violet foncé avec des stries bleuâtres, a sa gorge garnie d'écailles blanchâtres, tomenteuses, veloutées et entières.

La buglosse croît dans les lieux incultes et pierreux, sur les murs et les décombres. La variété à racine rouge *(Anchusa tinctoria Desf.)*, employée autrefois en teinturerie, se cultive dans le midi de la France, en Hongrie, et dans quelques contrées de l'Allemagne; elle croît spontanément sur les rives de la Méditerranée, en Espagne et en Asie Mineure.

Les feuilles et les racines sont inodores avec une saveur douceâtre et mucilagineuse.

Emploi. La racine était autrefois offic. sous le nom de *Radix Buglossæ* et la partie aérienne sous le nom de *Herba Buglossæ*. Quant aux fleurs, l'ancienne thérapeutique les dénommait *Flores Buglossæ* et les faisait entrer dans le thé des quatre fleurs (*Flores quatuor cordiales*).

La buglosse jouit d'ailleurs des mêmes propriétés pectorales et sudorifiques que la bourrache.

L'écorce de la racine de la variété à racine rouge (*Radix Alcannæ spuriæ*) contient une matière colorante violette soluble dans l'éther, l'esprit-de-vin, les huiles grasses et volatiles, qui la fait employer pour colorer les pommades et les huiles capillaires.

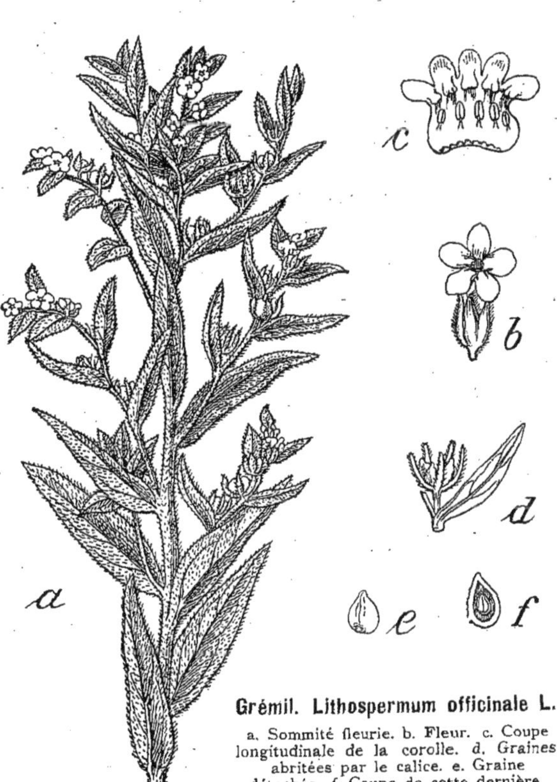

Grémil. Lithospermum officinale L.

a. Sommité fleurie. b. Fleur. c. Coupe longitudinale de la corolle. d. Graines abritées par le calice. e. Graine détachée. f. Coupe de cette dernière.

Lithospermum officinale L. Grémil. Herbe aux perles. Thé des perles. Blé d'amour.

Plante vivace, à racine ligneuse d'un brun noir, émettant une ou plusieurs tiges dressées, cylindriques, rudes, pubescentes, très rameuses.

Feuilles rudes-pubescentes, d'un vert grisâtre en dessous, oblongues-lancéolées, sessiles, à nervures moyennes et latérales très saillantes en dessous, les inférieures ordinairement détruites lors de la floraison. Corolle petite, d'un vert blanchâtre, pubescente extérieurement, à gorge munie de 5 écailles pubescentes très petites. Graines arrondies, très dures, d'un beau blanc, lisses et luisantes.

Le grémil croît dans les bois des côteaux calcaires, au bord des chemins et dans les lieux incultes. Il est inodore et fleurit en mai-juin.

Emploi. Le grémil, lithospermum-graine pierreuse, était le lithontriptique par excellence de nos ancêtres : « prinse en breuvage le poids d'une dragme (4 gr.), avec vin blanc, il rompt et brise la pierre et la pousse dehors. » C'était de même un remède précieux à administrer aux femmes en mal d'enfant.

Le grémil, de nos jours, n'est plus guère usité qu'en une tisane qui, à la dose de 40 gr. par litre d'eau, peut être considérée comme diurétique.

Pl. 61. Fig. 1. Pulmonaria officinalis L. Pulmonaire. Grande Pulmonaire. Herbe aux poumons. Herbe au lait de Notre-Dame.

La pulmonaire est une plante vivace, velue, dont la souche épaisse et tronquée donne naissance à des rosettes stériles et à des tiges florifères de 1-3 décimètres de hauteur. Ces dernières sont dressées, simples, mais hérissées de poils simples entremêlés de poils articulés et de poils glanduleux. Ses feuilles sont pubescentes, un peu rudes au toucher ; les radicales des pousses stériles (qui produiront des fleurs l'année suivante), pétiolées, cordiformes ; les caulinaires plus courtes, ovales, atténuées en un pétiole ailé ; les supérieures sessiles, toutes marquées quelquefois de taches blanchâtres. Les fleurs sont d'abord rouges, puis passent au violet et au bleu. Les carpelles sont luisants, d'un noir olivâtre, un peu comprimés, entourés d'un bord saillant.

La pulmonaire se rencontre dans les bois ombragés et les buissons où l'on en récolte les feuilles en avril. Elle fleurit de mars en mai ; ses feuilles, inodores, ont une saveur mucilagineuse et quelque peu astringente.

Emploi. La pulmonaire, autrefois offic. sous le nom d'*Herba Pulmonariæ*, a joui jadis d'une vogue énorme et cela uniquement à cause des taches blanches qui maculent çà et là ses feuilles et qui, au dire des anciens, ressemblent à un poumon malade. C'est presque dire qu'elle a été vantée et employée un peu partout dans les campagnes contre les maladies de la poitrine et des bronches, contre les ulcères pulmonaires, la phtisie pulmonaire, les crachements de sang, et c'est dire en même temps que la médication antituberculeuse d'aujourdhui en fait fi.

Les feuilles, émollientes quand elles sont fraîches et légèrement astringentes après dessication, peuvent donner une boisson rafraîchissante et pectorale (30 gr. en décoction) et... c'est tout.

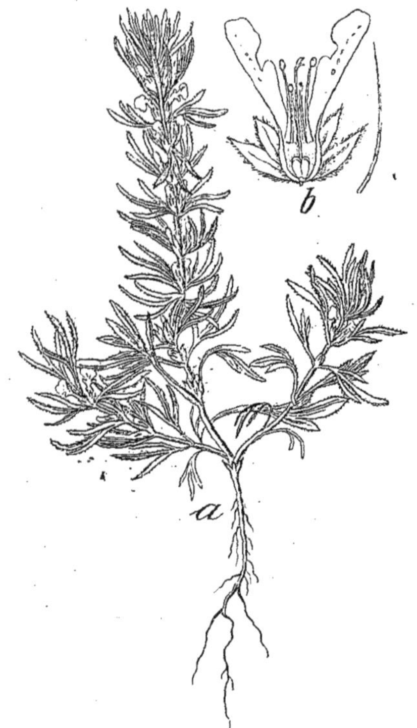

Ivette. Ajuga chamæpitys Schreber.

a. Plante entière légèrement réduite.
b. Coupe longitudinale d'une fleur.

Famille des Verbénacées

Pl. 61. Fig. 2. Verbena officinalis L. Verveine officinale. Herbe sacrée. Herbe à la sorcière.

Racine vivace émettant une tige raide, dressée, ordinairement très rameuse, à rameaux obliquement dressés, effilés, glabres, à angles scabres. Feuilles scabres, à circonscription ovale ou oblongue, profondément incisées ou pinnatifides, à lobes dentés ou crénelés. Fleurs petites, presque sessiles, lilas, disposées en épis lâches et effilés.... le botaniste a parlé !

La verveine est commune dans les

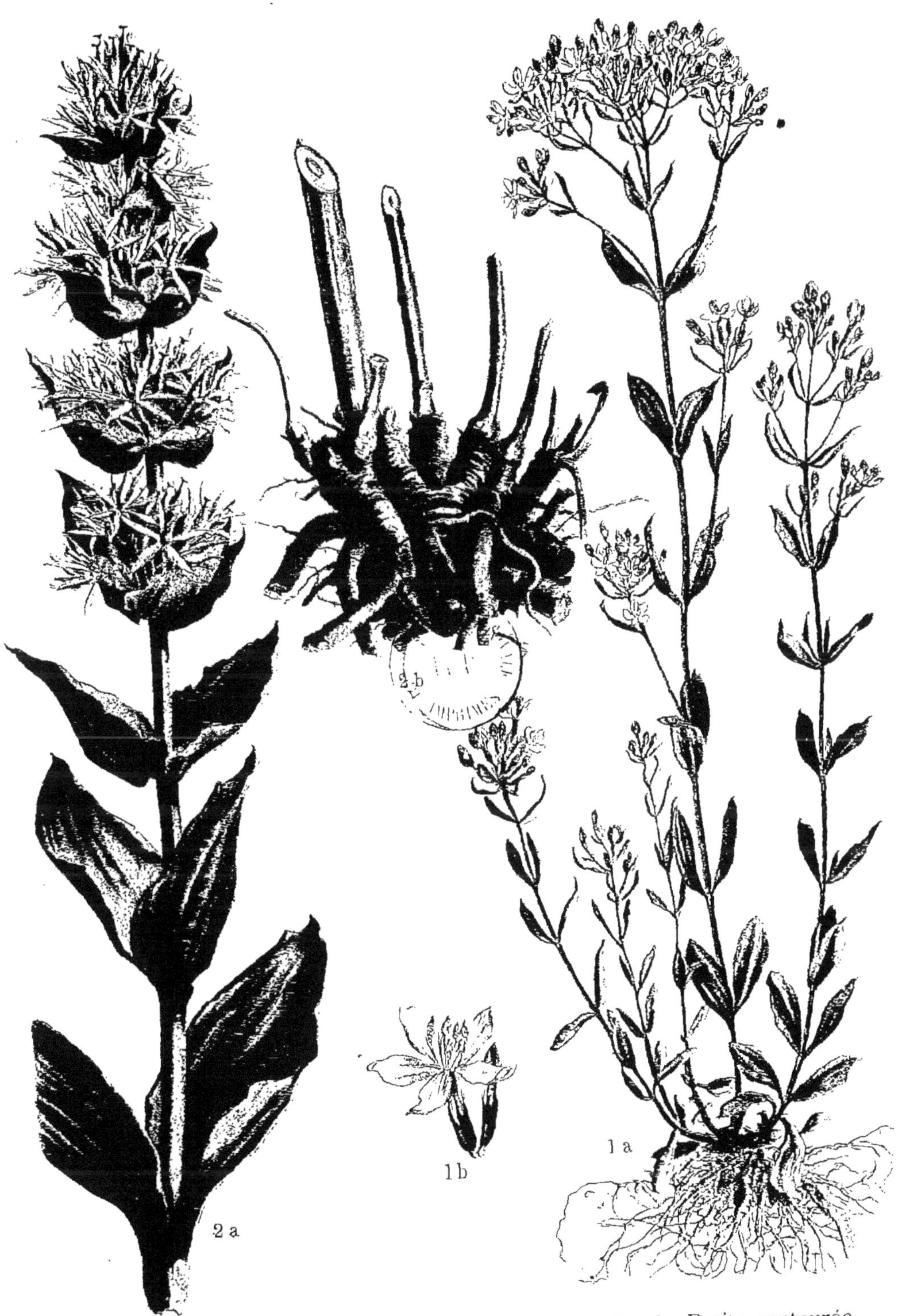

2 a, b. Gentiane.
Gentiana lutea L.

1 a, b. Petite centaurée.
Erythrea centaurium Pers.

lieux incultes, dans les décombres, sur les bords des chemins, où elle fleurit de juillet en septembre. Ses feuilles, inodores, sont récoltées en été; elles possèdent une saveur un tantinet amère et astringente.

Emploi. La verveine a pour ainsi dire vécu, et cependant la verveine fut vénérée comme peu de ses compagnes. Les anciens s'en servaient pour nettoyer les autels avant les sacrifices et pour faire les aspersions d'eau lustrale; les druides la regardaient comme sacrée; les sorciers et les sorcières du moyen-âge lui attribuaient des vertus surnaturelles; les fériaux s'en couronnaient et les magiciens lui faisaient jouer un rôle prépondérant dans leurs enchantements.

Grandeur et décadence! De l'autel, la pauvre verveine, légèrement amère et astringente, a passé dans un cataplasme vinaigré que l'on utilise ça et là dans les campagnes contre les douleurs rhumatismales, les points de côté et la migraine! Et c'est tout ce qu'il reste, aujourd'hui, de cette plante aimée des dieux!

Voulez-vous connaître ses vertus curatives d'antan? Voici. Quatre grammes de poudre pris avec de l'encens, et pendant quarante jours consécutifs dans du vin vieux, guérissaient la jaunisse. La décoction de ses feuilles dans du vin blanc chassait l'urine et la pierre, désopilait le foie et la rate et les reins, combattait les affections hydropiques. La verveine, bouillie dans l'eau, était appliquée sous forme de cataplasme sur les tumeurs et, bouillie dans du vin, usitée en gargarisme contre les ulcères cervicaux. Elle guérissait le feu St-Antoine, refermait les vieilles plaies, servait de préservatif contre les serpents, réjouissait l'âme et le cœur et l'esprit.

Famille des

Labiées

Ive. Ajuga chamæpitys Schr. Ivette. Bugle petit pin. Bugle faux pin. Teucrium chamæpitys.

L'ive est une plante de 10-20 cm. de hauteur dont la souche vivace émet des tiges velues ou poilues sur deux angles opposés, un peu glanduleuses supérieurement et ordinairement rameuses dès la base. Ses feuilles sont comme partagées en trois lanières, les radicales atténuées en un long pétiole. Ses fleurs sont jaunâtres, presque sessiles, solitaires, axillaires, opposées, ponctuées de points brunâtres et longuement dépassées par les feuilles.

On la rencontre fréquemment dans les terrains maigres, sur les côtes arides et calcaires, à la lisière des bois, dans les jachères. Elle fleurit de juin en août. Elle a une odeur résineuse particulière qui est loin de plaire à chacun et une saveur amère très prononcée.

Emploi. Les anciens herboristes en disent beaucoup de bien et les modernes n'en disent rien. A en croire les premiers, les feuilles d'ive prises en vin débarrassent de la jaunisse à la fin du 7me jour d'emploi et la goutte sciatique ne résiste point à une cure de quarante jours de feuilles macérées dans l'hydromel. Elles sont en outre d'un effet salutaire dans les affections du foie et des reins, dans la strangurie, les menstrues rebelles et les empoisonnements provoqués par l'aconit. Voulez-vous un remède efficace contre l'épilepsie? Triturez et mélangez intimement 32 gr. de feuilles d'ive, 16 gr. de feuilles de mauve, 16 gr. d'acore; le remède est prêt: il n'a plus qu'à en avaler soir et matin la grosseur d'une noix.

Germandrée. Teucrium chamædrys L. Petit chêne. Chenette. Sauge amère. Chasse-fièvre.

La germandrée est une plante vivace, sous-frutescente, dont la souche ligneuse et très rameuse émet de nombreuses tiges de 10-30 cm. de hauteur. Ces dernières sont d'abord couchées, puis redressées, velues, souvent pourpres au sommet, plus ou moins dépourvues de feuilles à la base et disposées en touffe. Les feuilles sont ovales-oblongues, obtuses, atténuées en pétiole, fortement crénelées — on les a comparées à celles du chêne — ordinairement luisantes en dessus, d'un vert pâle en dessous. Ses fleurs sont roses ou purpurines, rarement blanches, et réunies par deux ou trois à l'aisselle des feuilles supérieures.

La germandrée croît sur les collines pierreuses, dans les lieux arides, sur les murs, à la lisière des bois et, assez souvent, dans les parterres où ses bordures sont du plus bel effet. Elle fleurit de juin en août avec une odeur légèrement balsamique et une saveur amère très prononcée.

Emploi. La germandrée, comme tant d'autres, est une plante déchue que l'on ne considère plus guère de nos jours que comme un tonique et un apéritif légers à recommander en tisane dans les cas de dyspepsie. Sa vogue, autrefois, et ses propriétés curatives étaient tout autres. Sa décoction en eau ou en vin était préconisée contre les rhumes de poitrine, les rétentions d'urine, les prédispositions à l'hydropisie, les menstruations rebelles, les fièvres intermittentes et la goutte. Chomel (1850) la prescrit à la dose de 4-5 gr. de poudre pris 3 jours durant contre les fièvres; Mathiole, au XVIme siècle, la fait macérer pendant 12 heures dans du vin pour l'administrer ensuite contre la peste, la migraine et les vers. D'autres la donnent aux goutteux, le matin à jeûn, soixante jours de suite, sous forme d'une bonne lampée chaude d'une décoction dans du vin blanc. Et c'est la germandrée, au dire de Vésale, le créateur de l'anatomie moderne et la victime de la sainte Inquisition, que les médecins de Gênes recommandèrent à l'empereur Charles-Quint pour se garer des morsures de cette désagréable affection. Ce n'est pas tout, car les anciens thérapeutistes préconisent encore la germandrée comme vulnéraire et antihémorroïdale, soit qu'on l'utilise simplement en poudre, soit qu'on s'en serve avec du vinaigre, du vin, du miel ou de l'huile d'olive.

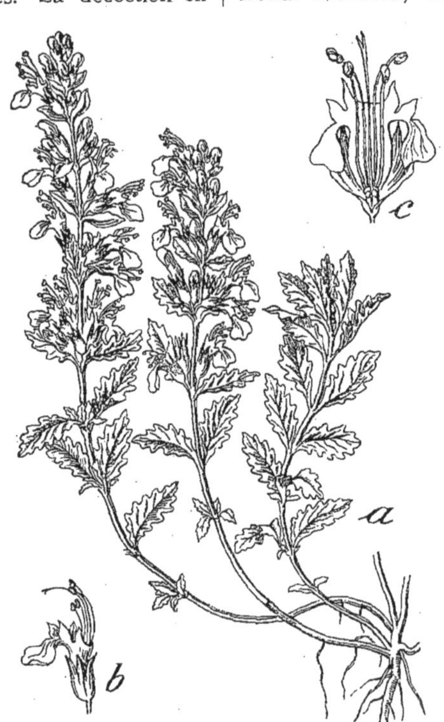

Germandrée. Teucrium chamædrys L.

a. Souche. *b.* Fleur.
c. Coupe longitudinale d'une fleur.

Pl. 62. Fig. I. Marrubium vulgare L. Marrube. Marrube commun. Marrube blanc. Maroute. Marouette.

Plante vivace à tige de 4-8 dm., rameuse dès la base, toute couverte d'un duvet blanchâtre. Feuilles épaisses, pétiolées, ridées, blanches-tomenteuses en dessous, inégalement crénelées, un peu cordiformes à la base, les supérieures dépassant longuement les glomérules. Fleurs petites, blanches, disposées en glomérules très compacts. Calice velu-laineux, à dents subulées recourbées en crochet.

Le marrube blanc croît dans les lieux incultes, sur les décombres et «autres lieux ruinez», au bord des chemins, dans les villages. Il fleurit de juin en septembre et on en récolte les feuilles et les extrémités fleuries en juillet. Ses feuilles et ses fleurs ont une odeur assez désagréable et une saveur très amère, âcre, due à un principe amer, la *marrubine*, qui s'y rencontre en quantité appréciable, et auquel la plante doit sans doute ses propriétés médicinales.

Emploi. Bien que l'*Herba Marrubii* et l'*Extractum Marrubii* aient tous deux disparu des officines pharmaceutiques, le marrube n'en jouit pas moins de propriétés médicinales d'un usage courant dans les campagnes et qui nous paraissent assez réelles. C'est, en effet, un remède populaire contre la toux et les bronchites chroniques, contre la leucorrhée, l'asthme, le scorbut, les affections scrofuleuses et l'hystérie. Le mode d'emploi est la tisane et le vin. La première se prend à la dose de deux à trois tasses par jour (10 gr. par litre en infusion), le second s'administre à raison d'un verre à bordeaux après chaque repas et se prépare en faisant macérer pendant 8 jours 30 gr. de marrube dans un litre de vin blanc.

Le marrube a passé, jadis, pour l'une des meilleures plantes curatives de l'Europe.

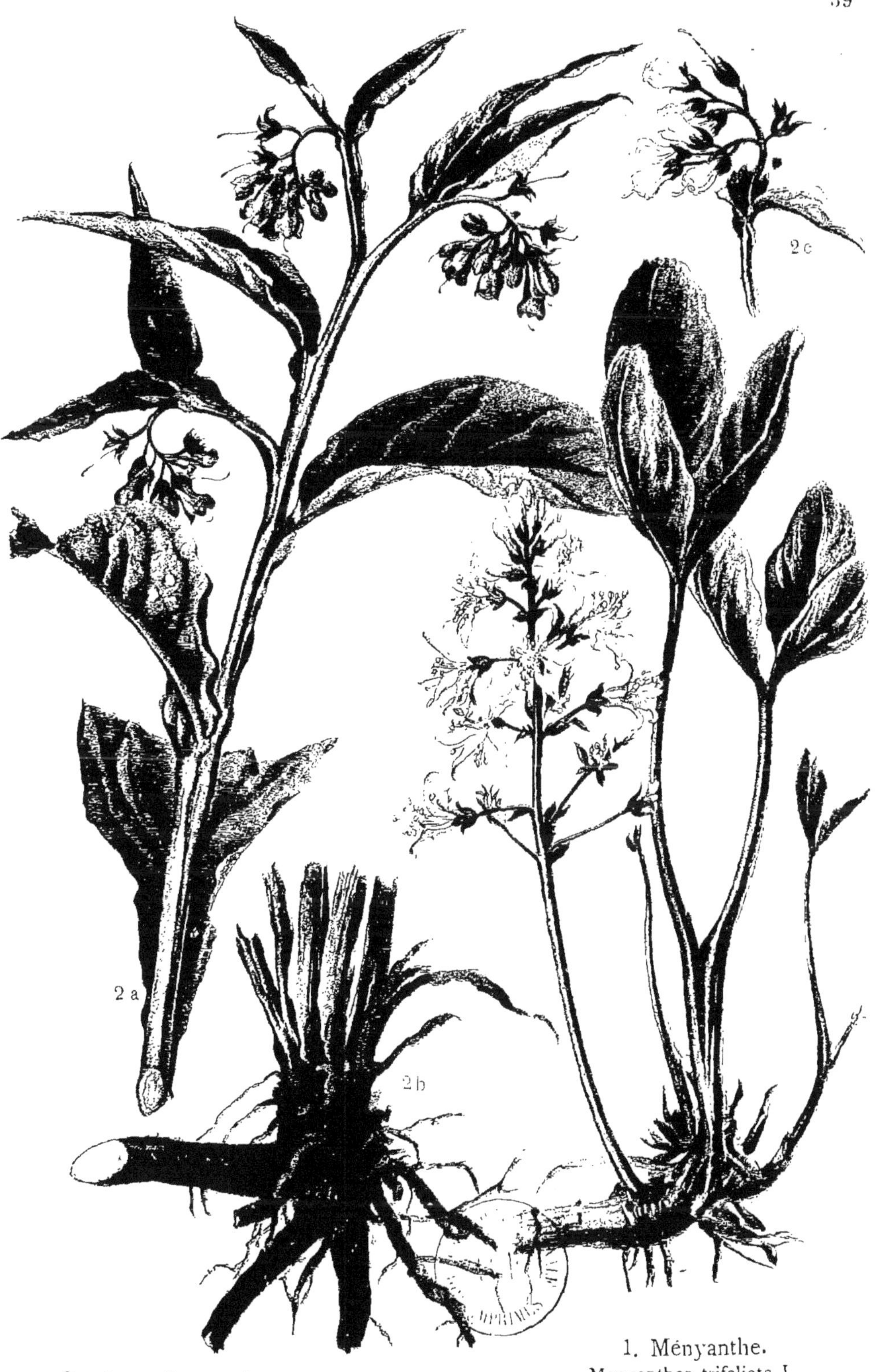

2 a, b, c. Consoude.
Symphytum officinale.

1. Ményanthe.
Menyanthes trifoliata L.

grand Linné, le plus grand botaniste du XVIIIme siècle, le recommande chaleureusement contre le flux salivaire provoqué par les cures au mercure; Dioscoride raconte dans ses écrits que les feuilles de marrube, «séchées et cuites en eau ou vin avec la graine, ou le suc tiré d'icelles encore verdes, se donne en forme de looth (médicament liquide de consistance sirupeuse) avec miel, aux asthmatiques, à gens travaillés de toux, emmaigris et langoreux», et d'autres herboristes, après lui, ajoutent que les effets de ces drogues sont plus efficaces encore si l'on a soin d'ajouter au marrube de la poudre de racine de violette. C'est ce dernier remède qui était préconisé pour désopiler le foie, la rate et la matrice, pour tuer les vers du corps, pour aider aux femmes en mal d'enfant. On préparait des bains de marrube pour les personnes délicates du beau sexe sujettes aux maux de reins, aux points de côté et aux affections variqueuses. On combattait le goître avec un cataplasme de marrube et il n'est pas sans intérêt d'apprendre que Pline préconisait les feuilles et les graines broyées de marrube comme «proufitables contre morsures de serpents, douleurs de costés et de poitrine et la toux envieillie, aussi bien que contre les gangrènes et ulcères survenant ès racines des ongles».

Pl. 62. Fig. 2. Lierre terrestre. Glechoma hederaceum L. Rondotte. Rondelotte. Herbe Saint-Jean. Terrète. Rondette. Rondelette. Couronne de terre.

Le lierre terrestre est une plante aromatique vivace dont les tiges carrées, garnies de nombreux rejets rampants, couchées-radicantes, sont plus ou moins velues, grêles, faibles et redressés vers les sommités. Ses feuilles sont opposées, longuement pétiolées, réniformes-orbiculaires, profondément crénelées et couvertes en dessous de petites glandes résineuses. Ses fleurs, d'un violet bleuâtre ou rosé, sont ponctuées de violet à la gorge et à la lèvre inférieure et forment des glomérules opposés brièvement pédonculés de 1-3 fleurs.

Le lierre terrestre tire son nom de la soi-disant ressemblance de ses feuilles avec celles du lierre commun. Il croît dans les haies et les lieux ombragés, au bord des bois, dans les jardins humides. Il fleurit de mars en juin et se récolte — feuilles et sommités fleuries — en mai.

La plante desséchée ne répand plus guère qu'une légère odeur aromatique qui se perd d'ailleurs assez rapidement. Sa saveur est amère, légèrement âcre et balsamique, quelque peu astringente.

Emploi. Si le lierre terrestre (*Herba Hederæ terrestris*) ne se trouve plus au Codex, il n'en est pas moins considéré comme un tonique, un pectoral, un stimulant, un astringent et un vulnéraire dans la médication rurale et recommandé à toutes les personnes travaillées de rhumes. Le mode d'emploi est l'infusion théiforme à la dose de 15 gr. par litre d'eau, très usitée dans les campagnes contre les affections catarrhales et les crachements de sang.

Le lierre terrestre entre encore dans la composition du *thé suisse*, mélange, pour infusion stimulante et carminative, de 50 gr. de véronique, 50 gr. de lierre terrestre, 50 gr. de feuilles de scabieuse, 50 gr. de feuilles de tussilage, 10 gr. de feuilles de mélisse, 10 gr. de feuilles de sauge (3 gr. par litre d'eau en infusion).

Le curé Kneipp recommande la tisane de lierre contre les affections des poumons, des reins et de la vessie. Rajus en préconise le suc contre les maux de tête et prétend que le dit suc, «introduit dans le nez», non seulement calme les migraines, mais qu'il les fait disparaître entièrement, aussi violentes et aussi enracinées soient-elles.

Le lierre, jadis, se prenait en vin comme diurétique, emménagogue, vermifuge et sudorifique. Il passait pour guérir la jaunisse et la goutte sciatique, pour désopiler le foie et la rate et combattre la peste. On l'utilisait en gargarisme et en eau vulnéraire pour distiller la pierre et cicatriser les cavernes des poumons.

L'art vétérinaire l'utilise encore, dans certaines régions, pour lutter contre les avives (engorgement des glandes parotides du cheval).

Pl. 62. Fig. 3. Brunelle. Brunella vulgaris L. Brunelle commune. Prunella communis L.

La brunelle est une plante vivace dont les tiges tétragones, plus ou moins velues, couchées et souvent radicantes à la base, sont solitaires ou peu nombreuses et ordinairement simples. Ses feuilles sont ovales ou ovales-oblongues, pétiolées, légèrement sinuées-dentées. Ses fleurs, d'un bleu-violet, rarement blanches, sont groupées en glomérules opposés, rapprochés en épis terminaux compacts.

La brunelle est commune dans les prés, dans les pâturages, au bord des chemins. Elle fleurit de juin en septembre et se récolte en pleine floraison. Elle a une saveur légèrement amère, quelque peu âcre, mucilagineuse.

Emploi. La brunelle était autrefois offic. sous les noms de *Herba Prunellæ* ou *Consolidæ minoris*. Elle est vantée comme «incrassante» et antiscorbutique et souvent employée dans les campagnes, en tisane ou en poudre, contre les angines et les inflammations de la gorge (gargarisme).

On utilisait jadis les compresses de feuilles pilées dans du vinaigre et de l'huile rosat pour calmer les migraines et les cataplasmes de feuilles, mélangées de scabieuse, pour se défaire des furoncles et des anthrax.

Pl. 63. Fig. I. Lamier. Lamium album L. Ortie blanche. Lamier blanc. Ortie morte. Fausse-ortie.

L'ortie blanche n'a de commun avec l'ortie véritable qu'une vague ressemblance de feuillage. C'est une plante vivace, à tige tétragone ascendante, rameuse inférieurement. Les feuilles, surtout les supérieures, sont très longuement acuminées en une pointe lancéolée-linéaire. Les fleurs, toujours blanches, sont réunies en glomérules; elle sont formées d'un calice pubescent à dents aiguës et ciliées, d'une corolle rétrécie à la base et garnie d'un anneau de poils au niveau de ce rétrécissement.

Le lamier est très commun dans les haies, sur les décombres, dans les lieux cultivés et les jardins. Il fleurit d'avril en octobre. On n'en récolte que les fleurs qu'on débarrasse du calice et qu'on dessèche rapidement pour les conserver dans un endroit sec.

Les fleurs ont une légère odeur de miel et une saveur douceâtre, mucilagineuse.

Emploi. L'ortie morte, appelée ainsi parce que ses feuilles ne piquent pas, est bien déchue de son antique splendeur: les *Flores Lamii albi* ne sont plus de mode et l'*Herba Lamii albi* est aujourd'hui inconnue des pharmacies.

Nous devons toutefois à la vérité d'ajouter que les feuilles se mangent dans certaines contrées accommodées à la façon des épinards et qu'elles passent pour vulnéraires et résolutives; que Kneipp recommande les bains de vapeur (fleurs) contre les maux d'oreilles et que l'infusion des fleurs (10 gr. par litre d'eau) est un remède populaire d'un usage courant contre les rhumes de poitrine et les fleurs blanches.

Pl. 63. Fig. 2. Betonica officinalis L. Bétoine. Herbe de cœur. Bétoine officinale. Tabac des gardes.

Plante vivace, à tige raide, dressée, pubescente ou hérissée, simple, ne portant que 2-3 paires de feuilles très écartées. Feuilles inférieures très longuement pétiolées, les radicales ordinairement plus larges, cordiformes à la base, ovales ou ovales-oblongues, crénelées; les caulinaires plus étroites; les supérieures brièvement pétiolées ou presque sessiles. Fleurs purpurines, à tubes dépassant longuement le calice, rapprochées en épi terminal compact ordinairement interrompu à la base.

La bétoine est commune dans les bois et les pâturages montueux où elle fleurit en juillet-août. Les feuilles, qu'on récolte en juin, ont une odeur faible, repoussante, et une saveur amère prenant à la gorge.

Emploi. La bétoine est encore une de ces plantes qui, après avoir été bonne à tout ou peu s'en faut, n'est plus bonne à rien: l'*Herba Betonica* est rayée du Codex et c'est à peine si, dans les campagnes, on lui accorde encore quelques propriétés calmantes. Et cependant, à en croire les anciens herboristes, la bétoine, prise chaude matin et soir en décoction dans de l'eau ou du vin, débarrasserait les poumons et les bronches de toutes les mucosités superflues et nuisibles, serait favorable aux asthmatiques et aux tuberculeux, bonne «pour l'estomach et la clarté des yeux»; elle désopilerait le foie et la rate, chasserait la jaunisse et l'hydropisie, l'épilepsie, la faiblesse des nerfs, la goutte, la paralysie; elle briserait les calculs dans la vessie, provoquerait l'écoulement mensuel, activerait la digestion et guérirait plaies et bosses.

A ces vertus — peu ordinaires, on l'avouera — s'ajoutent encore celles du suc et des racines. Le suc «versé goutte à goutte

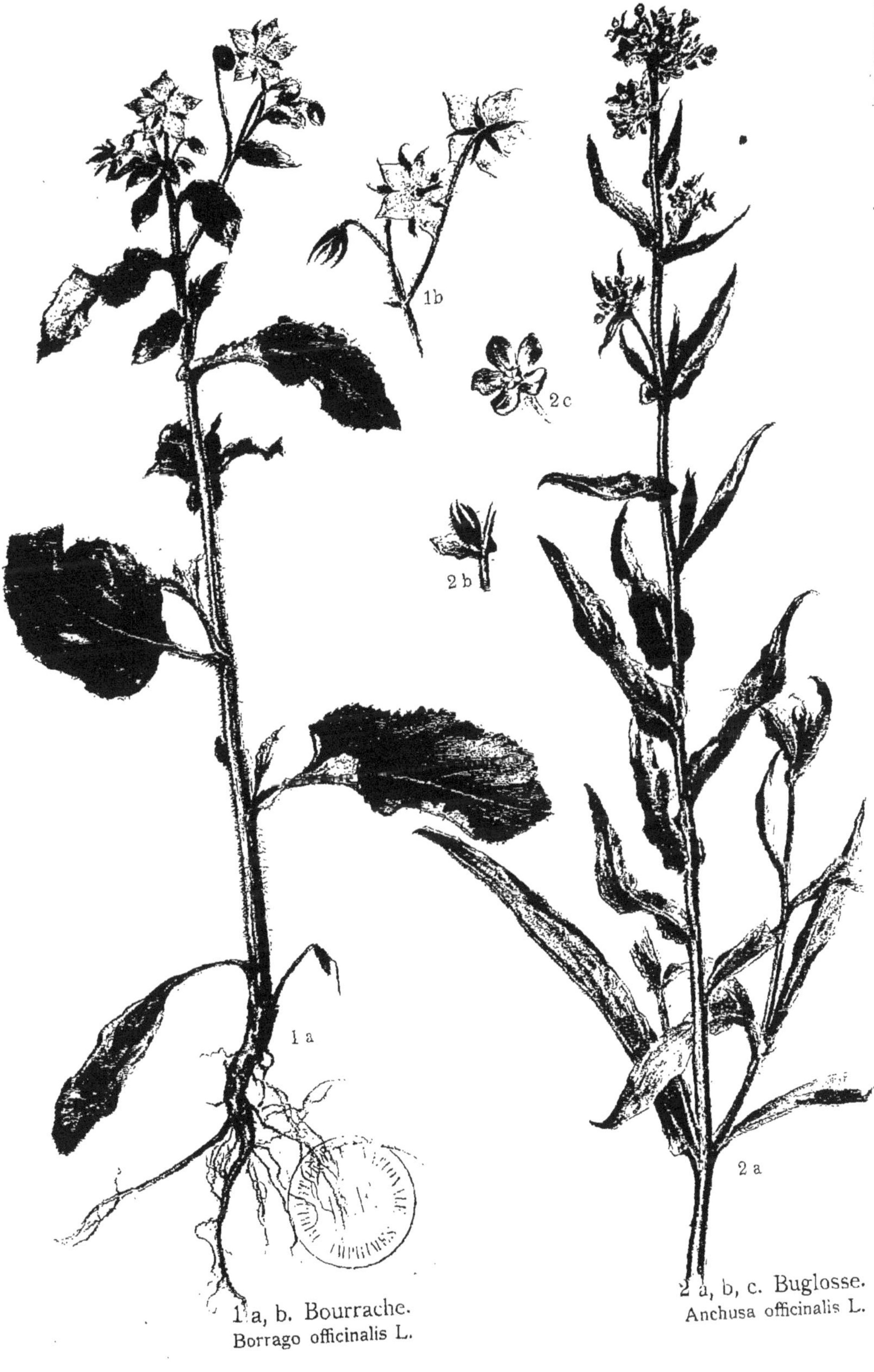

1 b

2 c

2 b

1 a

2 a

1 a, b. Bourrache.
Borrago officinalis L.

2 a, b, c. Buglosse.
Anchusa officinalis L.

dans les aureilles avec huile rosat proufite merveilleusement aux douleurs d'icelles» et les racines . . . . tuent les serpents. Oui, oyez plutôt: «Les serpens enfermez et enclos dans un cercle ou ceinture faits d'icelles, se tuent l'un l'autre à force de se battre et débattre».

Pl. 63. Fig. 3. Sauge. Salvia officinalis L. Thé de France. Sauge des jardins. Sauge franche.

La sauge est originaire de l'Europe méridionale. Elle croît sur les côteaux secs du midi de la France, dans les clairières et se cultive fréquemment dans les jardins potagers. C'est une plante sous-frutescente à la base, à tiges tétragones hérissées, à feuilles opposées, obtuses, ovales-lancéolées, tomenteuses-blanchâtres dans leur jeunesse, rugueuses, finement crénelées. Ses fleurs sont réunies en glomérules de 3—6 fleurs; elles sont d'un rose lilas, assez grandes, avec un style très saillant et un tube garni inférieurement d'un anneau de poils.

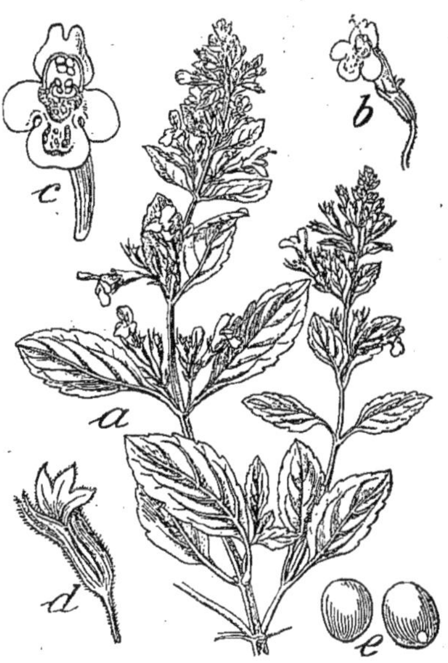

Calament. Calamintha officinalis Mœnch.
a. Sommité fleurie. *b.* Fleur. *c.* Corolle. *d.* Calice. *e.* Nucules.

La sauge fleurit en juin-juillet. On en récolte les feuilles avant la floraison (généralement en mai-juin) et on les sèche à l'ombre. Elles ont une odeur pénétrante rappelant assez le camphre et une saveur légèrement amère, aromatique et astringente.

Emploi. Les feuilles sont offic. sous le nom de *Folium Salviæ.* Les pharmaciens en préparent une eau de sauge concentrée (*Aqua Salviæ concentrata*) et elles entrent dans la composition du vinaigre aromatique (*Acetum aromaticum*), de l'eau vulnéraire (*Spiritus Rosmarini compositus*), du thé suisse et de maints dentifrices.

La sauge est légèrement astringente, aromatique, carminative, anticatarrhale, stimulante, digestive. L'infusion de ses feuilles (10 gr. par litre d'eau) se prend à l'intérieur contre les sueurs nocturnes et la dysenterie et s'utilise à l'extérieur contre les angines, les catarrhes de la gorge et les gencives saignantes. On l'utilise en fumigations contre l'asthme et, infusée en vin, pour nettoyer les plaies infectieuses.

Kneipp dit que les plaies anciennes et suppurantes, lotionnées avec une décoction de sauge et pansées ensuite, guérissent rapidement et avec certitude; que le thé de sauge fait disparaître les engorgements du palais, de la gorge et de l'estomac; que la sauge, infusée dans l'eau ou le vin, purifie le foie et les reins et que la poudre de sauge, répandue sur les aliments comme on fait avec le poivre, le sucre ou la cannelle, rend les mêmes services que le thé dans les infirmités susnommées.

Nos pères prenaient la sauge bouillie dans l'eau ou le vin contre les affections tuberculeuses du poumon, les points de côté, les encrassements du foie, l'apoplexie, les tremblements nerveux, les crampes et la somnolence. Ils la faisaient bouillir avec l'absinthe pour se défaire de la dysenterie, l'utilisaient en lotions pour se débarrasser des poux et de la vermine, guérir les blessures et les piqûres, cicatriser les ulcères. Ils écrasaient ses feuilles pour se nettoyer les dents et les gencives et en préconisaient les vapeurs dans les rétentions d'urine.

Calamintha officinalis Mœnch. Calament. Calament officinal. Baume sauvage. Calament de montagne. Melissa calamintha L. Belle menthe.

Plante vivace dont la souche traçante donne naissance à une tige plus ou moins velue de 30-60 cm. de hauteur, flexueuse, simple ou rameuse. Feuilles assez grandes, pétiolées, ovales-obtuses, dentées en scie, pubescentes-grisâtres inférieurement, poilues et vertes en dessus. Glomérules pédonculés, en cimes dichotomes pauciflores ou multiflores. Calice tubuleux, ordinairement coloré, à dents ciliées. Corolle assez grande, d'un pourpre rosé, à lèvre inférieure tachée de blanc et de violet, deux à trois fois plus longue que le calice. Nucules bruns, subglobuleux.

Le calament croît dans les rocailles ombragées, dans les forêts et les haies, surtout dans la région montagneuse. Il fleurit de juillet en septembre. Son odeur est celle de la menthe; sa saveur est âcre, légèrement amère.

Emploi. Les anciens herboristes prétendent que le calament délaye, ramollit, incise et nettoie. Ils le préconisent en décoction contre les crampes, la somnolence, l'épilepsie, l'asthme, la jaunisse, l'hydropisie, les flatulences et les menstrues rebelles. Ils le prennent en outre avec du miel et du sel pour chasser les vers du corps; ils l'utilisent en poudre dans l'hydromel pour provoquer la sueur et éclaircir la vue, et son suc, disent-ils, tenu dans les narines, arrête les saignements de nez.

Pl. 64. Fig. I. Romarin. Rosmarinus officinalis L.

Le romarin est un arbuste toujours vert et très ramifié qui croît dans les lieux arides de la région méditerranéenne et qui est souvent cultivé dans les jardins potagers. Ses feuilles sont linéaires, blanches et cotonneuses en dessous, vertes et chagrinées en dessus. Ses fleurs, d'un bleu pâle légèrement violacé, tachetées, ont une odeur pénétrante, forte, nullement désagréable, et une saveur aromatique, chaude, âcre, légèrement amère.

Le romarin fleurit de mars en mai, et, souvent, une seconde fois en automne.

Emploi. Les fleurs et les extrémités fleuries sont officinales et inscrites au Codex sous le nom de *Folium Rosmarini*. La distillation en donne une huile volatile, incolore ou légèrement vert-jaunâtre, connue sous le nom d'huile de romarin *(Oleum Rosmarini)*. Elles entrent dans la préparation de l'eau vulnéraire *(Spiritus Rosmarini compositus)*, de l'onguent nervin *(Unguentum Rosmarini compositum)*, du thé suisse, de certains liniments et de l'eau de Cologne.

L'huile de romarin s'administre à l'intérieur comme stimulant, carminatif, antispasmodique (2-5 gouttes plusieurs fois par jour). A l'extérieur, elle s'utilise en lotions, frictions, pommades, bains, tant toniques qu'excitants; on en fait une pommade contre la gale et Topinard prétend qu'on se débarrassera sûrement des morpions par un bain de 300 l. d'eau dans lequel on aura préalablement versé 300 gr. de soude, 3 gr. d'huile de romarin et 3 gr. d'huile de thym dissous dans 100 gr. d'esprit-de-vin.

Les sommités fleuries et les feuilles sont efficaces dans les catarrhes pulmonaires (10 gr. pour un litre d'eau, en infusion) et le vin de romarin, pris en petites potions, a fait ses preuves dans les maladies du cœur: il a une action calmante et provoque, dans l'hydropisie du cœur et l'hydropisie en général, une sécrétion abondante par les voies urinaires. Sa préparation est d'ailleurs fort simple: on coupe une poignée de romarin en petits morceaux que l'on introduit dans une bouteille de bon vin blanc vieux, on décante au bout d'une demi-heure et l'on prend du liquide un petit verre soir et matin.

Kneipp dit que le romarin est un excellent stomachique. «Apprêté et bu sous forme de thé, dit-il, il débarrasse l'estomac des obstructions, remet l'appétit et la digestion. Aimez-vouz voir parader sur votre table un verre à médecine, ce grand consolateur des souffrants? Remplissez le de thé de romarin et prenez-en matin et soir 2-4 cuillerées: l'estomac entendra bientôt raison, c'est à dire qu'il sera rendu à la liberté.»

Le romarin est en outre partie constituante du baume tranquille (*Oleum Hyosciami compositum:* huile de jusquiame 1000, huile volatile de lavande 1, huile volatile de menthe 1, huile volatile de romarin 1, huile volatile de thym 1), de l'opodeldoc (*Linimentum saponato-camphoratum*), de l'opodeldoc liquide (*Opodeldoc liquidum:* esprit de savon 680, alcool camphré 240, ammoniaque liquide 65, huile volatile de romarin 10, huile volatile de thym 5) et il était autrefois la base d'une eau de toilette fort recherchée et bien connue sous le nom d'Eau de la Reine de Hongrie.

Les anciens herboristes voyaient dans la décoction de romarin un remède contre la jaunisse, un dépuratif du corps, un désopilant du foie et de la rate. Le romarin était pour eux un tonique précieux, un préservatif des affections nerveuses, de l'épilepsie, de la somnolence, de l'apoplexie, de la paralysie, des tremblements nerveux et de l'insensibilité générale ou partielle. C'était encore un antileucorrhéique que l'on employait en décoctions ou en bains de siège, un gargarisme, un vulnéraire. On l'utilisait en fumigations dans les affections du cou et du nez, contre les rhumes, la toux et l'air empesté. On en mâchait les fleurs et les jeunes feuilles pour s'éclaircir le teint et aromatiser son haleine, et on se frottait la nuque d'huile de romarin pour se préserver des attaques épileptiques.

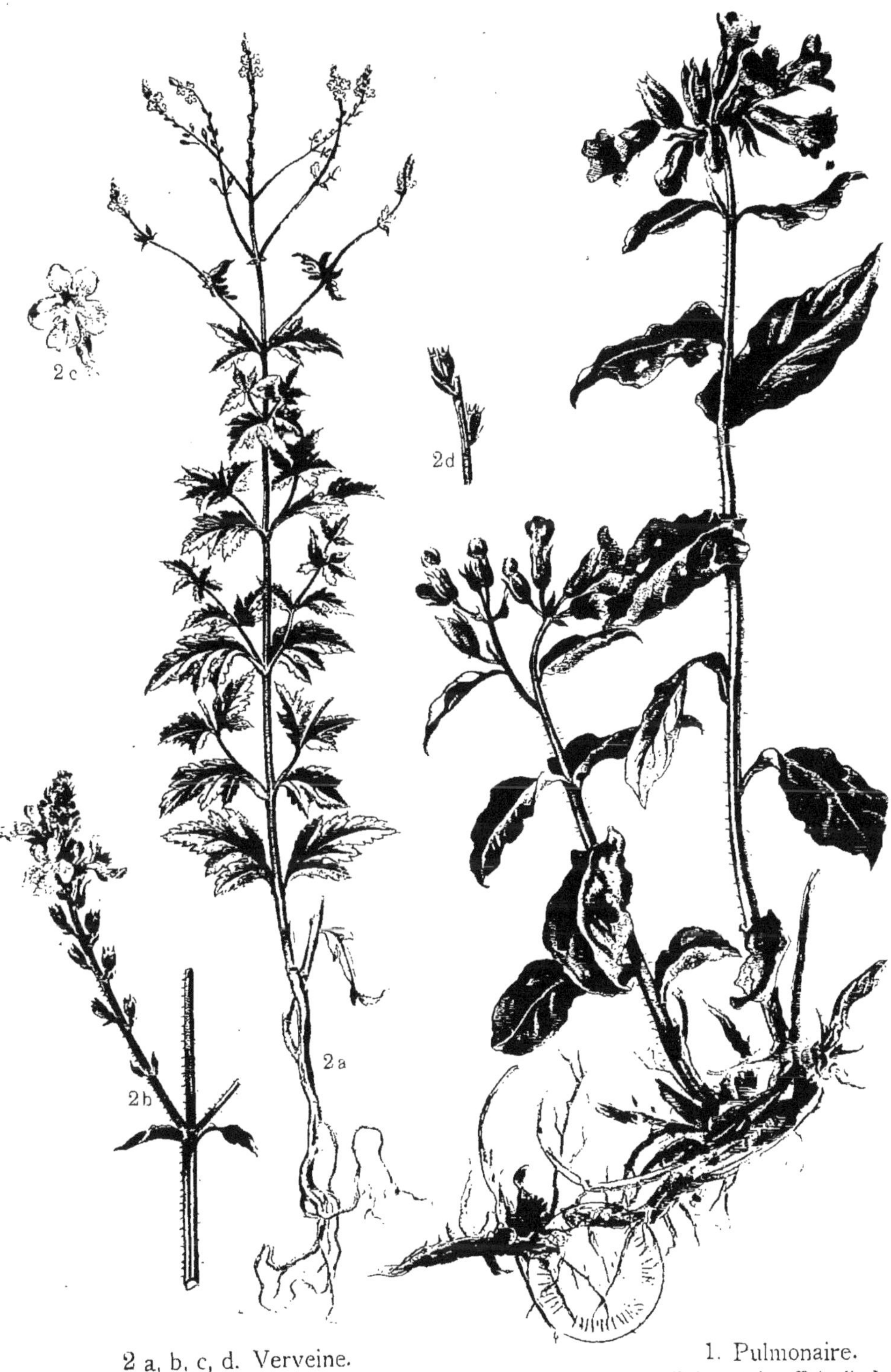

2 a, b, c, d. Verveine.
Verbena officinalis L.

1. Pulmonaire.
Pulmonaria officinalis L.

Pl. 64. Fig. 2. Melissa officinalis L. Mélisse officinale. Herbe du citron. Citronnelle. Piment des abeilles.

Plante vivace, plus ou moins poilue, à odeur de citron très prononcée. Tiges dressées, ordinairement très rameuses, à feuilles ovales ou ovales-orbiculaires, crénelées-dentées, pétiolées, ridées. Glomérules espacés, presque sessiles, dépassés par les feuilles florales et formant un long épi interrompu. Corolle d'abord jaune, puis blanche et de moitié plus longue que le calice.

La mélisse est originaire de la région méditerranéenne et elle a sa place marquée dans tous les jardins. Elle se plaît un peu partout, dans les haies, dans les rocailles, dans les bois et les buissons. Toutes ses parties, surtout les feuilles cueillies avant l'épanouissement des fleurs, exhalent, lorsqu'on les froisse entre les doigts, une odeur agréable et prononcée de citron, et possèdent une saveur amère et aromatique, chaude, légèrement astringente.

La mélisse fleurit de juillet en septembre. On en récolte les feuilles, qui repoussent d'ailleurs assez rapidement, avant ou au commencement de la floraison.

Emploi. Les feuilles *(Folia Melissæ)* agissent, en infusion de 5 gr. par litre d'eau, comme stimulantes, stomachiques, carminatives, antispasmodiques, réchauffantes et vulnéraires. Elles servent à la fabrication de l'eau de mélisse des Carmes et entrent dans la composition de l'esprit de mélisse *(Spiritus Melissæ compositus)*, liquide limpide, incolore, d'une odeur et d'une saveur prononcées, qui se prépare avec de la cannelle de Chine 1, du girofle 1, de la noix de muscade 2, de l'écorce de citron 4, des feuilles de mélisse 12, de l'alcool 80, de l'eau 60 gr.

Kneipp recommandait l'infusion de sommités fleuries à la dose de 15 à 20 gr. par litre, contre les affections nerveuses du bas-ventre, la chlorose, l'hystérie, les crampes d'estomac, les embarras gastriques, les coliques venteuses, la migraine, les rages de dents, les maux d'oreilles et les névralgies.

Nous donnons ci-dessous une formule pour la préparation d'une l'eau de mélisse des Carmes en recommandant toutefois de n'en user que modérément et à bon escient, car si cette eau est un stimulant énergique, elle n'en produit pas moins des cas d'alcoolisme assez fréquents: Faire macérer pendant 24 heures et distiller ensuite pour retirer 1000 gr. de produit: 3 poignées de feuilles fraîches de mélisse, 30 gr. d'écorce fraîche de citron, 30 gr. de noix de muscade, 30 gr. de semences de coriandre, 30 gr. de girofles, 1000 gr. de vin blanc et 1000 gr. d'alcool rectifié.

Les anciens herboristes s'étendent longuement sur les vertus curatives de la mélisse. Ils l'administrent aux personnes sujettes aux battements de cœur pendant la nuit et la préconisent contre l'hypocondrie et les embarras d'estomac et d'intestin. Ils la prennent en vin blanc, pour dégager la poitrine et les bronches, fortifier le cœur et le cerveau, vaincre le haut-mal et combattre les empoisonnements provoqués par des champignons. Ils utilisent son alcoolature à la dose de 3-4 cuillerées pleines contre les crampes de matrice, son infusion en lavement antidysentérique, ses feuilles écrasées contre les yeux enflammés. La fleur de mélisse s'introduit avec la fleur de camomille dans des sortes de petits sacs que l'on applique chauds sur le ventre des femmes travaillées de crampes de matrice; les bains de vapeurs sont emménagogues et les emplâtres de feuilles fraîches et de sel sont antigoitreux, détersifs et sédatifs. Les apiculteurs, ajoutent-ils, feront bien d'en frotter l'intérieur de leurs ruches pour empêcher les abeilles de trop vagabonder.

Pl. 64. Fig. 3. Hysope. Hyssopus officinalis L.

Plante sous-frutescente, à souche traçante et ligneuse, à tiges finement pubescentes, dressées, rameuses, à rameaux effilés ordinairement rapprochés en touffe. Feuilles opposées, lancéolées-linéaires, entières, à bords plus ou moins roulés en dessous, portant souvent à leur aisselle des fascicules de feuilles plus petites. Fleurs ordinairement d'un beau bleu, rarement blanches ou rouges, disposées en glomérules axillaires formant un épi unilatéral.

L'hysope officinale croît spontanément dans le midi de l'Europe, sur les côteaux arides, dans les fissures des rochers et des murailles des vieux châteaux. On la cultivait au moyen-âge en diverses localités des environs de Paris et elle se trouve déjà mentionnée dans plusieurs passages de l'Ecriture. Elle fleurit en juillet-août; ses feuilles et ses fleurs se récoltent en août. Toute la plante exhale une odeur aromatique prononcée et est douée d'une saveur chaude et un peu amère.

Emploi. L'hysope, *Herba Hyssoppi*, autrefois offic., faisait partie des *Species cephalicæ pro epithemate*. On l'utilisait contre la jaunisse, l'hydropisie et les calculs rénaux, et on en faisait une eau ophtalmique et vulnéraire. Sa tisane par infusion est fort agréable à prendre, à la dose de 8-15 grammes de sommités fleuries pour un litre d'eau; elle est stimulante, anticatarrhale, pectorale, et, paraît-il, antiscrofuleuse.

Les herboristes disent que l'hysope réchauffe, incise, délaye, nettoie; que l'eau dans laquelle on l'aura fait bouillir avec des figues, du miel et de la rue, dégorge les bronches, favorise l'expectoration, apaise la toux et les accès d'asthme. D'aucuns recommandent la décoction d'hysope et de graines de fenouil dans du vin contre les maux d'estomac et d'intestin, la jaunisse, l'hydropisie, les frissons fébriles et aussi pour favoriser l'écoulement rénal et mensuel. On la prend avec du miel contre les vers; on la mange pour s'éclaircir le teint et la vue. On la cuit avec des racines de pivoine pour combattre le haut-mal; dans de l'huile, pour l'employer en lotions contre les poux; avec des figues, pour en faire un gargarisme; dans du vinaigre, pour obtenir une eau sédative. On l'emploie en fumigations contre les bourdonnements d'oreilles, en frictions huileuses contre la paralysie des membres, en lavements contre les coliques.

Pl. 65. Fig. I. Origanum majorana L. Marjolaine.

La marjolaine d'été est annuelle, celle d'hiver est vivace. La tige, dressée, porte des feuilles elliptiques, obtuses, pétiolées, très entières, tomenteuses-blanchâtres en dessous, opposées. Les fleurs, blanches ou rosées, petites, sont disposées en épillets oblongs-ovales, ordinairement ternés au sommet de rameaux tomenteux-blanchâtres.

La marjolaine a été importée de la région méditerranéenne dans nos jardins où on la cultive souvent en bordure pour ses propriétés aromatiques et culinaires. Elle fleurit en juillet-août, possède une saveur et une odeur fortes, agréables, aromatiques. On n'en récolte que les fleurs et les feuilles.

Emploi. La marjolaine fait partie des espèces aromatiques *(Species aromaticæ)* de la pharmacopée moderne: fleurs de lavande 1, girofle 1, feuilles de menthe 2, feuilles de sauge 2, marjolaine 2, serpolet 2 parties — et du vin aromatique des pharmacies. Elle est fortement sternutatoire. C'est en outre un balsamique et un stimulant dont les propriétés sont à peu de chose près celles de l'origan.

Les anciens herboristes recommandent la marjolaine en décoction dans le vin blanc contre l'hydropisie à ses débuts, la dysurie, les tranchées, et aussi comme emménagogue. On se servait alors de la tisane de marjolaine pour combattre les affections nerveuses, l'apoplexie, l'insensibilité, les spasmes, l'asthme, les crises épileptiques et la somnolence: on la prenait à l'intérieur et on s'en frictionnait la tête en même temps. On en faisait des fomentations au vin blanc contre les maux d'estomac, les luxations, les hémorragies sous-cutanées et on la faisait macérer dans l'huile d'olive pour l'introduire goutte à goutte dans les oreilles et «proufiter aux douleurs d'icelles.»

Pl. 65. Fig. 2. Origanum vulgare L. Origan. Grande marjolaine bâtarde. Marjolaine sauvage.

Plante vivace à souche traçante. Tige de 60 cm. environ, pubescente, dressée, rameuse supérieurement, souvent rougeâtre. Feuilles poilues, pétiolées, opposées, ovales, plus ou moins aiguës, obscurément sinuées-denticulées. Fleurs rosées, rarement blanches, petites, munies à leur base de bractées d'un rouge pourpre.

L'origan commun est indigène en France où il croît parmi les buissons, sur les pâturages secs et dans les lieux pierreux. Il fleurit de juillet en septembre. On en récolte les feuilles et les extrémités fleuries en juillet-août. Toute la plante, lorsqu'on la froisse entre les doigts, répand une odeur forte, agréable, aromatique; sa saveur est aromatique, un tantinet amère, légèrement astringente.

Emploi. L'origan, autrefois officinal sous le nom d'*Herba Origani*, faisait partie des *Species cephalicæ*. Il possède des propriétés dépuratives, apéritives et stimulantes que la médication rurale utilise sous forme de tisane (5-10 gr. par litre d'eau) contre les bronchites chroniques et les embarras du foie et de la matrice. Il entre en outre dans

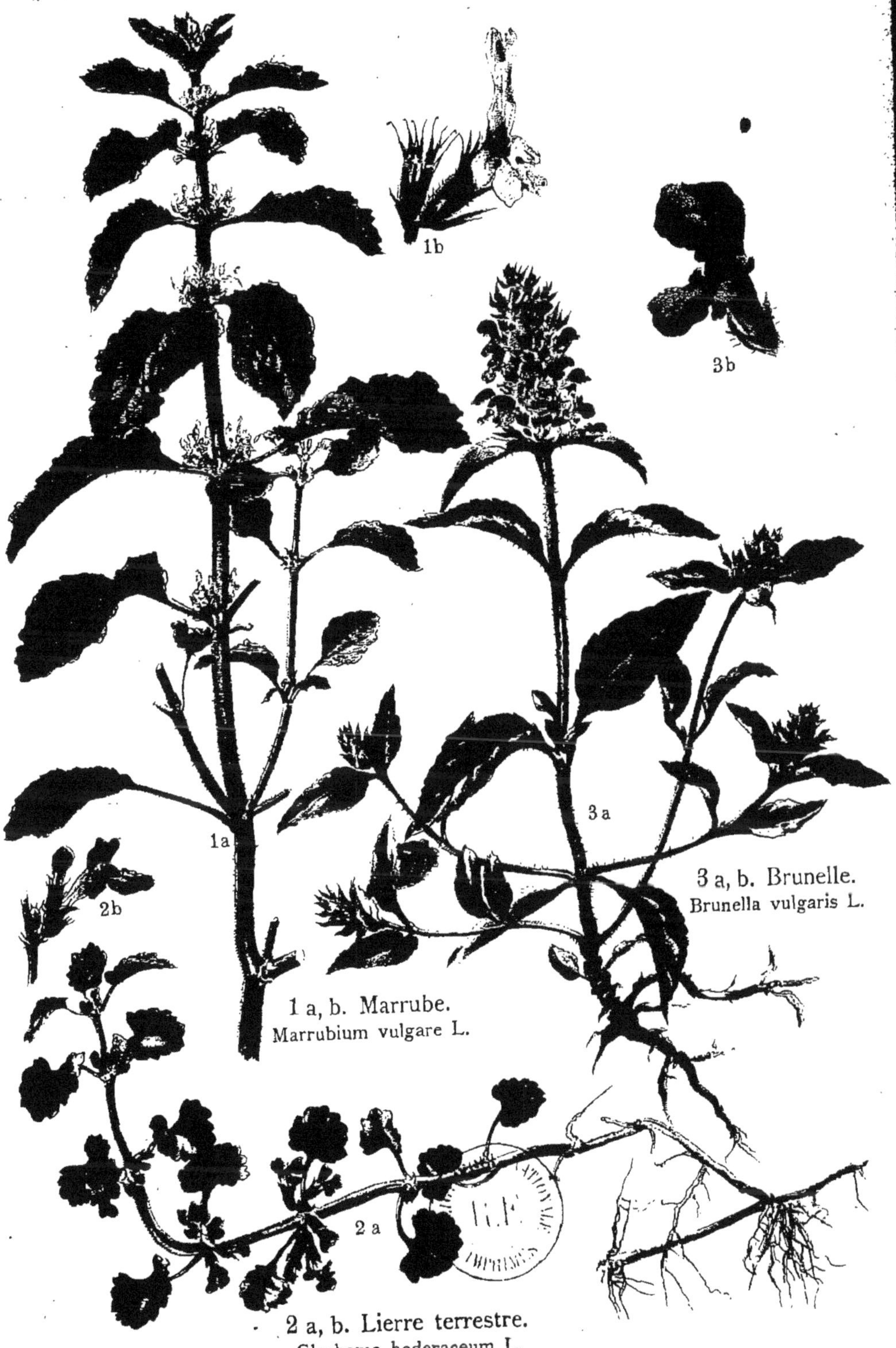

1 a, b. Marrube.
Marrubium vulgare L.

2 a, b. Lierre terrestre.
Glechoma hederaceum L.

3 a, b. Brunelle.
Brunella vulgaris L.

a composition du thé suisse et de maints alcoolats vulnéraires.

Les anciens herboristes recommandent l'origan sous toutes ses formes. Sa décoction en vin est bonne pour les piqûres d'insectes, sa poudre en hydromel évacue les principes morbides par les selles et favorise les menstruations; son suc est souverain contre les amygdalites, les affections ulcéreuses de la cavité buccale et les maux d'oreilles. Il avait bien des vertus d'ailleurs. «La décoction d'iceluy appliquée et mise dans le baing, auquel se baigne le patient, guérit gratelle, démangeaisons, rougnes et iaunisse. Si on le lesche confict en miel, il proufite à la toux» et si on le cuit dans du vin et qu'on dirige ses vapeurs dans les oreilles, il fait disparaître les bourdonnements et «tintements d'icelles.» Un excellent remède à prendre contre la diarrhée, la dysenterie et autres flux du bas-ventre, consiste à manger de la poudre d'origan «cuite en jaune d'œuf.» Toute personne sujette aux spasmes et à l'hydropisie fera bien, disent-ils, d'en manger avec des figues. On en faisait alors une pâte dentifrice en mélangeant sa poudre avec du salpêtre et du miel; on le mêlait avec du vin et de l'huile pour l'utiliser en compresses et lotions antileucorrhéiques, avec du soufre pour se défaire des fourmis, avec de l'eau chaude pour en prendre des bains de vapeurs réputés emménagogues.

Pl. 65. Fig. 3. Thymus serpillum L. Serpolet. Thym sauvage. Pillolet.

Tiges sous-frutescentes, nombreuses, diffuses, couchées radicantes, redressées au sommet, rameuses, plus ou moins pubescentes. Feuilles opposées, ovales-arrondies, obtuses, ponctuées à la face inférieure et à nervures souvent très saillantes. Fleurs roses ou purpurines, petites, formant une tête globuleuse ou oblongue.

Le serpolet croît sur les friches, au bord des routes, sur les côteaux ensoleillés, les pâturages, les pelouses, où il se présente sous 4-5 formes principales. Il fleurit de juin en août, ornant et embaumant les campagnes, et se récolte en juin-juillet pour être séché à l'ombre. C'est une plante à odeur pénétrante et agréable, à saveur aromatique.

Emploi. L'*Herba serpylli* du Codex est le rameau fleuri du serpolet. Il fait partie de l'esprit de serpolet (*Spiritus Serpylli*), des espèces aromatiques (*Species aromaticœ*: fleur de lavande 1, girofle 1, feuille de menthe 2, feuille de sauge 2, marjolaine 2, serpolet 2 parties), du vin aromatique (*Vinum aromaticum:* espèces aromatiques 1, alcool 1, vin rouge 9 parties; faites macérer les espèces dans l'alcool pendant 24 heures, ajoutez le vin; faites macérer pendant 8 jours; exprimez; filtrez) et chacun connaît son emploi dans les sachets et les bains de serpolet.

L'infusion de serpolet (5-15 gr. par litre d'eau) est légèrement stimulante, digestive, expectorante, de sorte qu'elle a son emploi tout marqué dans les cas de rhumes légers, de catarrhes ou même de coqueluche.

Kneipp le recommande en bains, en sachets, en compresses, en fomentations fortifiantes et il loue fort l'huile de serpolet contre les rhumatismes et la paralysie. Linné lui attribue la propriété de dissiper les fumées de l'ivresse et les maux de tête qui en sont généralement la conséquence obligée. Mais les anciens herboristes vont plus loin. A les en croire, le serpolet a la propriété de réchauffer, d'inciser et d'évacuer. C'est ainsi que sa décoction en vin était emménagogue, diurétique et carminative; qu'elle «brisait la pierre dans la vessie», rentrait les hernies, désopilait le foie et les poumons et la rate, rendait service aux hydropiques; que le serpolet «cuit avec miel et vinaigre» était préconisé contre les crachements de sang; qu'on le faisait bouillir en vin avec de la réglisse et de l'anis pour s'en faire un expectorant et un remède contre les émissions involontaires d'urine, et que ses «feuilles et branches, cuites en vin, étaient fort efficaces contre morsures de serpens, contre scolopendres terrestres et marines, et contre les scorpions»...

Pl. 66. Fig. I. Thym. Thymus vulgaris L. Thym commun.

Le thym, originaire de l'Europe méridionale, subspontané en quelques localités, cultivé partout, se reconnaît à ses tiges presque ligneuses, dressées, à ses feuilles lancéolées-linéaires, à bords roulés en dessous et présentant souvent à leur aisselle des fascicules de feuilles plus petites.

Il fleurit de mai en juin et sa floraison rappelle celle du serpolet. Ses rameaux fleuris ont une odeur aromatique agréable et une saveur chaude, légèrement amère et camphrée.

Emploi. Le thym est inscrit au Codex sous le nom de *Herba Thymi*. Il fait partie du thé suisse, du baume de vie de Hoffmann (*Mixtura oleoso-balsamica*: huiles volatiles de cannelle, de girofle, de citron, de lavande, de macis, de thym, de chacune 4 parties, baume du Pérou 16, alcool 960; mêlez, faites macérer pendant 8 jours en agitant souvent, filtrez), du baume tranquille (*Oleum Hyoscyami compositum*), de l'opodeldoc (*Linimentum saponato-camphoratum*), de l'opodeldoc liquide (*Opodeldoc liquidum*), de l'huile volatile de thym (*Oleum Thymi*) et du *thymol*.

Les propriétés curatives du thym sont celles du serpolet. Son huile s'emploie en lotions, frictions et bains fortifiants, soit qu'on l'utilise seule, soit qu'on la mélange avec d'autres huiles volatiles, telles celles de romarin, de serpolet, etc.

Le thymol est un corps cristallisé à odeur agréable et à saveur poivrée retiré du thym par voies chimiques. C'est un antiseptique précieux, assez voisin du phénol, dont on tire grand parti en chirurgie et dans la conservation des préparations anatomiques. Son pouvoir antiseptique n'est pas, il est vrai, aussi considérable que celui du phénol, mais il n'a pas l'odeur désagréable de ce dernier et il est aussi moins toxique. Il se prend à l'intérieur à la dose de 0,05-0,1 gr. — dose max. par jour 0,5 gr. — dans de la glycérine, en teintures ou encore en pilules contre les troubles digestifs, les dilatations d'estomac, les angines, les mucosités de toute sorte, la fièvre, les rhumatismes articulaires. A l'extérieur, le thymol s'utilise en bandages, en compresses ou badigeonnages: pour les plaies, on l'étend de 50-200 fois son volume d'eau et pour les brûlures de 1000 fois son volume d'eau ou de 100 fois ce même volume d'huile de lin. Le professeur Leyden, à en croire Hager, recommandait les inhalations de thymol dans les bronchites infectieuses et Küster contre la coqueluche.

Les lignes qui précèdent font pressentir que le thym n'a pas dû plonger les anciens herboristes dans une indifférence parfaite. Ils préconisent, en effet, sa décoction en eau, agrémentée d'un peu de sel et de vinaigre, pour évacuer les mucosités les plus tenaces par les selles, pour faciliter le jeu des organes de la respiration et de la digestion, pour chasser les vers et l'urine et provoquer l'apparition des menstrues. Ils l'ajoutent aux aliments à la façon du poivre ou du sucre pour tonifier les organes visuels, le prennent avec du miel pour favoriser l'expectoration, le tiennent confit en sucre ou en salaisons, et l'utilisent, cuit avec de la drêche dans du vin, en compresses contre «la douleur du ralle et des cuisses» et contre le «mal de jointures.»

Pl. 66. Fig. 2. Mentha aquatica L. Menthe aquatique. Baume de rivière.

Plante vivace à tige ferme, dressée, tétragone, rameuse, plus ou moins couverte de poils réfléchis. Feuille opposées, à courts pétioles, ovales-aiguës, dentées en scie. Glomérules rapprochés en têtes globuleuses. Corolle assez grande, d'un rose lilas ou rose.

La menthe aquatique croît dans les prairies humides, au bord des ruisseaux et des fossés. Elle fleurit de juillet en septembre et répand une odeur aromatique agréable.

Pl. 66. Fig. 3. Mentha crispa L. et **Mentha crispata Schrader** sont toutes deux cultivées dans les jardins où elles fleurissent de juillet en septembre. La première est une variété de la menthe aquatique et la seconde dérive de la menthe verte, *Mentha viridis*, assez rare chez nous.

On en récolte les feuilles en juin avant la floraison et on les sèche à l'ombre; elles doivent avoir une couleur verte. Toutes deux ont une odeur et une saveur aromatiques plus prononcées que la menthe aquatique.

Emploi. Nous ne nous arrêterons pas aux deux menthes crépues qui jouissent pourtant de propriétés balsamiques, stomachiques, carminatives, et qui passent, dans les campagnes, pour être d'un certain effet sur la matrice. Nous écouterons plutôt le curé Kneipp. «On utilise beaucoup, dit-il, la menthe poivrée *(Mentha piperita)* et la menthe aquatique. Je donne néanmoins la préférence à cette dernière parce que son action est plus puissante. La menthe est du nombre des grands remèdes qui fortifient l'estomac et favorisent la digestion. Quand on met de la menthe sur le front, le mal de tête, tout violent qu'il est, diminue incessamment. Le thé de menthe, pris matin et soir (chaque fois une tasse) aide la digestion et rend le visage sain et frais. Le même effet est produit par la poudre de menthe, prise à la dose 1-2 pincées par jour dans la nourriture ou dans l'eau. Un usage fréquent de la menthe est à conseiller surtout aux personnes sujettes aux battements de cœur, aux nausées, aux vomissements, à l'haleine fétide, aux douleurs gastriques.

Puisse chaque ménagère réserver à la menthe et à la rue un petit coin dans son jardin! Rien que le parfum réfrigératif qu'elle dégage et qu'elle laisse généreusement dans votre main pour peu que vous la touchiez récompera largement la peine qu'on prend de la cultiver.»

Les anciens herboristes prétendent que les trois menthes ci-dessus, cuites en vin blanc, sont diurétiques, carminatives, vermifuges, et que leur effet est plus marquant encore

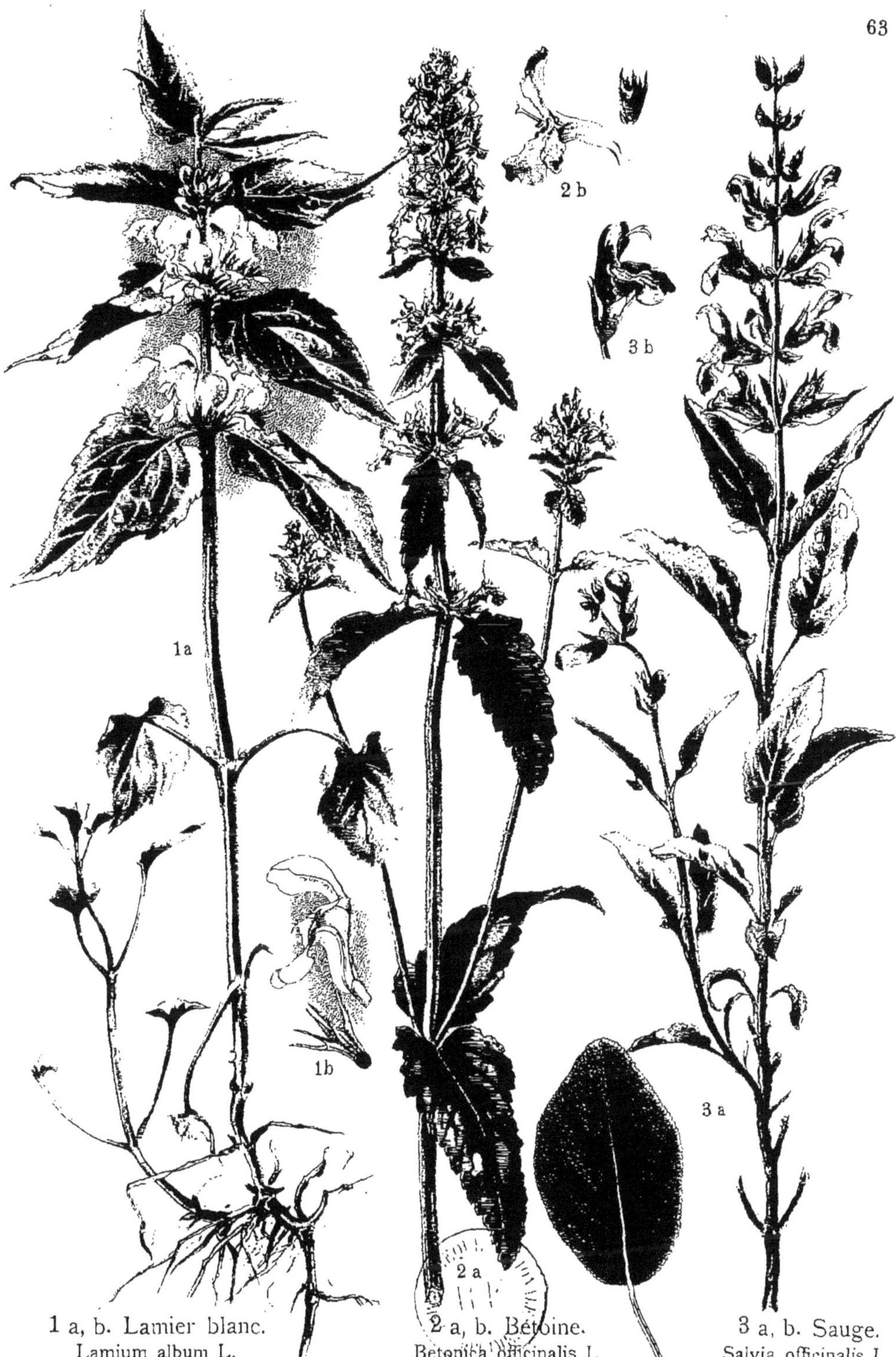

1 a, b. Lamier blanc.
Lamium album L.

2 a, b. Bétoine.
Betonica officinalis L.

3 a, b. Sauge.
Salvia officinalis L.

de tête, des lotions contre les croûtes de lait ou la teigne, des décoctions à employer contre les maux d'oreilles et les tumeurs... et les jeunes mères les prenaient en lait pour empêcher la coagulation du précieux liquide dans les tissus mammaires.

Pl. 67. Fig. 2. Lavande vraie. Lavandula vera de Candolle. Lavande officinale. Lavande femelle et Lavandula spica L. Lavande spic. Lavande mâle. Aspic.

Ce sont des plantes sous-frutescentes à écorce d'un blanc grisâtre dont la tige, ligneuse à la base et dressée, est divisée inférieurement en plusieurs rameaux feuillés. Les feuilles sont linéaires, coriaces, blanches-tomenteuses dans leur jeunesse, avec des bords roulés en dessous. Les rameaux florifères sont longuement nus au-dessus des dernières feuilles et terminés par un épi court, formé de 3—5 glomérules ou moins, et généralement interrompu à la base. Les fleurs sont petites, à calice cotonneux et bleuâtre, à corolle bleue, à bractées ovales et scarieuses terminées en pointe dans la lavande vraie, à bractées ovales et scarieuses, mais linéaires, dans la lavande aspic.

La lavande croît spontanément sous tout le climat méditerranéen; on la rencontre sur les collines sèches, sur les rochers, dans les lieux incultes, et elle est fréquemment cultivée dans les jardins. Elle fleurit en juillet-août, possède une saveur amère, et une odeur assez pénétrante, suave, qui en fait la favorite des ménagères.

Emploi. La lavande est inscrite au Codex sous le nom de *Flos Lavandulae:* c'est la fleur entière, isolée, sans pédoncule ni feuilles; c'est du moins sous cette forme qu'elle entre dans la préparation: du vinaigre aromatique *(Acetum aromaticum);* du baume de vie de Hoffmann *(Mixtura oeleoso-balsamica);* du baume tranquille *(Oleum Hyoscyami compositum);* de l'huile volatile de lavande *(Oleum Lavandulae);* de la lotion antistrumale *(Opodeldoc jodatum liquidum);* des espèces aromatiques *(Species aromaticae);* de l'eau vulnéraire *(Spiritus Rosmarini compositus);* du vin aromatique *(Vinum aromaticum);* de l'esprit de lavande *(Spiritus Lavandulae:* fleur de lavande 25, alcool 75, eau 75; faites macérer pendant 24 heurcs et retirez par distillation 100 parties); de l'emplâtre mercuriel composé *(Emplastrum Hydrargyri compositum).*

Bien que la lavande tienne une assez large place au Codex, c'est peut-être en parfumerie qu'elle est le plus usitée. On en prépare une eau-de-vie et un vinaigre pour l'usage de la toilette; on la rencontre dans chaque formule de l'Eau de Cologne; on en prépare des bains aromatiques fortifiants et des sachets odorants qui sont autant de préservatifs contre les mites et autres ennemis des fourrures et des lainages; on l'utilise pour relever l'odeur de certains parfums.

Voici une formule pour préparer soi-même une excellente eau-de-vie de lavande, dont quelques gouttes, dans un verre d'eau, suffiront pour adoucir la peau du visage et faire disparaître les rougeurs et les petites éruptions: mélangez 1000 gr. d'alcool, 180 gr. d'eau distillée, 24 gr. d'huile volatile de lavande et autant d'essence de bergamote, 12 gouttes d'essence de rose, 12 gouttes d'essence de girofle, 2 décigrammes de musc, 60 gr. de miel, 5 gr. d'acide benzoïque; laissez reposer pendant 24 heures, filtrez et... employez.

La lavande jouit de propriétés stimulantes, toniques, antispasmodiques qu'elle doit à son essence. Elle agit avec succès dans les dyspepsies flatulantes, la syncope, les étourdissements, la chlorose et les affections scrofuleuses. On la prend, soit en infusion théiforme (4—8 gr. par litre d'eau), soit en eau distillée de lavande à la dose de 30—60 gr., soit encore en alcoolat de lavande à la dose de 2—4 gr. dans une potion.

Kneipp fait usage de l'huile de lavande qu'il utilise à la dose de 5 gouttes sur du sucre et deux fois par jour pour faciliter la digestion, combattre les congestions et les étourdissements, faire revenir l'appétit; il la recommande fortement à toutes les personnes souffrant de flatuosités, de nausées et de maux de tête provenant de gaz intestinaux qui montent, et il la prescrit contre la mélancolie et les affections mentales.

On peut lire dans les livres des anciens herboristes que la lavande a des propriétés réchauffantes, diurétiques, emménagogues; qu'elle désopile le foie et la rate et qu'elle constitue un remède précieux contre les maladies du cerveau et des nerfs, contre les syncopes, les étourdissements, l'apoplexie, la paralysie partielle ou totale, les crises épileptiques, les spasmes, les tremblements nerveux, la jaunisse et l'hydropisie.

La lavande spic, ou lavande mâle, fournit une huile jaunâtre très âcre qui se fabrique surtout en Provence et qui est employée pour la préparation de certains vernis, çà et là contre la teigne et certains cas de paralysie.

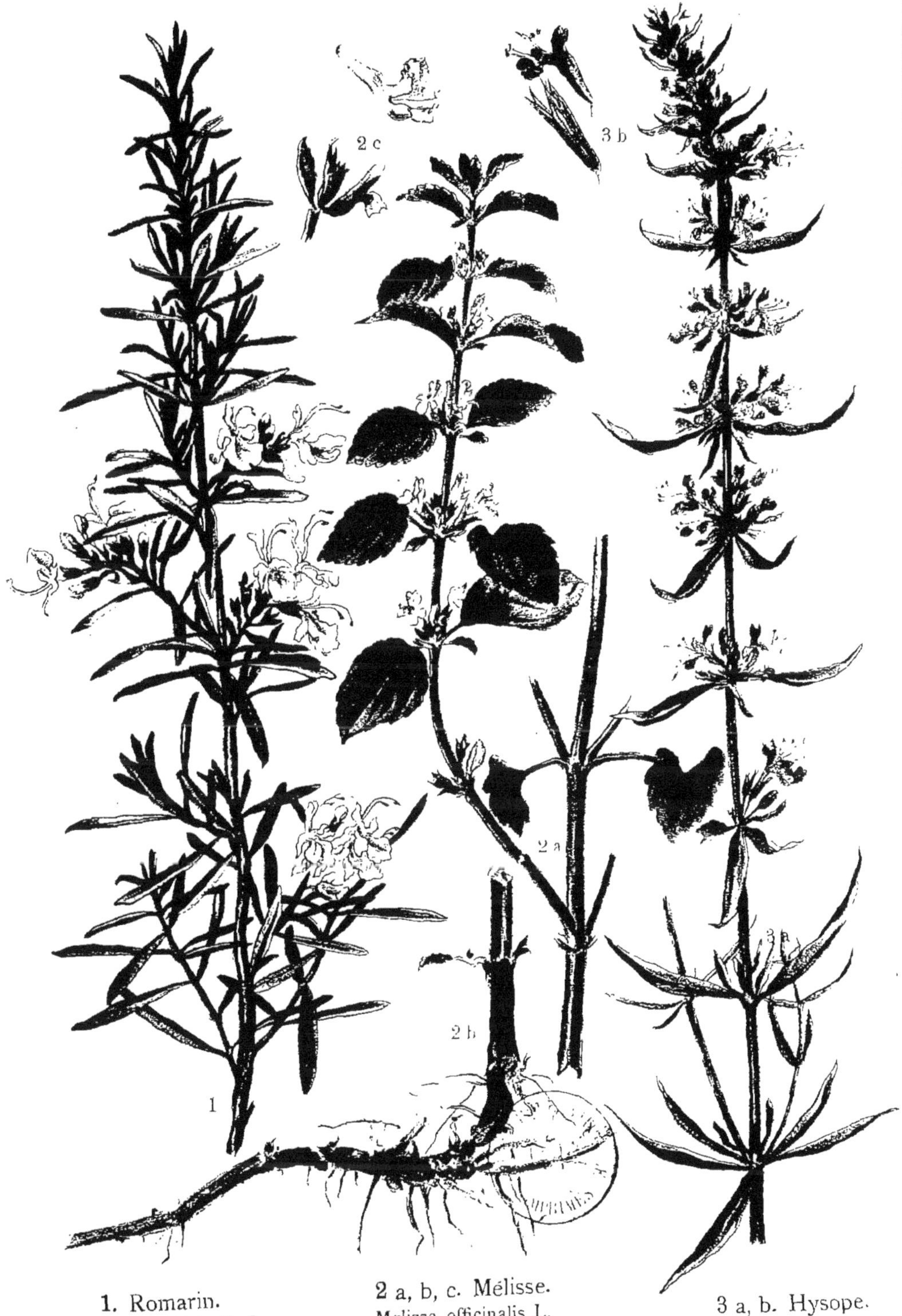

1. Romarin.
Rosmarinus officinalis L.

2 a, b, c. Mélisse.
Melissa officinalis L.

3 a, b. Hysope.
Hyssopus officinalis L.

Les fleurs d'une 3me variété de lavande, la lavande *stoechas*, s'emploient en infusion à la dose de 4—8 gr. contre les gastralgies et les catarrhes pulmonaires.

Disons pour terminer qu'on peut se préparer une bonne eau de Cologne en prenant: 2 gr. d'essence de fleur d'oranger, 15 gr. d'essence de bergamote, 10 gr. d'essence de citron, 15 gr. d'essence de lavande, 8 gr. d'essence d'écorce d'orange, 8 gr. d'essence de cédrat, 18 gouttes d'essence de girofle, 6 gouttes d'essence de cannelle et 3 litres d'alcool rectifié.

Famille des
Solanées

Pl. 67. Fig. 3. Hyoscyamus niger L. Jusquiame noire. Jusquiame. Hannebanne. Potelée. Herbe aux brigands. Herbe des chevaux.

C'est une plante généralement bisannuelle, à racine fusiforme d'un brun clair, à odeur vireuse très désagréable, qui se trouve communément sur les bords des chemins pierreux, parmi les décombres et dans les champs en friche. Elle a une tige de 3-8 dm., robuste, dressée, rameuse, grisâtre, velue et couverte, ainsi que les feuilles, d'une villosité visqueuse et glanduleuse; ses feuilles sont molles, pubescentes, sinuées, anguleuses; les inférieures sont pétiolées et presque pinnatifides, les supérieures sessiles et presque embrassantes. Ses fleurs sont relativement grandes, presque sessiles, d'un jaune sale, à gorge tachetée de pourpre, à limbe veiné de lignes noirâtres; elles sont disposées en grappes unilatérales feuillées, qui s'allongent beaucoup pendant la floraison.

La jusquiame fleurit de juin en août. Ses feuilles et ses rameaux fleuris se récoltent en juin, pendant la floraison, et se sèchent à l'air libre.

Emploi et dangers. La jusquiame est une plante qu'il est prudent de ne prendre à l'intérieur que sur l'ordonnance du médecin. Toutes ses parties contiennent un alcaloïde — *l'hyoscyamine* — autrement dit un narcotico-âcre dont les effets sur l'organisme ont assez d'analogie avec *l'atropine* de la belladone. A dose toxique, la jusquiame occasionne des vertiges, la surexcitation, une sorte de folie momentanée que l'on combattra par l'émétique et les boissons acidulées.

Ses propriétés narcotiques et calmantes la font entrer dans nombre de drogues pharmaceutiques parmi lesquelles nous citerons: l'extrait de jusquiame sec *(Extractum Hyoscyami duplex:* dose max. simp. 0,05 gr.); l'extrait fluide de jusquiame *(Extractum Hyoscyami fluidum);* l'huile de jusquiame *(Oleum Hyoscyami);* le baume tranquille *(Oleum Hyoscyami compositum:* huile de jusquiame 1000, huile volatile de lavande 1, huile volatile de menthe 1, huile volatile de romarin 1, huile volatile de thym 1); les pilules de Méglin *(Pilulae Hyoscyami compositae);* l'onguent de peuplier *(Unguentum Populi).* Mais, nous le répétons, il est bon, pour l'administration à l'intérieur, de s'en remettre entièrement aux prescriptions du médecin.

L'hyoscyamine a été utilisée dans le traitement de l'alcoolisme et particulièrement contre le *délirium tremens.* Les feuilles cuites sont souvent appliquées sur les tumeurs goutteuses ou rhumatismales pour en calmer les douleurs. Contre les maux de dents, on projette les graines de jusquiame sur des charbons ardents et l'on en reçoit la vapeur dans la bouche, en ayant soin que cette vapeur ne pénètre point dans les poumons.

La médication homéopathique emploie la jusquiame contre les névralgies, les accès spasmodiques, les inflammations du cerveau et les tics des paupières.

Il existe, dans le Sahara, une espèce de jusquiame appelée «El Bethina» par les indigènes: c'est avec son suc, mêlé à des dattes, qu'ont été empoisonnés les membres de la mission Flatters.

Pl. 68. Fig. 1. Tabac. Nicotiana tabacum L. Tabac ordinaire. Petun. Herbe à la Reine. Herbe sacrée. Herbe du grand prieur. Herbe à tous maux.

Le tabac est une plante annuelle ordinairement pubescente-visqueuse, dont la tige, dressée et à rameaux paniculés, peut atteindre $1^1/_2$ m. de hauteur. Ses feuilles sont très amples, très entières, oblongues lancéolées, de 60 cm. environ de longueur, les caulinaires sessiles, les inférieures atténuées. Ses fleurs, d'un rose purpurin, dépassent longuement le calice et sont disposées en panicules terminales. Graines petites, allongées.

Le tabac, originaire d'Amérique, de Cuba, de Haïti, est cultivé en grand en France, en Algérie, en Suisse, en Autriche, dans le Palatinat, dans le Würtemberg. Il a été introduit en Europe dès 1518 et c'est en 1560 que Jean Nicot, ambassadeur de François II en Portugal, l'apporta en France et le présenta à Catherine de Médicis comme un remède contre tous les maux. L'usage du tabac se répandit rapidement en Europe malgré la défense de plusieurs gouvernements: en 1604, Jacques I le prohiba en Angleterre; en 1624, le pape Urbain VIII déclare excommuniés ceux qui prendraient du tabac dans les églises et le sultan des Turcs, Amurat IV, ordonna de couper le nez aux musulmans qui en feraient usage dans les mosquées. Rien n'y fit, puisque les Européens ont encore renchéri sur la coutume indienne, puisqu'ils ne se contentent pas de le fumer, mais qu'ils le mâchent et le prisent!

Les feuilles du tabac se récoltent vers le mois de septembre pour être séchées à l'air et à l'ombre, suspendues à des ficelles. Elles ont une saveur forte, repoussante, amère, et une odeur narcotique prononcée qui n'est pas du goût de tout le monde.

Emploi. L'abus du tabac, sous toutes ses diverses formes, expose à de sérieux dangers. Il peut produire de graves maladies de la muqueuse de la bouche, telles que le cancer, affaiblir les facultés intellectuelles, rendre indolent, déterminer l'inflammation du canal intestinal, provoquer le *nicotinisme* chronique et faire surgir une foule d'affections nerveuses allant du vertige à l'apoplexie. Et cependant, son usage s'est tellement répandu qu'il procure des revenus considérables aux gouvernements qui ont établi un impôt sur sa consommation, à tel point que les Tabacs français donnent au Trésor environ 350 millions de francs par an.

Le tabac contient un narcotico-poison, la *nicotine*, dont la violence est telle que 2-3 gouttes suffisent pour foudroyer un chien. Ceci explique pourquoi le tabac n'est guère employé en thérapeutique, pourquoi les pipes *culottées* devraient être impitoyablement rejetées, pourquoi les cigares ne devraient être fumés qu'aux deux tiers.

Les feuilles non fermentées *(Folia Nicotianae)* se prennent en pilules (0,05-0,15 gr.), en infusion ou en lavements calmants (0,5 gr. —1,05 gr. dans 150 gr. de liquide) dans les cas de colique, de nouûres d'intestins, d'hernies, d'ischuries spasmodiques, de syncope et de tétanos. Chacun connaît en outre l'usage qu'on fait du tabac pour détruire les pucerons et chacun sait que le tabac à priser, s'il peut rendre des services dans le coryza et les maux d'yeux, provoque aisément l'affaiblissement du sens de l'adorat et la formation de polypes.

Pl. 68. Fig. 2. Belladone. Atropa belladona L. Atrope belladone. Belle dame. Bouton noir. Morelle furieuse.

La belle dame est une plante herbacée, vivace, à racine blanchâtre et pivotante, dont la tige élevée, dressée, dichotome au sommet, ferme, est ordinairement couverte vers le haut d'une pubescence finie et glanduleuse. Ses feuilles sont alternes, entières, d'un vert sombre, ovales, légèrement sinuées. Ses fleurs en cloche sont d'un pourpre obscur veiné de brun, penchées, géminées ou solitaires. Elles donnent naissance à des baies globuleuses d'un noir luisant, de la grosseur d'une cerise reposant sur un calice à cinq dents.

La belladone fleurit de juin en août, mûrit en août, et conserve ses baies jusqu'en octobre. Elle croît dans les bois montueux, dans les clairières, au bord des routes de forêts. On la récolte au commencement de la floraison. Ses baies sont inodores avec une saveur douceâtre repoussante; ses feuilles ont une saveur légèrement amère et désagréable.

Emplois et dangers. La belladone est une des plantes les plus dangereuses de nos régions. Elle fait chaque année ses victimes, des enfants surtout qui, trompés par la belle apparence de la guigne noire, courent innocemment à la mort. En attendant l'arrivée du médecin, qu'il faut quérir de suite, on administrera au patient des vomitifs et des purgatifs énergiques pour vider l'estomac, du café noir, du vin, du thé, du tanin, et on lui entourera la tête de compresses froides en mettant ses pieds dans un bain excitant.

Les préparations pharmaceutiques à la belladone sont tirées des feuilles et des racines, qui paraissent être les parties les plus actives de la plante. On en prépare l'extrait de belladone sec *(Extractum Belladonae duplex:* dose max. journ. 0,075 gr.), l'extrait

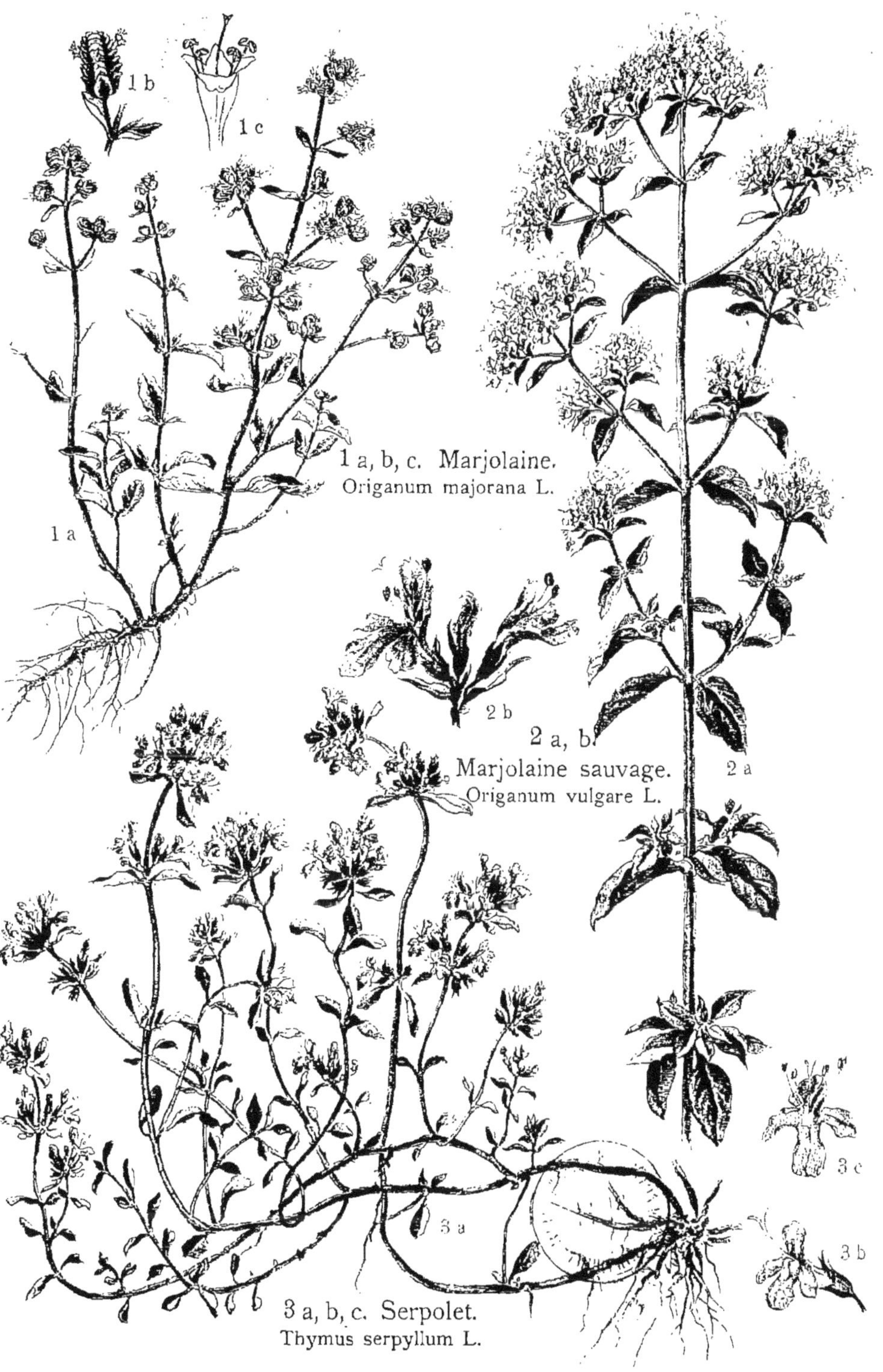

1 a, b, c. Marjolaine.
Origanum majorana L.

2 a, b. Marjolaine sauvage.
Origanum vulgare L.

3 a, b, c. Serpolet.
Thymus serpyllum L.

fluide de belladone *(Extractum Belladonae fluidum*: dose max. journ. 0,15 gr.), le sulfate d'atropine *(Atropinum sulfuricum:* dose max. journ. 0,003 gr.), toutes préparations éminemment toxiques et dont l'emploi ne peut être confié qu'au médecin.

La belladone entre en outre, par son extrait fluide, dans la préparation de l'emplâtre de belladone *(Emplastrum Belladonnae)*, et, par ses feuilles, dans la confection de l'onguent de peuplier *(Ungentum Populi)*.

Les feuilles ou les préparations de la belladone, grâce à l'atropine qu'elles renferment, dilatent la pupille en immobilisant l'iris; elles donnent de bons résultats dans

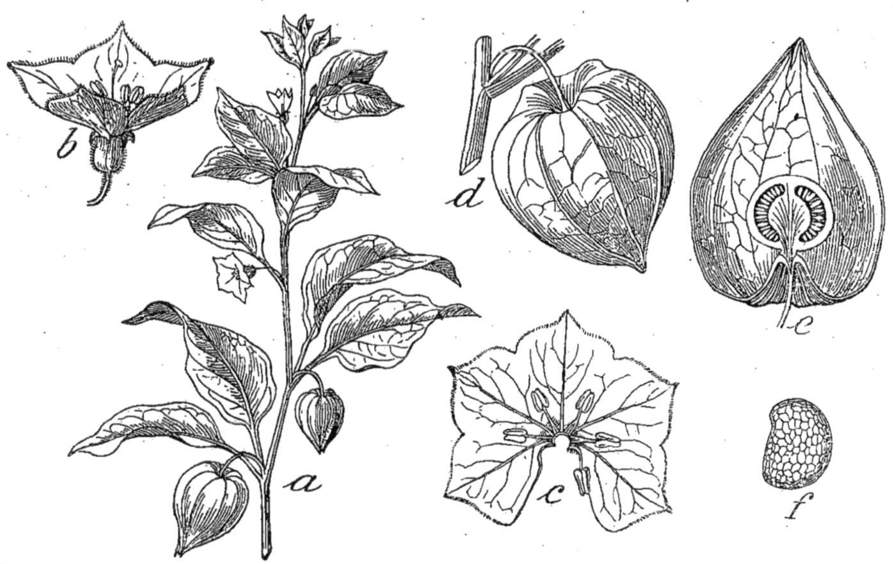

Coqueret. Physalis alkekengi L.

a. Sommité fleurie. *b.* Fleur. *c.* Corolle étalée. *d.* Calice fructifère. *e.* Coupe du calice fructifère. *f.* Graine.

la coqueluche, se fument en cigarettes calmantes contre l'oppression, arrêtent les sueurs des phtisiques, mais, nous le répétons, laissez faire le médecin, si vous ne voulez vous exposer à des accidents à peu près certains.

La médication homéopathique en fait usage contre les étourdissements, les inflammations du cerveau, les migraines, les maux de dents, les tumeurs enflammées, l'érisipèle, la fièvre scarlatine, les affections des yeux, les battements de cœur, les crampes, la toux convulsive, l'hystérie, la neurasthénie, la paralysie, la fièvre intermittente, les affections de la matrice, les émissions involontaires d'urine et la pléthore.

Physalis alkekengi L. Coqueret. Herbe à cloques. Alkékenge.

Plante vivace à rhizome longuement traçant. Tige pouvant atteindre 50 cm. et plus, dressée, anguleuse, plus ou moins pubescente, souvent rameuse. Feuilles pubescentes surtout en dessous, ovales, brusquement rétrécies en pétiole, les supérieures géminées. Fleurs pédonculées, solitaires, penchées, blanchâtres, verdâtres à la gorge. Calice florifère velu, petit, vert; calice fructifère très ample, en forme de vessie, veiné-réticulé, d'abord vert, puis d'un rouge orangé plus ou moins vif. Baie globuleuse d'un rouge vif, de la grosseur d'une cerise, cachée par le calice fructifère comme un lumignon dans un lampion.

Le coqueret fleurit en juin-juillet dans les vignes, les lieux ombragés, au bord des haies; il ne dépasse pas une certaine altitude, mais il se propage avec une certaine rapidité qui le fait redouter des vignerons. Ses baies sont inodores, acidules, mangeables; le calice fructifère, par contre, étant donnée sa teneur en principe amer, nous paraît suspect.

Emploi. Les baies d'alkékenge sont usitées dans certaines régions de la France pour colorer le beurre et, en fumigations, contre les maux de dents.

Gmelin rapporte que les dites baies, soigneusement débarrassées de leur enveloppe, étaient jadis mangées crues ou confites en vinaigre en Espagne et dans d'autres pays de l'Europe, et que les médecins d'autrefois les recommandaient sous ces deux formes ou encore macérées dans le vin comme fortement diurétiques et même contre les crachements de sang.

Les anciens herboristes leur attribuent des propriétés efficaces dans les affections du foie, des reins et de la vessie. Ils les recommandent crues ou en alcoolature, à la dose de 3-4 cuillerées prises plusieurs jours de suite, contre la jaunisse, les tumeurs internes, la pierre et les ardeurs d'urine. Ils en préparent un vin précieux pour qui veut se défaire des calculs et de la gravelle en les foulant avec du raisin pour les abandonner ensuite à la fermentation.

Pl. 69. Fig. 1. Douce-amère. Solanum dulcamara L. Vigne sauvage. Herbe à la fièvre. Morelle douce-amère.

La douce-amère est une plante vivace ou sous-frutescente du genre morelle dont les tiges sarmenteuses, rameuses et à rameaux flexueux, s'élèvent à près de deux mètres de hauteur en s'appuyant sur les plantes voisines. Ses feuilles d'un vert foncé, alternes, pétiolées, ovales-acuminées, entières, sont plus ou moins cordiformes à la base, les supérieures souvent garnies de deux segments plus petits formant oreillettes. Ses fleurs sont violettes, disposées en corymbes rameux presque opposés aux feuilles, avec, à leur base, deux taches glanduleuses vertes bordées de blanc. Baies rouges.

La douce-amère est assez commune dans les haies, les buissons ombragés, les lieux humides, où elle fleurit de juin en août. Ses feuilles, écrasées entre les doigts, répandent une odeur désagréable de souris; l'écorce de ses tiges et de ses racines a une saveur d'abord amère, puis sucrée, persistante.

Emploi et dangers. Quoique la douce-amère ne soit pas très vénéneuse, il est bon, toutefois, de mettre les enfants en garde contre ses rameaux sucrés et surtout contre ses baies rouges qui passent pour vénéneuses.

Sa racine était autrefois inscrite au Codex *(Radix Dulcamarae)* et prescrite en décoction contre les rhumes de poitrine, l'asthme, la jaunisse. L'ancienne pharmacopée a encore connu les *Stipites Dulcamarae* (tiges) et *l'Extractum Dulcamarae*. La douce-amère passait alors pour un purgatif violent qui faisait «passer par les selles et les urines la bile visqueuse» des jaunisses les plus jaunes.

La thérapeutique d'aujourd'hui est plus restreinte dans son emploi. Elle se contente d'usager ses rameaux de deux ans qu'elle coupe en petits morceaux pour en préparer une tisane dépurative et sudorifique qui, dit-on, ne serait pas à dédaigner dans les affections rhumatismales. Cette tisane se fait à la dose de 20 gr. de rameaux en décoction dans un litre d'eau et elle ne se prend qu'à petites doses afin d'éviter les effets nauséeux de la *solanine*.

La médication homéopathique emploie la douce-amère contre les diarrhées provoquées par un refroidissement, contre les tumeurs, les glandes, les verrues, les éruptions, les rhumes de poitrine, la teigne et l'hydropisie.

Pl. 69. Fig. 2. Solanum nigrum L. Morelle noire. Herbe aux magiciens. Raisin de loup. Crève-chien. Mourelle.

Plante annuelle herbacée, ordinairement très rameuse, à rameaux étalés, diffus, à angles saillants. Feuilles ovales, sombres, sinuées-dentées, atténuées en un pétiole ailé. Fleurs blanches, pédicellées, réunies au nombre de 3-6 en fausses ombelles et dont le fruit est une baie globuleuse, verte d'abord, puis noire.

La morelle noire croît un peu partout dans les lieux cultivés, sur les décombres, dans les jardins, dans les vignes, au bord des chemins, sur les places des bois où l'on fait du charbon. Elle fleurit de juillet en septembre. Son odeur est faiblement musquée et sa saveur fade et insignifiante. Ses baies écrasées ont une odeur fétide et une saveur mucilagineuse quelque peu aigrelette.

Emplois et dangers. Toute la plante est vénéneuse grâce à la *solanine* qu'elle renferme, comme d'ailleurs toutes les solanées — les tubercules normaux de la pomme de terre exceptés. — Elle provoque des malaises, des crampes, l'angoisse et les convulsions, et l'on fera bien de recommander aux enfants de ne pas toucher à ses baies. Chose remarquable, ses feuilles cuites perdent leurs propriétés toxiques et se mangent aux colonies en guise d'épinards sous le nom de *Brède.*

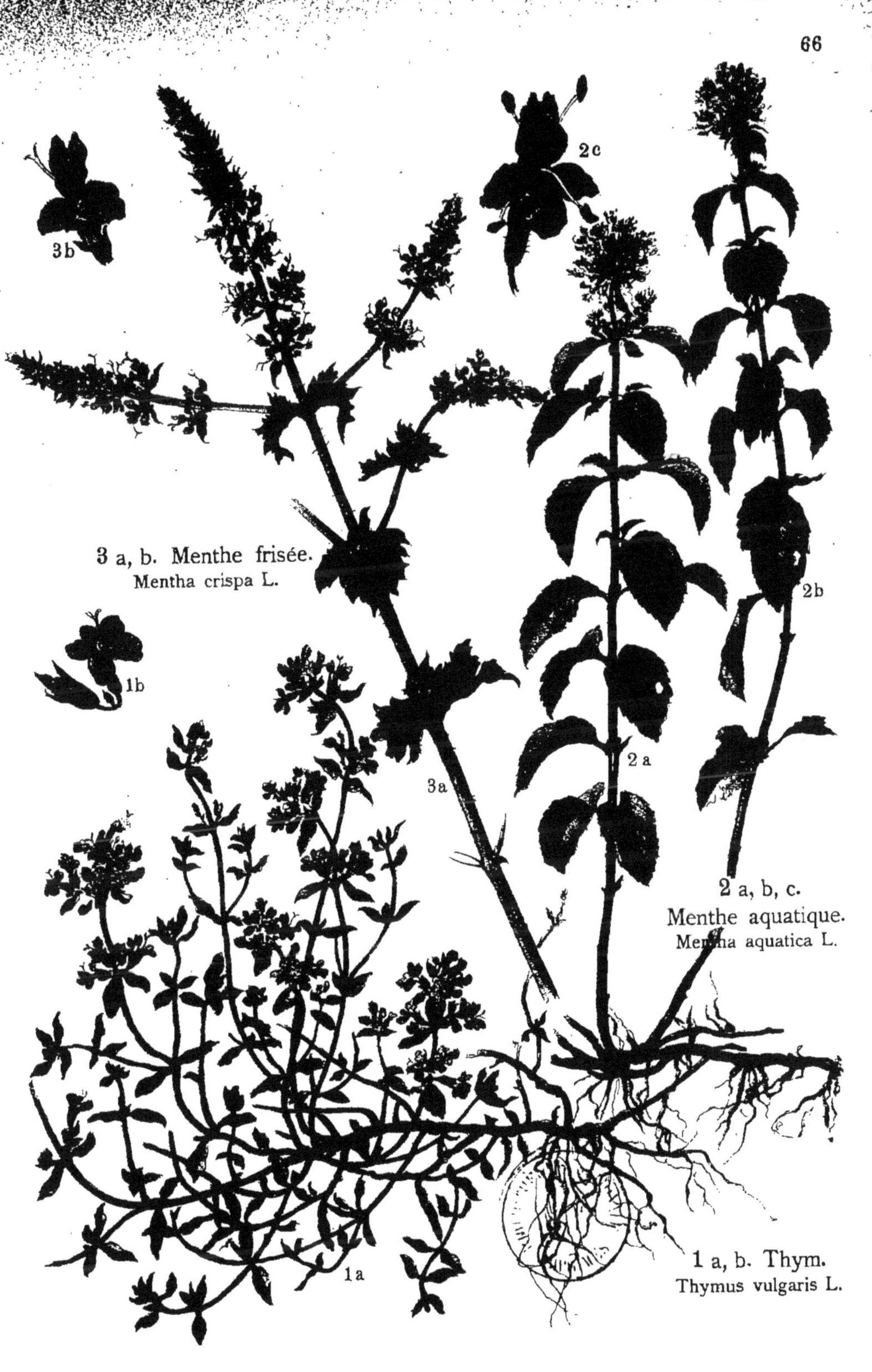
3b
2c
3 a, b. Menthe frisée.
Mentha crispa L.
1b
2b
2 a
3a
2 a, b, c.
Menthe aquatique.
Mentha aquatica L.
1 a
1 a, b. Thym.
Thymus vulgaris L.

Les anciens herboristes ne veulent pas de morelle noire à l'intérieur. Ils se contentent des feuilles fraîches qu'ils utilisent en compresses ou en fomentations calmantes contre les migraines, les inflammations des yeux, des oreilles, des seins, de l'estomac, du foie, des reins et de la vessie.

Lycopersicum esculentum Miller. Solanum lycopersicum L. Tomate. Pomme d'amour.

Qui ne connaît la tomate, ses feuilles pinnatiséquées, ses fleurs jaunes et surtout ses fruits irréguliers, très volumineux, d'un rouge vif ou orangé, qui résultent de la soudure de plusieurs fleurs? Elle est originaire du Pérou où on la rencontre à l'état sauvage sur la côte à Tarapato, et plus au nord, sur les confins du Mexique et des Etats-Unis, vers la Californie. C'est de ces contrées que sa culture s'est répandue sur tout le continent américain, aux Antilles, dans l'archipel Malais et de là dans l'Europe méridionale. Aujourd'hui elle est cultivée dans nos jardins potagers, non pas justement à cause de l'odeur vireuse et désagréable de ses feuilles, mais bien pour ses fruits succulents à saveur acidule agréable.

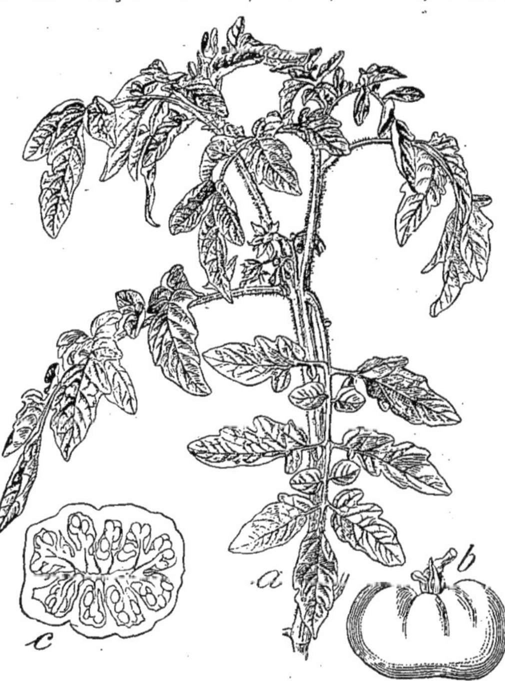

Tomate. Lycopersicum esculentum Miller.
a. Inflorescence. *b.* Fruit. *c.* Coupe transversale du fruit.

Emploi. Ne nous escrimons pas à rechercher ce que les anciens herboristes pouvaient bien penser de la pomme d'amour. Contentons nous de la manger chaque fois que nous en aurons l'occasion, et sous toutes ses formes, en sauce, en conserve, farcie, etc., sans même nous inquiéter de savoir si nous avons à faire à la grosse rouge, à la tomate perfection, à la tomate à tige raide de Laye, à la tomate Humbert, à la tomate champion ou encore à la tomate Mikado.

Solanum melongena L. et Solanum ovigerum Dunal.

La première de ces solanées est *l'aubergine* ou morelle mélongène, une plante annuelle tomenteuse à feuilles ovales pétiolées, dont les fleurs blanchâtres ou d'un rose lilas, solitaires, donnent naissance à des fruits comestibles, blancs, violets, jaunes, rougeâtres, rafraîchissants, de la forme et de grosseur d'un œuf d'oie ou d'un concombre.

L'aubergine est originaire de l'Asie équatoriale et se cultive depuis le XVIIme siècle dans le sud de la France et même à Paris — où elle ne mûrit toutefois pas toujours. Elle fleurit dans nos contrées de juin en septembre.

La seconde solanée (*Solanum ovigerum*) est la *morelle à œufs* ou *pondeuse*, originaire de l'Inde, très semblable à l'espèce précédente, et dont les baies violettes, rougeâtres, jaunes ou blanches, de la grosseur et de la forme d'un œuf de poule, sont comestibles.

Emploi. Mattioli, médecin et naturaliste italien, donnait déjà vers 1550 la recette suivante pour la préparation des aubergines: «on les cuit dans l'eau, puis on les pèle; on les coupe alors en morceaux qu'on saupoudre de farine pour les rôtir ensuite dans l'huile ou le beurre; on sale et on poivre.» Les aubergines constituaient donc à cette époque déjà lointaine un mets très apprécié des gourmets d'alors, bien qu'Avicenne, un médecin qui vécut à la cour de Perse, leur ait attribué dans ses écrits la propriété de provoquer des secrétions nuisibles, des flatulences, des migraines, la tristesse, l'hypocondrie et la constipation.

Pl. 70. Fig. I. Solanum tuberosum L. Pomme de terre. Morelle tubéreuse. Parmentière.

Souche émettant des fibres allongées et donnant naissance à des tubercules oblongs, ovales, arrondis, irréguliers, plus ou moins volumineux. Tiges ordinairement rameuses dès la base, anguleuses, creuses, rudes-pubescentes. Feuilles rudes-pubescentes, pinnatiséquées, à segments ovales-acuminés-pétiolulés alternant avec des segments plus petits et sessiles. Fleurs blanches ou violettes ou rougeâtres, en corymbes rameux longuement pédonculés. Corolle à 5 angles. Baies globuleuses d'un vert jaunâtre et de la grosseur d'une prune.

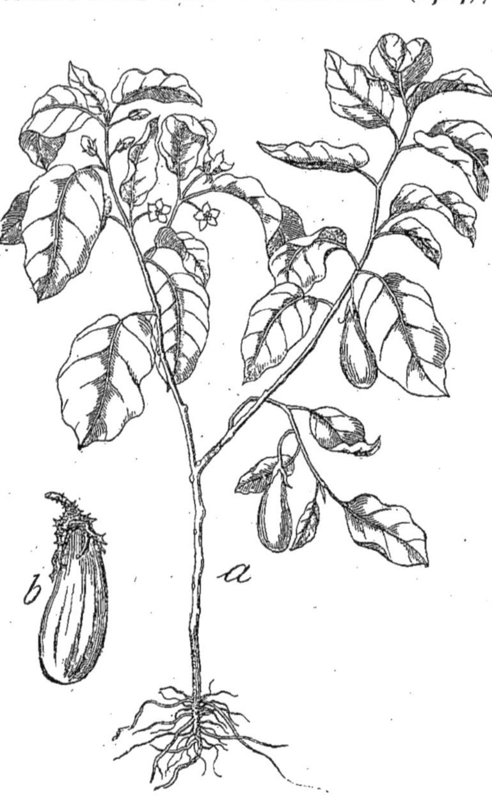

Morelle à œufs. Solanum ovigerum Dunal.
a. Plante entière. *b.* Fruit.

La pomme de terre est originaire des parties un peu élevées de la Colombie et du Pérou où elle est cultivée en grand depuis la plus haute antiquité. Elle est certainement l'une des plantes les plus précieuses qui nous soient venues du nouveau monde, et cependant il a fallu des années de luttes contre des préjugés ineptes (lèpre) pour en faire ce qu'elle est aujourd'hui: un aliment dont nous ne saurions nous passer. En 1565 John Hawkins tente, sans succès, de l'implanter en Irlande; Franz Drake l'apporte en Angleterre vers 1580 et elle apparaît ensuite dans le midi de l'Europe, apportée par les Espagnols. Mais la culture ne s'en faisait pas, puisqu'en 1616 on la servait encore comme *rareté* sur la table de Louis XIII! C'est alors que vint Parmentier (1717), et Parmentier dut consacrer sa vie à faire revenir les campagnes de leur grossière superstition et de leur ignorance!

Emplois et dangers. Nous ne parlerons pas ici des usages économiques et industriels de la pomme de terre. Chacun sait qu'elle entre pour une large part dans l'alimentation de l'homme et des animaux, qu'on en retire une fécule qui se convertit en glucose et en dextrine, ainsi qu'un alcool éminemment pernicieux connu sous le nom d'*alcool amylique*. Nous dirons seulement que les baies vertes—grâce à leur richesse en solanine—sont non-seulement dangereuses prises à l'intérieur, mais que mises en contact avec une plaie ouverte, elles peuvent occasionner un empoisonnement du sang. Et nous ajouterons — bien que les tubercules (pommes de terre) ne contiennent aucun principe vénéneux — que les pommes de terre mal mûres, gelées ou fermentées, sont une nourriture indigeste pouvant causer de graves maladies tant à l'homme qu'aux bestiaux.

La pomme de terre rapée crue est un remède populaire contre les brûlures peu profondes. La fécule de pommes de terre est d'un usage fréquent pour faire des cataplasmes sur les membres gelés, les enge-

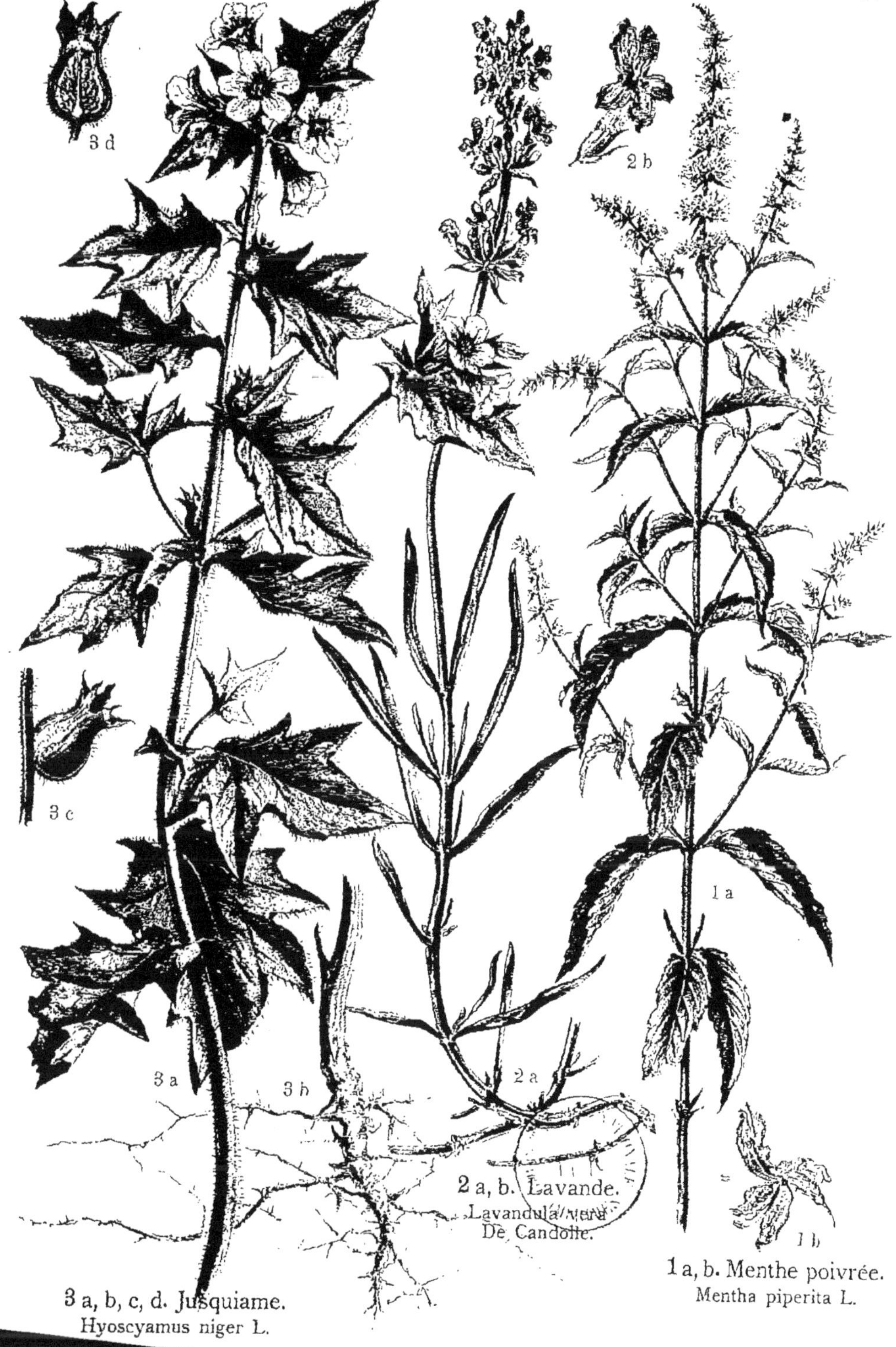

3 a, b, c, d. Jusquiame.
Hyoscyamus niger L.

2 a, b. Lavande.
Lavandula vera
De Candolle.

1 a, b. Menthe poivrée.
Mentha piperita L.

lures, etc. L'amidon de pommes de terre peut être utilisé en lavements ou en cataplasmes, mais il est loin de valoir l'amidon de céréales.

Pl. 70. Fig. 2. Datura stramonium L. Stramoine. Pomme épineuse. Herbe des magiciens. Herbe du Diable. Herbe aux sorciers. Herbe à la taupe.

La pomme épineuse est une plante annuelle de 4-10 dm. de haut, robuste, dressée, glabre, rameuse, dont les larges feuilles d'un vert sombre sont pétiolées, glabres, sinuées-anguleuses, inégalement dentées et acuminées, et dont les grandes fleurs blanches en cornet sont solitaires à l'angle de bifurcation des rameaux. Le fruit est une capsule ovoïde, épaisse et coriace, de la grosseur et de l'apparence de la capsule du marronnier. Graines noires, réniformes, assez grosses.

La stramoine fleurit de juin en septembre. Elle est probablement originaire de l'Inde et l'on admet assez généralement qu'elle a été propagée dans l'ancien monde par les pérégrinations de hordes de bohémiens. Elle croît maintenant communément dans les villages, au bord des chemins, dans les jardins souvent, et principalement sur les décombres.

On en récolte les feuilles au moment de la floraison en les débarassant du pétiole. Elles ont une saveur légèrement amère et quelque peu saline.

Emplois et dangers. La feuille *(Folium Stramonii)* et la graine *(Semen Stramonii)* sont offic. On en retire l'extrait de stramoine sec *(Extractum Stramonii duplex:* dose max. journ. 0,075 gr.), l'extrait fluide de stramoine *(Extractum Stramonii fluidum:* dose max. journ. 0,15 gr.). La feuille entre en outre dans la composition de l'onguent de peuplier *(Unguentum Populi).* Les doses que nous venons d'indiquer prouvent surabondamment que nous avons à faire ici à une plante éminemment dangereuse et que l'administration de la stramoine, à l'intérieur, doit toujours être laissée au médecin. Il n'y a là rien qui doive nous surprendre, car toutes les parties de la plante, notamment les graines, contiennent un poison narcotique, la *stramonine* ou *daturine,* qui paralyse les centres nerveux.

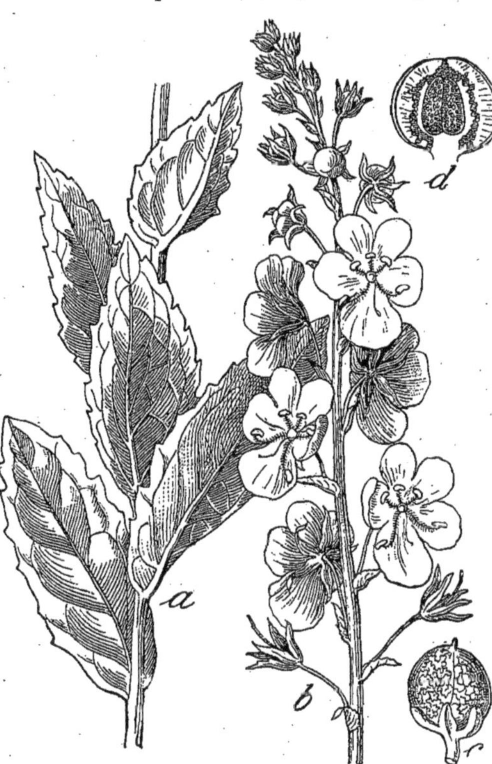

Molène blattaire. Verbascum blattaria L.
a. Disposition des feuilles. *b.* Inflorescence. *c.* Fruit. *d.* Coupe longitudinale du fruit.

On combat les empoisonnements de la stramoine par l'opium, par le café noir à doses considérables, par les liquides acidulés ou riches en tannin; mais il est utile et très recommandable de commencer par faire vomir la personne intoxiquée.

La stramoine est quelquefois employée à l'intérieur dans le traitement de la gastralgie, des maladies nerveuses de la face, de la coqueluche et des hallucinations. Ses feuilles, sous forme de cigarettes, servent à faire des fumigations contre l'asthme nerveux et il est peu d'asthmatiques qui ne recourent à leur emploi.

La médication homéopathique a recours à la stramoine dans les dérangements cérébraux, le délirium tremens, les accès de frénésie.

Famille des

Scrofularinées.

Molène blattaire. Verbascum blattaria L. Herbe aux mites.

L'herbe aux mites est une plante bisannuelle dont la tige, dressée, cylindrique, raide, ordinairement simple, peut atteindre un mètre de hauteur. Ses feuilles sont dentées, sinuées, glabres; les radicales et les caulinaires inférieures oblongues-ovales, rétrécies en pétiole; les caulinaires supérieures lancéolées-oblongues, un peu cordiformes, crénelées, semi-amplexicaules. Les fleurs sont assez grandes, jaunes, disposées en longue grappe terminale dressée et rarement rameuse, et elles sont ornées d'étamines dont les filets sont chargés d'une laine purpurine ou violette. Capsules sphériques.

L'herbe aux mites croît sur les bords des chemins, dans les fossés et les lieux arides. Elle est relativement peu répandue dans nos contrées, mais se rencontre plus fréquemment dans les régions méridionales. Elle fleurit en juillet-août, possède un parfum doux et agréable et une saveur âcre et amère.

Emploi. Son nom d'herbe aux mites lui vient de ce qu'elle a la propriété d'attirer à elle ces dangereux parasites si redoutés des ménagères. Ses propriétés médicinales sont à peu près de chose près celles du bouillon blanc.

Pl. 71. Fig. 1. Verbascum thapsus L. Bouillon blanc. Bonhomme. Molène bouillon blanc. Cierge de Notre-Dame.

C'est une plante robuste dont la tige, ordinairement simple, est haute de 5 dm. à 2 m. Ses feuilles sont oblongues, légèrement crénelées, épaisses, couvertes sur les deux faces d'un duvet cotonneux d'un blanc jaunâtre: les radicales rétrécies en pétiole, les caulinaires à limbe décurrent sur la tige, au moins d'un côté, sur toute la longueur d'un entre-nœud. Les fleurs, réunies en une sorte d'épi, ont une corolle d'un jaune pâle; l'androcée (ensemble des étamines) se compose de 5 étamines dont les 3 supérieures ont un filet chargé d'une laine blanchâtre tandis que les 2 inférieures sont à filets glabres.

Le bouillon blanc a beaucoup d'analogie avec la *molène* ou faux bouillon blanc (*Verbascum thapsiforme* Schrader: *Pl. 71. Fig. 2*). Ce dernier ne s'en distingue guère que par sa corolle relativement beaucoup plus grande et à limbe presque plan et par ses feuilles plus profondément crénelées.

Le bonhomme est commun dans les lieux arides, incultes, pierreux, sur le bord des chemins, dans les clairières des bois où il fleurit de juillet en septembre. On en récolte les fleurs, qu'on débarrasse du calice, pendant les jours ensoleillés de juillet et août et on les sèche rapidement au soleil.

Emploi. Le bouillon blanc des pharmaciens (*Flos Verbasci*) ne contient rien de la molène noire (*Verbascum nigrum*). C'est un mélange de *Verbascum phlomoïdes* Linné et de *Verbascum thapsiforme* Schrader. L'abondant mucilage contenu dans les feuilles et les fleurs de cette plante la font employer avec succès pour combattre les maladies de poitrine. Les fleurs font d'ailleurs partie des espèces pectorales du Codex (*Species pectorales:* fenouil 5, fleurs de bouillon 10, feuille de mauve 10, fleur de tilleul 10, racine de réglisse 25, racine de guimauve 40), et elles donnent à elles seules une tisane béchique et pectorale nullement à dédaigner (5 gr. pour un litre d'eau). On aura soin, chaque fois qu'il s'agira d'une infusion ou d'une décoction de bouillon blanc, de renfermer les fleurs dans un nouet afin d'éviter les picotements très désagréables et irritants provoqués par les poils laineux des étamines.

Gilibert prétend que les feuilles peuvent être utilisées en cataplasmes émollients et que leur décoction constitue un admirable lavement. On les emploie fraîches, notamment en Savoie, pour panser les plaies.

Les anciens herboristes reconnaissent à la racine de bonhomme des propriétés astringentes qui la faisaient employer, en vin rouge, contre les dévoiements intestinaux, les hernies, les blessures internes, la toux, la phtisie et les hémorroïdes. Voulez-vous connaître le *secret* pratiqué par l'un d'eux contre cette dernière affection? Pétrissez dans de l'huile d'olive 7,5 gr. de poudre de racine desséchée, 7,5 gr. de farine et un jaune d'œuf; faites cuire au four de façon à obtenir une sorte de petit gâteau et absorbez

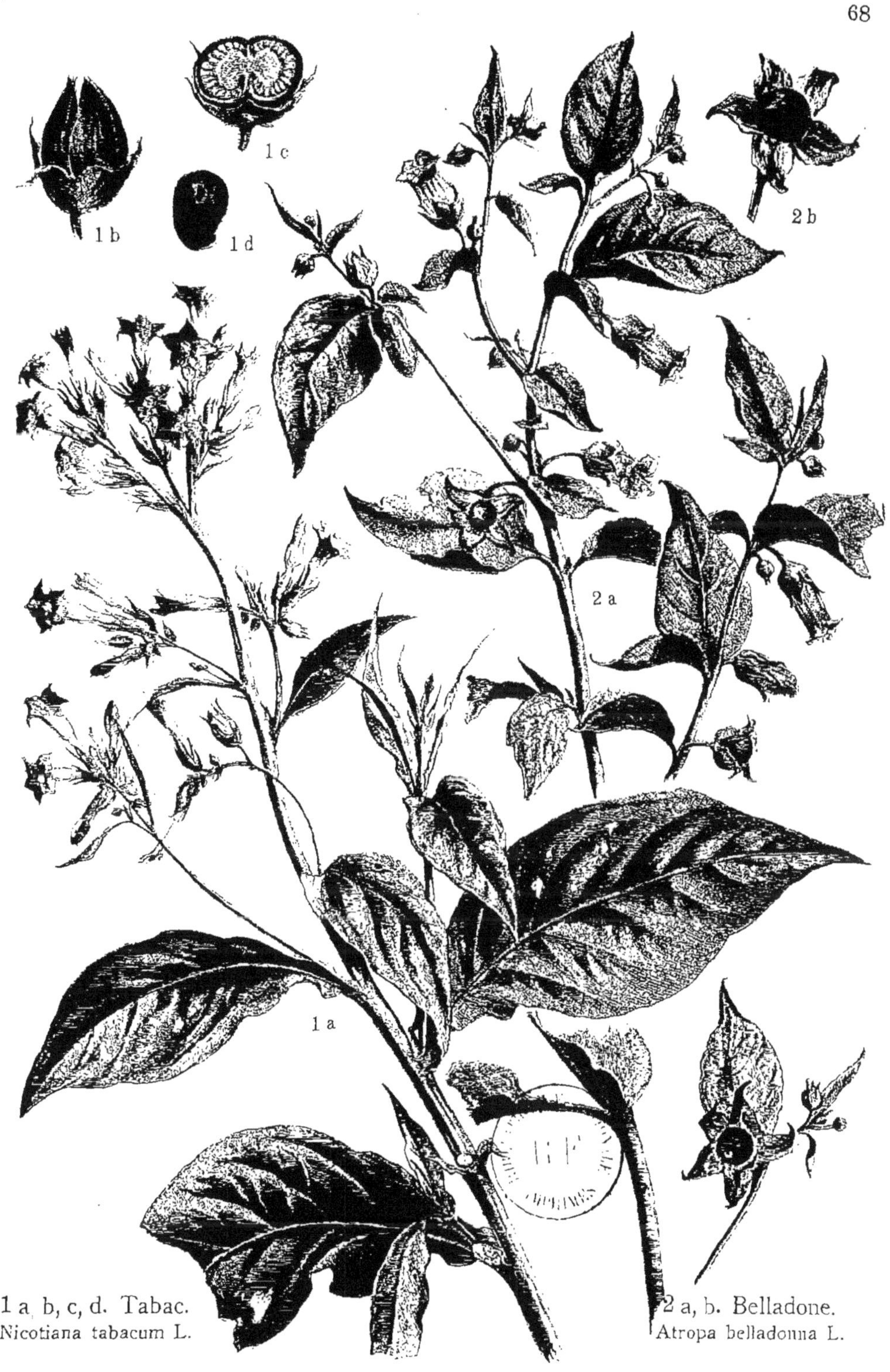

1 a, b, c, d. Tabac.
Nicotiana tabacum L.

2 a, b. Belladone.
Atropa belladonna L.

un gâteau par jour, à jeun, neuf jours durant: la cure est faite, le mal est loin.

Mais il n'y a pas que la racine qui ait trouvé son emploi dans la médication de nos aïeux. Le suc était utilisé par plusieurs, et toujours avec avantage, pour combattre la fièvre quarte. L'infusion des fleurs s'appliquait en compresses sur les inflammations des yeux et celles de l'anus. L'eau-de-vie de bonhomme était préconisée contre les yeux chassieux, l'érysipèle, les brûlures, la teigne, les dartres sèches et humides, les douleurs articulaires et l'huile de bonhomme — ô coquettes — faisait pousser les cheveux en leur donnant une belle coloration... jaune.

Pl. 71. Fig. 3. Linaire commune. Antirrhinum linaria L. Linaria vulgaris Mil.

La linaire commune est une plante vivace dont les tiges, de 2-6 dm., sont garnies de feuilles glaucescentes linéaires, aiguës, trinerviées, à nervure moyenne seule saillante en dessous. Ses fleurs sont assez grandes et simulent un épi serré. La corolle est jaune avec un palais d'un jaune orangé et un éperon très long, subulé et ordinairement un peu arqué. Les graines sont discoïdes, tuberculeuses en leur milieu, noirâtres et contenues dans une capsule ovoïde s'ouvrant par 5-6 valves.

La linaire fleurit de juillet en septembre le long des chemins, dans les lieux sablonneux ou pierreux, sur les berges des rivières. Elle se récolte en juillet. Elle a, fraîche, une odeur désagréable qui se perd presque entièrement par la dessication, et une saveur herbeuse, repoussante, amère, quelque peu saline et âcre.

Emploi. La linaire commune était autrefois offic. et servait à la préparation d'une pommade calmante *(Unguentum Linariae)* employée contre les démangeaisons hémorroïdales. D'aucuns la regardent encore comme diurétique, mais son usage en médecine semble s'être complètement perdu.

Les anciens herboristes préconisent la décoction de la linaire contre les obstructions du foie, de la rate, des intestins, de la vessie, et ils la recommandent spécialement aux sujets enclins à la jaunisse et à l'hydropisie. Ils l'emploient également en lotions et en fomentations pour combattre les affections cancéreuses, les éruptions, les pustules, la rougeole, et ils vantent fort son suc aux femmes désireuses de beauté, contre toutes les taches du visage et du corps.

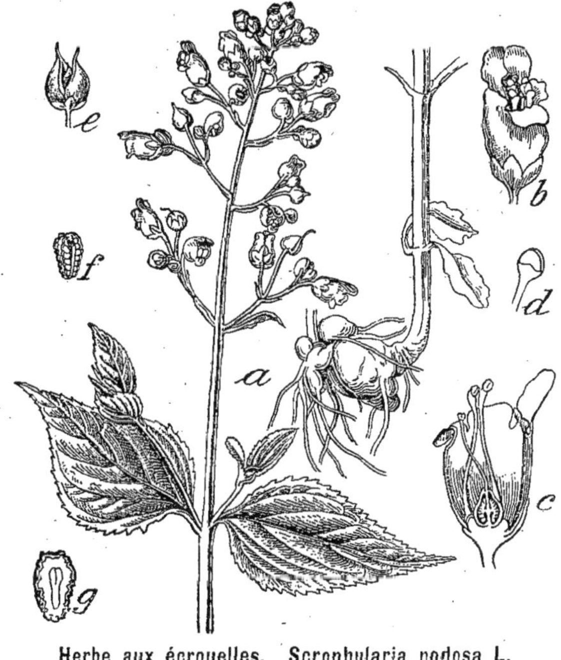

Herbe aux écrouelles. Scrophularia nodosa L.
a. Parties sup. et inf. d'une plante en floraison. *b.* Fleur. *c.* Coupe d'une fleur. *d.* Anthère. *e.* Capsule fructifère. *f.* Graine. *g.* Coupe longitudinale de la graine.

Scrophularia nodosa L. Scrophulaire noueuse. Herbe aux écrouelles.

Souche renflée, noueuse, vivace. Tige robuste de 80 cm. environ, lisse, à 4 angles plus ou moins tranchants mais non ailés. Feuilles opposées, glabres, ovales-lancéolées, pétiolées, légèrement cordiformes à la base, doublement dentées, les dents supérieures plus courtes que les inférieures. Fleurs intéressantes, d'un brun rougeâtre en dehors, olivâtres en dedans, disposées en cimes paniculées non feuillées. Capsule subglobuleuse, brièvement acuminée, biloculaire.

La scrophulaire fleurit de juin en août dans les lieux frais et ombragés, dans les buissons humides. Ses feuilles et ses racines ont une odeur repoussante et une saveur amère.

Emploi. Elle est encore usitée aujourd'hui, dans certaines régions, en lotions antigaleuses; mais, comme son nom l'indique suffisamment, l'herbe aux écrouelles était surtout et avant tout le remède des scrofules (30 gr. dans un litre d'eau). D'après Gmelin, on s'en servait à l'extérieur contre les hernies et les hémorroïdes et on l'administrait aux porcs travaillés de vers.

Pl. 72. Fig. 1. Gratiola officinalis L. Gratiole officinale. Herbe au pauvre homme. Séné des prés.

La gratiole est une plante vivace à souche mince et longuement traçante dont les tiges de 2-5 dm., carrées dans leur partie supérieure, sont garnies de feuilles opposées, sessiles, simples et lâchement dentées vers le sommet. Ses fleurs sont d'un blanc jaunâtre légèrement rosé, axillaires, solitaires et assez longuement pédicellées. Capsule ovoïde à 2 loges. Graines très petites, oblongues, rugueuses.

La gratiole fleurit de juin en août au bord des eaux, dans les près humides et les marécages où elle se récolte en pleine floraison. Elle est presque inodore avec une saveur forte, amère et repoussante.

Emploi. La gratiole est un purgatif drastique violent, et même dangereux à haute dose, qu'il est préférable de ne pas employer. Nos pères la chérissaient. Ils lui accordaient des vertus extraordinaires dans les cas d'hydropisie, de mélancolie, de chlorose, de fièvre quarte et de menstrues rebelles. Les modernes, tout autres, l'ont impitoyablement rayée du Codex et les pharmaciens ne connaissent ni l'*Herba Gratiolae* ni ses extraits.

Pl. 72. Fig. 2. Véronique aquatique. Veronica beccabunga L. Cresson de chien. Cressonnée. Beccabunga.

C'est une plante vivace et glabre dont les tiges cylindrico-fistuleuses et ordinairement rameuses, robustes, succulentes, sont couchées radicantes à la base, puis ascendantes. Les feuilles sont ovales, charnues, opposées, pétiolulées et obscurément crénelées. Les fleurs, petites, d'un beau bleu rayé de veines plus foncées, sont disposées en grappes axillaires opposées. Capsule renflée, suborbiculaire, à loges polyspermes. Graines très petites, ovoïdes, jaunâtres.

La véronique aquatique fleurit de mai en août le long des ruisseaux, aux abords des sources, dans les fossés où on la récolte, entière, avant la floraison. Elle est inodore avec une saveur amère et saline.

Emploi. Le cresson de chien passe pour un dépuratif excellent et un antiscorbutique efficace. Au printemps, on l'emploie à l'état frais concurremment avec le cresson et la chicorée dont il semble partager les propriétés.

Pl. 72. Fig. 3. Véronique mâle. Veronica officinalis L. Thé d'Europe. Véronique officinale. Herbe aux ladres. Lève-toi et va-t-en. Herbe à thé.

Plante vivace, pubescente, à souche grêle, rameuse, émettant souvent des rejets stériles et donnant naissance à des tiges presque ligneuses, couchées et souvent radicantes à la base, redressées au sommet, velues partout. Feuilles opposées, d'un vert grisaille, ovales, dentées en scie, très pubescentes. Fleurs en grappes spiciformes multiflores, à corolle d'un bleu pâle ou rosée, avec des veines plus foncées. Capsule pubescente glanduleuse, triangulaire-obcordiforme.

Le thé d'Europe fleurit de mai en juillet sur les pâturages, dans les bois secs et les forêts, sur les coteaux, au bord des chemins. Il se récolte en mai-juin. Il a une faible odeur aromatique et une saveur balsamique, amère, légèrement astringente.

Emploi. La véronique, tant vantée et prisée il y a un siècle pour ses merveilleuses vertus, est aujourd'hui bien délaissée. Elle passait pour un remède précieux contre les catarrhes pulmonaires, les bronchites, les rhumes, l'asthme, la terrible phtisie; on l'administrait aussi bien à l'homme qu'au bétail; on en préparait des décoctions vineuses recommandées contre les syncopes, les obstruc-

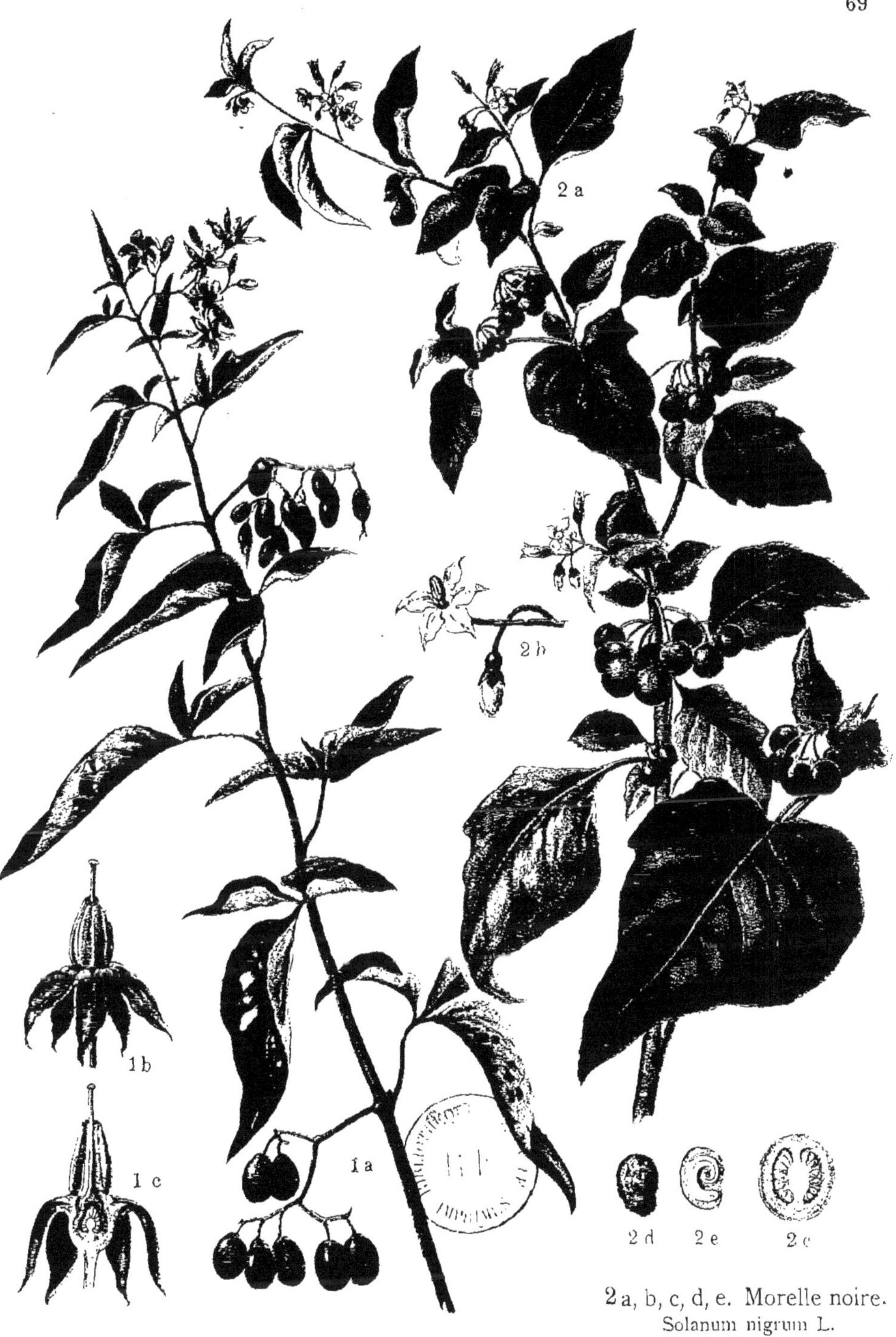

2 a, b, c, d, e. Morelle noire.
Solanum nigrum L.

1 a, b, c. Douce-amère.
Solanum dulcamara L.

tions de la rate, du foie, des poumons, des reins, de la matrice et de la vessie. C'était un sudorifique apprécié dans les cas de jaunisse et de calculs, un vulnénaire, une panacée, car nous la voyons encore guérir la gravelle, les maladies de la peau, le scorbut, les hémorragies, les piqûres d'insectes, les flatulences, et, couronnement suprême, remédier à la stérilité des femmes.

La véronique entre dans la composition de différents thés.

Les gens de la campagne en font encore une infusion à la dose de 20 gr. de feuilles séchées par litre d'eau. Ce thé, d'une saveur désagréable et amère, est tonique, diurétique, sudorifique, stomachique, émollient et digestif. Börhave prétend que la véronique guérit la podagre à la dose de 60 gr. de suc par jour.

Veronica chamaedrys L. Véronique petit-chêne. Plus je te vois, plus je t'aime. Fausse germandrée.

Souche grêle, vivace, traçante, donnant naissance à des tiges d'environ 30 cm. Ces dernières, ascendantes, simples ou peu rameuses, sont garnies de deux lignes de poils opposées qui alternent d'un nœud à l'autre. Les feuilles, ciliées, presque sessiles, opposées, ovales, sont ordinairement obtuses et inégalement incisées-dentées. Les fleurs sont en grappes lâches, opposées, avec une corolle d'un beau bleu, assez grande et veinée de lignes plus foncées. Capsule suborbiculaire, ciliée, échancrée au sommet. Graines jaunâtres, aplaties sur les deux faces.

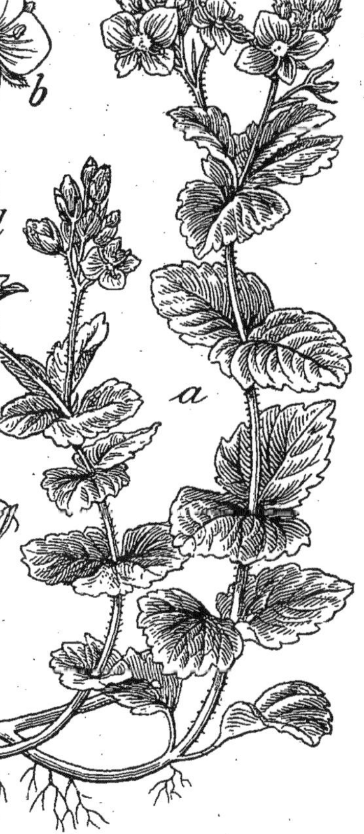

Fausse germandrée. Veronica chamaedrys L.
a. Plante en floraison. *b.* Fleur vue d'en haut. *c.* Fruit entouré du calice. *d.* Graine.

La fausse germandrée fleurit d'avril en juin dans les bois, les haies, au bord des chemins, dans les lieux herbeux où elle se rencontre jusqu'aux sommités.

Emploi. La véronique fausse-germandrée a des propriétés légèrement astringentes qui la font prendre en tisane à l'instar du thé d'Europe. Gmelin prétend que les moutons n'y touchent pas. D'autres rétorquent que les moutons et les chevaux en sont très-friands, que les vaches et les chèvres la consomment, mais que les porcs en font fi. J'avoue à ma honte que je ne saurais dire qui a raison!

Pl. 73. Fig. I. Digitalis purpurea L. Digitale pourprée. Gant de Notre-Dame. Doigt de Notre-Dame.

La digitale est une plante bisannuelle, pubescente, grisâtre, dont les tiges robustes atteignent parfois un mètre de hauteur. Les feuilles radicales sont assez grandes, crénelées, légèrement froncées, ovales-lancéolées; les feuilles supérieures sont sessiles. La corolle est très grande, à deux lèvres, assez semblable à un doigt de gant renversé, d'un rouge pourpre à l'extérieur et d'un rose très pâle piqué de points noirâtres à l'intérieur.

La digitale fleurit de juin en septembre dans les terrains siliceux et boisés. Elle est commune dans les Vosges et la Forêt-Noire et se cultive fréquemment dans les jardins où sa couleur peut passer au blanc absolu.

On en récolte les feuilles pendant la floraison. Elles ont une odeur désagréable et une saveur légèrement âcre, très amère et nauséeuse.

Emplois et dangers. La feuille de digitale des pharmacies *(Folium Digitalis)* est la feuille de la plante non cultivée, recueillie au moment de la floraison et débarrassée du pétiole et de la nervure médiane. On en prépare un extrait sec *(Extractum Digitalis duplex:* dose max. journ. 0,25 gr.), un extrait fluide *(Extractum Digitalis fluidum:* dose max. journ. 0,5 gr.), et une teinture *(Tinctura Digitalis:* dose max. journ. 0,5 gr.), autrement dit des médicaments dont l'emploi doit être laissé au médecin.

La digitale est une plante *très* dangereuse qui doit ses propriétés médicales indéniables à la *digitaline*, un poison violent et si énergique que les médecins ne l'administrent à l'intérieur qu'à la dose de 1-2 *milligrammes* au plus par jour. Elle est le curatif par excellence des maladies du cœur dont elle modère les battements, et elle augmente considérablement la sécrétion des urines. La poudre des feuilles se prescrit souvent à l'intérieur, sous forme de pilules, à la dose de 5-30 centigrammes. Elle est principalement employée comme sédatif de la circulation dans les hypertrophies du cœur, les palpitations nerveuses, et, comme diurétique, dans les cas d'hydropisie et d'anasarque. Macérée pendant 12 heures, à la dose de 1 gr. dans un verre d'eau, et prise par cuillerée dans les 24 heures, la poudre de feuilles de digitale passe pour un remède héroïque contre la pneumonie.

Mais, nous le répétons, en raison de ses propriétés éminemment toxiques, la digitale ne doit être maniée qu'avec une grande prudence, et il vaut mieux, toujours, en réserver l'emploi au médecin.

La médication homéopathique administre la digitale contre l'affaiblissement du pouls, l'hydropisie provenant d'affections cardiaques, l'amaurose, la cyanose et les crachements de sang.

Pl. 73. Fig. 2. Euphrasia officinalis L. Euphraise. Casse-lunette. Herbe à l'ophtalmie. Euphraise officinale.

C'est une jolie petite plante annuelle dont la tige ramifiée atteint de 5-30 cm. de hauteur et dont les feuilles, opposées, sessiles, ovales, présentent des nervures très saillantes en dessous. Ses fleurs, axillaires, brièvement pédonculées, sont disposées en épis feuillés terminant la tige et les rameaux. La corolle est ordinairement blanche ou bleuâtre, avec une tache jaune au bas de la lèvre inférieure et des striés violettes sur les lèvres inférieure et supérieure. Capsule échancrée, ciliée au sommet et sur les bords.

L'euphraise est commune dans les prés, dans les pâturages, sur les pelouses, où elle fleurit de juillet en octobre.

Elle est inodore, se récolte en août et possède une saveur amère, saline, légèrement astringente.

Emploi. L'euphraise était inscrite autrefois au Codex et elle se prévalait un peu partout de propriétés merveilleuses — oubliées de nos jours — contre les maladies des yeux. Kneipp a essayé de la tirer de l'oubli: «je l'ai prescrite maintes fois, dit-il, et avec succès, pour fortifier la vue, alors que tous les autres moyens avaient été épuisés; les feuilles desséchées fournissent du thé et les feuilles broyées donnent de la poudre; avec l'infusion, on se lave convenablement les yeux 2 ou 3 fois par jour ou bien l'on y trempe de petits morceaux de linge, pour les appliquer la nuit sur les yeux, en les fixant avec un bandeau; ce remède épure les yeux et augmente la force visuelle».

Le même auteur ajoute que l'euphraise rend des services à l'estomac: «à cause de son amertume naturelle et prise sous forme de thé, elle est un bon remède stomachique, facilitant la digestion et bonifiant les sucs gastriques».

L'homéopathie utilise l'euphraise contre l'inflammation des yeux, les abcès, les furoncles, la photophobie, les *taches*, le bégaiement, les crampes de mollets.

Les anciens thérapeutistes la font entrer dans l'alimentation, soit à l'état frais, soit en poudre mélangée aux mets. Ils s'en servent en compresses, préconisent son suc, en font un vin et surtout une alcoolature d'un effet merveilleux dans les affections des yeux. Arnauld de Villeneuve, entre autres, affirme que son vin ophtalmique à l'euphraise a rendu la vue à des aveugles au bout d'un an d'usage et que des myopes, après une cure d'un certain temps, n'ont plus eu besoin de leurs lunettes. Il est d'ailleurs appuyé dans ses dires par Mattioli qui, lui aussi, est arrivé à des résultats tout aussi miraculeux.

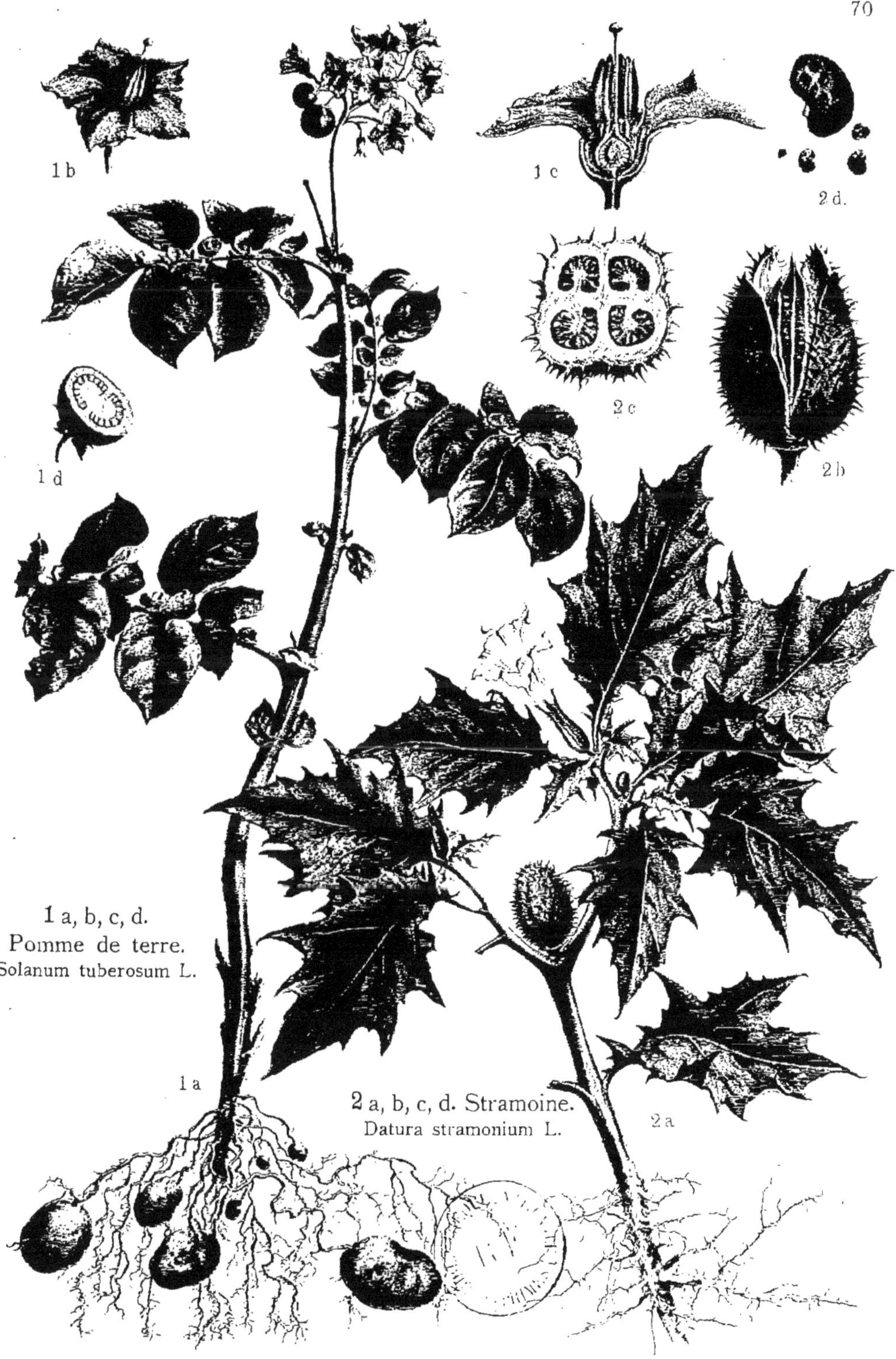

1 a, b, c, d.
Pomme de terre.
Solanum tuberosum L.

2 a, b, c, d. Stramoine.
Datura stramonium L.

Famille des

Lentibulariées

Grassette. Pinguicula vulgaris L. Grassette commune. Herbe grasse.

La grassette est une petite plante vivace. Ses feuilles, disposées en une rosette appliquée sur la terre, sont oblonges, luisantes, un peu enroulées sur les bords, et elles exsudent un enduit mucilagineux qui les rend carnivores. Les hampes sont solitaires ou peu nombreuses et terminées par une fleur solitaire penchée. La corolle est d'un bleu violacé ou rougeâtre, bilabiée, avec un éperon subulé un peu courbé. Capsule dressée à 2—4 loges.

La grassette fleurit en mai-juin dans les marais tourbeux, dans les lieux humides et marécageux.

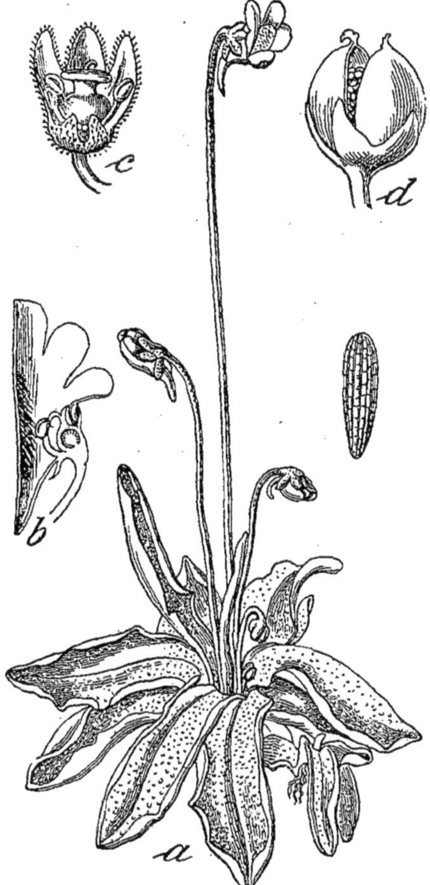

Grassette. Pinguicula vulgaris L.

a. Plante entière en floraison. *b.* Coupe de la fleur. *c.* Calice, étamines et ovaire. *d.* Fruit. *e.* Graine.

Emploi. Cette plante possède, dit-on, la singulière propriété de faire cailler le lait sans que les parties séreuses s'en séparent. Suivant Linné, les Lapons font subir cette opération au lait des rennes en le versant fraîchement tiré sur les feuilles.

L'herbe grasse passait autrefois pour légèrement purgative et vulnéraire; sa décoction formait une eau à faire pousser les cheveux et son suc était employé contre les poux de l'homme et du bétail. Les anciens herboristes l'utilisaient sous toutes ses formes dans les cas de phtisie pulmonaire, d'hernies et d'obstructions intestinales.

Famille des

Plantaginées

Pl. 74. Fig. I. Plantain lancéolé. Plantago lanceolata L. Herbe aux cinq coutures.

Le plantain est une plante vivace, très variable, bien connue des oiseaux. Ses feuilles sont un un peu coriaces, lancéolées, dressées ou étalées, atténuées aux deux extrémités et marquées de cinq nervures nettement dessinées. Sa hampe, fortement anguleuse - sillonnée, porte des fleurs petites disposées en épis ovoïdes ou cylindriques ou même globuleux. Capsule à deux loges contenant chacune une graine.

Le plantain croît partout, au bord des chemins, dans les champs, dans les prairies et s'accommode de tous les terrains. Il fleurit de mai en octobre. Ses feuilles, inodores, amères, astringentes, salines, se recueillent avant la formation des graines.

Emploi. Le plantain a joui jadis d'une assez grande vogue, mais il est aujourd'hui rayé du Codex *(Herba Plantaginis augustifoliae)*. Nos pères l'utilisaient en gargarisme dans les affections buccales, en lotions sur les plaies, les ulcères, les brûlures, les morsures, les glandes, les hémorroïdes et la podagre. Ils en exprimaient le suc qu'ils employaient dans les maladies des yeux et des oreilles, contre la fièvre quarte, les hémorragies, et ils en préparaient une décoction de racine dans du vin doux pour combattre les affections ulcéreuses de la vessie et des reins. Les feuilles et les graines, bouillies ou prises en poudre, passaient pour arrêter les dévoiements de toute sorte, faire cesser les urines sanguinolentes et les crachements de sang, prévenir l'asthme et la phtisie. L'eau distillée guérissait toutes les ophtalmies: c'était le collyre par excellence.

De tout cela, il ne reste pas grand chose. Kneipp, toutefois, dit le plus grand bien du plantain et s'étend longuement sur ses multiples vertus.

«Quand, dans leurs travaux, les paysans se blessent quelque part, dit-il, ils ont immédiatement recours au plantain, qu'ils ne cessent de presser et de froisser jusqu'à ce que la feuille revêche ait rendu quelques gouttes de suc. Ils introduisent alors ce suc directement dans la plaie encore fraîche, ou bien ils en imbibent un petit linge qu'ils mettent sur la partie lésée. La feuille refuse-t-elle son suc médicinal et ne devient-elle que molle et humide, ils l'appliquent elle-même sur la plaie. Un pansement de ce genre est le premier et, bien souvent le meilleur, puisqu'il amène une prompte guérison; on dirait que le plantain referme la plaie béante par une couture de fils d'or, car, de même que l'or n'accepte pas la rouille, le plantain n'admet point de pourriture ni de chair mortifiée.»

Et il ajoute que le plantain n'est pas moins précieux pour l'usage interne et que c'est en masse qu'on devrait le récolter au printemps et en été pour en extraire le suc et en faire une boisson. «Les feuilles desséchées, dit-il, fournissent un thé excellent pour les engorgements internes (30-60 gr. pour un litre d'eau pour décoction et infusion) et pour le moins aussi efficace que les préparations tant vantées de certains droguistes.»

Famille des Rubiacées

Pl. 74. Fig. 2. Asperula odorata L. Aspérule odorante. Muguet des bois. Hépatique étoilée. Reine des bois. Petit muguet. Muguet à linge.

Jolie plante à souche traçante d'un rouge brunâtre; à tige dressée, ordinairement simple, tétragone, lisse; à feuilles elliptiques acuminées, toutes ciliées sur les bords, glabres, les inférieures verticillées par 4-6, les supérieures ordinairement par 8. Fleurs d'un blanc de neige, pédicellées, odorantes, en cimes rapprochées en corymbe terminal. Fruit hérissé de poils raides et crochus.

L'aspérule est commune dans les lieux frais et ombragés des montagnes où elle fleurit en mai et se récolte tout au commencement de la floraison. Elle renferme une quantité appréciable de *coumarine*, une substance cristallisable à laquelle elle doit son agréable parfum.

Emploi. L'aspérule était autrefois offic. sous les noms de *Herba Matrisilvae* et d'*Hepaticae stellatae*. C'est un hépatique et un astringent. Ses jeunes pousses, macérées dans du vin blanc, donnent le *Maitrank* d'Alsace et d'Allemagne, une boisson fort ancienne, puisque Hieronymus Bock la vante déjà en 1551 comme «réjouissant le cœur et désopilant le foie».

Kneipp nous dit que les mères de famille qui préparent la boisson hygiénique connue sous le nom de thé de fraisier, feraient bien de remplacer le quart ou même le tiers des feuilles de fraisier par des feuilles d'aspérule: leur tisane gagnerait ainsi en saveur et aussi en substance.

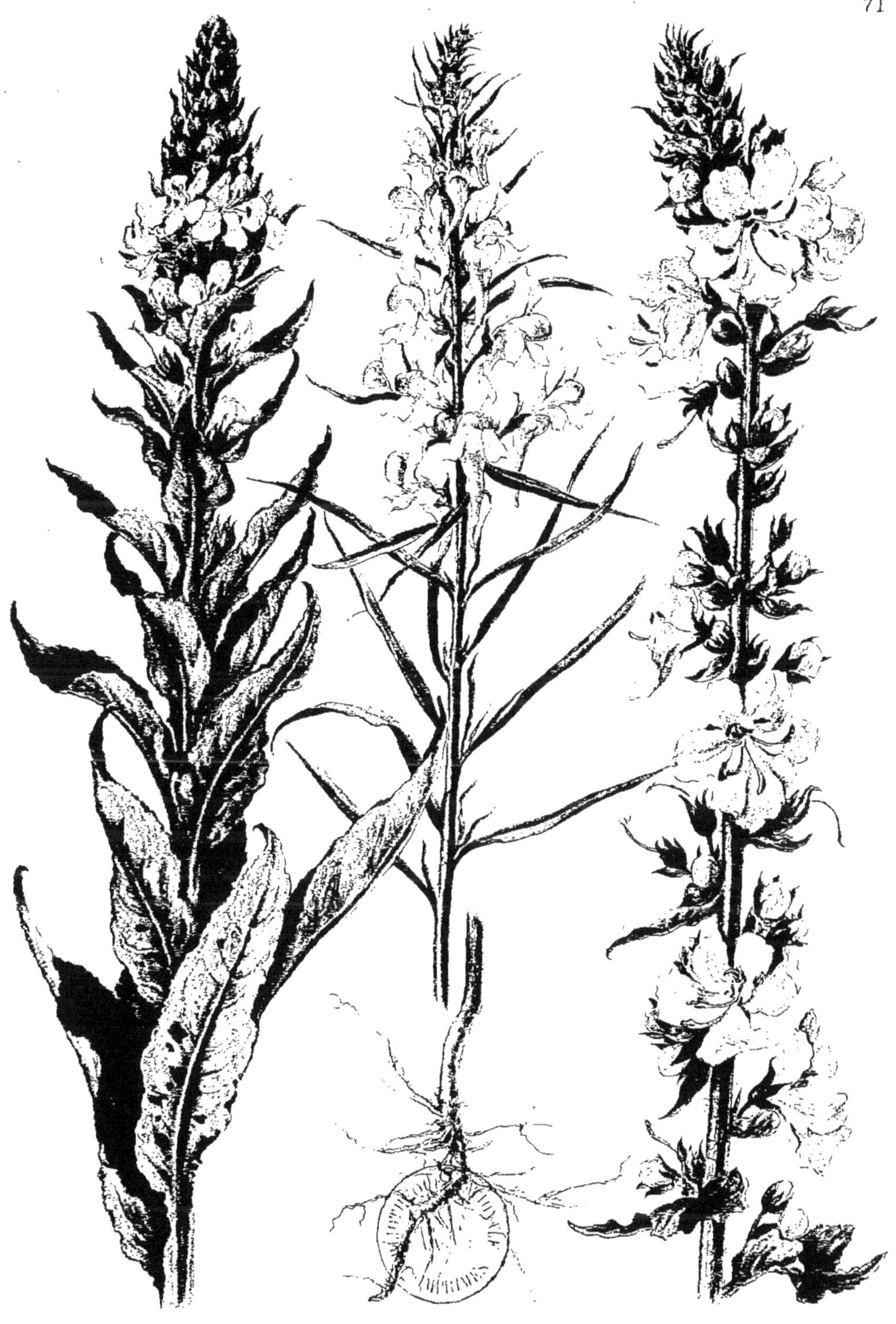

1. Bouillon blanc. Verbascum thapsus L.

3. Linaire commune. Linaria vulgaris Miller.

2. Faux bouillon blanc. Verbascum thapsiforme.

Rubia tinctorum L. Garance. Garance des teinturiers.

Plante vivace à longue souche d'un brun rouge ; à longues tiges carrées, grimpantes et accrochantes ; à feuilles coriaces d'un vert luisant, garnies de piquants, verticillées par 4-6 ; à fleurs axillaires d'un jaune pâle, 5 lobées, donnant naissance à de petits fruits charnus, bacciformes et noirs. Originaire de la Syrie et de l'Europe méridionale, la garance était autrefois cultivée sur de grandes étendues pour la belle couleur rouge que fournit sa racine. Les Grecs et les Romains l'employaient déjà à la teinture des laines et des cuirs. Les Gaulois la cultivaient et dès le XIIme siècle les champs de garance des environs de Caen donnaient des produits renommés. Vers le milieu du XVIme siècle, cette culture s'introduisit en Flandre, en Hollande et en Silésie. En 1729, on commença à s'en occuper en Alsace, mais c'est surtout dans le territoire d'Avignon, où elle fut introduite en 1756 par un arménien catholique de Julfa, Johann Altheu, qu'elle devint la plus florissante. Aujourd'hui sa culture est en voie de dépérissement et cela grâce aux progrès de la chimie moderne.

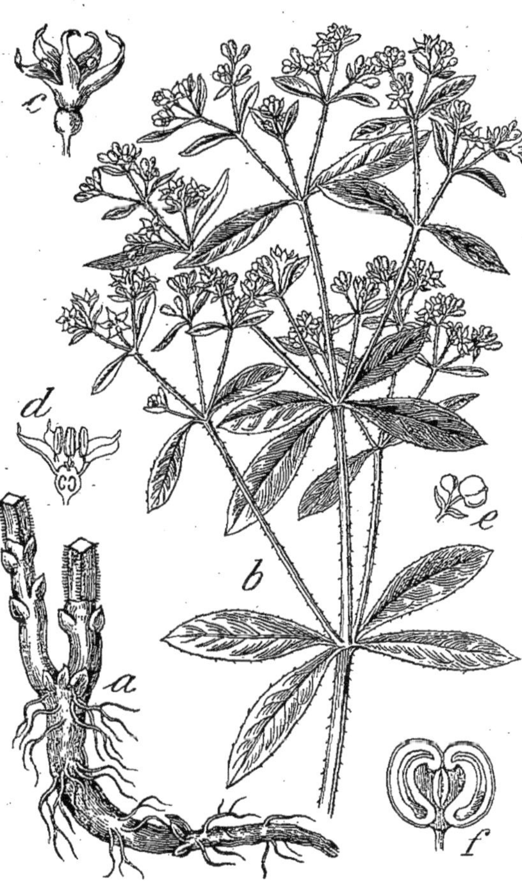

Garance. Rubia tinctorum L.

a. Part. inf. *b.* Inflorescence. *c.* Fleur. *d.* Coupe longitudinale de la fleur. *e.* Fruit. *f.* Fruit en coupe.

Emploi. La garance, à côté de ses propriétés colorantes incontestables, a joui autrefois de propriétés médicinales pour le moins problématiques. C'est ainsi que l'infusion de sa racine passait pour guérir la jaunisse ; qu'il était bon d'en boire le jus contre les morsures des bêtes venimeuses ; que la racine, prise en hydromel, avait la propriété de désopiler le foie, la rate, les reins et la matrice, de combattre l'hydropisie à ses débuts, d'évacuer les urines avec force, de provoquer les menstrues, de tuer les vers, de guérir la sciatique, et qu'un cataplasme de plantes broyées dans du vinaigre débarrassait des dartres, des impuretés de la peau, de la teigne, des taches de naissance. . . . .

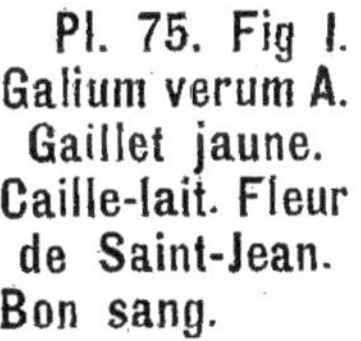

Pl. 75. Fig I. Galium verum A. Gaillet jaune. Caille-lait. Fleur de Saint-Jean. Bon sang.

Plante vivace à souche rougeâtre. Tiges dressées, presque cylindriques ou anguleuses, donnant naissance, inférieurement, à des rameaux stériles et diffus. Feuilles verticillées par 8-12, linéaires, mucronées, luisantes à la face supérieure, pubescentes-blanchâtres et roulées en-dessous par les bords. Fleurs jaunes, odorantes, en cimes axillaires très rameuses, multiflores, formant une panicule terminale plus ou moins ample.

Le gaillet jaune croît sur les bords des chemins et dans les prés secs où il fleurit de juin en août. Toute la plante, que l'on récolte au moment de la floraison, a une saveur aigrelette et astringente.

Emploi. Le gaillet jaune était autrefois le remède obligé des flux de sang, de la teigne, des brûlures et des saignements de nez. C'était un antihystérique, un antigoutteux, un vulnéraire, un astringent. On l'utilisait en bains de pieds pour soutirer la fatigue du corps; on le préconisait dans le traitement de l'épilepsie infantile; on en préparait des bains fortifiants pour les enfants souffreteux et malingres. De tout cela, il ne reste rien.

On prétend, il est vrai, que c'est à ses tiges que le fromage de Chester serait redevable de sa saveur toute particulière; mais quant aux vertus «allichantes» de sa racine, elles sont pour le moins aussi usurpées que ses effets sur le lait (Caille-lait).

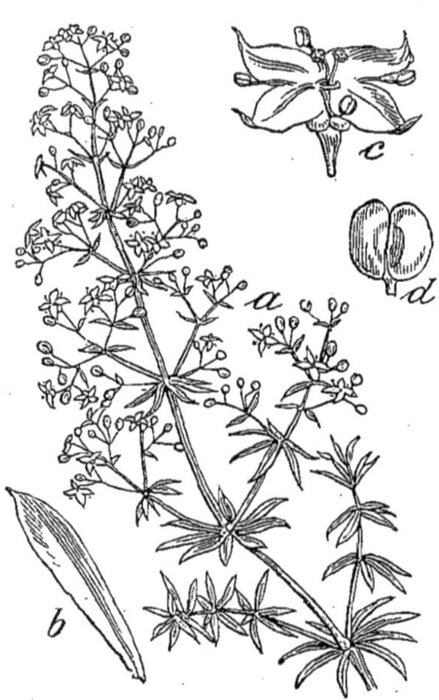

Gaillet blanc. Galium mollugo L.
a. Inflorescence. *b.* Feuille. *c.* Fleur. *d.* Fruit.

Gaillet élevé. Galium mollugo L. Caille-lait blanc.

Souche traçante, vivace, d'un jaune rouge, dont les tiges, quoique faibles et forcées de s'appuyer sur les plantes voisines, peuvent atteindre plus d'un mètre de hauteur. Rameaux nombreux, tétragones, étalés et diffus, glabres et luisants. Feuilles ordinairement verticillées par 8, oblongues-linéaires ou même linéaires, mucronées, scabres sur leurs bords. Fleurs blanches, petites, disposées en cimes dichotomes.

Cette espèce croît dans les haies, dans les buissons, au bord des chemins. Elle fleurit de juin en août en répandant une odeur agréable.

Emploi. Ses propriétés médicinales sont celles du gaillet jaune.

Pl. 75. Fig. 2. Gaillet grateron. Galium aparine L.

C'est une plante annuelle dont les tiges, faibles, rameuses, s'accrochent aux plantes voisines et dont les angles sont munis d'aiguillons accrochants dirigés de haut en bas. Les feuilles sont verticillées par 6-9, lancéolées-linéaires, terminées par une pointe aiguë et raide qui les fait, comme les rameaux, s'accrocher aux habits du promeneur. Les fleurs sont petites et d'un blanc-verdâtre.

Le grateron est inodore avec une saveur herbeuse et astringente. Il croît en abondance dans les haies, dans les buissons, à la lisière des bois, dans les lieux cultivés et sur les décombres. Il fleurit de juin en septembre et se récolte en toute saison.

Emploi. Le grateron était autrefois offic. sous le nom d'*Herba Aparines*. Son suc passe pour être d'une certaine efficacité dans les maladies de la peau et pour adoucir les douleurs provenant de cancers. Il est considéré comme diurétique, recommandé çà et là contre l'obésité et préconisé par Hochstetter dans le traitement de l'hydropisie et du goître.

Ses fruits, torréfiés à la façon des graines de café, pourraient, grâce à l'arome et à la saveur qu'ils acquièrent, être considérés comme un succédané du café.

Les anciens herboristes racontent que le grateron servait autrefois de passoire aux vachers; que l'eau distillée de grateron, prise à la dose de 2 à 3 cuillerées 3 fois par jour, «distillait» la jaunisse et que le venin de vipère ne résistait pas à une bonne lampée de suc de grateron largement mouillé de vin.

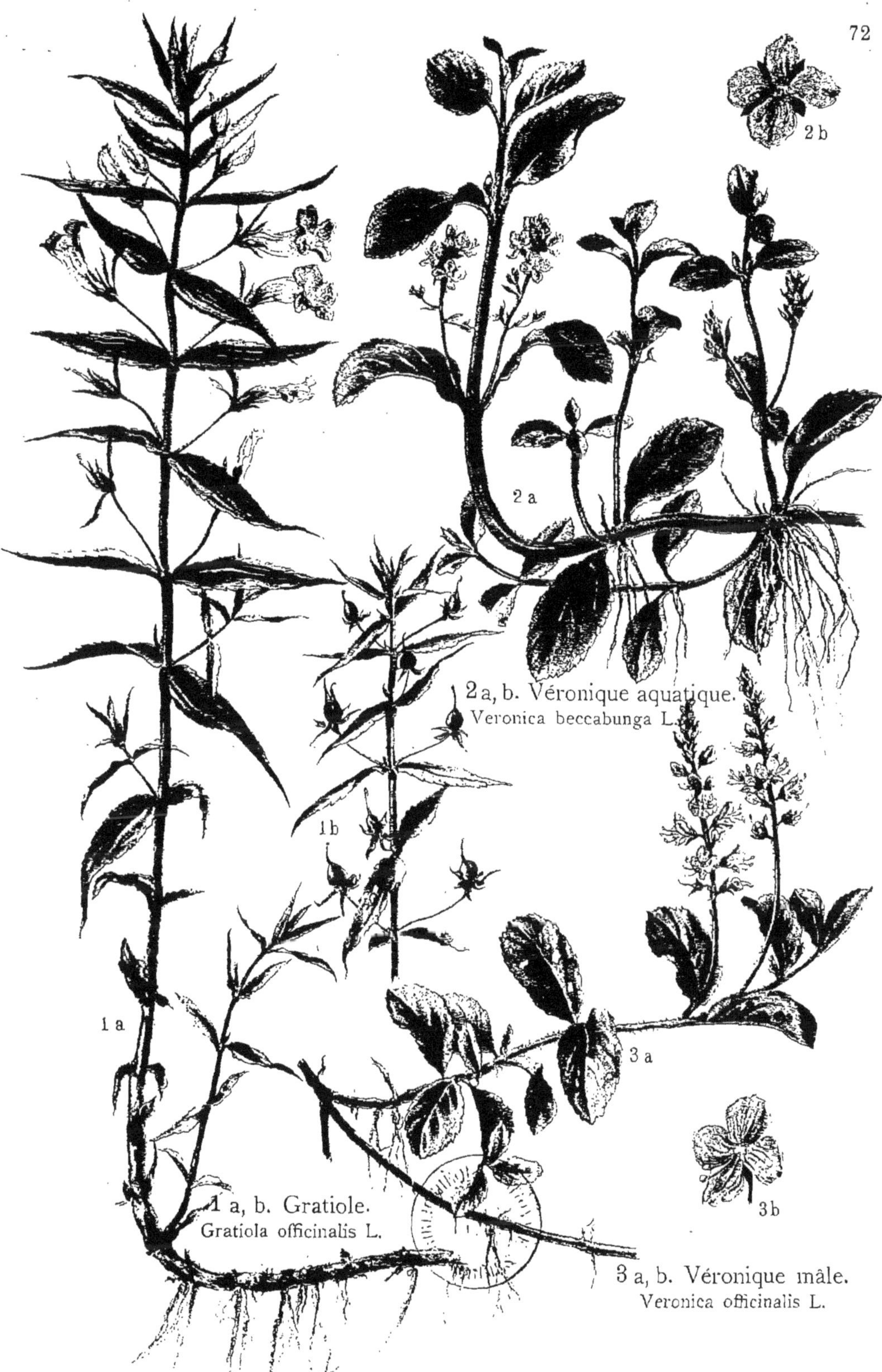

2 a, b. Véronique aquatique.
Veronica beccabunga L.

1 a, b. Gratiole.
Gratiola officinalis L.

3 a, b. Véronique mâle.
Veronica officinalis L.

Famille des
Caprifoliacées

Sambucus racemosa L. Sureau à grappes.

Bel arbrisseau ou buisson pouvant atteindre 3 m. de hauteur, à écorce grisâtre ou brunâtre plus ou moins verruqueuse, à moëlle d'un jaune brun. Feuilles à 3-5 segments pétiolulés, ovales-lancéolés, dentés, acuminés. Fleurs blanches en panicule ovoïde. Fruits d'un rouge écarlate.

Le sureau à grappes est commun dans les jardins, dans les taillis et les bois, surtout dans la région montagneuse. Il fleurit en avril-mai. Ses fruits ont une saveur aigrelette nullement désagréable.

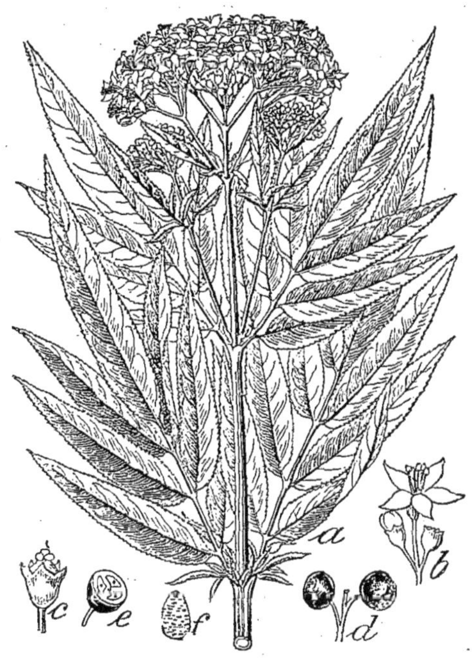

Sureau à grappes. Sambucus racemosa L.
a. Extrémité fleurie. *b.* Inflorescence. *c.* Calice et ovaire. *d.* Fruits. *e.* Coupe transversale d'une baie. *f.* Coupe longitudinale d'une graine.

Emploi. Kamerarius dit que ses fruits sont de «froide nature», qu'ils provoquent la somnolence et sont nuisibles à hautes doses. Gmelin ajoute que les chevreuils sont très friands de ses feuilles, que les insectes, par contre, ne peuvent souffrir leur voisinage et que ses baies sont un régal pour les petites poules de bruyère, les gelinottes, les perdrix et les tétras.

Pl. 76. Fig. I. Sambucus nigra L. Sureau commun. Grand sureau. Sureau noir commun.

Dans le bon vieux temps, le pied de sureau se trouvait tout à côté de la maison. De nos jours, on l'extirpe un peu partout, à tort, car il mérite de redevenir et de rester le voisin le plus proche de chaque habitation, attendu que tout, en lui, peut être utilisé: les feuilles, les fleurs, les baies, l'écorce et les racines.

Le sureau est un arbrisseau ou un arbre peu élevé, à cime touffue et arrondie et à double écorce: l'une, grisâtre et plus ou moins verruqueuse, l'autre, plus épaisse, succulente, verte. Ses rameaux sont remplis d'une moëlle abondante et blanche que son extrême légèreté fait employer journellement dans les laboratoires de micrographie. Ses feuilles sont glabres et composées de 3-7 segments pétiolulés, ovales, acuminés, dentés. Ses fleurs, franchement odorantes, blanches, sont disposées en un corymbe plan et rameux et elles donnent naissance à des baies qui passent du vert au brun-rouge et au noir luisant.

Le sureau fleurit en juin et mûrit en septembre. Il est commun dans les haies, les taillis, les forêts et les jardins. Ses fleurs se récoltent dans les jours ensoleillés de juin et ses fruits, en septembre; les premières ont une saveur aromatique légèrement amère; les seconds sont mucilagineux et douceâtres. L'écorce verte, les jeunes pousses qui s'élancent verticalement vers le ciel, les feuilles également, ont une saveur amère et une odeur particulière et désagréable.

Emploi. La fleur de sureau *(Flores Sambuci)* est offic. Elle entre dans la composition de thés sudorifiques et pectoraux, ainsi que dans la préparation des espèces purgatives (*Species laxantes:* feuille de séné 4, fleur de sureau 3, anis vert 1, fenouil 1, sel de seignette 1 partie), et de l'eau de sureau concentrée (*Aqua Sambuci concentrata*).

L'infusion des fleurs est vulnéraire et sudorifique à la dose de 5 gr. par litre d'eau et spécialement recommandée aux personnes âgées affectées de rhumes opiniâtres ou crachant le sang. Leur décoction est usitée en lotions, en collyres, en injections, en lavements (20-50 gr. par litre d'eau), et chacun connaît les cataplasmes adoucissants et résolvants aux fleurs de sureau.

Les baies, sudorifiques, servaient à préparer une sorte de *rob* usité à la dose de 2-8 gr. et nous sommes à peu près certain qu'on les utilise encore aujourd'hui, çà et là, dans la coloration des vins.

Les feuilles donnent des cataplasmes à appliquer sur les brûlures et les affections hémorroïdales. On les prend, bouillies dans du lait, pour combattre la constipation.

Quant à l'écorce, elle sert à préparer un suc que l'on prend à la dose de 30-60 gr. comme purgatif. On se sert ici de l'écorce des racines: on enlève l'épiderme avec un linge rude, et l'on broye la partie charnue qui reste.

Les bourgeons sont franchement vomitifs. Toutes les parties du sureau, d'ailleurs, sont susceptibles d'être utilisées comme éméto-cathartiques et leur action peut même aller jusqu'à provoquer la cholérine.

Kneipp s'étend longuement sur les vertus du sureau. «Qui ne connaît, dit-il, ces indispositions, ces maladies du printemps: éruptions, diarrhées, coliques, etc. Eh bien! prenez 6-8 feuilles de sureau, coupez les en petits morceaux comme on le fait avec le tabac et faites bouillir pendant dix minutes environ. Tous les matins, une heure avant votre déjeuner, vous prendrez une tasse de ce thé pendant toute la durée de votre cure printanière. Ce simple thé dépuratif nettoie la machine humaine d'une manière excellente et remplace chez les pauvres gens les pilules et les herbes alpestres qui courent aujourd'hui le monde dans de jolies petites boîtes et qui produisent souvent des effets tout à fait singuliers.

La fleur de sureau est également dépurative et il serait bon que chaque pharmacie domestique renfermât une boîte de ces fleurs à l'état sec. L'hiver est long et il peut survenir des cas où ce petit remède sudorifique et résolutif rendrait les meilleurs services.»

Disciple en ceci d'Hippocrate, Kneipp recommande la tisane de racine aux sujets menacés d'hydropisie. «Elle évacue l'eau d'une façon si efficace, dit-il, que ce simple médicament, à la portée de tous, peut difficilement être dépassé par un autre.»

Vous connaissez les gâteaux apprêtés aux fleurs de sureau, les tartes au sureau, les omelettes au sureau: je ne m'y arrête donc pas. «De nos jours, c'est toujours Kneipp qui parle, les grandes familles s'en vont faire au prix de l'or une cure de raisins dans des contrées souvent éloignées tandis que nos parents et nos aïeux se contentaient de la cure du sureau qui les servait chez eux à bien meilleur marché et souvent avec bien plus de résultat.»

Les baies de sureau, confites en sucre ou en miel, sont en hiver d'une grande utilité aux gens qui se donnent peu de mouvement et qui sont condamnés à une vie tranquille et sédentaire. Une cuillerée de cette confiture, délayée dans un verre d'eau, donne un excellent breuvage rafraîchissant qui purifie l'estomac, évacue l'urine et agit favorablement sur les reins.

Beaucoup de gens de la campagne font sécher les baies pour les prendre en thé, en marmelade ou sèches dans les cas de diarrhées violentes.

La médication homéopathique utilise le sureau contre les sueurs nocturnes, la fièvre intermittente et l'asthme.

La seconde écorce de la racine, macérée dans du Malaga à la dose de 300 gr. par litre, fournit un purgatif énergique (30 gr. par jour) dont les effets sont presque toujours accompagnés de vomissements.

Pl. 76. Fig. 2. Sambucus ebulus L. Hièble. Petit sureau. Yèble. Sureau hièble.

La hièble a beaucoup d'analogie avec le sureau. Sa souche, vivace, émet chaque année un bouquet de tiges herbacées, cannelées, hautes de 1-2 mètres. Ses tiges sont garnies de feuilles glabres composées de 5-11 segments allongés, lancéolés, finement dentés et brièvement pétiolulés. Ses fleurs, blanches et souvent rougeâtres en dehors, sont disposées en un corymbe plan et donnent naissance à des fruits noirs plus petits que ceux du sureau.

Le petit sureau fleurit en juillet-août et mûrit en septembre-octobre. Il est très répandu dans le voisinage des forêts, au bord des routes et dans les lieux incultes. Ses baies se récoltent en octobre et ses racines, vers la fin de l'automne. Toute la plante exhale une odeur fétide; les fleurs ont un parfum d'amandes amères et les fruits une saveur douce-amère et désagréable.

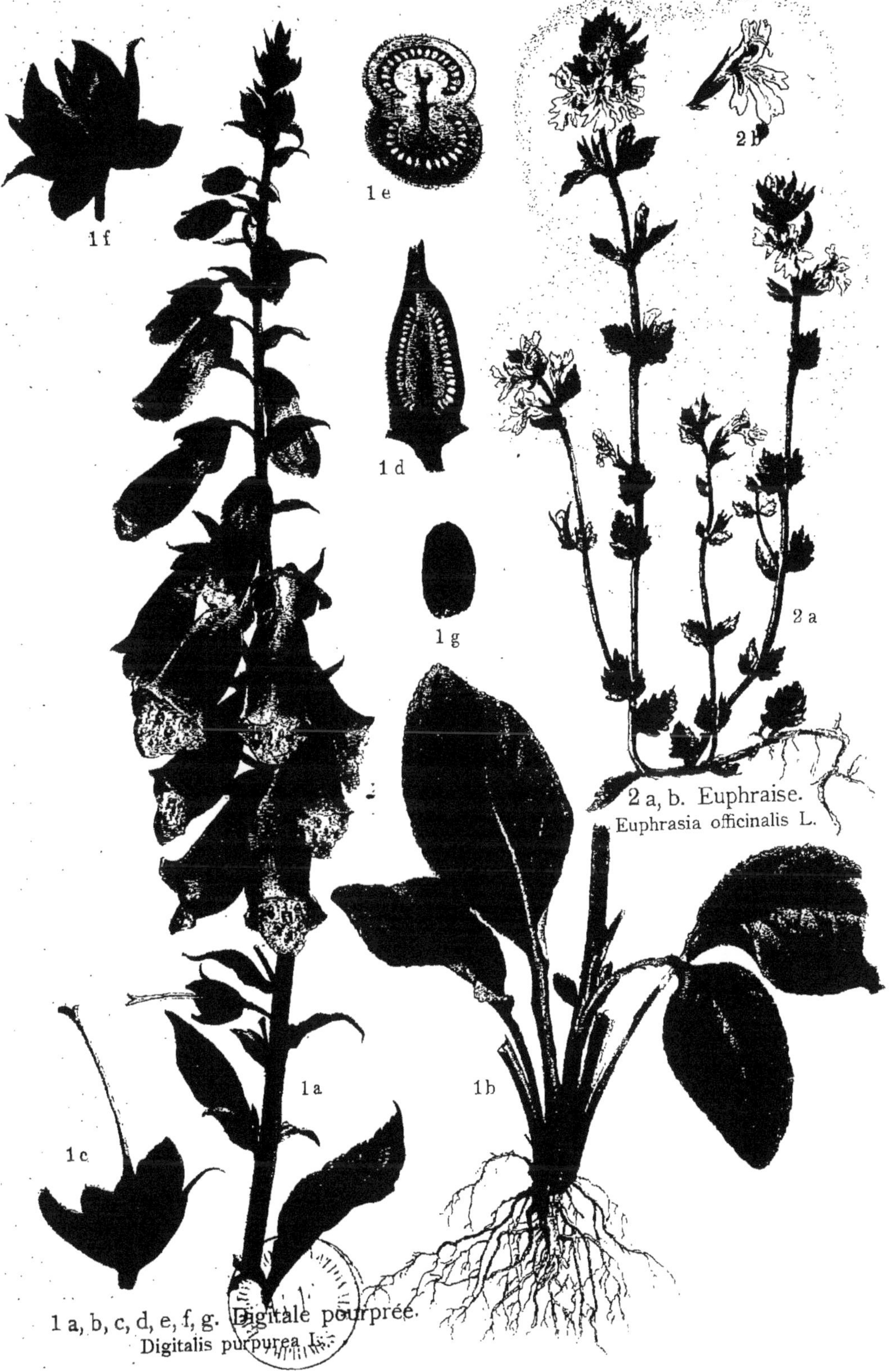

2 a, b. Euphraise.
Euphrasia officinalis L.

1 a, b, c, d, e, f, g. Digitale pourprée.
Digitalis purpurea L.

Emploi. Les baies servaient autrefois à la préparation d'un rob connu sous le nom de *Roob Ebuli* et les graines *(Semina Ebuli)* constituaient un remède contre l'hydropisie. On utilisait également les feuilles et l'écorce de la racine, toutes les parties de la hièble étant purgatives, sudorifiques et diurétiques.

Kneipp dit que le thé de racine d'hièble évacue la sérosité chez les hydropiques avec une efficacité merveilleuse, qu'il nettoie admirablement les reins et qu'il agit également dans les maladies du bas-ventre qui proviennent d'humeurs viciées, en évacuant ces humeurs par les voies urinaires.

Le thé préparé avec de la poudre d'hièble rend les mêmes services: deux pincées de cette poudre suffisent pour une tasse que l'on prend en deux coups à des heures différentes de la journée.

Les anciens herboristes faisaient cuire les feuilles et les jeunes pousses dans du vin relevé de miel et les administraient ainsi dans le cas de bronchites légères. Les feuilles seules étaient utilisées en gargarismes pour combattre les affections de la cavité buccale ainsi qu'en cataplasmes que l'on appliquait sur la rate et les parties travaillées de podagre. Et l'on donnait aux femmes souffrant de gonflements de matrice le conseil d'exposer les parties malades aux vapeurs d'une décoction de racine dans de l'eau.

Les baies servent encore, dans certains régions, à colorer le vin. Bien mûres et bouillies dans le vinaigre, elles sont employées à teindre les peaux et les toiles en violet.

Viburnum lantana L. Viorne mancienne.

C'est un arbrisseau à rameaux flexibles, à écorce d'un gris roussâtre, couvert, sur ses parties herbacées, d'une pubescence étoilée blanchâtre. Ses feuilles sont opposées, assez grandes, ovales, denticulées et blanchâtres en dessous. Ses fleurs, toutes fertiles, à corolle en roue d'un blanc sale, sont disposées en cimes corymbiformes à pédoncules primaires laineux. Le fruit est comprimé, d'abord vert, puis rouge, puis, à maturité, tout à fait noir.

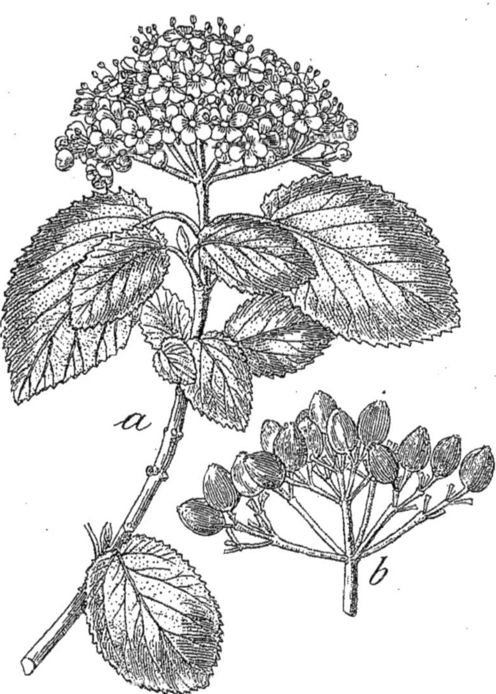

Viorne mancienne. Viburnum lantana.
a. Inflorescence. *b.* Disposition des fruits.

La viorne est commune dans les haies, les buissons et les taillis. Elle fleurit en mai. Ses fleurs ont une odeur rappellant celle des hannetons et ses fruits ont une saveur douceâtre et mucilagineuse.

Emploi. Gmelin nous apprend que les feuilles et les fruits ont des propriétés rafraîchissantes et astringentes qui les font employer en gargarismes.

Les anciens thérapeutistes utilisent les fruits torréfiés et pulvérisés contre les dévoiements intestinaux. Ils cuisent les feuilles de la viorne mancienne avec des feuilles d'olivier dans de l'eau vinaigrée et employent la décoction ainsi obtenue pour consolider les dents branlantes et combattre les affections de la luette. Quant aux feuilles seules, elles étaient usitées en lotions dont l'effet consistait à empêcher la chute des cheveux et surtout à colorer ces derniers en noir.

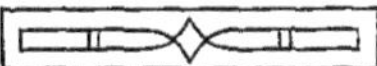

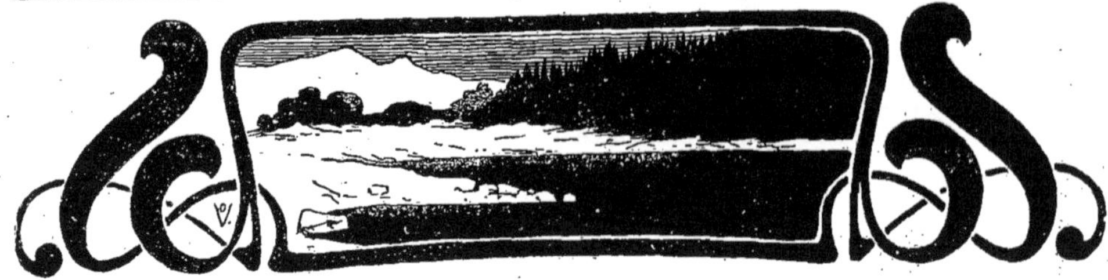

Famille des

Valérianées

Pl. 77. Fig. I. Valeriana officinalis L. Valériane. Herbe de Saint-Georges. Herbe aux chats. Valériane médicinale. Herbe à la meurtrie. Valériane sauvage.

La valériane est une grande et belle plante dont la souche, vivace, très courte, tronquée, stolonifère, donne naissance à une tige unique très élevée, fistuleuse, sillonnée et souvent pubescente inférieurement et aux nœuds. Ses feuilles sont opposées, ciliées sur les bords, finement découpées, avec des segments entiers ou inégalement dentés, oblongs, oblongs-lancéolés ou même linéaires. Ses fleurs sont blanchâtres ou carnées et toujours disposées en cimes corymbiformes.

La valériane officinale croît dans les buissons humides, dans les haies, au bord des rivières, dans les prés, et elle s'élève jusqu'à des altitudes assez considérables. Elle fleurit de juin en août.

On récolte en septembre les racines des plantes ayant poussé dans les endroits secs. Leur odeur est particulièrement pénétrante et repoussante, et leur saveur est chaude, camphrée, quelque peu âcre et amère.

Emploi. La racine de valériane des pharmaciens *(Radix Valerianae)* est le rhizome, dressé, épais d'environ 1 cm., pourvu de ses racines secondaires grêles et récolté à la fin de l'été dans les endroits secs. On en prépare l'extrait de valériane *(Extractum Valerianae)*, la teinture de valériane *(Tinctura Valerianae)*, la teinture de valériane éthérée *(Tinctura Valerianae aetherea)*, l'acide valérianique, le valéral et la valérine. Elle entre en outre dans la composition des pilules de de Méglin *(Pilulae Hyoscyami compositae:* extrait de valériane 5 gr., extrait fluide de jusquiame 5 gr., oxyde de zinc pur 5 gr., racine de réglisse $2^1/_2$ gr., suc de réglisse $2^1/_2$ gr.); du valérianate d'ammonium *(Ammonium valerianicum)*; du valérianate d'ammonium liquide *(Liquor Ammonii Pierlot)*.

Dans la médecine populaire, la racine de valériane jouit encore d'une haute réputation: c'est l'antispasmodique et l'antinerveux par excellence. Elle a même été préconisée comme fébrifuge, comme vermifuge et comme antiépileptique. On l'administre en infusion (10 gr. pour un litre d'eau), en poudre, en teinture, en extrait, etc. La tisane se fait à froid, en laissant macérer 60 gr. de racine dans un litre d'eau; elle est douce-amère, comme la racine, aromatique, et elle communique son odeur aux urines.

Pulvérisée, elle fait partie de certaines poudres sternutatoires, du lavement de Kämpf, du baume stomachal de Gruis et elle produit d'excellents effets dans le cas d'hystérie et de crampes du bas-ventre.

Kneipp dit qu'elle soulage les maux de tête et fait disparaître les douleurs spasmodiques tout comme la rue. Il recommande toutefois de ne la prendre qu'en petites portions, attendu que la valériane, sans être précisément toxique, peut aisément, à doses élevées, provoquer des vertiges, des étourdissements et des migraines tout à fait désagréables.

La médication homéopathique se sert de la valériane contre les affections nerveuses, la surexcitation, la fièvre intermittente, l'hystérie, le typhus, les douleurs subites qui ravagent la tête ou la face de certaines personnes.

Les anciens herboristes l'administraient en vin pour dégorger les reins et la vessie, évacuer les flatulences, combattre les émissions involontaires d'urine et émoustiller les menstrues revêches. Sa décoction, avec de la réglisse, des raisins de Corinthe et de l'anis, était préconisée contre la toux, l'asthme et les blessures internes. On utilisait la plante entière en compresses contre les maux de tête et on en préparait des eaux ophtalmiques.

La valériane, c'est presque inutile de le dire, faisait partie de la fameuse Thériaque aux 71 drogues.

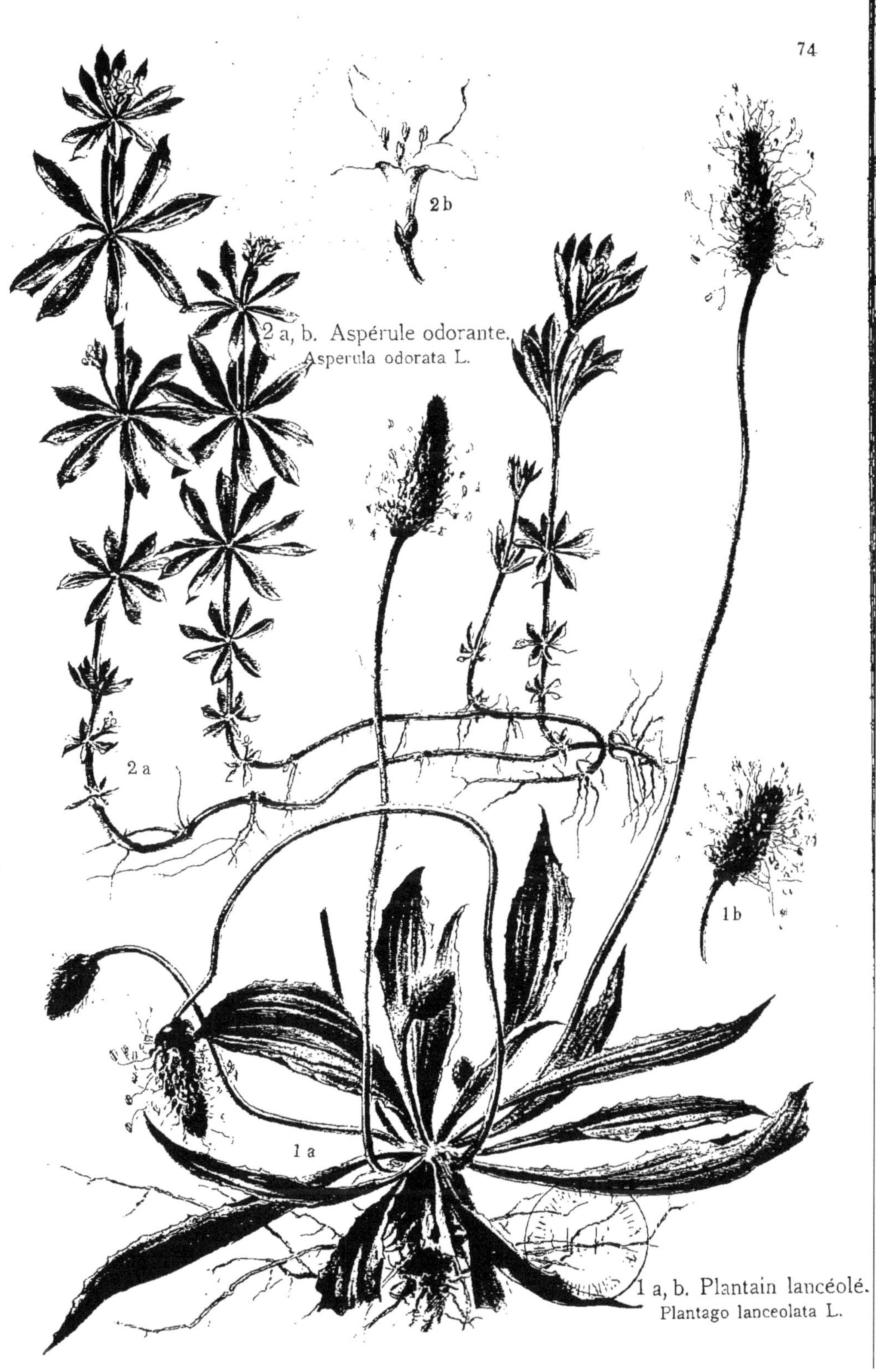

2 a, b. Aspérule odorante.
Asperula odorata L.

1 a, b. Plantain lancéolé.
Plantago lanceolata L.

Famille des

Dipsacées

Succisa pratensis Mœnch. Scabiosa succisa L. Scabieuse tronquée. Mors du diable. Succise.

Souche oblique, tronquée, vivace par formation d'un nœud latéral. Tige dressée d'environ 80 cm., simple, raide, divisée supérieurement en rameaux allongés. Feuilles radicales oblongues ou oblongues-lancéolées, pétiolées, très-entières, à face supérieure presque luisante, les caulinaires plus petites, lancéolées, soudées par leur base. Fleurs bleues en capitules globuleux, à corolle à quatre lobes presque égaux.

La scabieuse tronquée croît dans les prairies et les bois où elle fleurit dc juillet en septembre. Elle est parfaitement inodore avec une saveur un tantinet astringente et amère.

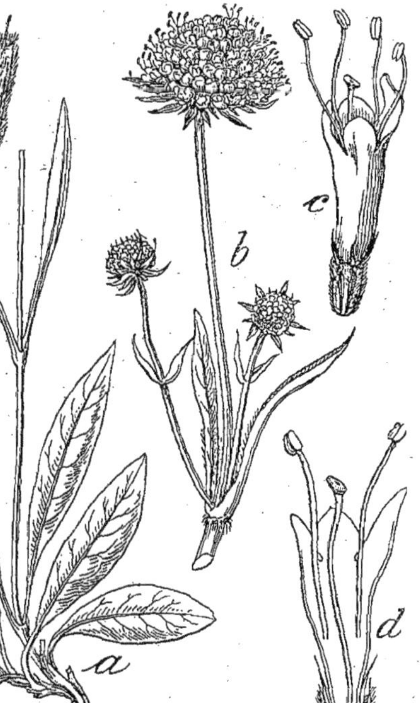

Scabieuse tronquée. Succisa pratensis Mœnch.
a. Part. infér. *b*. Sommité fleurie. *c*. Fleur détachée. *d*. Coupe de la fleur. *e*. Fruit.

Emploi. Si Scharschmidt recommandait la décoction de la racine pour les chevaux encloués, la croyance populaire allait plus loin encore puisqu'elle reconnaissait à la dite racine des vertus telles que le diable, furieux de ce riche cadeau qu'avaient fait les dieux aux humains, en mordait chaque fois une bouchée dans la terre pour lui enlever une partie de ses propriétés curatives (Mors du diable). Le peuple des campagnes lui attribuait en effet des propriétés antipestilentielles, vermifuges, résolutives, anticatarrhales, antiasthmatiques, antiulcéreuses, auxquelles personne ne croit de nos jours. Quand nous aurons ajouté qu'elle était encore emménagogue, qu'elle guérissait la teigne et la gale, faisait disparaître les glandes et surtout les signes du visage et du corps, on comprendra que le diable, en somme, ait eu suffisamment de raisons pour se mettre en colère et montrer les dents.

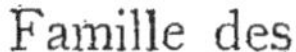

Famille des

Cucurbitacées

Pl. 78. Fig. I. Bryonia alba L. et Fig. 2 Bryonia dioica Jacquin. Bryone dioïque. Couleuvrée. Vigne blanche. Navet du diable.

Ces deux espèces, dont Linné ne faisait qu'une, se distinguent l'une de l'autre surtout par leurs fruits: ceux de la première sont noirs, les autres sont rouges. La bryone est une liane à racine pivotante, charnue, âcre, amère, laiteuse, dont la grosseur peut atteindre celle d'une tête d'homme. Ses tiges sont volubiles, anguleuses, grêles, rudes, et munies de vrilles simples qui lui permettent de s'attacher aux plantes voisines. Ses feuilles — chacune est opposée à une vrille — sont pétiolées, plus ou moins rudes, à 3-7 lobes anguleux entiers ou peu dentés et ont assez de ressemblance, grandeur exceptée, avec celles de la vigne ou du houblon.

La seconde variété porte des fleurs dioïques: les mâles, plus grandes que les femelles, disposées en corymbes longuement pédonculés, et les femelles, à lobes calicinaux triangulaires longuement dépassés par la corolle, disposées en corymbes presque sessiles.

La bryone croît dans les bois et les haies où elle fleurit de juin en août. Sa racine fraîche possède une odeur repoussante et une saveur âcre et extrêmement amère. On la creuse au printemps ou en automne.

Emplois et dangers. La racine *(Radix Bryoniae)* se trouvait autrefois, découpée en rondelles, dans les bocaux des pharmacies. Elle est vénéneuse et il est bon de mettre les enfants en garde contre les baies rouges ou noires qu'elle produit. Elle constitue un purgatif drastique, dangereux à forte dose, qu'il ne faut employer qu'avec ménagement. La médication homéopathique l'utilise contre les rhumatismes articulaires et la goutte, contre la fièvre intermittente, la fièvre nerveuse, le typhus, les inflammations du poumon et du péritoine, la toux convulsive, l'hydropisie ascite, les points de côté et les maux de dents.

Appliquée sur la peau, la racine produit l'effet d'un sinapisme, mais par des lavages répétés, ou par torréfaction, on peut en obtenir une fécule très blanche, propre à servir d'aliment.

Les fruits et les racines, macérés dans l'huile, jouissaient jadis de propriétés détersives et légèrement caustiques qui les faisaient employer dans le traitement des affections teigneuses, des plaies purulentes et des abcès.

Famille des

Campanulacées

Campanula rapunculus L. Raiponce. Rampon.

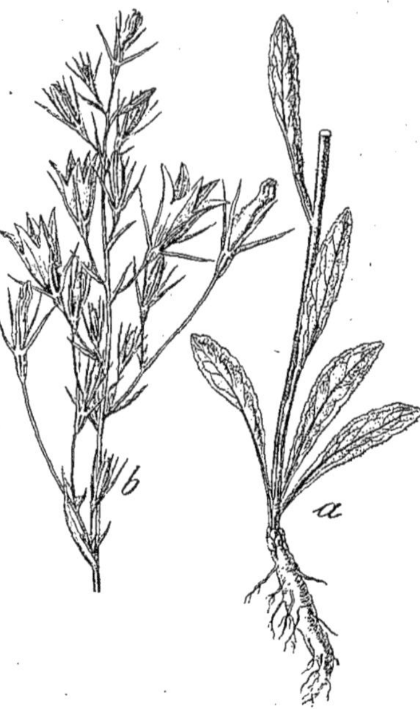

Raiponce. Campanula rapunculus L.
a. Partie inférieure. *b.* Inflorescence.

Racine bisannuelle, pivotante, charnue, blanche, produisant au printemps une touffe de feuilles analogues à celles de la doucette et, plus tard, une tige dressée, simple, effilée, d'environ 90 cm. de hauteur, donnant naissance, latéralement, aux rameaux de l'inflorescence. Feuilles glabres ou pubescentes, molles, légèrement crénelées, les radicales oblongues-obovales atténuées en pétiole, les caulinaires lancéolées-linéaires et sessiles. Fleurs d'un bleu-violet, de la forme d'une coupe, disposées en une grappe paniculée assez allongée.

La raiponce est inodore; elle est indigène de l'ancien monde, croît volontiers à la lisière des bois, sur les bords des chemins, dans les fossés, les pâturages et les prairies où elle fleurit de juin en août. Sa racine a une saveur agréable, laiteuse.

Emploi. La racine se cultive encore en quelques pays pour l'usage alimentaire et les jeunes feuilles peuvent se manger en salade.

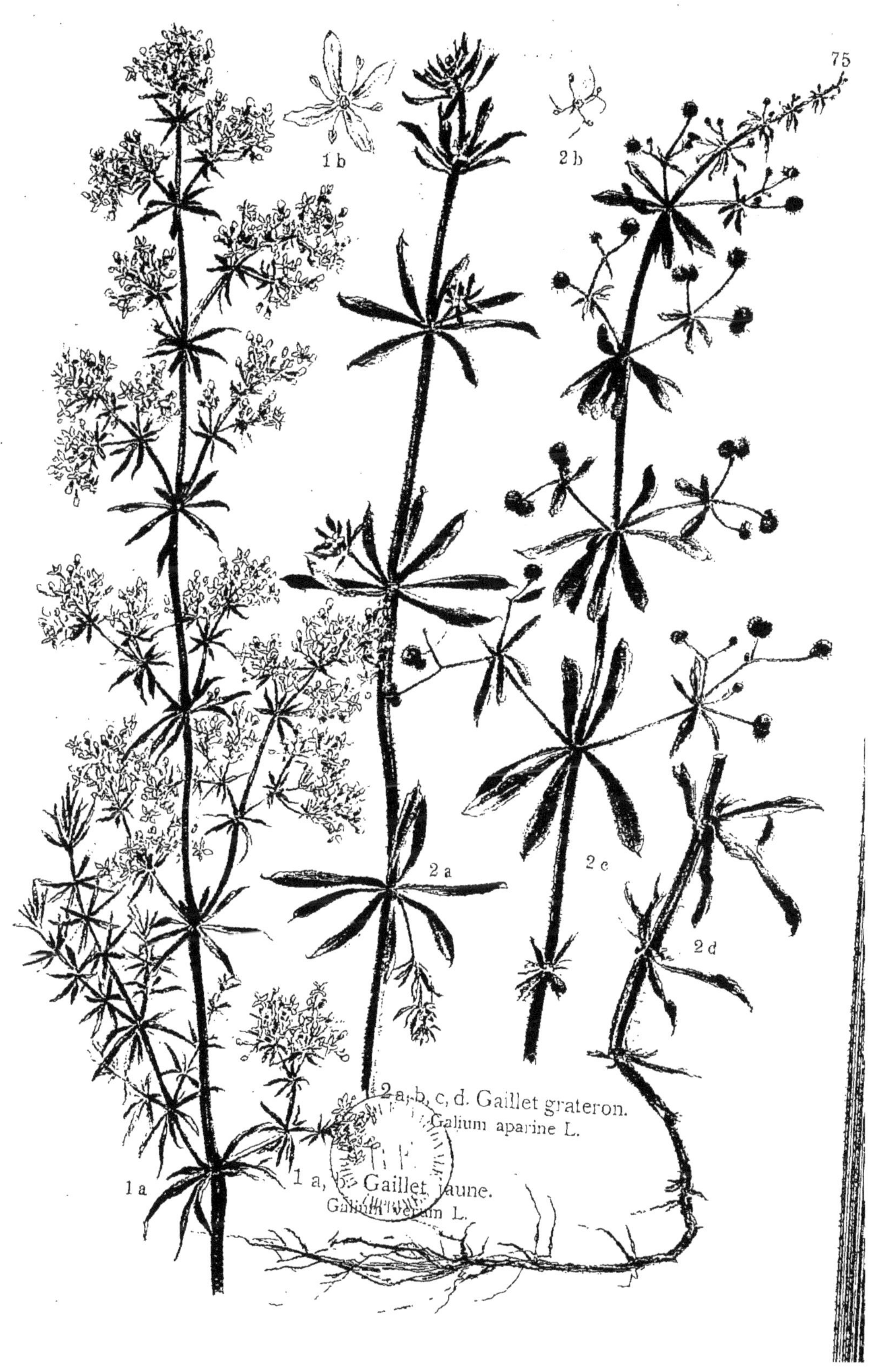

2 a, b, c, d. Gaillet grateron.
Galium aparine L.

1 a, b. Gaillet jaune.
Galium verum L.

Famille des

Composées

Eupatorium cannabinum L. Eupatoire. Eupatoire à feuilles de chanvre. Eupatoire chanvrine. Herbe de Sainte-Cunégonde. Eupatoire d'Avicenne.

L'eupatoire est une plante vivace dont la tige, dressée, pubescente, souvent rougeâtre, striée, peut atteindre 170 cm. de hauteur. Ses feuilles sont opposées, brièvement pétiolées, divisées en 3-5 segments lancéolés - dentés, acuminés. Capitules à 5-6 fleurons rougeâtres, oblongs - cylindriques, très-nombreux, disposés en corymbe terminal rameux et compact. Graines munies d'aigrettes.

L'eupatoire fleurit de juillet en septembre et est commune sur le bord des eaux, des fossés et dans les lieux marécageux. Toute la plante est douée d'une odeur forte, nullement désagréable, et d'une saveur très amère qui l'a fait employer autrefois en médecine comme tonique, apéritive et purgative. (30 gr. de sommités fleuries en infusion dans un litre d'eau.)

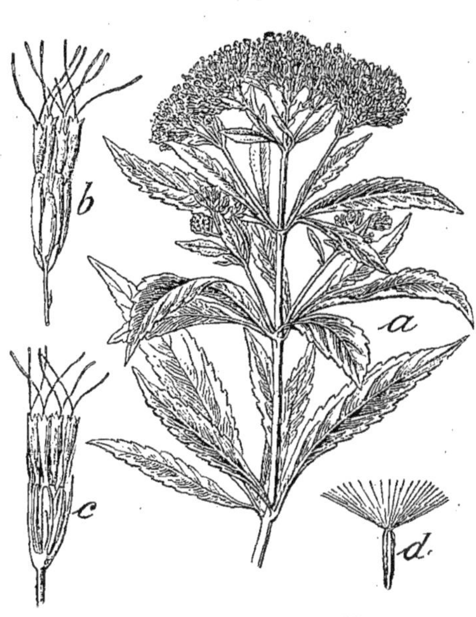

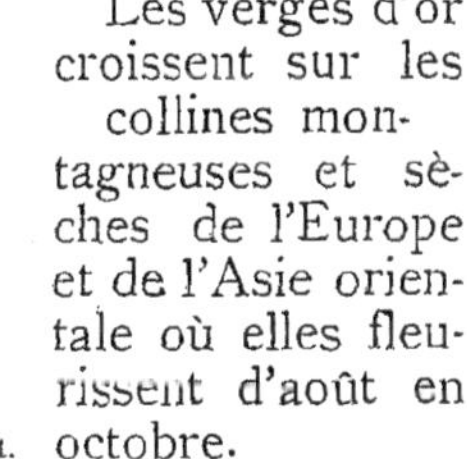

Eupatoire. Eupatorium cannabinum L.
a. Sommité fleurie. *b.* Fleur détachée. *c.* Coupe. *d.* Fruit.

Emploi. Peu de plantes ont été aussi vantées que l'eupatoire. Elle passait jadis pour dépurative et émolliente; elle se prenait en décoction contre les obstructions du foie et de la rate, contre le teint mauvais, contre la jaunisse, l'hydropisie et la fièvre; elle s'administrait comme expectorant, comme diurétique et comme emménagogue. Son suc était vermifuge. Ses feuilles, bouillies avec la fumeterre, calmaient les démangeaisons herpétiques et guérissaient la gale. Gesner dit que l'eupatoire est non seulement purgative, mais encore vomitive et vulnéraire, que sa fumée détruit la vermine, et que son suc, mélangé avec du vinaigre et du sel, guérit la gratelle et la gale.

Pl. 79. Fig. I. Solidago virga aurea L. Verge d'or. Grande verge dorée. Herbe aux juifs. Bâton de St-Pierre.

L'herbe aux juifs est une plante vivace à tige dressée et légèrement pubescente. Ses feuilles sont ovales-lancéolées, acuminées, atténuées en un pétiolé ailé, les inférieures dentées, les supérieures presque entières et aiguës. Les fleurs, petites, d'un jaune d'or, sont réunies en capitules disposés en grappes et formant, par leur réunion, une panicule terminale.

Les verges d'or croissent sur les collines montagneuses et sèches de l'Europe et de l'Asie orientale où elles fleurissent d'août en octobre.

On les récolte en pleine floraison, en septembre. Elles sont inodores avec une saveur âcre légèrement astringente.

Emploi. La verge d'or était autrefois offic. sous le nom de *Herba Consolidae Saracenicae.* Et bien qu'elle soit maintenant rayée du Codex, les habitants des campagnes ne la considèrent pas moins comme diurétique, astringente et vulnéraire. Le mode d'emploi est la décoction dans l'eau (50 gr. par litre) qui s'utilise soit en eau dentrifice, soit en gargarisme contre les affections de la gorge, soit encore dans les obstructions des reins et de la vessie (calculs).

Les anciens herboristes tenaient la verge d'or en haute estime. Ils l'appliquaient fraîchement écrasée sur les blessures afin de régénérer les chairs meurtries, en préparaient un collutoire pour les gencives et la muqueuse de la bouche et la prenaient en vin rouge comme vulnéraire à l'intérieur et antidysentérique. D'aucuns même, parmi lesquels Arnauld de Villeneuve, préconisaient la décoction d'herbe aux juifs dans du vin blanc pour évacuer l'urine avec force et distiller les pierres dans la vessie.

Pl. 79. Fig. 2. Pâquerette. Bellis perennis L. Petite marguerite. Pâquerette vivace. Marguerite blanche.

C'est une petite plante vivace, pubescente et gazonnante, qui émet des feuilles paraissant toutes radicales. Ces dernières sont disposées en rosettes; elles sont ovales, un peu épaisses, crénelées, atténuées en pétiole. Les capitules sont portés par un réceptacle conique et entourés d'un involucre de folioles herbacées disposées sur deux rangs. Les fleurons de la circonférence, blancs ou roses, sont ligulés et renferment un pistil fertile; les fleurons du centre, jaunes, sont tubuleux et hermaphrodites.

La pâquerette croît partout dans les prés, dans les gazons, au bord des chemins, dans les pâturages et s'élève jusqu'aux sommités. Elle fleurit dès les premiers beaux jours du printemps jusqu'aux premières rigueurs de l'hiver.

Elle est absolument inodore avec une saveur très légèrement astringente.

Emploi. Les feuilles et les fleurs, bien qu'elles aient été rayées du Codex, sont encore considérées dans les campagnes comme vulnéraires, pectorales, dépuratives, toniques et usitées, cà et là, en guise de salade et contre les crachements de sang.

Les anciens herboristes reconnaissaient aux feuilles des vertus sédatives qui les faisaient appliquer, écrasées fraîches, sur les plaies enflammées de toutes sortes, mais surtout sur les plaies de la tête. Ils ajoutaient de la hièble et de l'aigremoine aux feuilles et aux fleurs de pâquerette et préconisaient les bains de vapeurs ou les fomentations du mélange contre les membres perclus et, avec du beurre non salé et des feuilles de mauve, ils en préparaient des pommades et des onguents calmants.

Pl. 79. Fig. 3. Chardon-bénit. Cnicus benedictus L.

Le chardon-bénit est une plante annuelle dont la tige est rameuse, anguleuse et poilue. Ses feuilles sont grandes, allongées, sinuées-lobées, pennatifides et épineuses, les inférieures atténuées en un pétiole ailé, les supérieures sessiles. Les fleurs sont disposées en capitules terminaux jaunâtres qui sont entourés d'un involucre et de bractées garnies de poils aranéeux. Graines rayées de côtes dans le sens de leur longueur.

Le chardon-bénit est originaire de l'Orient et de l'Europe méridionale.

Il se cultive çà et là dans nos contrées et fleurit en juin-juillet. On en récolte les feuilles et les extrémités fleuries au commencement de la floraison; elles ont une odeur désagréable qui se perd par la dessication et une saveur très amère, légèrement irritante et saline.

Emploi. Le chardon-bénit se trouve en pharmacie sous le nom de *Herba Cardui benedicti*. Il sert à la préparation de l'extrait de chardon-bénit *(Extractum Cardui benedicti)*; il entre dans la composition des espèces amères *(Species amarae*: absinthe, chardon-bénit, écorce d'orange amère, ményanthe, petite centaurée, en parties égales) et de la teinture d'orange composée *(Vinum Aurantii compositum)*.

C'est un amer et un tonique qu'on utilise dans les cas de fièvre intermittente et de troubles digestifs et qui se prend couramment dans les campagnes à la dose de 10-15 gr. par litre d'eau en infusion. Il remplace avantageusement la petite centaurée, mais, chose remarquable, ses propriétés semblent se perdre à mesure qu'il s'éloigne du Midi.

Les anciens herboristes recommandent à ceux qui tiennent à se préserver de la peste et des venins de prendre, dans du vin, 2-4 gr. de chardon-bénit pulvérisé. Ils le considèrent comme vermifuge, pectoral, dépuratif, sudorifique et carminatif. Ils l'administrent contre les points de coté, contre la fièvre gastrique et ils donnent le conseil de le prendre en pilules à tous ceux qui n'en supportent pas aisément l'amertume. Ils le mêlent aux aliments ou aux boissons pour combattre les étourdissements, les points dans la tête, la dureté de l'ouïe, les faiblesses de l'estomac et du foie. Ils l'emploient, à l'extérieur, pour guérir la variole, les morsures venimeuses,

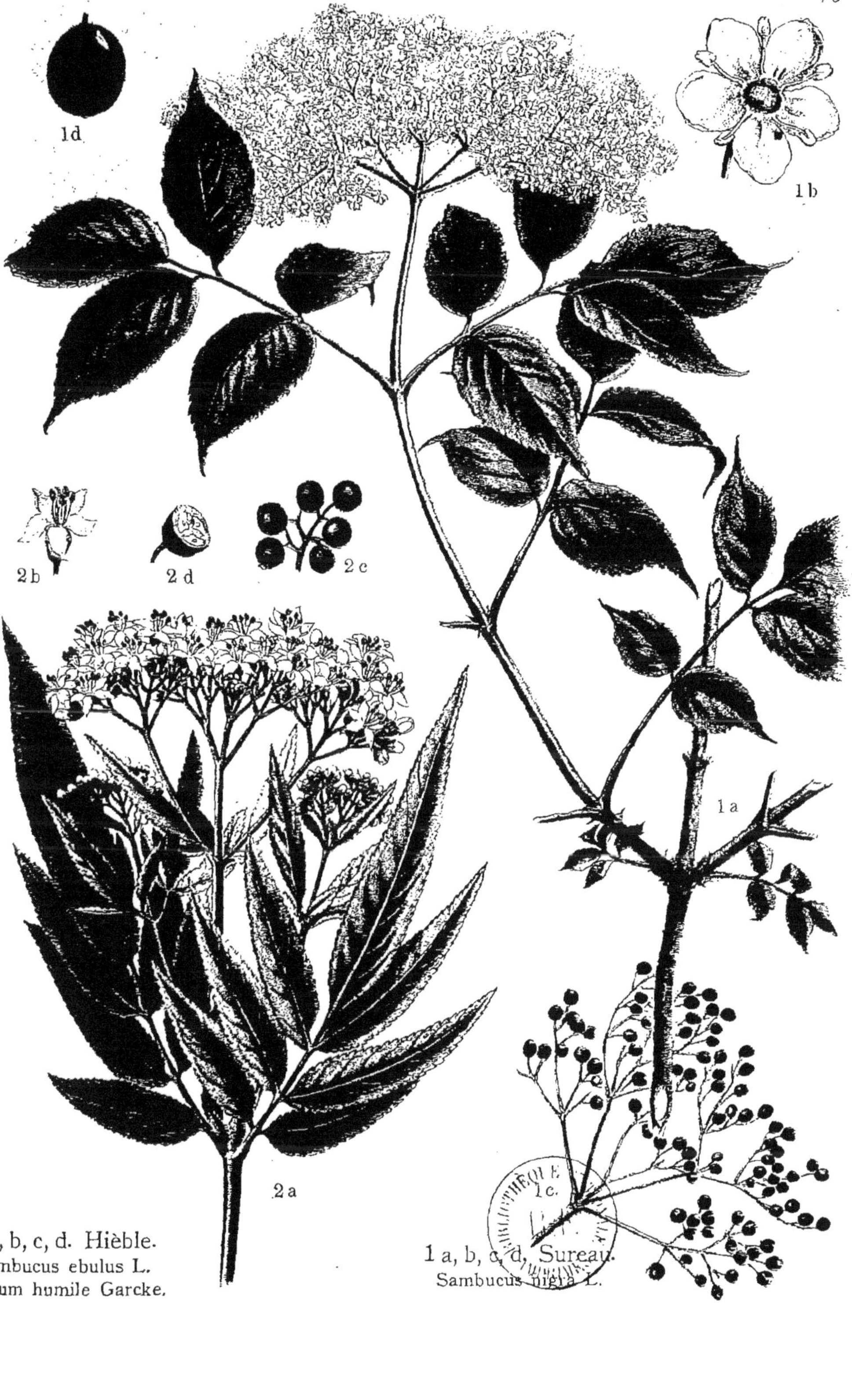

1d

1b

2b

2d

2c

1a

2a

1c.

2 a, b, c, d. Hièble.
Sambucus ebulus L.
Ebulum humile Garcke.

1 a, b, c, d. Sureau.
Sambucus nigra L.

les brûlures, les ulcères et les plaies. Et ils ajoutent que pour évacuer la pierre et les menstrues rebelles, il est bon d'exposer les parties intéressées à des bains de vapeurs de chardon-bénit.

Gnaphale. Helichrysum arenarium De Candolle. Gnaphalium arenarium L.

C'est une plante finement cotonneuse dont la racine, vivace, donne naissance à une tige simple terminée par une panicule touffue. Les feuilles sont sessiles, linéaires-lancéolées et les fleurs sont réunies en capitules d'un jaune citron.

Le gnaphale ne croît que dans les terrains sablonneux où il fleurit de juillet en septembre. Il a une odeur agréable et une saveur amère.

Emploi. Les anciens herboristes prétendent que la décoction de ce gnaphale dans le vin chasse les vers du corps, désopile le foie, la rate, les reins et la vessie, et que l'odeur de ses feuilles fait fuir les teignes et les blattes et purge le cuir chevelu de ces hôtes incommodes qui s'appellent des lentes.

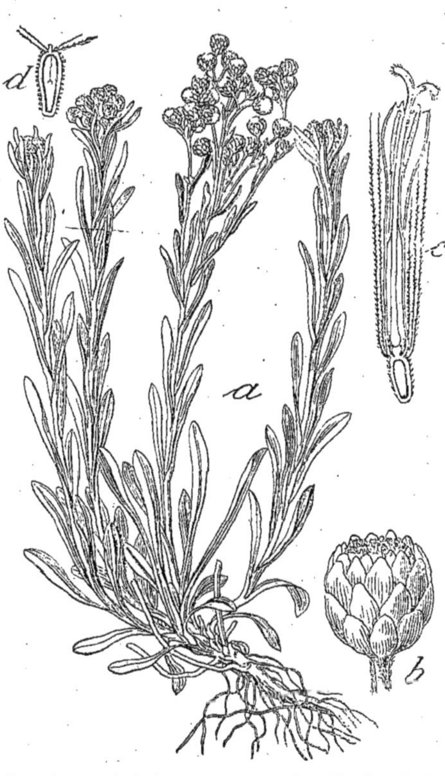

Gnaphale. Helichrysum arenarium De Candolle.
a. Plante en floraison. *b.* Capitule florifère. *c.* Coupe longitudinale d'une fleur. *d.* Coupe longitudinale d'un fruit.

Pl. 80. Fig. I. Inula helenium L. Aunée.

L'aunée est une plante vivace. Sa souche est d'un jaune pâle à l'extérieur, blanchâtre à l'intérieur, épaisse, longue, charnue et rameuse. Elle donne naissance, la première année, à des feuilles radicales laineuses en dessous et assez analogues à celles du bouillon blanc, puis, plus tard, à une tige robuste et velue de la hauteur d'un homme. Les feuilles sont très amples, dentées, tomenteuses-blanchâtres en dessous; les radicales elliptiques-oblongues, pétiolées, les caulinaires lancéolées-ovales, à limbe un peu décurrent. Capitules jaunes, très gros, terminant les rameaux de l'inflorescence. Involucre tomenteux-blanchâtre à folioles extérieures foliacées et largement ovales. Akènes glabres, à aigrette d'un blanc roussâtre. Ligules étroits, allongés, disposés sur un seul rang et marqués de trois dents à leur extrémité. Fleurons du disque hermaphrodites, tubuleux.

L'aunée se cultive en grand. Mais on la rencontre à l'état sauvage dans les prairies humides et les fossés de la France, de l'Allemagne du Nord, de la Belgique, de la Suisse et de l'Angleterre. Elle fleurit en juillet-août.

On creuse les racines de plusieurs années d'âge au printemps ou en automne. On les coupe en petites rondelles et on les sèche à l'ombre. Elles ont une odeur aromatique assez forte rappelant la racine de violette et une saveur amère, chaude, aromatique, désagréable.

Emploi. La racine est offic. sous le nom de *Radix Hellenii* ou d'*Enulae*. Elle jouit de propriétés expectorantes, diurétiques, stimulantes, stomachiques, emménagogues et vulnéraires, qui la font utiliser aussi bien à l'intérieur qu'à l'extérieur.

Elle se prend intérieurement en infusion théiforme (15-30 gr. par litre d'eau), en décoction, en vin, en teinture, en extrait, en électuaire, en poudre, contre les catarrhes des bronches, contre l'anémie, la chlorose et les troubles digestifs. Extérieurement, on l'utilise en pommades, en frictions, en injections ou en fomentations dans le traitement des maladies de la peau, des dartres, de la gale, des éruptions herpétiques et de la leucorrhée.

Les anciens herboristes s'étendent longuement sur ses propriétés. C'est un diurétique. C'est un emménagogue. C'est un expectorant qui «se mesle commodément aux électuaires pour faire cracher et purger les grosses et visqueuses humeurs qui sont au thorax et au poumon». C'est un masticatoire qui affermit les dents quand on le mâche à jeûn. C'est un remède précieux pour ceux qui respirent péniblement au lit, pour ceux qui souffrent de luxations ou de blessures internes, pour ceux qui sont sujets aux crampes. C'est un spécifique contre les crachements de sang, les maladies du cœur, l'asthme, les obstructions du foie et de la vessie.

Le suc était préconisé à la dose de 2-3 cuillerées sucrées pour évacuer les mucosités et la bile par les selles. Les cataplasmes étaient vantées contre les morsures de serpents et les tumeurs. Les fomentations de feuilles cuites en vin étaient regardées comme antigoutteuses et antirhumatismales.

Le vin d'aunée, qui s'administrait contre toutes les affections énumérées plus haut, se préparait en mettant des rondelles de racine dans du moût et en laissant fermenter jusqu'à complet éclaircissement.

Une formule précieuse contre l'asthme consistait à prendre 60 gr. de suc de racine d'aunée, 60 gr. de suc de racine d'isope, 500 gr. d'eau de tussilage, à sucrer à volonté, à cuire le tout jusqu'à consistance sirupeuse et à prendre, du produit ainsi obtenu, 60 grammes trois fois par jour.

Pl. 80. Fig. 2. Millefeuille. Achillea millefolium L. Herbe au charpentier. Herbe à la coupure. Achillée millefeuille. Sourcil de Vénus.

La millefeuille est une plante vivace dont la souche traçante émet des tiges dressées de 2-6 dm. de hauteur. Ces dernières sont raides, simples ou rameuses, plus ou moins pubescentes et elles portent des feuilles doublement pinnatiséquées dont les segments linéaires, très nombreux, sont velus ou pubescents. L'inflorescence est un corymbe de capitules. Le réceptacle est couvert de paillettes et porte des fleurs toutes blanches ou rosées: celles de la circonférence sont des demi-fleurons femelles et fertiles, celles du centre sont des fleurons hermaphrodites.

La millefeuille s'élève jusqu'aux sommités. Elle est commune au bord des chemins, sur les pelouses sèches, dans les lieux incultes. Elle fleurit à partir de juin jusqu'aux premiers froids.

On récolte les extrémités fleuries en été et la plante elle-même, débarrassée de ses tiges, en préfloraison.

Les fleurs et les feuilles ont une odeur faiblement aromatique et une saveur âcre, amère, aromatique, faiblement astringente.

Emploi. Les fleurs *(Flores Millefolii)*, pas plus que les feuilles *(Herba Millefolii)* ne figurent au Codex, et cependant, le vulgaire a donné à la millefeuille des noms si caractéristiques qu'on en voit immédiatement l'emploi.

La millefeuille est un hémostatique: elle arrête le sang des coupures, sert à panser les plaies et rend surtout des services dans les affections hémorroïdales. Ses feuilles sont réputées toniques, stimulantes et vulnéraires. D'aucuns leur accordent une action résolutive sur les calculs de la vessie et les recommandent en tisane aux poitrinaires, tandis que d'autres ne voient en elles qu'un amer, un stimulant comme tant d'autres, avec un tantinet d'astringence. Quoiqu'il en soit, elles sont encore employées en Savoie, écrasées, pour panser les plaies; elles entrent dans la composition de différents thés, du thé suisse entre autres, et elles contiennent une huile volatile extrêmement amère, *l'achilléine*, à laquelle elles doivent sans doute leurs propriétés stimulantes. A l'intérieur, elles se prennent avec les fleurs à la dose de deux à trois tasses par jour (2-5 gr. par tasse en infusion).

Kneipp fait de la millefeuille un succédané du millepertuis et la recommande en tisane contre les affections du foie, contre les maux de tête, l'oppression stomachale, les engorgements bénins de la poitrine et des poumons.

L'homéopathie utilise la millefeuille dans le traitement de nombre de maux dont les plus importants sont: les douleurs aiguës dans les membres, les étourdissements, les yeux larmoyants ou chassieux, les saignements de nez, les maux d'oreilles, la stomatite ulcéreuse, les affections de la gorge en général, les maux de ventre, les oppressions d'estomac, la dysenterie, les vers, les hémorroïdes, les urines sanguinolentes,

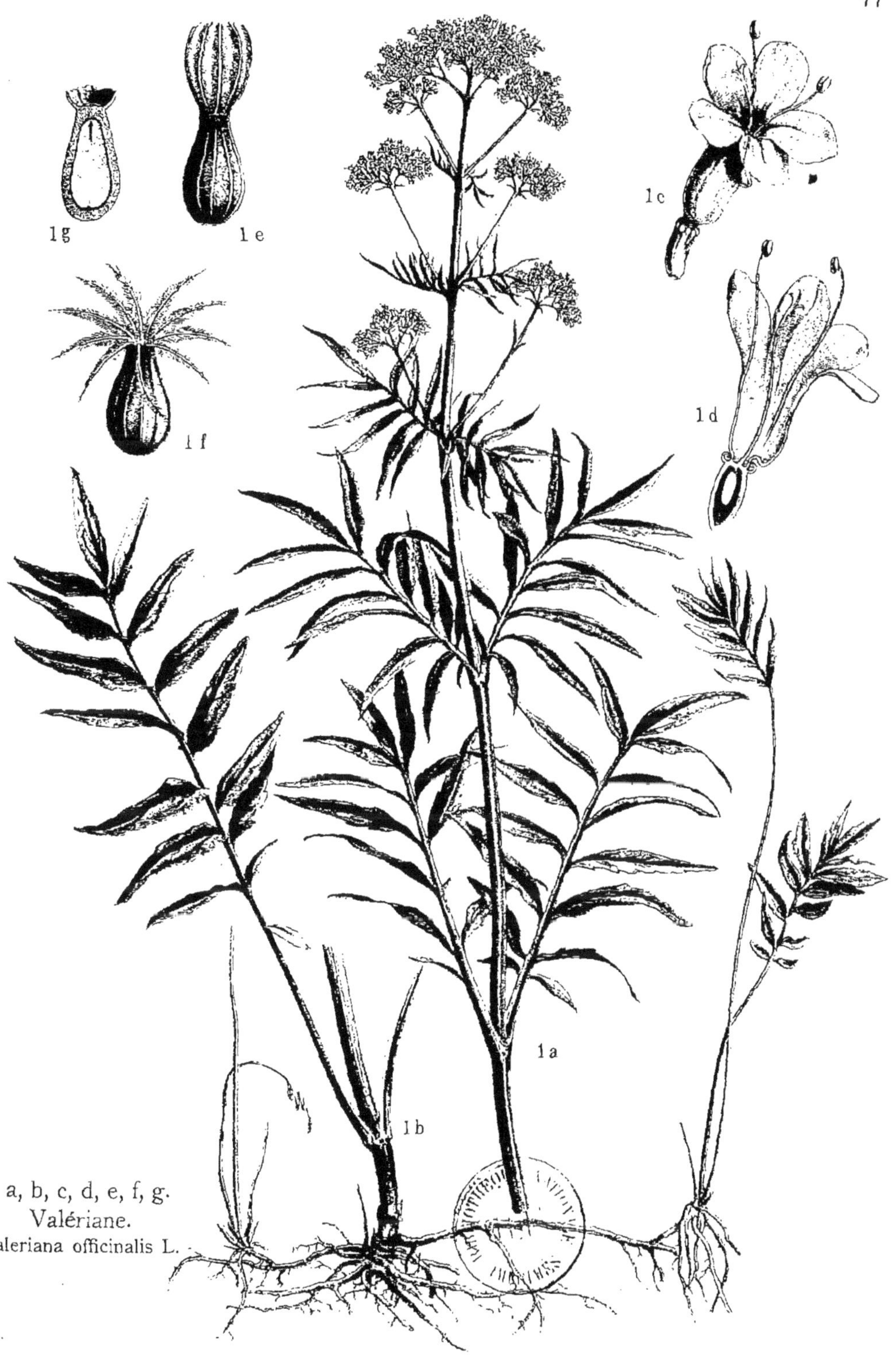

1 a, b, c, d, e, f, g.
Valériane.
Valeriana officinalis L.

fièvre, les maladies de la peau, les plaies putrides, la carie des os, les crampes de matrice et d'autres encore.

Les anciens herboristes reconnaissent à la millefeuille des propriétés astringentes et détersives. Ils l'emploient en décoction dans le vin contre toutes sortes de plaies internes ou externes, contre les crachements de sang, contre les hémorragies sous-cutanées et aussi pour enrayer les flux mensuels trop abondants et de trop longue durée.

Pl. 81. Fig. I. Matricaria chamomilla L. Matricaire camomille. Petite camomille. Camomille commune. Camomille ordinaire. Camomille d'Allemagne.

C'est une plante annuelle très rameuse dont la tige, haute de 2-6 dm., porte des feuilles glabres doublement pinnatiséquées et à lanières linéaires allongées. Les fleurs sont réunies en gros capitules solitaires au sommet des rameaux et insérées sur un réceptacle creux en forme de cône: celles de la circonférence sont des demi-fleurons blancs tous femelles, celles du centre sont des fleurons jaunes et hermaphrodites.

La petite camomille croît dans les lieux cultivés, dans les moissons, dans les lieux pierreux, au bord des chemins. Elle fleurit de juin en août.

Ses fleurs, que l'on récolte en juin-juillet, ont une odeur fortement aromatique et une saveur amère, chaude, un peu âcre.

Emploi. Les fleurs de la petite camomille sont connues en pharmacie sous le nom de *Flos Chamomillae.* Elles se distinguent de celles — d'ailleurs plus grandes — de la camomille romaine *(Flos Chamomillae romanae:* Anthemis nobilis Linné) par leur réceptacle *creux.* Elles font partie des espèces émollientes *(Species emollientes:* camomille 2, feuille de guimauve 2, feuille de mauve 2, graine de lin 4 parties), servent à la préparation de l'huile volatile de camomille *(Oleum Chamomillae)* et du remède populaire bien connu sous le nom d'huile de camomille camphrée.

Les fleurs de camomille — la camomille romaine des pharmacies est cultivée en grand — se prennent à l'intérieur comme stomachiques, carminatives, antispasmodiques, sudorifiques et légèrement stimulantes. Le mode d'emploi est l'infusion théiforme. On les emploie également à l'extérieur en lotions, fomentations et compresses, si souvent usitées qu'il nous semble superflu de nous y arrêter davantage.

Les diverses huiles de camomille sont utilisées en frictions toniques.

Kneipp emploie la tisane de camomille contre les refroidissements — notamment quand ils sont accompagnés de fièvre — contre les coliques, contre les crampes, contre les fortes congestions, etc. «Les sachets de camomille, dit-il, réchauffent très bien le corps et servent dans beaucoup de cas: l'usage en est si connu et si répandu qu'il me paraît inutile d'ajouter un mot de plus».

En homéopathie, la camomille est usitée contre la surexcitation des sens, la dysenterie, les convulsions, la toux infantile, les maux de dents, l'otalgie, l'enrouement, les inflammations de la gorge, les crampes d'estomac, les pleurospasmes, les hémorragies de matrice.

Les anciens herboristes nous transmettent que les feuilles de camomille, prises en vin, provoquent l'écoulement mensuel, chassent l'urine, la pierre et les flatulences; qu'elles réchauffent l'estomac, calment les douleurs des intestins, des reins, de la vessie et de la matrice; qu'elles désopilent le foie et la rate; débarrassent de la jaunisse, des affres de l'asthme et des abcès qui ravagent les poumons. Ils préconisent le bouillon à la viande dans lequel on a fait cuire des camomilles pour combattre les coliques nerveuses, les fièvres chroniques, les dérangements d'estomac et ils le recommandent fort aux accouchées travaillées de tranchées. Ils emploient les camomilles, à l'extérieur, contre les douleurs du ventre et du bas-ventre, des reins, des lombes, de la matrice, de la vessie, et ils en préparent des bains pour les personnes sujettes aux calculs. Ils en font des eaux céphalalgiques, des eaux vulnéraires, des eaux sédatives, maturatives et antihémorroïdales, des gargarismes, des lavements calmants, etc.

L'huile de camomille, obtenue par digestion de 50 gr. de fleurs dans 500 gr. d'huile d'olive, est souvent usitée en frictions antispasmodiques, topiques et antigoutteuses. Quant à l'huile de camomille camphrée dont nous avons parlé plus haut, elle s'obtient par le mélange de deux liquides: l'un, filtré et exprimé, résultant de la digestion pendant deux heures de 60 gr. de camomille dans 500 gr. d'huile d'olive; l'autre, provenant de la dissolution, dans 400 gr. d'huile d'olive, de 60 gr. de camphre préalablement broyé dans un peu d'alcool.

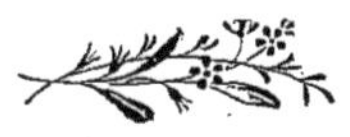

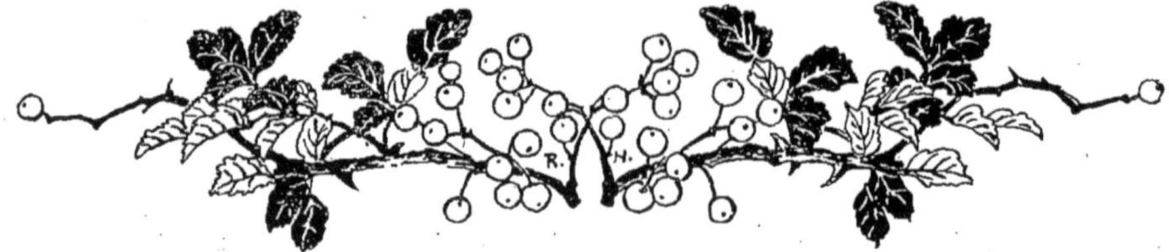

Pl. 81. Fig. 2. Tanacetum vulgare L. Tanaisie. Herbe aux vers. Barbotine. Tanaisie commune. Sent bon.

C'est une plante dont les racines, vivaces, donnent naissance à des tiges de 8-12 dm. de hauteur, simples, robustes, cannelées et glabres. Ses feuilles, d'un vert foncé, crêpées, doublement pinnatipartites, presque glabres avec une base pourvue d'oreillettes, présentent des segments oblongs-lancéolés à dents aiguës, dont la côte moyenne est ailée. Les rameaux fleuris forment des capitules en corymbe. L'involucre est hémisphérique et le réceptacle convexe. Les fleurons sont tous tubuleux, ceux de la circonférence presque filiformes.

La tanaisie croît dans les endroits pierreux, sur les bords des routes, sur les berges des rivières, le long des voies ferrées. Elle fleurit de juillet en septembre.

On en récolte les extrémités fleuries et les feuilles en juin-juillet, les semences en septembre-octobre.

Toute la plante, aromatique et amère, exhale une odeur forte, pénétrante et un peu camphrée.

Emploi. Bien que les feuilles, les extrémités fleuries et les semences ne soient plus officinales de nos jours, elles n'en sont pas moins regardées, dans les campagnes, comme agissant sur la matrice et jouissant de propriétés anthelminthiques, vulnéraires, antilithiasiques et fébrifuges. L'hystérie et l'épilepsie y ont eu recours, mais sans grand succès croyons-nous. Gmelin la préconise en poudre ou en vin blanc comme tonique, sudorifique et vermifuge. Il l'emploie contre les affections nerveuses de la matrice, contre les menstrues irrégulières, contre la fièvre intermittente, les points de côté, la goutte, les vers, les maladies de la peau, et il loue fort l'huile de tanaisie dans ses effets contre l'hydropisie. Les feuilles passent, écrasées vertes, pour rendre des services appréciables dans les cas de contusions ou de luxations et les vapeurs, d'une décoction de tanaisie dans du vin blanc sont regardées comme abortives.

D'autres herboristes reconnaissent à la tanaisie «prinse en vin ou lait ou miel» des propriétés vermifuges qu'ils ne sauraient assez vanter. Ils utilisent son suc contre les engelures, prennent ses feuilles en cataplasmes sur l'ombilic pour chasser les vers, la broyent dans l'huile d'olive pour combattre l'enflure des pieds et les douleurs variqueuses et lui reconnaissent en outre toutes les vertus de la chrysanthème matricaire *(Chrysanthemum parthenium Pers.)*.

N'allons pas plus loin et contentons-nous de faire remarquer que tous sont d'accord sur un point, celui d'accorder à la tanaisie des propriétés vermifuges.

Le mode d'emploi est l'infusion des sommités fleuries faite à la dose de 4-15 gr. par litre d'eau. N'oublions pas toutefois que l'abus de la tanaisie, comme l'abus de l'absinthe, engendre aisément des troubles graves dans l'organisme et que de fortes doses peuvent provoquer la paralysie des membres, l'inflammation du péritoine et même la mort.

Une autre variété de tanaisie est la **balsamite**, vulgairement dénommée menthe grecque, menthe coq ou menthe à bouquets **(Tanacetum balsamita L.)**. Elle est originaire de l'Europe méridionale et ne fleurit guère, dans nos contrées, que dans les étés exceptionnellement chauds et longs. Son odeur et sa saveur sont plus faibles que celles de la barbotine.

Emploi. L'infusion des feuilles est stimulante et antispasmodique à la dose de 15 gr. pour un litre d'eau. Les anciens herboristes lui accordent des propriétés analogues à celles de la menthe crépue et ils la vantent dans ses effets sur les plaies purulentes.

Pl. 82. Fig. 1. Artemisia absinthium L. Absinthe. Armoise absinthe. Grande absinthe. Herbe sainte.

L'absinthe est une plante dont la souche, dure et vivace, émet des tiges stériles et des tiges florifères. Ces

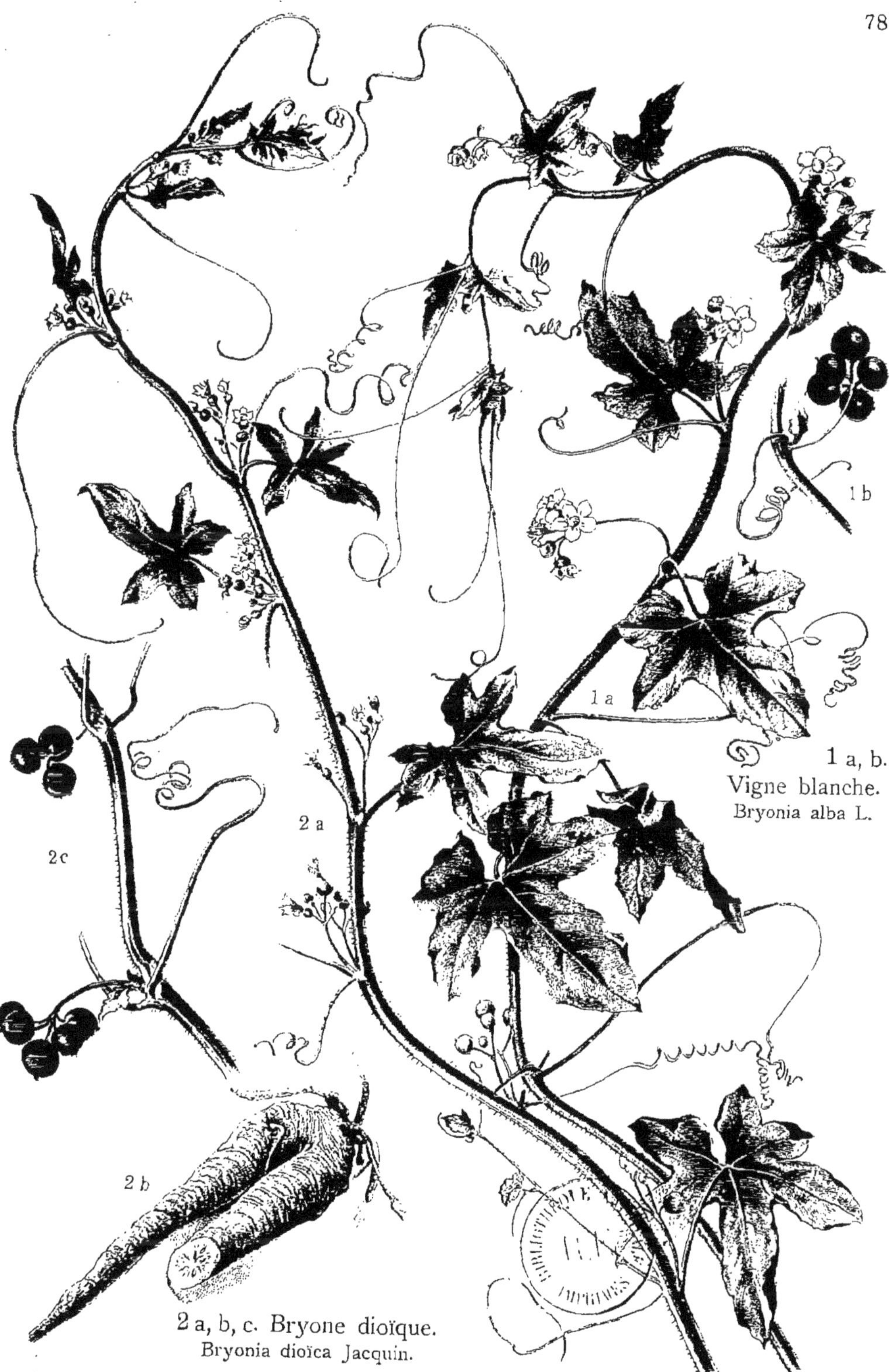

1 a, b. Vigne blanche.
Bryonia alba L.

2 a, b, c. Bryone dioïque.
Bryonia dioïca Jacquin.

dernières sont de hauteur variable, dressées, cannelées, plus ou moins rameuses, pubescentes-soyeuses. Elles portent des feuilles grisâtres, soyeuses sur les deux faces, doublement ou triplement pinnatiséquées, les supérieures de plus en plus entières. Capitules petits, très nombreux, penchés, disposés en grappes unilatérales dressées formant une panicule par leur réunion. Fleurs d'un vert jaunâtre.

L'absinthe croît dans les lieux incultes et pierreux; elle fleurit en juillet-août, époque à laquelle on en récolte les feuilles et les sommités fleuries. Elle possède une odeur forte, spéciale et une saveur dont l'amertume est proverbiale.

Emploi. L'*Herba Absinthii* se trouve dans toutes les pharmacies. Son infusion (10-15 gr. de sommités fleuries dans un litre d'eau) est considérée comme tonique, stomachique, fébrifuge, vermifuge, stimulante et emménagogue. Elle s'administre contre les vers et aussi dans les cas de faiblesse d'estomac, de troubles digestifs, d'anémie, de fièvre intermittente, de menstrues retardées ou pénibles. Nous ne saurions affirmer que ces qualités, bien qu'elles se soient perpétuées à travers les âges depuis l'antiquité grecque et romaine, soient toutes de même valeur. Ce qu'il y a de certain c'est que les pharmaciens d'aujourdhui tiennent l'extrait d'absinthe (*Extractum Absinthii*), la teinture d'absinthe (*Tinctura Absinthii:* absinthe 2, alcool dilué 10), la teinture amère (*Tinctura Absinthii composita:* absinthe 8, petite centaurée 4, acore vrai 2, écorce d'orange 2, galanga 2, canelle de Chine 1, girofle 1, alcool dilué 100); que l'absinthe fait partie des espèces amères (*Species amarae:* absinthe, chardon bénit, écorce d'orange amère, ményanthe et petite centaurée en parties égales); qu'une pincée de 10-15 gr. d'extrémités fleuries dans un litre d'eau bouillante donne une tisane parfumée dont on peut prender un verre soir et matin comme apéritif, et que le vin d'absinthe est resté un médicament fort en usage.

Ce dernier peut se préparer: 1° en faisant macérer pendant deux jours, dans 1000 gr. de vin blanc, 30 gr. de feuilles sèches d'absinthe ayant trempé 24 heures dans 60 gr. d'alcool; 2° en faisant macérer pendant huit jours 15 gr. de sommités fleuries dans 1000 gr. de vin blanc.

Kneipp dit que l'absinthe est l'un des remèdes stomachiques les plus connus et les plus appréciés et qu'elle se prend sous forme de tisane, de teinture ou de poudre. «Sous forme de tisane, dit-il, elle élimine les gaz de l'estomac, améliore les sucs gastriques et provoque ainsi l'appétit avec la digestion; elle est aussi un excellent remède contre l'odeur fétide de la bouche, en tant que cette odeur provient de l'estomac. Dans les maladies du foie (mélancolie, jaunisse), on prendra, une ou deux fois par jour, une pincée d'absinthe en poudre pour la mettre dans la première cuillerée de soupe ou la répandre sur les aliments, comme du poivre». Et il ajoute que les voyageurs qui souffrent beaucoup d'embarras gastriques doivent considérer leur flacon de teinture d'absinthe comme un fidèle compagnon, et que le thé d'absinthe, employé comme eau ophtalmique, a déjà rendu de bons, d'excellents services dans les maladies oculaires.

Les anciens thérapeutistes s'étendent longuement sur les vertus de l'absinthe. Ils lui reconnaissent toutes les propriétés que nous venons d'énumérer et ils la préconisent en outre contre les flatulences, la constipation, les crampes de matrice, le mal de mer et la jaunisse. Ils la regardent comme l'antidote de la jusquiame, de la ciguë et des champignons vénéneux. Ils la prennent au printemps dans les omelettes; ils la font fermenter dans les moûts des vins; ils l'appliquent sur l'ombilic des enfants pour tuer les vers, sur les yeux, sur la tête, sur les oreilles. Les feuilles d'absinthe font fuir les teignes et les gerces, la décoction d'absinthe met les punaises en déroute, les sachets d'absinthe font rentrer les hernies....

Nous aurions mauvaise grâce de ne pas parler ici de la liqueur d'absinthe, cette boisson enivrante et redoutable qui, grâce à sa belle couleur et à son arome agréable, s'infiltre maintenant jusque dans les contrées les plus reculées en empoisonnant tout sur son passage.

La liqueur d'absinthe est un violent poison qui provoque la maladie particulière et repoussante connue sous le nom d'*absinthisme*. La liqueur d'absinthe est la fée abrutissante qui conduit à la ruine morale de l'être, à la ruine matérielle des familles, à l'hébétement, au vol, à la prostitution, au crime, aux attaques d'épilepsie, à la folie, à une paralysie générale progressive et à une mort atroce. La liqueur d'absinthe est une boisson maudite dont la vente, depuis longtemps, devrait être supprimée partout.

Armoise commune. Artemisia vulgaris L. Herbe de St-Jean.

L'armoise est une plante dont la souche, vivace et rampante, donne naissance à des tiges striées, rameuses, ligneuses vers le bas, souvent rougeâtres en automne et pouvant atteindre 175 cm. de hauteur. Ses feuilles sont simplement ou doublement pinnatipartites, glabres, d'un vert foncé en dessus, blanches-tomenteuses en dessous. Capitules petits, ovales ou oblongs.

L'armoise est commune dans les lieux incultes, au bord des chemins et des haies, sur les murs et les décombres. Elle fleurit en août-septembre, possède une odeur aromatique et une saveur amère.

Emploi. Les grappes de fleurs sèches sont employées dans les assaisonnements et les jeunes feuilles fraîches peuvent se servir comme hors-d'œuvre. Toute la plante se rapproche beaucoup, de par ses propriétés médicinales, de la grande absinthe citée plus haut. Son odeur est cependant plus agréable et ses vertus emménagogues, sans rien avoir d'abortif comme on le croit généralement, sont plus énergiques.

Nos pères avaient dans l'armoise un talisman précieux. Ils en préparaient un vin «pour dames» et des bains à l'usage exclusif «des dames». Ils en confectionnaient des sachets qu'ils appliquaient chauds sur l'ombilic pour calmer les douleurs de l'enfantement et préconisaient fort l'infusion d'armoise dans la semaine qui précède les menstrues.

On prenait alors des bains de pieds d'armoise pour soutirer la fatigue du corps par les jambes. On fourrait de l'armoise dans ses souliers, car on savait que les voyageurs, «l'ayant sous eux, ne sentent lasseté aucune». On la regardait comme l'antidote de l'opium et comme propre à «rompre les pierres des reins». D'aucuns prétendaient alors, et Pline est du nombre, que «ceux qui l'hont sur eux, ne peuvent être ni de poisons, ni de médicaments venimeux, ni de bestes, ni même du soleil endommagez», et les bonnes gens d'autrefois, le soir de la Saint-Jean, se couronnaient le chef et se ceignaient la ceinture d'armoise pour conjurer la maladie, les accidents et surtout le «maumais sort».

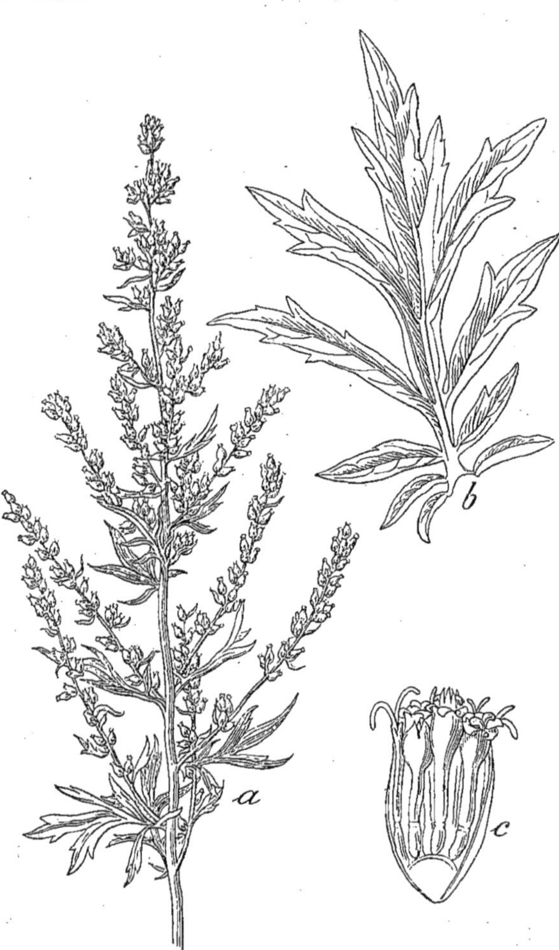

Armoise commune. Artemisia vulgaris L.
a. Sommité fleurie. *b.* Feuille caulinaire. *c.* Coupe longitudinale d'un capitule florifère.

Pl. 82. Fig. 2. Tussilage. Tussilago farfara L. Tussilage taconet. Pas d'âne.

Le tussilage a une souche épaisse, traçante et charnue qui donne naissance, aux premiers beaux jours, à des hampes florifères cotonneuses s'allongeant beaucoup après la floraison. Ces dernières sont chargées de feuilles écailleuses rougeâtres, glabres en dehors, et de fleurs jaunes assez semblables à celles du pissenlit. Les fleurons sont très nombreux: ceux de la circonférence, femelles, étroitement ligulés, sur plusieurs rangs; ceux du centre, tubuleux, mâles ou hermaphrodites, peu nombreux, à cinq dents.

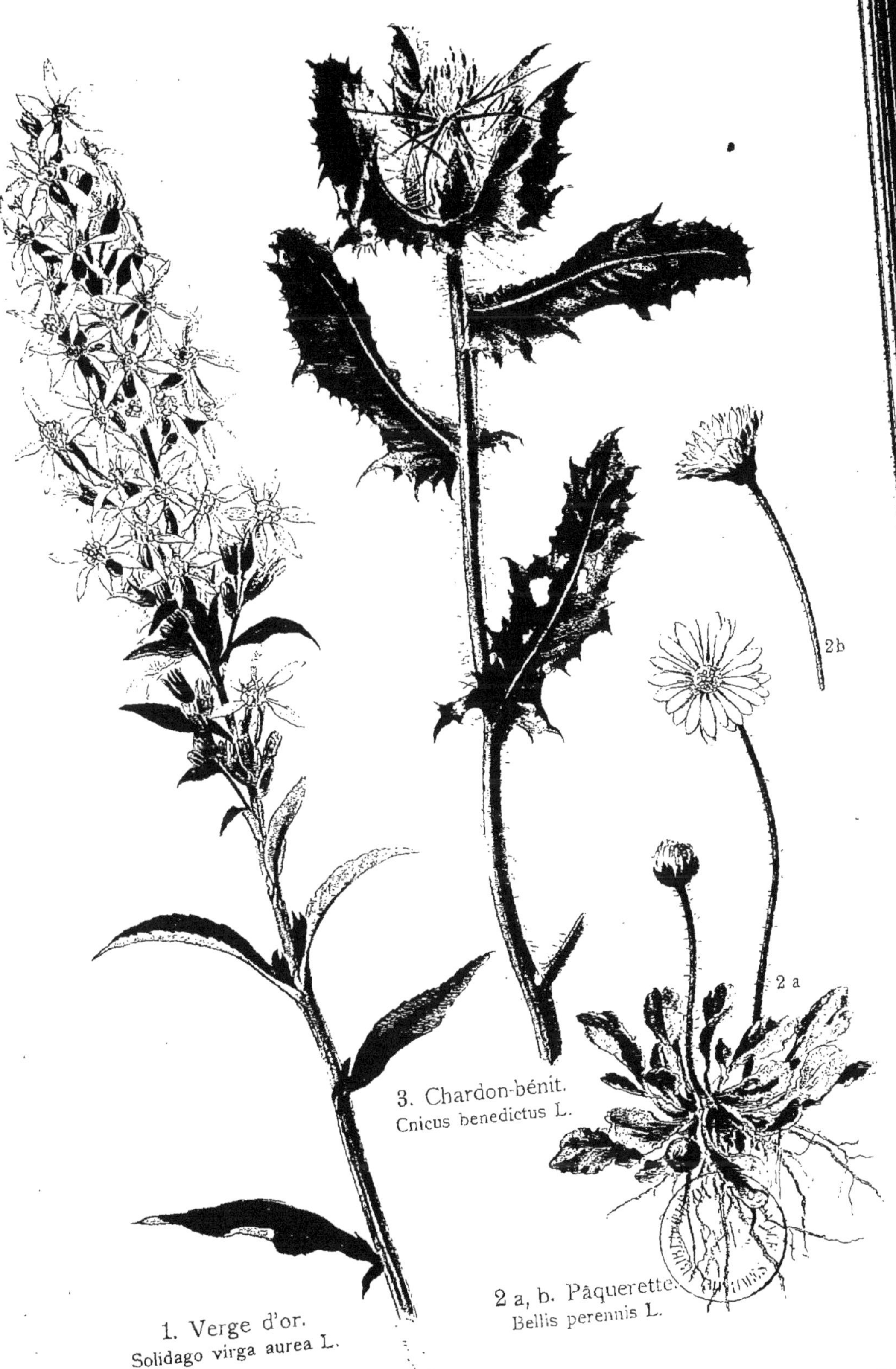

1. Verge d'or.
Solidago virga aurea L.

3. Chardon-bénit.
Cnicus benedictus L.

2 a, b. Pâquerette.
Bellis perennis L.

Ce n'est qu'après la floraison, quand les fleurs ont été remplacées par des akènes oblongs-cylindriques surmontés d'une aigrette de soies capillaires très longues, qu'apparaissent les feuilles proprement dites, toutes radicales, très amples, en forme de fer à cheval, sinuées-anguleuses, tomenteuses-blanchâtres en dessous.

Le pas d'âne est commun au bord des chemins et dans tous les terrains argileux. Il fleurit en mars-avril. Ses feuilles se récoltent en mai-juin.

Ces dernières dégagent une légère odeur et possèdent une saveur mucilagineuse légèrement amère et un tantinet astringente. Les fleurs fraîches ont une odeur rappelant le miel et une saveur analogue à celle des feuilles.

Emploi. Les fleurs constituent un remède des plus populaires. Elles sont fort recherchées comme béchiques, émollientes, adoucissantes et pectorales. Le mode d'emploi est l'infusion théiforme de 20-30 gr. pour un litre d'eau. Elles entraient autrefois, avec le bouillon blanc, la violette, la guimauve, la mauve, le pied de chat et le coquelicot, dans la composition des *fleurs pectorales* de l'ancienne pharmacopée.

Kneipp dit que le tussilage, pris sous forme de thé, est un excellent remède béchique purifiant la poitrine, dégageant les poumons, calmant la toux, soulageant l'asthme, notamment quand il y a prédisposition à la phtisie. Les feuilles de tussilage, ajoute-t-il, peuvent être appliquées, à nu ou entre deux linges, sur la poitrine: elles attirent au dehors la chaleur du corps, arrêtent la prostration des forces et éloignent les fièvres; elles exercent aussi une très bonne influence sur les plaies suppurantes dont elles enlèvent l'inflammation et la rougeur et elles éliminent les éléments morbides.

Ces mêmes feuilles ont une efficacité toute particulière sur les ulcères des pieds dont les bords sont d'un bleu noirâtre; elles dissipent la chaleur et la douleur, et, par une application répétée, elles amènent la guérison complète. Il faut en dire autant pour le traitement de l'érysipèle.

Pl. 83. Fig. 1. Petasites officinalis Moench. Pétasite officinal. Chapelière. Herbe aux teigneux. Tussilago petasites et Tussilago hybrida L.

Plante vivace à souche épaisse très traçante donnant naissance à des hampes simples, dressées, fistuleuses, cotonneuses, couvertes de feuilles écailleuses lancéolées-linéaires et portant de nombreux capitules à fleurons purpurins. Les hampes croissent surtout après la floraison et il n'est pas rare de les voir atteindre une hauteur de près d'un mètre. Les feuilles apparaissent après les fleurs; elles sont très amples, longuement pétiolées, arrondies cordiformes, grisâtres en dessous, inégalement dentées et d'une ampleur que les autres feuilles indigènes ne sauraient atteindre.

La chapelière croît dans les prés humides, au bord des rivières, couvrant souvent de vastes espaces. Elle fleurit en mars-avril. Ses racines se creusent aux premiers jours du printemps. Elles ont une odeur forte, nullement désagréable, et une saveur amère, âcre, légèrement aromatique. Ses feuilles, dont l'odeur et la saveur sont fortement atténuées, se récoltent en mai.

Emploi. La racine *(Radix Petasitidis majoris)* était autrefois officinale. On lui attribuait des propriétés toniques et vermifuges et on la regardait comme un détersif à employer sur les plaies ulcéreuses. Gmelin la considère comme maturative des tumeurs et la préconise contre les «épaisses humeurs de poitrine de l'homme, des chevaux et des bêtes à cornes». Kneipp lui accorde des effets analogues à ceux du pas d'âne et les anciens thérapeutistes racontent qu'une bonne transpirée, après absorbtion de 7,5 gr. de racine dans du bon vin blanc, aura certainement des effets antipestilentiels efficaces. D'aucuns y voient même un remède contre les tranchées, les crampes de matrice, la strangurie et un vermifuge à administrer aux enfants et aux chevaux.

Pl. 83. Fig. 2. Arnica montana L. Arnica. Arnique de montagne. Tabac des Savoyards. Tabac des Vosges.

C'est une plante vivace à rhizome d'un brun noirâtre, oblique et rameux. La tige est simple ou divisée au sommet en trois pédoncules allongés — un terminal et deux latéraux opposés — cylindrique, rougeâtre, rude, pubescente et glandulifère au sommet. Les feuilles radicales sont obovales-oblongues, sessiles, très entières, à cinq nervures; les caulinaires sont ovales-lancéolées, opposées, réduites. Involucre velu-pubescent. Fleurs grandes, à ligules d'un jaune orangé, dentées à leur extrémité.

L'arnica croît dans les pâturages montagneux et alpins humides. Elle fleurit en juillet-août. Ses fleurs sont douées d'une faible odeur aromatique et d'une saveur amère qui prend à la gorge.

Emploi. La fleur d'arnica des pharmacies *(Flos Arnicae)* est le capitule dont on a retranché l'involucre et le réceptacle. C'est un stimulant énergique du système nerveux et de la circulation, un vulnéraire et un fébrifuge, un tonique, un diurétique et un sudorifique qui, à hautes doses, peut provoquer des coliques, des vomissements, et même la mort. On l'emploie, en thérapeutique, à la dose de 0,3-1 gr. en infusion, contre la goutte, les rhumatismes, les paralysies provenant d'affections du cerveau ou de la moëlle épinière, les ébranlements du cerveau provoqués par une chute ou un choc, l'épilepsie, le typhus, etc. L'alcoolature d'arnica (*Tinctura Arnicae:* une partie de plante contusée fraîche et fleurie et macérée pendant huit jours dans une partie d'alcool) se prend couramment à la dose d'une demi-cuillerée à café dans une demi-tasse d'eau sucrée pour ramener à elles les personnes fortement ébranlées par une frayeur subite, une chute ou un choc. Quant à la teinture d'arnica, que vous pouvez préparer vous même en faisant macérer pendant trois jours des fleurs d'arnica dans de l'eau-de-vie, elle nous paraît si universellement appréciée et usitée chaque fois qu'il s'agit de plaies, de contusions ou d'écorchures, qu'il est entièrement superflu de nous y arrêter plus longtemps.

Le traitement homéopathique emploie l'arnica contre les blessures en général, contre les furoncles, les plaies variqueuses, les rhumes de poitrine, les écorchures, l'hydropisie sous-cutanée, l'hydropisie ascite, les crampes d'estomac et les points de côté provoqués par un violent effort.

Les anciens herboristes recommandent une potion de 4-7,5 gr. de racine en vin à tous ceux qui se sentent menacés d'un empoisonnement par l'opium; ils préconisent la racine, soit seule, soit relevée de graines de panais, contre les tranchées, la dysenterie et les affections de la matrice. Nous ajouterons qu'ils en faisaient des cataplasmes auxquels ils accordaient des vertus antidiarrhéiques, sédatives, emménagogues et qu'il n'est pas rare de voir, dans les Vosges, les Alpes, la Savoie, fumer les feuilles d'arnica en guise de tabac.

Pl. 84. Fig. 1. Calendula officinalis L. Grand Souci. Souci des jardins. Fleur de tous les mois.

Plante annuelle à tige dressée, rameuse, à feuilles radicales longuement pétiolées, obovales, alternes, visqueuses. Fleurs d'un jaune-orangé, richement pourvues de ligules sur la circonférence, à fleurons souvent transformés en ligules, à akènes presque tous courbés en nacelle.

Le souci, originaire du nord de l'Afrique, est cultivé partout et jusque dans les plus humbles jardins. Il se ressème tout seul et fleurit de juin en octobre. On en récolte les fleurs et les feuilles, généralement pour l'emploi immédiat. Les premières ont une odeur aromatique particulière et une saveur un peu amère, saline, légèrement astringente; les secondes ont une odeur désagréable, résineuse et une saveur analogue à celle des fleurs.

Emploi. Le souci a quitté les bocaux des apothicaires et ne s'emploie guère maintenant que dans la médecine rurale. Kneipp l'utilisait en tisane de fleurs et de feuilles (parties égales) contre l'endurcissement des glandes, la scrofule, les cancers des seins, les obstructions du bas-ventre. Dans les cas d'éruptions herpétiques, d'ulcères cancéreux, d'endurcissements des glandes mammaires, il prescrivait 2-6 gr. de souci en décoction chaude dans du lait, à l'intérieur, et, en même temps, une pommade faite de 4-6 gr. de suc de souci et de 30 gr. de beurre non salé.

Le souci passe encore pour stimulant, emménagogue, antispasmodique, fébrifuge et s'emploie dans les cas de jaunisse, d'affections scrofuleuses, d'hystérie, etc.

Dans la médication homéopathique, le souci s'administre, à l'intérieur et à l'extérieur, dans les cas de blessures graves et de fièvre traumatique.

Jadis on prenait le souci en salade pour se défaire de la jaunisse et des battements de cœur, et surtout pour provoquer l'apparition des menstrues; on s'en servait en compresses sur les yeux rouges et enflammés; on exprimait son suc contre «la grande douleur de dents» et on disait de la fleur «qu'elle est fort bonne pour faire venir les cheveux jaunes».

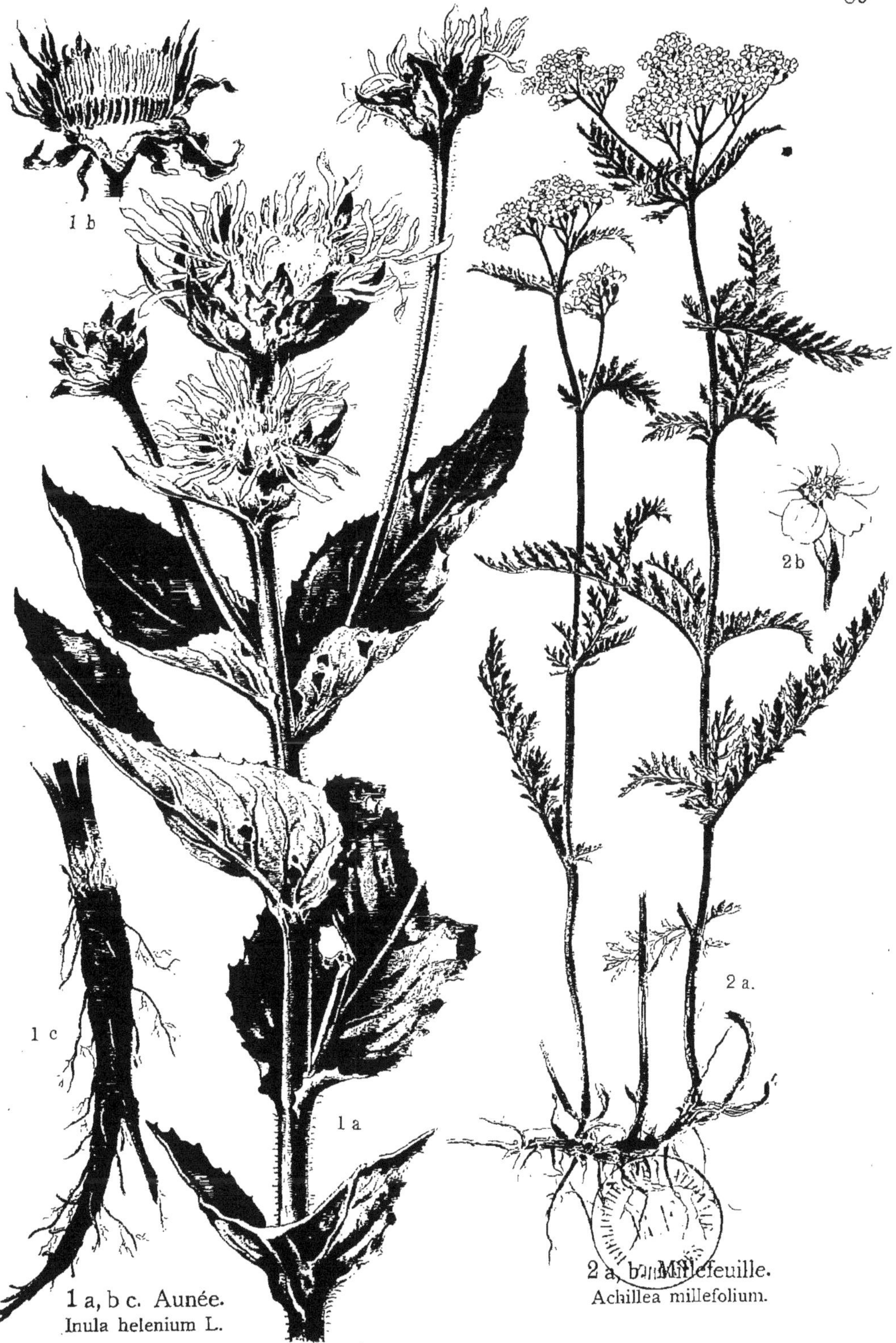

1 a, b c. Aunée.
Inula helenium L.

2 a, b. Millefeuille.
Achillea millefolium.

Pl. 84. Fig. 2. Lappa tomentosa Lamark. Bardane à têtes cotonneuses. — Lappa major Gaertner. Bardane à grosses têtes. — Lappa minor de Candolle. Bardane à petites têtes, vulgairement Glouteron. Herbe aux teigneux. Pignet. Copeau. Arctium Lappa L.

Plante bisannuelle à longue souche fusiforme d'un gris brunâtre à l'extérieur, blanchâtre à l'intérieur, charnue, donnant, la première année, des feuilles radicales très amples, entières, cordiformes à la base, et, la seconde année, des tiges dressées, fermes, striées, rameuses et feuillues. Les capitules sont ovoïdes, ordinairement agglomérés le long et au sommet des rameaux latéraux dans *minor*, ordinairement solitaires au sommet de pédoncules allongés dans *major*, pédonculés et disposés en corymbe terminal dans *tomentosa*. Involucre à folioles toutes courbées en crochets qui les font s'accrocher aux habits.

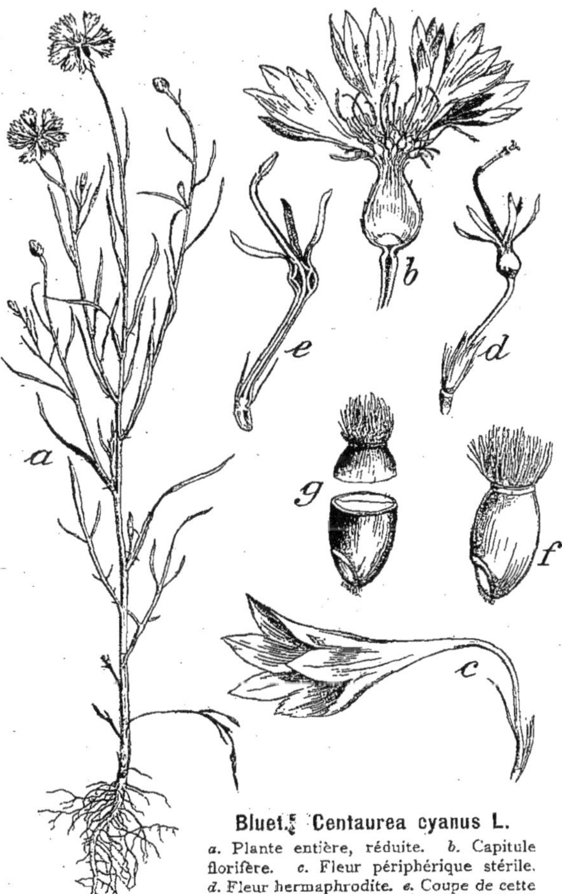

Bluet. Centaurea cyanus L.
a. Plante entière, réduite. *b.* Capitule florifère. *c.* Fleur périphérique stérile. *d.* Fleur hermaphrodite. *e.* Coupe de cette dernière. *f.* Fruit. *g.* Coupe transversale du fruit.

Les bardanes croissent dans les décombres, dans les lieux arides, au bord des chemins, dans les coins de rues des villages. Elles fleurissent de juillet en septembre. On en creuse, au printemps, les racines de deux ans. Elles ont une odeur forte et repoussante qui se perd par la dessication, et une saveur mucilagineuse, douceâtre, un peu amère.

Emploi. Quoique la bardane ne soit plus officinale, elle n'en est pas moins regardée, dans les campagnes, comme diurétique, dépurative et sudorifique. Elle se prend en tisane de 15-20 gr. qu'on fait bouillir dans un litre d'eau et qu'on édulcore avec 15 gr. de racine de réglisse, et elle s'administre spécialement dans les cas de goutte, de syphilis et d'empoisonnements mercuriels.

Nous ne saurions nous porter garant de la réalité de ses vertus antisyphilitiques. Paul Hariot rapporte toutefois dans son „Atlas colorié des plantes médicinales" que Péna, médecin d'Henri III, affirme avoir guéri ce dernier, par la bardane, d'une maladie dont l'Amérique et l'Europe se rejettent la paternité.

Cette même tisane est en outre utilisée en lotions pour calmer le prurit de l'eczéma et des dartres, et faire tomber les croûtes de la teigne.

Certains herboristes font avec le suc des feuilles et l'huile de la racine une sorte de liniment qu'ils emploient pour déterger les ulcères de mauvaise nature. Ils utilisent les feuilles en cataplasmes sur les luxations, les brûlures et le goitre. Et chacun sait que les pâtres d'antan ajoutaient des rondelles de bardane au fourrage des moutons ravagés par la tuberculose et que 4 gr. de racine, pilés avec un pignon du pin cembre *(Pinus cembra)* et bus en vin, passaient autrefois pour un remède précieux contre les crachements de sang ou de pus.

Bluet. Centaurea cyanus L. Centaurée bluet. Barbeau. Casse-lunettes. Bleuet.

Le bluet est une plante annuelle ou bisannuelle dont la tige dressée, anguleuse mais non ailée, floconneuse-blanchâtre, plus ou moins rameuse, est terminée par ce capitule bien connu qui émaille si gracieusement nos moissons. Ses feuilles sont blanchâtres en dessous: les inférieures souvent pinnatifides à la base; les moyennes et les supérieures indivises, lancéolées ou linéaires. Jolis fleurons d'un beau bleu (roses, blancs ou violets dans les variétés).

Le bluet, probablement importé chez nous de l'Orient, croît de préférence dans les lieux cultivés où sa fleur, d'un bleu intense, s'harmonise superbement avec le rouge vif du coquelicot et le jaune d'or des moissons. Il est inodore avec une saveur herbeuse et fleurit de juin en septembre.

Emploi. Nos pères le prenaient en poudre pour combattre la jaunisse; en cataplasmes pour déterger les plaies ulcéreuses; en suc comme gargarisme stomatique. Gmelin affirme encore que le bluet constitue un excellent remède ophtalmique, mais c'est à peine si, aujourd'hui, on se sert çà et là de son eau distillée en collyre.

Pl. 85. Fig. I. Chicorée sauvage. Cichorium intybus L. Yeux de chat.

La chicorée sauvage est une plante vivace dont la racine, cylindrique et pivotante, est d'un bleu jaunâtre à l'extérieur et blanche à l'intérieur. Sa tige, de 60 cm. et plus, est robuste, anguleuse et à rameaux étalés. Ses feuilles inférieures sont roncinées, à lobes lancéolés, dentés et anguleux; les supérieures sont lancéolées, à base large et semi-amplexicaule. Capitules inférieurs rapprochés deux par deux ou fasciculés: les uns sessiles, les autres pédonculés, à pédoncules renflés; les supérieurs sessiles. Ligules bleues, rarement roses ou blanches, épanouies pendant le jour et fermées le soir.

La chicorée sauvage est commune dans les lieux arides et le long des chemins. Elle fleurit de juillet en septembre. La culture en produit, dans les caves, la salade appelée *barbe de capucin* et la nature en offre une variété *(Cichorium sativum)* plus développée dans toutes ses parties et dont la racine, torréfiée, donne la poudre connue sous le nom de *poudre de chicorée.*

On récolte la racine de la chicorée sauvage au commencement du printemps et on la sèche aussi rapidement que possible. Elle est complètement inodore avec une saveur très amère.

Emploi. Bien que la chicorée sauvage *(Radix Cichorii)* ne soit plus officinale de nos jours, elle n'en reste pas moins très populaire, car nous connaissons nombre de gens qui voient en elle le meilleur des remèdes contre les maladies du foie. Le curé Kneipp dit qu'une décoction de chicorée est un résolutif pour les engorgements de l'estomac, qu'elle enlève la bile superflue, épure le foie, la rate et les reins, en évacuant, par l'urine, tous les éléments morbides; que cette même décoction est utile dans l'atonie des fonctions digestives, quand l'estomac a été gâté par quelque nourriture, etc. Le thé se prend pendant 3-4 jours de suite, à la dose de deux tasses par jour, l'une avant déjeuner, l'autre le soir.

Dans les oppressions de l'estomac et dans les inflammations douloureuses à un endroit quelconque du corps — ajoute-t-il — on applique, sur l'estomac et sur les parties endolories, une certaine quantité de chicorée échaudée et enveloppée dans un linge, et l'on renouvelle ce tonique 2-3 fois par jour.

Souvent on fait macérer la chicorée dans l'esprit de vin et on en frotte bien, deux fois par jour, les membres amaigris menacés de dépérissement ou d'atrophie.

La chicorée est dépurative, tonique, laxative. Les ménagères en préparent un sirop de chicorée qu'elles administrent à leurs enfants, une tisane de feuilles et une décoction de racine. La tisane se fait à la dose de 8-15 gr. par litre d'eau et la décoction de racine à la dose de 15-30 gr. par litre du même liquide. Ces deux derniers produits sont encore si fréquemment usités que vous connaissez sans doute dans votre entourage des personnes qui ne commenceraient pas leur printemps sans leur petite cure de chicorée.

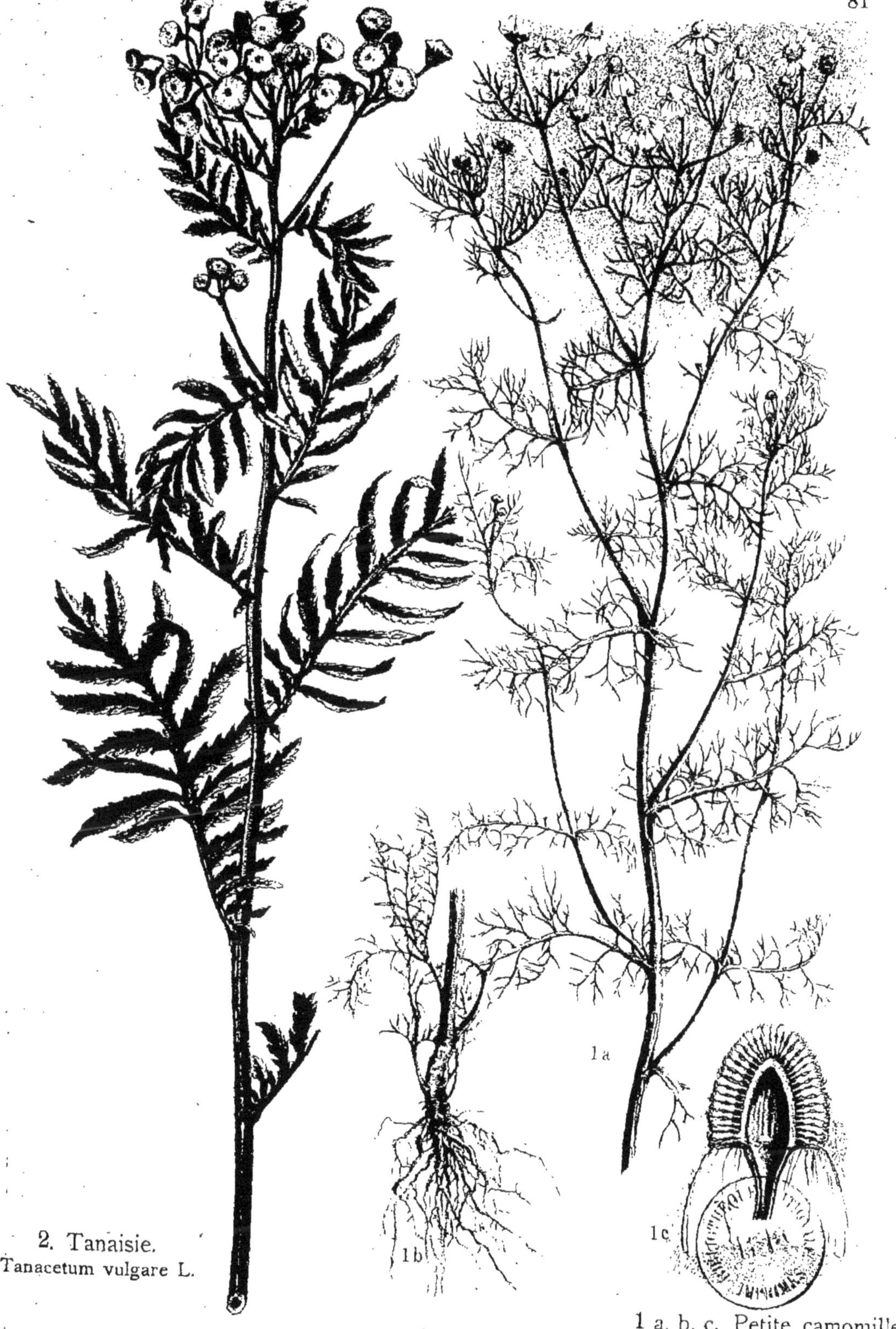

2. Tanaisie.
Tanacetum vulgare L.

1 a, b, c. Petite camomille
Matricaria chamomilla L.

A en croire les anciens herboristes, la chicorée rend, sous toutes ses formes, en salade de jeunes feuilles, en suc, en décoction, mélangée au persil, en poudre, etc., des services signalés dans les affections du foie qu'elle débarasse doucement de son trop plein par l'urine. Les feuilles, cuites en vinaigre, se mangeaient jadis pour combattre les dévoiements intestinaux, la jaunisse et les fièvres. Les racines se prenaient confites en sucre pour exciter l'appétit, regaillardir l'estomac, et s'employaient en cataplasmes contre les douleurs de l'œsophage, les abcès, les tumeurs malignes, les maladies articulaires, l'érysipèle, les névralgies et la gale.

Pl. 85. Fig. 2. Pissenlit. Taraxacum officinale Weber. Leontodon taraxacum L. Dent de lion.

Le pissenlit est une plante vivace, laiteuse, extrêmement variable, dont la souche, épaisse et charnue, est terminée en racine pivotante. Les feuilles sont toutes radicales, oblongues, atténuées à la base, profondément roncinées, à lobes triangulaires aigus, dentés ou presque entiers. Les capitules, d'un beau jaune, solitaires à l'extrémité des pédoncules radicaux, donnent naissance à une aigrette s'étalant à maturité et formant une tête globuleuse, plumée, bien connue des enfants. Involucre à folioles extérieures réfléchies, toutes réfractées à la maturité. Akènes striés longitudinalement, tuberculés-épineux vers le sommet.

Le pissenlit est très commun partout et très variable suivant les localités. Il fleurit en avril-mai, et, çà et là, mais rarement, en automne. On récolte toute la plante, racine comprise, avant la floraison, les fleurs se récoltant à part. La racine fraîche possède une saveur douce-amère, un tantinet saline, qui devient mucilagineuse et douceâtre par la dessication; les fleurs ont une odeur et une saveur douceâtres.

Emploi. La racine de dent de lion est officinale sous le nom de *Radix Taraxaci* et elle sert à la préparation d'un extrait connu en pharmacie sous le nom d'extrait de dent de lion (*Extractum Taraxaci*: brun foncé, saveur amère-douceâtre).

On reconnaît généralement au pissenlit des propriétés toniques, dépuratives, stomachiques, apéritives, diurétiques, sudorifiques et laxatives. Nous ne voudrions pas prétendre que l'une ou l'autre de ces nombreuses vertus ne soit pas quelque peu usurpée. Mais ce qu'il y a de certain, c'est que le pissenlit se place au premier rang des plantes populaires, qu'il passe — en Angleterre surtout — pour exciter la sécrétion du foie, qu'il est employé dans la convalescence des fièvres intermittentes et qu'il est surtout diurétique, stomachique et tonique.

On raconte que Frédéric le Grand, souffrant d'une hydropisie de poitrine, s'est bien trouvé de son usage prolongé et que les anciens thérapeutistes lui font partager les propriétés de la chicorée. Sa décoction était préconisée contre les crachements de sang. Les feuilles étaient utilisées en cataplasmes antivarioleux et antirhumatismaux. L'un dit que „cuist, il serre le ventre si on le prend avec vinaigre ou lantilles" et l'autre ajoute qu'il „émeust fort les scorpions" et que qui s'en frotte le corps avec de l'huile obtient aisément tout ce qu'il désire.

Après avoir indiqué cette simple formule à tous les déshérités de la fortune et du sort, nous aurions mauvaise grâce de ne pas mentionner ici la manière dont nos pères se préparaient un fameux vin de pissenlit, aussi fort, disent-ils, qu'une toute fine liqueur. Lisez donc et commencez par verser 4 litres d'eau sur 4 litres de fleurs fraîches de pissenlit cueillies par un temps sec et mesurées tassées; ajoutez ensuite une écorce d'orange et une de citron; faites cuire pendant 20 minutes et exprimez; ajoutez au liquide obtenu 2 kg. de sucre et les morceaux d'une orange débarrassée de son écorce et de ses graines; laissez refroidir jusqu'à ce que le mélange soit tiède; ajoutez alors une demi-tasse à café de levure; abandonnez pendant 4-5 jours; filtrez; mettez maintenant en bouteilles que vous conserverez dans un coin sombre en ayant soin de retenir le bouchon par de fortes ficelles..... Faites, et vous m'en direz des nouvelles.

Ajoutons que le pissenlit se cultive aux environs de Paris et notamment à Montmagny. On le sème en mars ou avril en rigoles peu profondes et, en automne, afin de faire blanchir les plantes, on les couvre avec la terre qui a été relevée en billon entre les lignes. Dès la fin de l'hiver, les pissenlits percent la couverture de terre et sont alors bons à consommer. On obtient des pissenlits à feuilles extrêmement longues et très succulentes en couvrant la plantation de caisses en bois, percées de quelques trous pour l'accès de l'air.

———

Tragopogon pratensis L. Salsifis. Barbe de bouc. Salsifis des prés.

Plante bisannuelle donnant naissance à des tiges de 60 cm. et plus, glabres, dressées, simples ou rameuses. Feuilles très allongées, à base élargie-amplexicaule, puis lancéolées-linéaires et longuement linéaires-subulées au sommet, souvent ondulées et tortillées. Ligules d'un jaune citron.

Le salsifis est commun dans les prés secs et le long des champs où il fleurit de mai en août. Ses tiges et sa racine contiennent un suc presque insipide collant aux lèvres et ses fleurs, par leur odeur, rappellent faiblement le miel.

Emploi. En plusieurs contrées de l'Allemagne, on mange les jeunes pousses sous le nom de *Haferwurzel* ou de *Süssling*. Gmelin rapporte que leur suc est un émollient, un résolvant et un diurétique. D'autres thérapeutistes recommandent le salsifis en salade et préconisent sa racine, soit cuite, soit crue, soit en décoction, contre la strangurie, les calculs de la vessie, les rhumes de poitrine, l'asthme, la phtisie, les points de côté, les affections du foie et les ardeurs d'estomac. D'aucuns le font cuire dans un bouillon à la viande pour activer la sécrétion mammaire des nourrices; d'autres en préparent une boisson vulnéraire qu'ils administrent dans les affections des intestins et de la vessie.

Pl. 86. Fig. I. Lactuca virosa L. Laitue vénéneuse.

C'est une plante annuelle ou bisannuelle dont la tige dressée, raide, souvent munie de quelques petits aiguillons, peut atteindre la hauteur d'un homme. Ses feuilles sont ovales-oblongues, d'un vert glauque, obtuses, munies d'oreillettes embrassantes et chargées, en dessous, sur la nervure moyenne, de petits aiguillons se faisant plus clairsemés sur les nervures latérales. Capitules plus ou moins pédonculés le long des rameaux, formant, par leur réunion, une ample panicule terminale plus ou moins étalée. Fleurs jaunes. Akènes ovales-oblongs, noirâtres, marqués de 5-7 côtes.

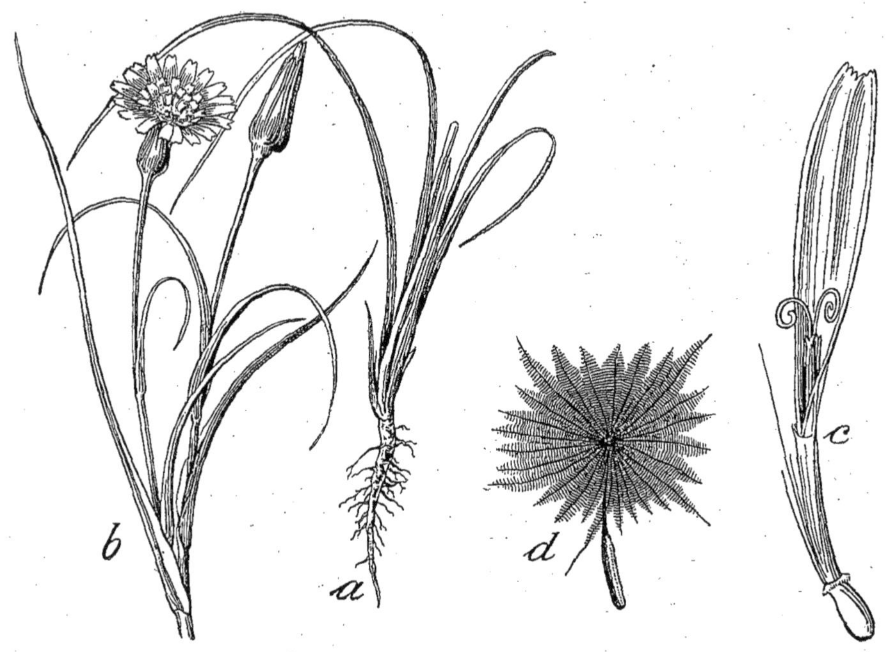

Salsifis. Tragopogon pratensis L.

a. Racines et feuilles radicales. *b.* Inflorescence. *c.* Fleur. *d.* Fruit.

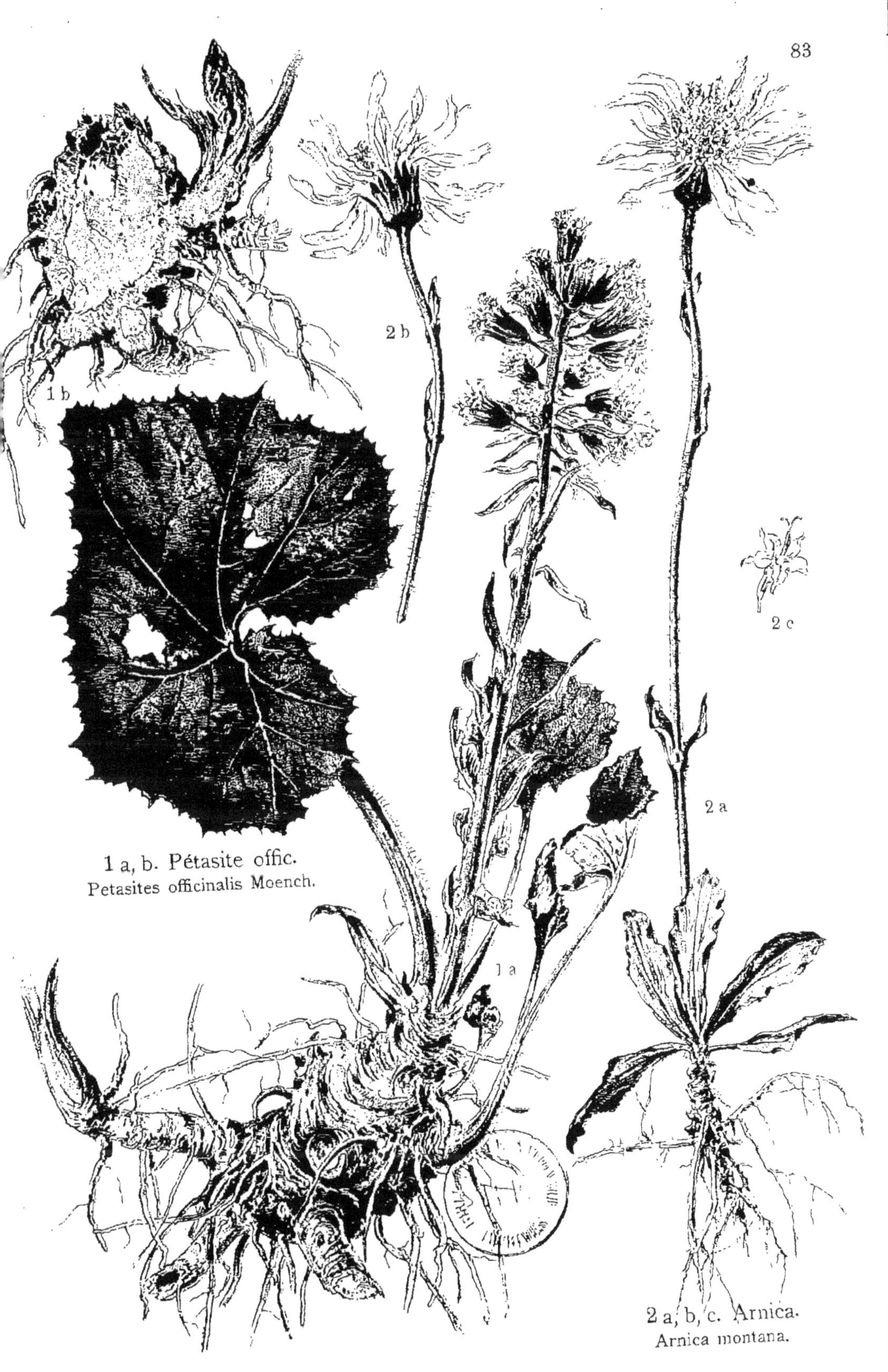

1 a, b. Pétasite offic.
Petasites officinalis Moench.

2 a, b, c. Arnica.
Arnica montana.

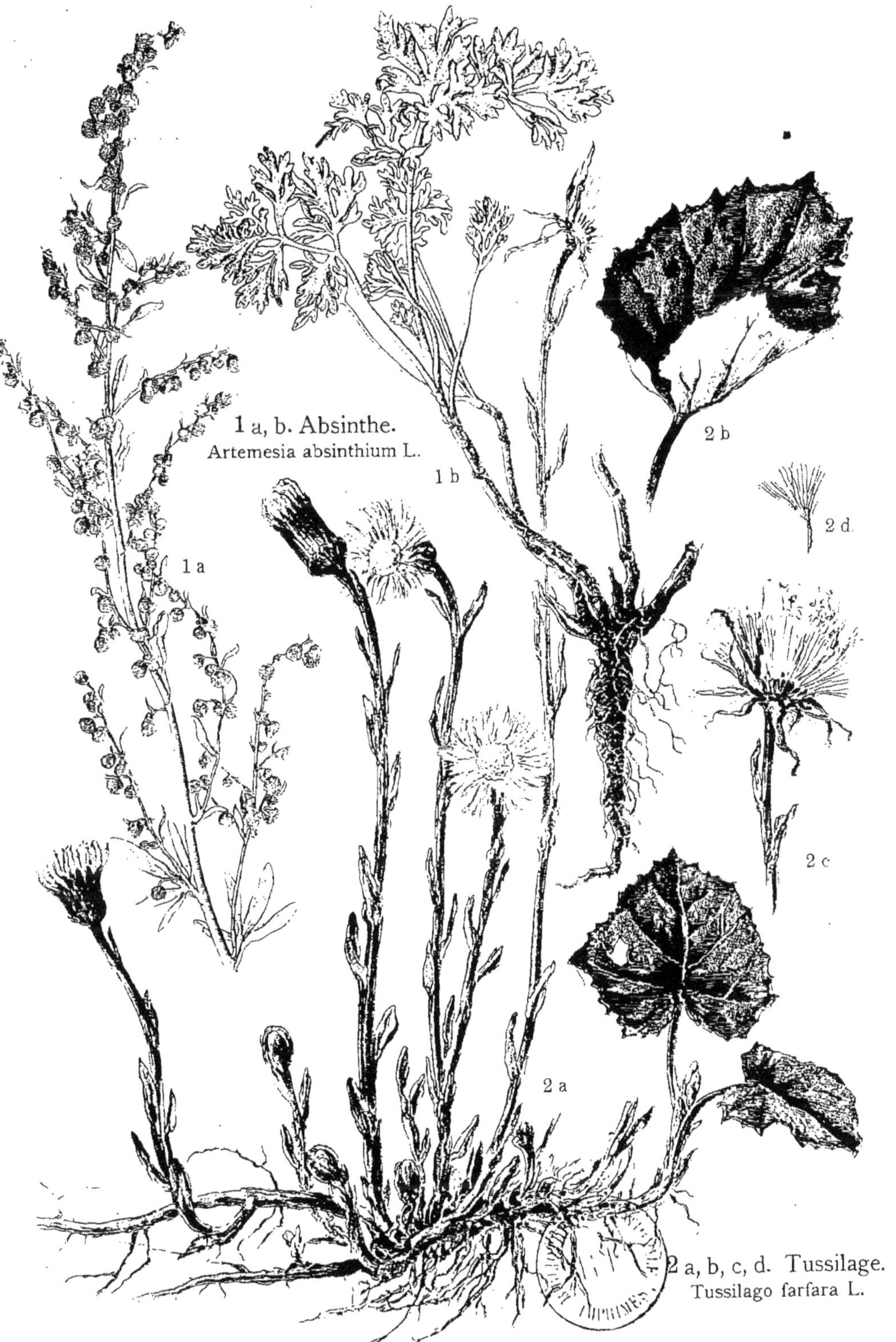

1 a, b. Absinthe.
Artemesia absinthium L.

2 a, b, c, d. Tussilage.
Tussilago farfara L.

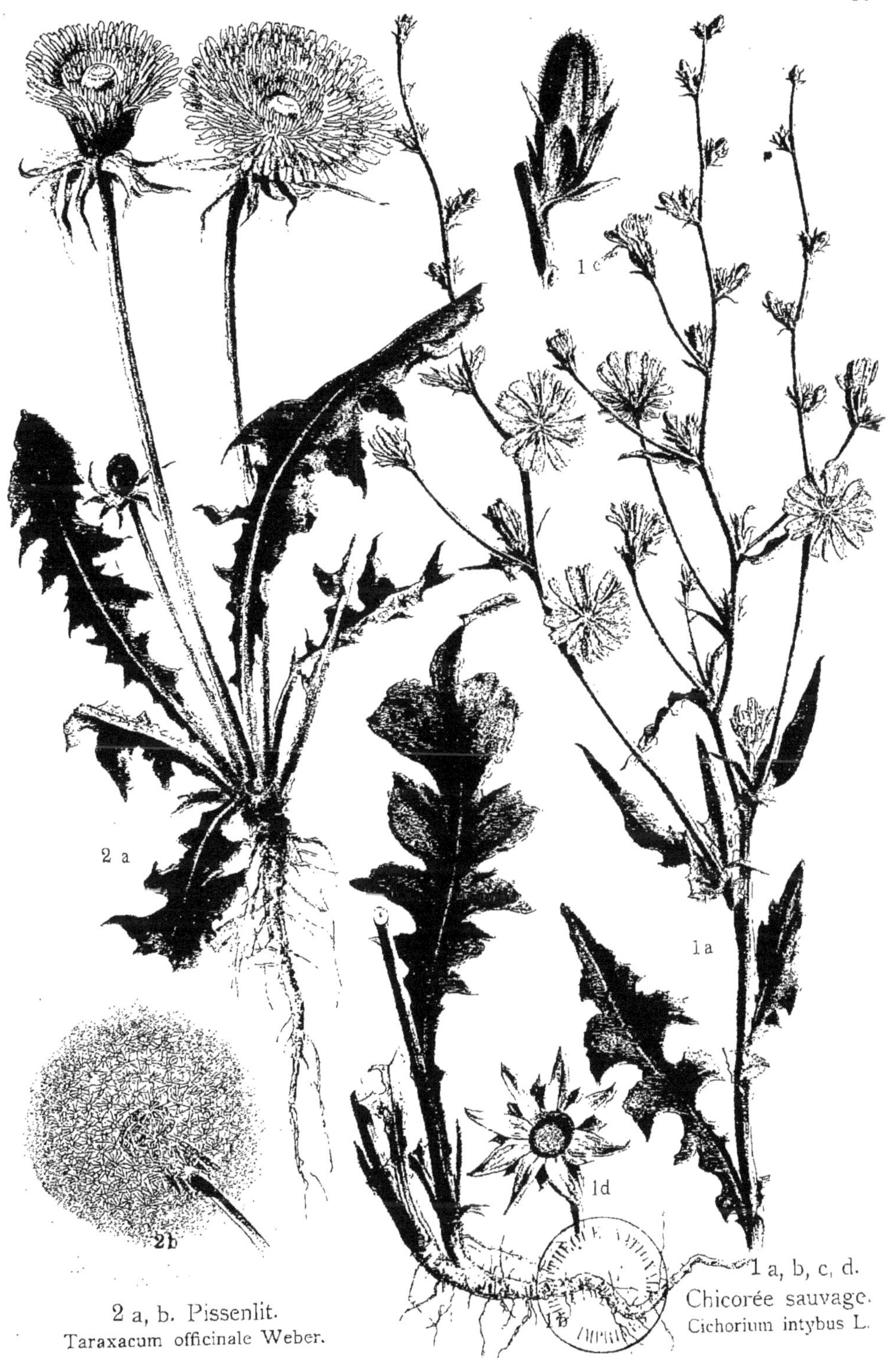

2 a, b. Pissenlit.
Taraxacum officinale Weber.

1 a, b, c, d.
Chicorée sauvage.
Cichorium intybus L.

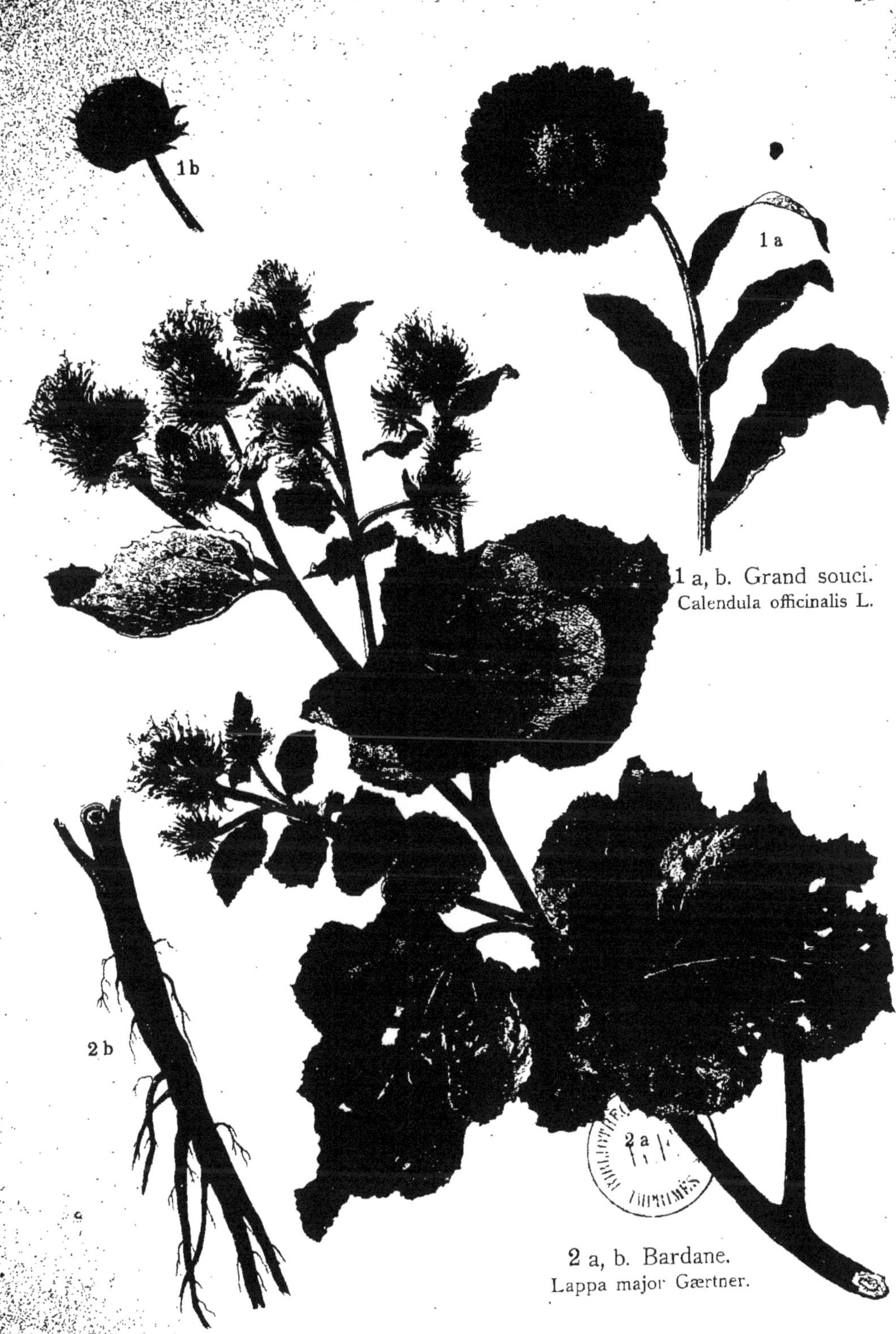

1 a, b. Grand souci.
Calendula officinalis L.

2 a, b. Bardane.
Lappa major Gærtner.

La laitue vénéneuse croît à l'état sauvage au pied des murs, le long des chemins, sur les pentes pierreuses. Elle se cultive pour son suc à Clermont-Ferrand et dans quelques localités sur la Moselle. Elle fleurit en juillet-août. Son suc se recueille de mai en septembre et ses feuilles au commencement de la floraison. Le premier brunit rapidement à l'air et ressemble assez à l'opium par sa couleur et par son odeur. Les feuilles, desséchées, sont inodores avec une saveur âcre.

Emploi et danger. Le *lactucarium*, autrement dit le suc desséché, possède des propriétés calmantes qu'on utilise principalement contre la toux des phtisiques et dans les catarrhes. Il doit ses propriétés à trois substances solides et cristallisables qu'il contient : la *lactucine*, un principe amer actif, la *lactucone* et l'*acide lactucique*. L'emploi du lactucarium a fait abandonner celui de la thridace que l'on considère aujourd'hui comme inerte ; toutefois beaucoup de médecins n'attribuent d'efficacité au lactucarium qu'autant qu'il est additionné d'une préparation de morphine ou d'opium.

Hager le prescrit en dose max. simple de 0,3 gr. et en dose journalière de 1 gr. au plus, afin d'éviter les accidents possibles. Pris dans l'oxymel (sirop de miel et vinaigre), il aurait la propriété d'évacuer l'eau des hydropiques par les urines et, employé en fermentations laiteuses, celle de guérir rapidement les brûlures.

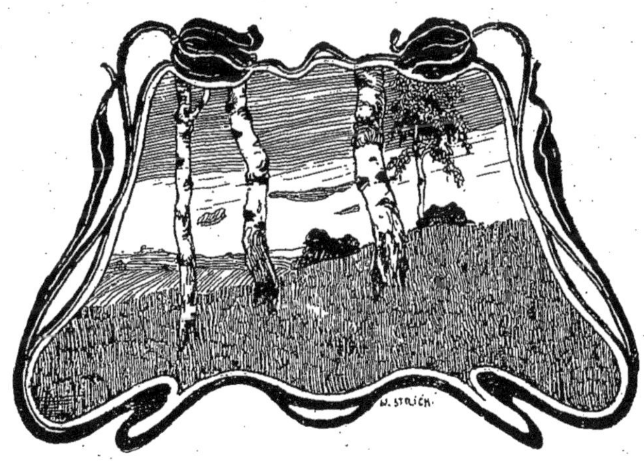

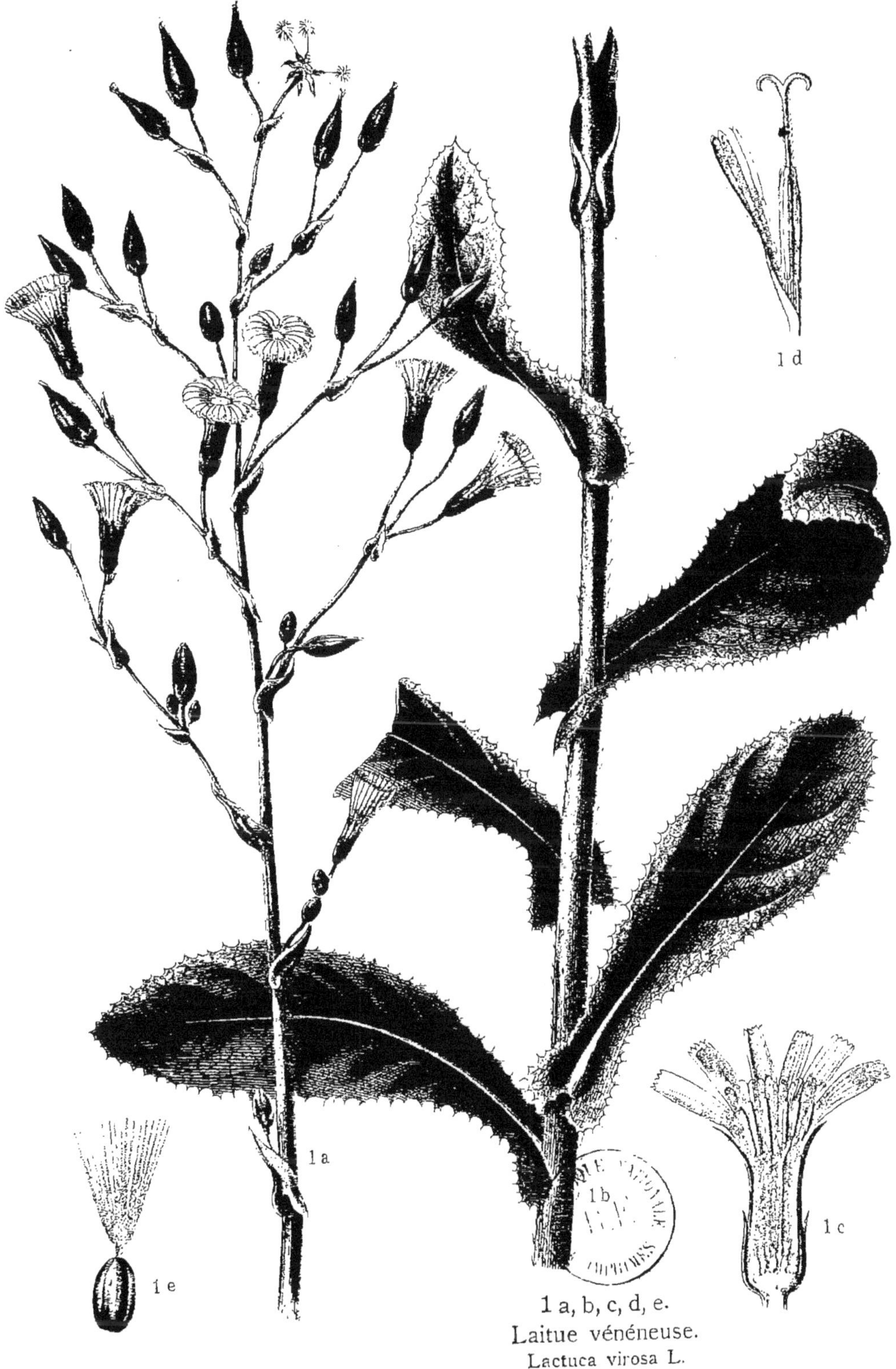

1 a, b, c, d, e.
Laitue vénéneuse.
Lactuca virosa L.

Calendrier-floraison et calendrier-récolte

(! signifie prudence! Vénéneux!)

Février	Mars	Avril	Mai	Juin	Juillet	Août	Septembre	Octobre	Novembre
Bourse à pasteur, Capsella bursa pastoris M.									
Toute la plante									
Pâquerette, Bellis perennis L.									
Fleurs et plante									
Gui, Viscum album L.									Jeunes rameaux
Bois gentil, Daphne mezereum L.									
Ecorce		!							
Bourgeons	Peuplier noir, Populus nigra L.								
	Prêle, Equisetum arvense L.		Pousses d'été						
	Osier rouge, Salix purpurea L.								
		Ecorce							
Racines	Hellébore vert, Helleborus viridis L.								

Mars	Avril	Mai	Juin	Juillet	Août	Septembre	Octobre	Novembre
Ficaire, Ranunculus ficaria L. Tubercules !								
Prunellier, Prunus spinosa L. Fleurs							Fruits, écorce de la racine	
Amandier, Amygdalus communis L.						Amandes		
Lauréole, Daphne laureola L. Feuilles		!						
Tussilage, Tussilago farfara L. Fleurs		Feuilles						
Pétasite offic., Petasites officinalis M. Racines		Feuilles						
Cabaret, Asarum europaeum L.					Racines et feuilles !			
Hellébore fétide, Helleborus foetidus L. Plante et racine		!						
Violette, Viola odorata L. Fleurs								
Pulmonaire, Pulmonaria officinalis L.	Feuilles							
Romarin, Rosmarinus officinalis L. Fleurs et rameaux								
Lierre terrestre, Glechoma hederaceum L.		Feuilles et fleurs						
	Pulsatille, Pulsatilla vulgaris Miller Plante !							

Mars	Avril	Mai	Juin	Juillet	Août	Septembre	Octobre	Novembre
	Saule, Salix fragilis L. Ecorce							
	Mélèze, Larix decidua Miller		Résine					
	Genévrier, Juniperus communis L.						Baies	
	Sabine, Juniperus sabina L. ! Rameaux							
	If, Taxus baccata L. !							
	Thuya, Thuja occidentalis L. !							
	Cassis, Ribes nigrum L.			Récolte				
	Groseillier, Ribes rubrum L.			Récolte				
	Griottier noir, Prunus cerasus L.							
	Merisier, Prunus avium L.							
	Primevère, Primula officinalis Jacquin Fleurs							
	Sureau à grappes, Sambucus racemosa L.			Baies				
Racine et plante	Pissenlit, Taraxacum offic. Weber Fleurs							
	Flambe, Iris germanica L.						Racines	
	Pivoine, Paeonia officinalis L. !						Racines	
	Cochléaria, Cochlearia officinalis L.	Feuilles et plante						
	Fraisier des bois, Fragaria vesca L.	Feuilles	Fruits					

Mars	Avril	Mai	Juin	Juillet	Août	Septembre	Octobre	Novembre
	Pain de coucou, Oxalis acetosella L.							
	Plante en floraison		═══					
	Polygale amer, Polygala amara L.							
	Plante en floraison, avec racine							
	Myrtille,	Vaccinium myrtillus L.						
			Baies	═══	═══			
	Fausse germandrée,	chamaedrys	Veronica L.					
	Plante en floraison		═══					
	Lédon des marais,		Ledum palustre L.					
		Rameaux florifères						
	Pensée sauvage, Viola tricolor L.			———	———	———	———	
		Plante en floraison		═══	═══			
	Ortie blanche, Lamium album L.			———	———	———	———	
	Fleurs ═══	═══	═══	═══	═══			
Bourgeons		Pin sylvestre, Pinus sylvestris	Résine	═══	═══			
Bourgeons		Sapin blanc, Abies alba Miller	Résine	═══	═══			
Racines		Gouet, Arum maculatum L.					Racines	
		Muguet, Convallaria majalis L. Fleurs !						
		Noyer, Juglans regia L.	Feuilles	Fruits verts		Noix		
		Chêne, Quercus pedunculata Ehrhart					Glands	
		Ecorce	═══					

Mars	Avril	Mai	Juin	Juillet	Août	Septembre	Octobre	Novembre
		Pulsatille des champs, Pulsatilla pratensis Miller Plante !						
		Pommier, Pirus malus L.			Maturité variable	———	———	
		Cognassier, Cydonia vulgaris Persoon					Fruits	
		Merisier à grappes, Prunus padus		Fruits	———			
		Prunier domestique, Prunus domestica L.				Fruits	———	
Ecorce	———	Marronnier, Aesculus hippocastanum L. Fleurs						
	Feuilles	Viorne mancienne, Viburnum lantana L. ———	———	———	———	Baies	———	
Bourgeons		Epicéa, Picea excelsa Link	Résine	———	———			
		Flouve odorante, Anthoxanthum odoratum L. Plante en floraison						
Racines	———	Sceau de Salomon, Polygonatum officinale All.						
		Parisette, Paris quadrifolius L. Feuilles !						

Mars	Avril	Mai	Juin	Juillet	Août	Septembre	Octobre	Novembre
Racines	═══	Sceau de Notre-Dame, Tamus communis L.						
		Orchis ═══	═══ Tubercules					
Souches	═══	Aristoloche, Aristolochia clematitis L.						
		Actée, Actaea spicata L. Plante avec racine !						
		Epine-Vinette, Berberis vulgaris L.				Fruits		
		Framboisier, Rubus idaeus L.	Fruits ═══	═══				
		Polygale commun, Polygala vulgaris L. Plante en floraison avec racines						
		Nerprun, Rhamnus cathartica L.				Fruits ═══	═══	
		Bourdaine, Frangula alnus Miller. Ecorce ═══	═══		Deuxième	floraison Fruits ═══	═══	
	Ecorce ═══	Myricaire, Myricaria germanica Desvaux. ═══		Capsules	fructifères	═		
		Sanicle, Sanicula europaea L. Feuilles et Fleurs						
	Feuilles ═══	Cerfeuil, Anthriscus cerefolium L. ═══	═══					
		Carvi, Carum carvi L.		Graines ═══	═══			
		Airelle rouge, Vaccinium vitis idaea L.		Baies ═══	═══			
		Busserole, Arctostaphylus officinalis Wimmer.	Feuilles ═══	═══	═══			

Mars	Avril	Mai	Juin	Juillet	Août	Septembre	Octobre	Novembre
		Ményanthe, Menyanthes trifoliata L. Feuilles						
		Grémil, Lithospermum officinale L. Feuilles			Graines			
		Thym, Thymus vulgaris L. Plante en floraison						
Plante avant et pendant la floraison		Aspérule odorante, Asperula odorata L.						
		Orchis (espèces)	Tubercules					
		Renoncule bulbeuse, Ranunculus bulbosus L. Plante avec racines!						
		Ansérine, Potentilla anserina L.	Plante					
		Alchémille, Alchemilla vulgaris L. Plante						
	Feuilles	Sanguisorbe, Sanguisorba minor Scopoli.						
Feuilles		Podagraire, Aegopodium podagraria L.						
		Véronique mâle, Veronica officinalis L. Plante en floraison						
		Grassette, Pinguicula vulgaris L. Plante en floraison						
Racines		Bistorte, Polygonum bistorta L.						
		Chélidoine, Chelidonium majus L. Plante et racines						
Racines		Benoîte, Geum urbanum L.						

Mars	Avril	Mai	Juin	Juillet	Août	Septembre	Octobre	Novembre
		Vulnéraire, Anthyllis vulneraria L. Plante en floraison						
		Lin purgatif, Linum catharticum L. Plante en floraison						
	Plante	Consoude, Symphytum officinale L. Plante en floraison					Racines	
	Plante	Véronique aquatique, Veronica beccabunga L.						
	Racines	Salsifis, Tragopogon pratensis L.						
Racines		Tormentille, Potentilla tormentilla Schrank						
		Fumeterre, Fumaria officinalis L. Plante en floraison						
		Herbe à Robert, Geranium robertianum L. Plante en floraison						
Racines	Plante et fleurs	Buglosse, Anchusa officinalis L.						
		Plantain lancéolé, Plantago lanceolata L. Feuilles avant maturité						
			Orge, Hordeum vulgare et Hordeum distichum L.	Moissons				
			Coquelicot, Papaver rhoeas L. Pétales					
Pleurs de la vigne		Pampres	Vigne, Vitis vinifera L.					
Tille (liber)			Tilleul, Tilia platyphyllos Scopoli. Fleurs					

Mars	Avril	Mai	Juin	Juillet	Août	Septembre	Octobre	Novembre
			Sureau, Sambucus nigra L. Fleurs			Baies		
			Ivraie, Lolium temulentum L.		Graines !			
Racines ═══	═══		Chiendent, Triticum repens L.				Racines	
			Froment, Triticum vulgare Villars		Moissons			
Racines ═══	═══		Acore, Acorus calamus L.				Racines ═══	═══
	Jeunes pousses ═		Asperge, Asparagus officinalis L.					
			Orchis (variétés) —	Tubercules				
			Nigelle cultivée, Nigella sativa L.		Graines ═			
		Feuilles ═══	Clématite, Clematis recta L. !	═══				
			Raifort, Cochlearia armoracia L.			Racines ═══	═══	═══
			Filipendule, Filipendula hexapetala Gilibert. Plante entière avec tubercules				Tubercules	
		Racines	Reine des prés, Filipendula ulmaria Maximowicz. Fleurs et feuilles ═				Deuxième floraison	
			Eglantier, Rosa canina L. Pétales ═══	═══		Cynorrhodons ═══	═══	
			Rose, Rosa centifolia. Pétales ═══	═══				
			Fenugrec, Trigonella foenum graecum L.		Graines			

Mars	Avril	Mai	Juin	Juillet	Août	Septembre	Octobre	Novembre
Racines		Feuilles	Persil, Petroselinum sativum Hoffmann		Graines			
			Rue des eaux, Oenanthe fistulosa !					
Racines			Impératoire, Imperatoria ostruthium L.				Racines	
		Feuilles	Sauge, Salvia officinalis L.					
			Alkékenge, Physalis alkekengi L.			Fruits		
			Garance, Rubia tinctorum L.					
			Chanvre, Cannabis sativa L. —			Graines		
Racines			Saponaire, Saponaria offic. L.				Racines	
			Aconit Napel, Aconitum napellus L. Plante et tubercules !					
			Renoncule scélérate, Ranunculus sceleratus L. Plante !					
			Moutarde noire, Brassica nigra Koch		Graines			
Racines			Quintefeuille, Potentilla reptans L.					
		Racines et plante	Sanguisorbe, Sanguisorba officinalis L.					
			Grande ciguë, Conium maculatum L. Plante en floraison					
Racines			Grande pimprenelle, Pimpinella magna L.				Racines	
			Méum, Meum athamanticum Jaquin. Plante en floraison		Graines		Racines	

Mars	Avril	Mai	Juin	Juillet	Août	Septembre	Octobre	Novembre
Racines	▬	Tiges ▬	Archangélique, Archangelica officinalis Hoffmann ▬					
Racines	▬		Livèche, Levisticum officinale Koch Tiges ▬	▬	▬			
			Coriandre, Coriandrum sativum L.		Graines ▬	▬		
			Petite centaurée, Erythraea centaurium Persoon Plante en floraison	▬	▬			
Racines	▬	Feuilles et fleurs		▬	▬		Racines	
			Ivette, Ajuga chamaepitys Schreber Plante en floraison		▬			
			Germandrée, Teucrium chamaedrys L. Plante en floraison		▬			
			Serpolet, Thymus serpillum L. Plante en floraison					
			Menthe poivrée, Mentha piperita L. Feuilles ▬	▬	▬			
			Jusquiame, Hyoscyamus niger L. Feuilles et rameaux florifères !					
			Belladone, Atropa belladonna L. Feuilles ▬	▬ !				
Tiges ▬	▬	!	Douce-amère, Solanum dulcamara L.				Tiges !	
			Scrofulaire, Scrophularia nodosa L. Feuilles ▬	▬		Graines		
			Gratiole, Gratiola officinalis L. Plante en floraison		▬ !			

Mars	Avril	Mai	Juin	Juillet	Août	Septembre	Octobre	Novembre
			Caillelait jaune, Galium verum L.					
			Plante en floraison		═══			
			Caillelait blanc, Galium mollugo L.					
			Plante en floraison		═══			
			Valériane, Valeriana offic. L.			Racines		
Racines	═══	!	Vigne blanche et Bryone dioïque, Bryonia alba L. et B. dioica Jacquin				Racines !	
	Racine et feuilles		Raiponce, Campanula rapunculus L.					
			Chardon-bénit, Cnicus benedictus L. Rameaux florifères feuillés					
			Petite camomille, Matricaria chamomilla L.					
			Fleurs	═══				
			Arnica, Arnica montana L.					
			Fleurs	═══				
			Vélar, Sisymbrium officinale Scopoli			———		
			Plante	═══				
Plante			Cresson de fontaine, Nasturtium officinale R. Brown					
			Ronce, Rubus fruticosus L.			———		
		Feuilles	═══	═══	═══	═══		
					Fruits	═══	═══	
			Aigremoine, Agrimonia eupatoria L.			———		
		Feuilles	═══					
Racines	═══		Arrête-bœuf, Ononis spinosa L.			———	Racines	═══
			Réglisse, Glycyrrhiza glabra L.			———	Racines	═══
			Mauve commune, Malva neglecta Wallroth					
			Feuilles	═══	═══			
			Mauve sauvage, Malva silvestris L.			———		
			Feuilles	═══	═══			
Racines	═══		Guimauve, Althaea officinalis L.			———	Racines	═══
			Feuilles	═══				
			Millepertuis, Hypericum perforatum L.					
			Rameaux florifères		═══			

Mars	Avril	Mai	Juin	Juillet	Août	Septembre	Octobre	Novembre
			Aneth, Anethum graveolens L.			——		
				Ombelles et graines		══		
Racines ══	══		Peucédan, Peucedanum officinale L.			——	Racines ══	══
	Suc d. l. racine et jeunes rameaux							
			Marrube blanc, Marrubium album L.			——		
			Feuilles et sommités fleuries					
			Brunelle, Brunella vulgaris L.			——		
			Plante en floraison		══			
			Stramoine, Datura stramonium L.			——		
			Feuilles !					
			Digitale, Digitalis purpurea L.			——		
			Feuilles ══	══	══ !			
			Gaillet grateron, Galium aparine L.			——		
			La plante entière		══	══		
			Bluet, Centaurea cyanus L.		——	——		
			Fleurs ══	══	══	══		
			Ciguë des jardins, Aethusa cynapium L.				—— !	
			Carotte commune, Daucus carota L.			——	——	
			La plante en légume			Graines		
				Carottes	══	══	══	
			Mouron, Anagallis arvensis L.			——	——	
			Plante en floraison		══	══	══	
Racines ══			Bourrache, Borrago officinalis L.			——	——	
		Plante et fleurs	══	══	══	══		
			Millefeuille, Achillea millefolium L.			——	——	
		Plante ══	══					
			Fleurs ══	══	══			
			Souci des jardins, Calendula officinalis L.				——	
			Feuilles et fleurs	══	══	══	══	
				Avoine, Avena sativa L.	Récolte	══		

Mars	Avril	Mai	Juin	Juillet	Août	Septembre	Octobre	Novembre
		Tille ═══	═══	Tillet, Tilia ulmifolia Scopoli Fleurs ═══				
				Hellébore blanc, Veratrum album L. Racines!			Racines!	
				Oignon, Allium cepa L.	Oignons			
				Ail, Allium sativum L.		Aulx		
Jeunes pousses en salade				Houblon, Humulus lupulus L.		Récolte		
		Plante ═══	═══	Grande ortie, Urtica dioica L. ═══				
				Pavot, Papaver somniferum L. Têtes, avant maturité!				
			Plante	Rossolis, Drosera rotundifolia L.				
Jeunes feuilles, l'année durant ═══	═══	═══	═══	Joubarbe, Sempervivum tectorum L. ═══	═══	═══	═══	═══
				Lin, Linum usitatissimum L.	Graines			
				Salicaire, Lythrum salicaria L. Plante et fleurs ═══	═══			
		Feuilles et racines		Panicaut, Eryngium campestre L.				
				Ciguë aquatique, Cicuta virosa L.!				
				Anis, Pimpinella anisum L.	Graines			
				Phellandrie, Oenanthe phellandrium Lamarck	Graines ═══	═══		

Mars	Avril	Mai	Juin	Juillet	Août	Septembre	Octobre	Novembre
				Athamante de Crête, Athamantha cretensis L.		Graines		
Racines	—			Angélique sauvage, Angelica silvestris L.				
Racines	—			Peucédane oréosélin, Peucedanum oreoselinum Moench				
Racines	—			Gentiane, Gentiana lutea L.			Racines	
			Racines	Croïsette, Gentiana cruciata L. et plante				
			Feuilles	Bétoine, Betonica officinalis L.				
			Feuilles	Hysope, Hyssopus officinalis L. Fleurs et feuilles	—			
				Marjolaine, Origanum majorana L. Feuilles et fleurs	—			
				Lavande, Lavandula vera de Candolle Fleurs	—			
				Tabac, Nicotiana tabacum L.		Feuilles		
				Pomme de terre, Solanum tuberosum L.		Récolte	—	
				Molène blattaire, Verbascum blattaria L. Plante en floraison				
				Hièble, Ebulum humile Garcke		Baies	— Racines	—
Racines	—			Aunée, Inula helenium L.			Racines	
				Absinthe, Artemisia absinthium L. Feuilles et rameaux florifères				
		Suc —	—	Laitue vénéneuse, Lactuca virosa L. Feuilles! —	—	—!		

Mars	Avril	Mai	Juin	Juillet	Août	Septembre	Octobre	Novembre
				Renouée, Polygonum aviculare L. La plante entière ═══				
				Mélilot, Melilotus officinalis Desrousseaux Feuilles et fleurs				
		Feuilles ═══		Rue, Ruta graveolens L. ───				
				Ache des marais, Apium graveolens L.		Graines	Racines	
			Racines	Silaus des prés, Silaus pratensis Besser		Graines ═══		
			Racines	Pulmonaire des marais, Gentiana pneumonanthe L. et plante				
			Feuilles ═══	Verveine officinale, Verbena officinalis L.				
				Calament, Calamintha officinalis Moench Feuilles ═══				
			Feuilles ═══	Mélisse, Melissa officinalis L. Rameaux florifères ═══				
				Origan, Origanum vulgare L. Feuilles et sommités fleuries				
			Feuilles	Menthe aquatique, Mentha aquatica L.				
			Feuilles	Menthe frisée, Mentha crispa L. et Mentha crispata Schrader				
				Morelle noire, Solanum nigrum L. ! Feuilles ═══				
				Tomate, Lycopersicum esculentum Miller	Tomates ═══			
				Bouillon blanc, Verbascum thapsus L. Fleurs ═══				
				Faux bouillon blanc, Verbascum thapsiforme Schrader Fleurs ═══				

Mars	Avril	Mai	Juin	Juillet	Août	Septembre	Octobre	Novembre
				Linaire commune, Linaria vulgaris Miller Plante en floraison				
				Scabieuse tronquée, Succisa pratensis Moench			Racines	
				Eupatoire, Eupatorium cannabinum L. Feuilles ═══	═══		Racines	
				Gnaphale, Helichrysum arenarium De Candolle Fleurs ═══	═══	═══		
			Rameaux	Tanaisie, Tanacetum vulgare L. et feuilles		Graines ═══	═══	
Racines ═══	═══			Bardane, Lappa tomentosa Lamarck, L. major Gaertner, L. minor De Candolle				
Racines ═══	═══			Chicorée sauvage, Cichorium intybus L.				
				Mauve, Malva alcea L. ——— Feuilles ═══	═══	═══		
				Rose trémière, Althaea rosea Cavanilles Pétales ═══	═══	═══	═══	
				Ammi, Ammi majus L. ———		Graines ═══	═══	═══
Racines ═══	═══			Petit boucage, Pimpinella saxifraga L.			Racines ═══	═══
Racines ═══	═══			Fenouil, Foeniculum officinale Allioni ———		Graines ═══	═══	
				Euphraise, Euphrasia officinalis L. ———	Plante en floraison			
					Ricin, Ricinus communis L.		Graines	
					Armoise, Artemisia vulgaris L. Sommités fleuries ═══	═══		
			Graines !		Colchique, Colchicum autumnale L.			
					Verge d'Or, Solidago virga aurea L.	Plante en floraison		

Mars	Avril	Mai	Juin	Juillet	Août	Septembre	Octobre	Novembre
						Safran, Crocus sativus L. Stigmates	———	
						Gentiane d'Allemagne, Gentiana germanica Wildenow Racines et plante		

		Novembre	Décembre	Janvier	Février	Mars		
		Hellébore noir, Helleborus niger L. ———	Racines ———	———	——— !			

Calendrier-récolte pour Chryptogames

Mars	Avril	Mai	Juin	Juillet	Août	Septembre	Octobre	Novembre
			Mousse d'Islande, Cetraria islandica Acharius					
				Seigle ergoté, Claviceps purpurea Tulasne !				
					Polypore amadourier, Polyporius fomentarius Fries			
					Vesse-loup, Globaria bovista Kirchner et Eichler			
					Lycopode, Lycopodium clavatum L. Spores ———			
						Polypode, Polypodium vulgare L. Rhizome	———	
							Fougère mâle, Aspidium filix mas Swartz Rhizome	———

Table alphabétique des noms français et vulgaires

Table alphabétique des noms latins

Table alphabétique des Familles

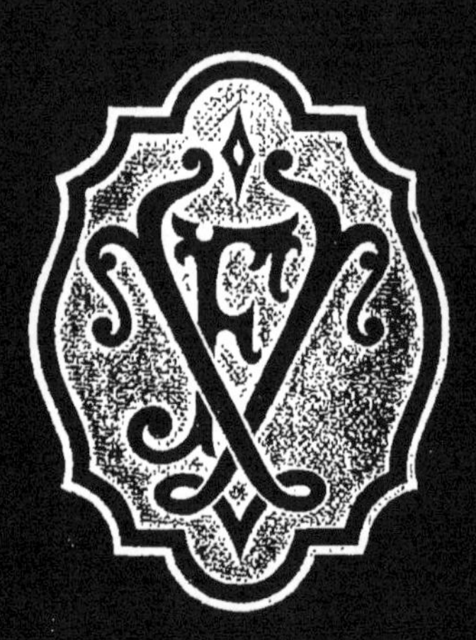

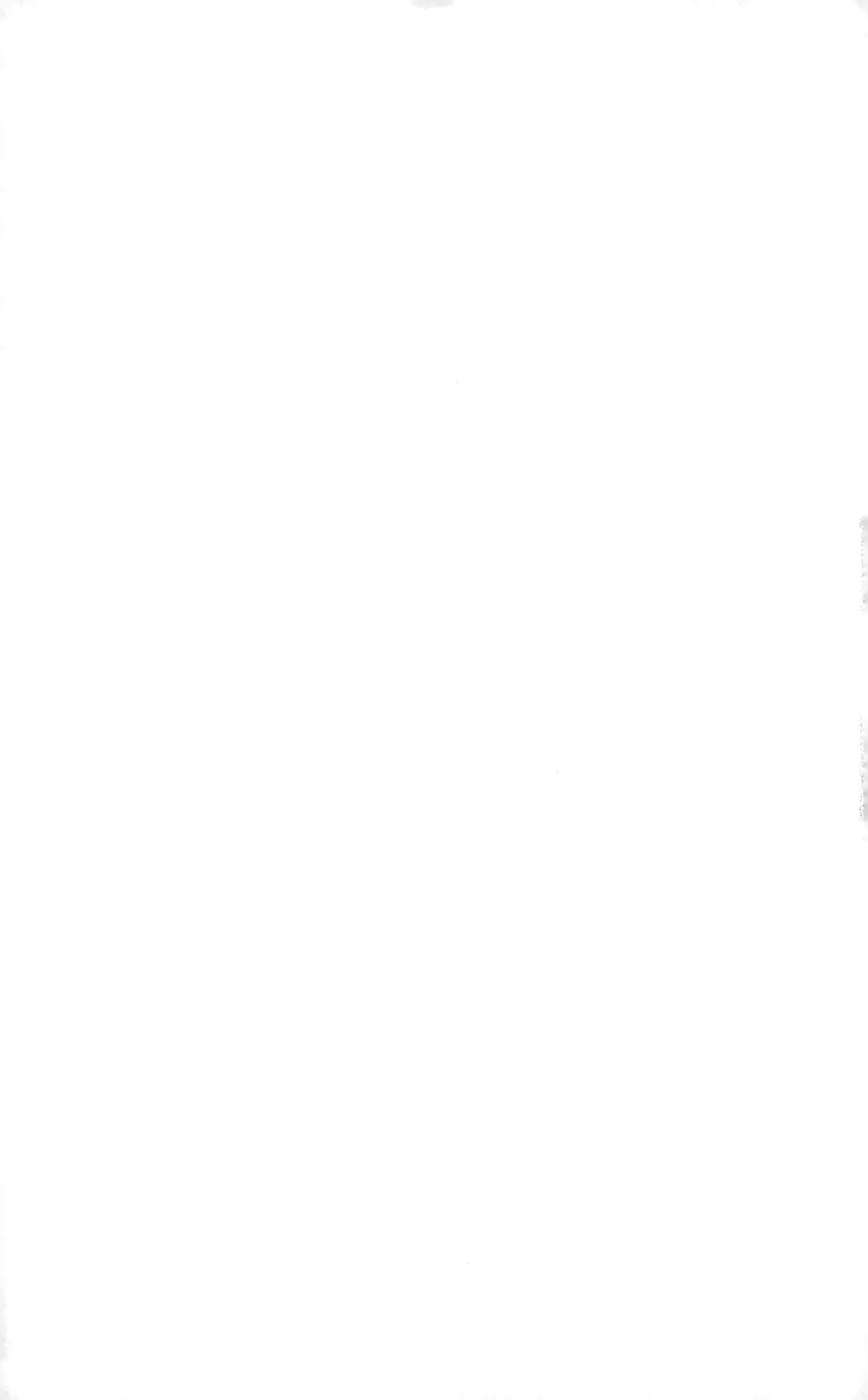

www.ingramcontent.com/pod-product-compliance
Ingram Content Group UK Ltd.
Pitfield, Milton Keynes, MK11 3LW, UK
UKHW020319200726
13857UKWH00001B/213